E-Book inside

Mit dem Kauf dieses Buchs erhalten Sie das zugehörige E-Book gratis. Sie können dabei aus drei Dateiformaten wählen: EPUB (gängiges Format für E-Reader und Tablets), PDF (für PC und Laptop) oder MOBI (für den Amazon Kindle). So kommen Sie an Ihr kostenloses E-Book:

Rufen Sie im Internet diese Website auf:
↗ http://www.junfermann.de/ebook-inside

Geben Sie den unten stehenden Code in das dafür vorgesehene Feld ein und klicken Sie → Code einlösen. Nach Eingabe Ihrer E-Mail-Adresse und Auswahl des E-Book-Formats erhalten Sie sofort einen Download-Link für das gewünschte E-Book an Ihre E-Mail-Adresse.

Bitte beachten Sie, dass der Code für Sie personalisiert wird und nur einmal gültig ist. Die Datei müssen Sie zunächst auf Ihrem Computer speichern, bevor Sie sie auf ein mobiles Endgerät überspielen können.

AF644881

FKSNDGT1

James L. Furrow, Gail Palmer, Susan M. Johnson, George Faller & Lisa Palmer-Olsen

Emotionsfokussierte Familientherapie

JAMES L. FURROW, GAIL PALMER, SUSAN M. JOHNSON,
GEORGE FALLER & LISA PALMER-OLSEN

EMOTIONSFOKUSSIERTE FAMILIENTHERAPIE

Aus dem Englischen von
Elisabeth Vorspohl

Junfermann Verlag
Paderborn
2022

Copyright: © Junfermann Verlag, Paderborn 2022

Copyright der Originalausgabe: © 2019 Taylor & Francis

Coverfoto: © Valua Vitaly (https://stock.adobe.com)

Covergestaltung / Reihenentwurf: JUNFERMANN Druck & Service GmbH & Co. KG, Paderborn

Die Originalausgabe ist 2019 unter dem Titel *Emotionally Focused Family Therapy: Restoring Connection and Promoting Resilience* bei Routledge, einem Imprint der Taylor und Francis Gruppe, erschienen.

Übersetzung: Elisabeth Vorspohl

Fachliche Beratung: Christine und Hendrik Weiß

Satz & Layout: JUNFERMANN Druck & Service GmbH & Co. KG, Paderborn

Bibliografische Information der Deutschen Nationalbibliothek: Die Deutsche Nationalbibliothek verzeichnet diese Publikation in der Deutschen Nationalbibliografie; detaillierte bibliografische Daten sind im Internet über http://dnb.d-nb.de abrufbar.

ISBN 978-3-7495-0340-7
Dieses Buch erscheint parallel als E-Book.
ISBN 978-3-7495-0341-4 (EPUB), 978-3-7495-0343-8 (PDF), 978-3-7495-0342-1 (EPUB für Kindle).

Inhalt

Mit dem Kauf dieses Buchs erhalten Sie gratis eine Livesitzung mit der Autorin Gail Palmer als Video (Englisch mit deutschen Untertiteln).

Um an Ihr kostenloses Download zu kommen, rufen Sie bitte diese Website auf:
↗ https://www.efft.de

Nutzen Sie dann den auf der ersten Seite des Buchs eingedruckten Code, der zum Download einer E-Book-Ausgabe berechtigt. Der Code hat hier ausnahmsweise eine Doppelfunktion: Seine Nutzung zum Download des Videos hat keinen Einfluss auf Ihre Berechtigung zum Download eines E-Books.

Wenn https://www.efft.de sich geöffnet hat, klicken Sie → *Code einlösen*. Geben Sie dann den Code in das dafür vorgesehene Feld ein und klicken Sie → *Code anwenden*. Nach Eingabe Ihres Namens und Ihrer E-Mail-Adresse, dem Zustimmen der AGBs und Klicken auf → *Bestellen* erhalten Sie den kostenfreien Download-Link an Ihre E-Mail-Adresse.

Bitte beachten Sie, dass der Code für Sie personalisiert wird und nur 24 Stunden zum Download der Livesitzung gültig ist. Die Datei müssen Sie zunächst auf Ihrem Computer speichern, bevor Sie sie auf ein mobiles Endgerät überspielen können.

Bei allen Fragen rund um den Download des Videos wenden Sie sich bitte an infoteam@eft-center-hannover.de.

Einführung

Die Emotionsfokussierte Familientherapie (EFFT) fördert aktiv die Entwicklung und Erneuerung von Bindungsbeziehungen in Familien, die durch emotionale Distanz und durch Distress infolge anhaltender Beziehungskonflikte und -verletzungen geprägt sind. EFT-Therapeuten streben danach, solche problematischen Muster, die häufig die Sicherheit und das Wohlbefinden einer Familie untergraben, zu verändern. Orientiert an empirisch bewährten Vorgehensweisen werden Eltern-Kind-Beziehungen durch neue Vertrauens- und Verletzlichkeitserfahrungen neu definiert. Die flexible Verbundenheit und Responsivität, die Familien brauchen, um gesunde emotionale Bindungen aufrechterhalten zu können, werden wiederhergestellt.

Der EFFT-Praxis liegen Jahrzehnte psychotherapeutischer Forschung zugrunde, die gezeigt hat, dass das gemeinsame emotionale Erleben ein starker Katalysator der Weiterentwicklung und therapeutischen Veränderung ist. Pioniere der Emotionsfokussierten Paartherapie (Johnson 2020 [2004]) und der Emotionsfokussierten Therapie (Greenberg 2002) konnten den Erfolg emotionsfokussierter Therapien bei Depression und Angst im Erwachsenenalter und bei Schwierigkeiten in Paarbeziehungen wiederholt empirisch belegen. Susan Johnson hat die Anwendung der EFT für Paare erstmals in ihrem Buch *The Practice of Emotionally Focused Couple Therapy* (Johnson 1996; deutsch: *Praxis der Emotionsfokussierten Paartherapie: Verbindungen herstellen.* Überarbeitete Neuauflage, 2021) erforscht. Sie stellte fest, dass die Theorie und die Interventionen der EFT für Paare mit ähnlichem Erfolg auch in der Arbeit mit schwierigen Familienbeziehungen angewendet werden können. Belegt wurde dies durch eine Pilotstudie, die die Effektivität der EFFT mit bulimischen Heranwachsenden und ihren Eltern testete (Johnson, Maddeaux & Blouin 1998). Weiterentwicklungen der Methode werden in der 2. Auflage von *The Practice of Emotionally Focused Couple Therapy: Creating Connection* und in *Becoming an Emotionally Focused Therapist: The Workbook* (Johnson et al. 2005) beschrieben.

Der in diesem Buch beschriebene klinische Prozess beruht auf den Grundsätzen der Emotionsfokussierten Therapie, die im Wesentlichen in *Praxis der Emotionsfokussierten Paartherapie* (Johnson 2021 [2004]), *Becoming an Emotionally Focused Therapist: The Workbook* (Johnson et al. 2005) sowie in *Bindungstheorie in der Praxis* (Johnson 2020 [2019]) dargelegt wurden. Johnson und ihre Mitarbeiterinnen und Mitarbeiter beleuchten drei Grundprinzipien, die den Beitrag der Bindungstheorie zu diesem relationalen Veränderungsmodell illustrieren, das sich in der Arbeit mit Paaren wie auch mit Familien bewährt hat (Johnson, Lafontaine & Dalgleish 2015). Diese Prinzipien spiegeln sich in Zusammenfassungen der Strategien bindungsbasierter Therapieverfahren wider, die in verschiedenen Therapien und psychoedukativen Verfahren zum Einsatz kommen, an denen sich Kliniker bei der Arbeit mit Heranwachsenden und ihren Familien orientieren (z. B. Kobak, Zajac, Herres et al. 2015; Steele & Steele 2018).

- *Die Therapeutin[1] als Bindungsperson und Unterstützerin der Exploration.* Die Therapeutin ist emotional responsiv und verfügbar und geht auf jeden Klienten ein, indem sie die Art und Weise, wie er seinen Beziehungsdistress erlebt, anerkennt und validiert. Bindungsprozesse geben den Fokus und die Qualität ihres Bündnisses mit Paaren und Familien vor. In der EFT fungiert die Therapeutin als Prozessberaterin mit der Aufgabe, eine sichere Basis bereitzustellen, von der aus grundlegende Erfahrungen und Bedürfnisse erforscht werden können, die in Beziehungskrisen oft nicht anerkannt oder vernachlässigt werden. Kobak et al. (2015) beleuchten die Rolle der Therapeutin als Modell sicheren Bindungsverhaltens in bindungsgestützten Therapien. Ihre auf die Familie abgestimmte Fähigkeit, Verletzungen und empathische Unzulänglichkeiten in innerfamiliären Beziehungen zu beobachten, zu spiegeln und zu untersuchen, unterstützt die individuelle Exploration des Selbst und anderer Menschen auf adaptiveren emotionalen Ebenen, die der Bedeutsamkeit dieser Beziehungen entsprechen. In der EFFT ist die Rolle der EFT-Therapeutin durch die zentralen Elemente einer sicheren Verbindung definiert: Ansprechbarkeit, Responsivität und emotionales Engagement (Johnson 2020).
- *Bindung und Emotion als Katalysatoren der Veränderung.* Der EFT-Therapeut benutzt die Linse der Bindungstheorie, um Beziehungsprozesse zu lenken und zu organisieren. Als hochrangiges Informationssystem, das die Verhaltensweisen, Zuschreibungen und Erfahrungen von Partnern und Familienmitgliedern sowie die Verbindungen, die sie suchen, maßgeblich prägt, sind Emotionen von größter Bedeutung. Der Therapeut nutzt diese Erfahrungen als einzigartige Ressource, um emotionales Erleben zu regulieren, indem er die mit Beziehungsdistress einhergehenden Erfahrungen normalisiert und validiert. Die Bindungstheorie dient als logische und verlässliche Orientierungshilfe, die solche extremeren emotionalen Reaktionen verstehen hilft. Das heißt, Beziehungsprobleme werden verständlich, indem sie als reaktive Muster in einem Bindungsrahmen betrachtet werden, in dem vorhersehbare Reaktionen auf Trennungsängste fehlregulierte emotionale Reaktionen (z. B. Urängste) nach sich ziehen.

---

1 Der folgende Text meint das weibliche, das männliche und das diverse Geschlecht gleichermaßen, aufgrund der Lesbarkeit werden die weibliche und die männliche Form im lockeren Wechsel verwendet. Der Verlag bittet um Verständnis.

Kobak et al. (2015) verweisen auf die vorrangige Bedeutung, die dem Prozessieren von Emotionen und dem Bindungsnarrativ für die Veränderung der Beziehungen zwischen Heranwachsenden und ihren Eltern zukommt. Die Autorisierung eines „Sicherheitsskripts" definiert das Vertrauen Jugendlicher in die Verfügbarkeit ihrer Eltern, das durch die Bearbeitung primärer emotionaler Erfahrungen geschaffen wird. Das Durcharbeiten dieser vulnerableren Emotionen dient der Familie als Motivation und Ressource, um ein sichereres Muster oder einen „sicheren Zyklus" zu entwickeln. In der EFT ist die Emotion sowohl Ziel als auch Agens der Veränderung (Johnson 2021 [2004]), und in der EFFT zielt die Therapeutin auf die tieferen, den Beziehungsblockaden zugrunde liegenden Emotionen und benutzt sie als Motivation und als Möglichkeit, um durch Enactments der bindungsrelevanten Bedürfnisse eines Kindes Vertrauen in die Verfügbarkeit seiner Eltern aufzubauen. Johnson (2020 [2019]) hat diese Gespräche als „Halt-mich-fest-Gespräche" bezeichnet, in denen Paare und Familien durch responsives emotionales Engagement sichere Bindungen wiederherstellen können.

- *Korrigierende emotionale Erfahrungen.* Die Bindungstheorie bildet die Grundlage für die Definition von Beziehungswiederaufbau, Heilung und Weiterentwicklung. Die Umstrukturierung der emotionalen Bindungen in Paar- und Familienbeziehungen folgt einem klaren Verständnis der mit gefühlter Sicherheit einhergehenden relationalen Prozesse, z. B. Ansprechbarkeit, Responsivität und emotionales Engagement. In der EFT führen spezifische Interventionen, die durch das Erschließen, Prozessieren und In-Dienst-Nehmen bindungsrelevanter Emotionen und Bedürfnisse starre Positionen umstrukturieren, zu eine Veränderung des individuellen Erlebens. Gleichzeitig entsteht ein neuer Kontext, der als Katalysator der Weiterentwicklung wirkt (Mikulincer & Shaver 2016) und die Resilienz stärkt (Wiebe & Johnson 2017).

In bindungsbasierten Therapien (ABT) erfolgt Veränderung durch reflektierende Gespräche mit dem Ziel, dass Eltern und Kinder einander zutreffender wahrnehmen und die kindlichen Bedürfnisse sowie die entsprechenden Reaktionen der Eltern präziser verstanden werden können (Kobak et al. 2015). Die Sicherheit in Eltern-Kind-Beziehungen ist einer Ebene der Verletzlichkeit zuträglich, auf der implizite Reaktionen in Worte gefasst und einander mitgeteilt werden können. Charakterisiert sind diese Gespräche durch emotionale Ausgewogenheit und die Fähigkeit, Unterschiede und Veränderungen anzuerkennen und zu bearbeiten, indem Eltern und Kinder schwierige Entwicklungsmomente, in denen die wechselseitige Abstimmung beeinträchtigt ist, durcharbeiten (Tronick, 2007). Diese Gespräche geben den Familienmitgliedern Gelegenheit, in ihren Beziehungen „zu sehen" und „gesehen zu werden".

Der Veränderungsprozess in der bindungsgestützten Familientherapie (ABFT) nimmt, kurz gesagt, einen logischen Verlauf. Kobak et al. (2013) empfehlen, den Behandlungsfokus zunächst auf die Bearbeitung spezifischer Situationen zu legen, die für die Bindung und die elterliche Fürsorge relevant sind, und den Emotionen Aufmerksamkeit zu widmen, die mit Schwierigkeiten und Konflikten in den Eltern-Kind-Beziehungen zusammenhängen. Der Therapeut nutzt diese emotionalen Erfahrungen, um die bewusste Wahrnehmung und das Verständnis von Verletzungen und in Beziehungen zu fördern. Diese Arbeit bereitet die Familie auf neue Bindungs-Fürsorge-Interaktionen vor, in denen Beziehungsbrüche und Verletzungen durch die Responsivität und Ansprechbarkeit der Bezugspersonen geheilt werden können. Der EFT-Therapeutin ist diese Logik vertraut. Sie fokussiert auf Emotionen als Grundlage korrigierender emotionaler Erfahrungen, aus denen neue Familienmuster hervorgehen, die als sichere Basis für die gesunde Weiterentwicklung der einzelnen Angehörigen wie auch der Familie insgesamt dienen.

Als bindungsbasierte Therapie ist die EFT, wie Johnson (2020 [2019]) gezeigt hat, ein gründlich erforschter Prozess, in dem durch die Kraft der Emotionen Beziehungen verändert werden und persönliches Wachstum angeregt wird. Geführt wird der EFT-Prozess durch einen zugänglichen und responsiven Therapeuten, der seine Aufmerksamkeit der bindungsrelevanten Dynamik widmet, die die interpersonalen und intrapersonalen Prozesse organisiert. Um die Emotionen zu erforschen, die den Selbstschutzreaktionen zugrunde liegen, bedient er sich der Technik des Zusammenfügens und Vertiefen des Affekts. Er lenkt die Aufmerksamkeit der Familie auf problematische negative Interaktionen einschließlich starrer Familienpositionen, die aus dem durch diese Unsicherheitsmuster bedingten Verlust des emotionalen Gleichgewichts hervorgegangen sind. Dies bereitet die Bühne für die Verwendung der Emotion zur Veränderung dieser Muster, indem die Verletzlichkeit eines Kindes vertieft wird und die Akzeptanz seiner nicht anerkannten und ungestillten Bedürfnisse durch die Eltern ebenso gefördert wird wie deren Verfügbarkeit. Choreografierte Enactments des effektiven Mitteilens von Bindungsbedürfnissen und Fürsorgereaktionen schaffen korrigierende emotionale Erfahrungen, die es Eltern, Partnern und Kindern ermöglichen, neues Vertrauen in die gefühlte Sicherheit der Familie aufzubauen. Der Bindungsprozess erwacht in den Sitzungen zum Leben, und zwar durch Emotionsregulation, Exploration und emotionales Engagement auf der fundamentalen Ebene des Familienlebens. Die EFT bringt die Bindungsprozesse ans Licht, aus denen Liebe in Familienbeziehungen erwachsen kann, und bietet Familien Gelegenheiten, die liebevollen Bande, die eine sichere und fürsorgliche Familie ausmachen, neu zu knüpfen.

Zweck

Emotionsfokussierte Familientherapie dient als unverzichtbares Fachbuch für die Weiterentwicklung und Praxis in der EFFT. Das Manual illustriert die Anwendung der EFT-Prinzipien auf die Familientherapie. EFFT hilft dem Familientherapeuten, emotionale Erfahrungen auf der Grundlage empirisch geprüfter Verfahren zu transformieren und Beziehungsmuster umzustrukturieren. EFFT fokussiert auf die Wiederherstellung der Familie als sicherer Hafen und sichere Basis, als Ort, an dem die Angehörigen emotional effektiver aufeinander eingehen und ihre Beziehungsblockaden dank ihres neu gewonnenen Vertrauens und ihres wiederhergestellten Zusammenhalts überwinden können. Somit dient das Buch als praxisfreundliche Ressource und verlässliche Orientierungshilfe für die Anwendung der EFT in der Familientherapie.

Über dieses Buch

In Teil I der insgesamt drei Teile des Buches beschreiben wir die Anwendung der EFT-Theorie und -Praxis auf die Familientherapie. Diese Übersicht fokussiert auf die EFT und ihre Beziehung zur systemischen Familientherapie und anderen bindungsorientierten familientherapeutischen Modellen (1. Kapitel). Wir beschreiben die Relevanz der Studien über Bindung und Emotionsregulation für die Familientherapie und die Implikationen für die EFT-Anwendung (2. Kapitel). Unter spezifischer Berücksichtigung des EFT-Tangos als Metarahmen der zusammenfassenden Beschreibung des EFT-Prozesses und seiner wichtigsten Schritte (Johnson 2020 [2019]) wird der Veränderungsprozess der EFT auf die Familientherapie angewandt (3. Kapitel). Wesentliche Unterschiede zwischen der Konzeptualisierung emotionaler Prozesse und den Interventionen in der EFT einerseits und der Arbeit mit Familien andererseits werden erörtert.

Teil II beschreibt den EFFT-Prozess in Anlehnung an die neun Schritte des EFT-Modells. Jedes Kapitel ist dem Prozess und den mit den spezifischen Schritten der Emotionsfokussierten Familientherapie verbundenen Interventionen gewidmet. Auch die jeweiligen Ziele werden erörtert sowie die Zugangspunkte, an denen die Therapeutin ihre klinischen Interventionen Schritt für Schritt orientiert. Die Anwendung der mit diesen Schritten typischerweise assoziierten EFT-Interventionen wird anhand von Fallbeispielen illustriert.

- 4. Kapitel. Schritte 1 und 2: „Herstellung des Bündnisses und Assessment des Familienmusters" erläutert spezifische Schritte, die für das Assessment und die Bündnisherstellung in dyadischen, triadischen und Familiensitzungen erforderlich sind, und berücksichtigt dabei auch die jeweils unterschiedliche Familienzusammensetzung und Problematik.
- 5. Kapitel. Schritte 3 und 4: „Durcharbeiten von Beziehungsblockaden" fokussiert speziell auf Familienbeziehungen, in denen Bindungs- und Fürsorgereaktionen beeinträchtigt sind. Das Kapitel beschreibt das Durcharbeiten dieser Blockaden im breiteren Kontext des negativen Interaktionsmusters der Familie.
- 6. Kapitel. Schritte 5 und 6: „Die Arbeit mit den vulnerablen Gefühlen der Familie" lenkt die Aufmerksamkeit auf die ungestillten Bindungsbedürfnisse eines Kindes und auf seine Emotionen sowie auf das Durcharbeiten der Aufgeschlossenheit und Responsivität der Eltern. Die Arbeit mit tieferen Emotionen zielt auf das jeweilige Selbstbild der Eltern und des Kindes und auf ihre Bilder von wichtigen anderen Menschen und erschließt sowohl der elterlichen Verfügbarkeit als auch der Bindungsvulnerabilität neue Möglichkeiten.
- 7. Kapitel. Schritt 7: „Umstrukturierung der Familienpositionen" fokussiert auf das zentrale Enactment, das der Familie eine korrigierende emotionale Erfahrung ermöglicht. Die einzelnen Phasen dieses Enactments werden erläutert und anhand der aktiven Fürsorge einer Familie in Reaktion auf ein klar und kohärent geäußertes Bindungsbedürfnis illustriert.
- 8. Kapitel. Schritte 8 und 9: „Konsolidierung der Sicherheit in der Familie" beschreibt die Bearbeitung alter Probleme vor dem Hintergrund der neu gewonnenen Sicherheit und die Konsolidierung der Bedeutung, die diese wiedergefundene Verbundenheit und Unterstützung für die Effizienz und Identität der Familie besitzen.

In allen Kapiteln werden häufige EFT-Interventionen beschrieben. Sitzungstranskripte illustrieren, wie sie in der Arbeit mit Familien zur Anwendung kommen. Zentrale EFFT-Veränderungsvorgänge werden erläutert und werfen Licht auf die charakteristischen fünf „Moves" (vgl. Abschnitt 1.2.1) des EFT-Tangos. Besondere Aufmerksamkeit gilt der Art und Weise, wie korrigierende Schritte in einer einzelnen Familienbeziehung Veränderungen in anderen Beziehungen in Gang setzen und Gelegenheit schaffen, weitere Beziehungsblockaden durchzuarbeiten und die gefühlte Sicherheit in der Familie zu verbessern.

Teil III enthält Beispiele aus der Praxis. Vier Kapitel beleuchten die EFFT-Arbeit bei traumatischer Verlusterfahrung, mit Patchworkfamilien sowie bei externalisierenden und internalisierenden Störungen. Detaillierte Fallbeispiele demonstrieren die Anwendung der EFT-Interventionen im Kontext der erfolgreichen therapeutischen Arbeit mit einzelnen Familien.

Im gesamten Buch benutzen wir die Bezeichnungen „Eltern“ und „Elternteil“ sowie „Bindungsperson“ und „Bezugsperson“ austauschbar. Es ist unmöglich, sämtlichen denkbaren Familienzusammensetzungen mithilfe eines einzelnen Begriffs gerecht zu werden. Wir erkennen an, dass „Mutter“ und „Vater“ tendenziell für traditionelle Familienformen stehen und bestimmte kulturelle Konventionen in Bezug auf das Gender und die sexuelle Orientierung repräsentieren können. Die Funktion einer fürsorgespendenden Bezugsperson ist für das Verständnis von Trennungsdistress im Familienleben unverzichtbar; sie wird durch die Rolle der Bindungsperson besser definiert als durch deren biologischen Status. Illustriert wird der EFFT-Prozess in diesem Buch in erster Linie an Beispielen von Eltern-Kind-Beziehungen. Die jüngsten der beteiligten Kinder sind im Grundschulalter, die ältesten sind bereits erwachsen. Wir sind der Ansicht, dass die EFFT auch als Ressource für intergenerationelle Beziehungen dienen kann, weil Bindungsbedürfnisse und Fürsorgeprozesse lebenslang relevant bleiben.

Wir danken den Familien, die uns aufgesucht und sich mutig und engagiert für eine bessere gemeinsame Zukunft eingesetzt haben. Sie haben uns an ihren Bemühungen, sich weiterzuentwickeln und das Leben ihrer Liebsten zu verbessern, teilhaben und daraus lernen lassen. Wir danken auch unseren Mentoren, Kollegen und den Wegbereitern, deren Engagement für Forschung und Praxis die Entwicklung der EFFT geprägt hat. Unser tiefster Dank gilt den Familien, denen wir angehören, und ihrer Liebe und Großherzigkeit, die unsere Arbeit inspirieren.

J.L.F., G.P., S.M.J., G.F., L.P.-O.

Literatur

Greenberg, L. S. (2002). *Emotion-focused therapy: Coaching clients to work through their feelings.* Washington, DC: American Psychological Association.

Johnson, S. M. (2021 [2004]). *Praxis der Emotionsfokussierten Paartherapie. Verbindungen herstellen.* Paderborn: Junfermann.

Johnson, S. M. (2020 [2019]). *Bindungstheorie in der Praxis. Emotionsfokussierte Therapie mit Einzelnen, Paaren und Familien.* Paderborn: Junfermann.

Johnson, S. M., Bradley, B., Furrow, J., Lee, A., Palmer, G. & Woolley, S. (2005). *Becoming an Emotionally Focused Couple Therapist: The Workbook.* New York: Brunner-Routledge.

Johnson, S. M., Lafontaine, M. & Dalgleish, T. (2015). Attachment: A guide to a new era of couple interventions. In: J. A. Simpson & W. S. Rholes (Hg.). *Attachment Theory and Research.* New York: Guilford Press, S. 393-421.

Johnson, S. M., Maddeaux, C. & Blouin, J. (1998). Emotionally focused family therapy for bulimia: Changing attachment patterns. *Psychotherapy* 35: 238-247.

Kobak, R., Grassetti, S. N. & Yarger, H. A. (2013). Attachent based treatment for adolescents: Repairing attachment injuries and empathic failures. In: K. H. Brisch (Hg.). *Attachment and Adolescence.* Stuttgart: Klett-Cotta, S. 93-111. Einzusehen unter ↗ https://www.researchgate.net/publication/296486872_Attachment_Based_Treatments_for_Adolescents_Repairing_Attachment_Injuries_and_Empathic_Failures (letzter Aufruf 15.03.2022).

Kobak, R., Zajac, K., Herres, J. & Krauthamer Ewing, E. S. (2015). Attachment based treatments for adolescents. *Attachment & Human Development* 17: 220-239.

Mikulincer, M. & Shaver, P. R. (2016). *Attachment in Adulthood: Structure, Dynamics and Change* (2. Auflage). New York: Guilford Press.

Steele, H. & Steele, M. (2018). *Handbook of Attachment-based Interventions.* New York: Guilford Press.

Tronick, E. (2007). *The Neurobehavioral and Social-emotional Development of Infants and Children.* New York: Norton.

Wiebe, S. A. & Johnson, S. M. (2017). Creating relationships that foster resilience in emotionally focused therapy. *Current Opinion in Psychology* 13: 65-69.

Teil I

Theorie und Praxis

1. Emotionsfokussierte Familientherapie

Das gesamte Beziehungsleben einer Familie dreht sich um Gefühle. Emotionale Bindungen sind die Bausteine der Familie, und das Vertrauen in deren Sicherheit dient nicht nur jedem einzelnen Angehörigen, sondern auch der Familie insgesamt als Quelle der Resilienz. Emotionen sind nicht lediglich flüchtige Empfindungen, sondern komplexe Signalsysteme, die blitzschnelle Reaktionen auf Bedrohungen des Wohlbefindens auslösen und es uns ermöglichen, Bedeutung und Bedeutsamkeit zum Ausdruck zu bringen. Emotionen spielen eine vorrangige Rolle, wenn wir definieren wollen, was Zugehörigkeit bedeutet und was es bedeutet, eine Familie zu sein. T. S. Eliot (1988 [1940]) fand die treffenden Worte: „Heimat ist das, wovon man ausgeht" (S. 303). Die Heimat – das ist mehr als eine geografische Angabe, denn wenn wir beschreiben, wo wir „daheim" sind, sprechen wir auch von einem emotionalen Zustand und von der Erfahrung, uns zugehörig zu fühlen.

Unser Zuhause ist ein Ausgangspunkt, ein Ursprungsort, eine Orientierung und ein ständiges Sehnen, dem ein elementares menschliches Bedürfnis nach Zugehörigkeit zugrunde liegt. John Bowlby, der Pionier der Bindungstheorie, erkannte, dass dieses angeborene Bedürfnis zeitlebens eine fundamentale Rolle für unser Wohlbefinden spielt: „Von der Wiege bis zur Bahre fühlt sich ein jeder von uns am wohlsten, wenn sich unser Leben als eine Aneinanderreihung längerer oder kürzerer Exkursionen gestaltet, die ihren Ausgang von der sicheren Basis nehmen, die unsere Bindungspersonen uns vermitteln" (Bowlby 1988, S. 62). Ein Zuhause und die emotionale Sicherheit, die es vermitteln kann, sind aber nicht garantiert. Familien sind mit den sich wandelnden Erfordernissen der unterschiedlichen Entwicklungsphasen konfrontiert, mit Alltagsproblemen und unerwarteten Krisen. All diese Situationen verlangen, dass die Familie ein emotionales Gleichgewicht und den nötigen Zusammenhalt finden und bewahren kann, um sowohl Zugehörigkeit als auch Weiterentwicklung und Werden fördern zu können.

Das Vertrauen in die gemeinsamen Bindungen vermittelt Eltern und Kindern Resilienz, auch wenn sich ihre Beziehungen im Laufe der Zeit oder entwicklungsbedingt verändern. Damit Familien diese Veränderungen und all die übrigen Herausforderungen des Lebens meistern können, müssen sie ständig nach Möglichkeiten suchen, um die lebensnotwendige Verbundenheit aufrechtzuerhalten und zu stärken. Familien, denen es schwerfällt, an diesen Verbindungen festzuhalten, oder denen es an entsprechenden Gelegenheiten und an der nötigen Fähigkeit fehlt, entwickeln psychische Probleme und Beziehungsschwierigkeiten.

1.1 Untersuchung der Emotionsfokussierten Familientherapie

Die Emotionsfokussierte Familientherapie (EFFT) widmet sich den Beziehungsressourcen, die Familien in Umbruchs- und Krisenzeiten am dringendsten brauchen. Die EFFT-Methoden verbessern die emotionale Verfügbarkeit der Familienmitglieder und die Effektivität dieser Bindungen (Johnson 2021 [2004]). Korrigierende emotionale Erfahrungen vermitteln Familien eine höhere „gefühlte Sicherheit". Solche Erfahrungen stärken das Vertrauen der Eltern und ihrer Kinder in die Verfügbarkeit von Unterstützung und in die Stärke der Liebesbande, die das Verbundenheitsgefühl der Familie und ihre Resilienz organisieren. Der EFFT-Prozess gibt Familien die Chance, affektive Bindungen zu erneuern und wiederaufzubauen, die das Explorieren und die Weiterentwicklung fördern und lebenswichtige Beziehungen „von der Wiege bis zur Bahre" aufrechterhalten.

Susan Johnson hat die Anwendung der Emotionsfokussierten Therapie (EFT) in der Arbeit mit Familien erstmals in ihrem Buch *Praxis der Emotionsfokussierten Paartherapie: Verbindungen herstellen* (2009 [2004]) beschrieben. Sie erläuterte die Ähnlichkeit der EFT-Arbeit mit Paaren und Familien und vertrat die Ansicht, dass die zentralen Prozesse und Ziele der EFT in beiden Fällen dieselben sind. Die EFT-Therapeutin adressiert die emotionalen Erfahrungen, die für problematische Interaktionsmuster, welche sich typischerweise auf Schwierigkeiten mit einem Kind (IP = identifizierte Person) konzentrieren, charakteristisch sind. Diese Schwierigkeiten sind gewöhnlich Ausdruck grundlegender Unstimmigkeiten in der Bindungsdynamik einzelner dyadischer Beziehungen (z. B. von Mutter und Sohn), beeinflussen aber darüber hinaus auch das Netzwerk an Bindungsbeziehungen, das dem Wohlbefinden der Familie insgesamt als Fundament dient (Sroufe & Fleeson 1988). Starre Verhaltensmuster resultieren aus negativen, alles beherrschenden emotionalen Zuständen, die die Familie in ihrer Fähigkeit behindern, im Interesse aller zu kooperieren. Diese Muster verweisen auf Beziehungsdistress, die typischerweise auftreten, wenn Familienmitglieder das Gefühl der sicheren Verbundenheit mit einer Bindungsperson verlieren (Bowlby 1973). Solche Komplikationen treten vor allem in der Beziehung zwischen Mutter / Vater und Kind auf, aber auch in Geschwisterbeziehungen.

Die EFFT-Therapie konzentriert sich darauf, diese negativen Interaktionskreisläufe zu verändern, indem sie die emotionalen Realitäten, die diesen problematischen Mustern zugrunde liegen, bearbeitet und untersucht, wie diese die Familie in ihrer Fähigkeit beeinträchtigen, auf die Bindungsbedürfnisse eines Kindes oder Jugendlichen einzugehen. Johnson (2009 [2004]) hat die entscheidenden Veränderungen zusammengefasst, die aus der Bearbeitung eines Familienmusters resultieren:

- Zugang zu den nicht anerkannten Gefühlen, die den Positionen in Interaktionen zugrunde liegen.
- Neurahmen des Problems mit Blick auf zugrunde liegende Gefühle und Interaktionsmuster.
- Unterstützung der Identifizierung von verleugneten Bedürfnissen und Aspekten des Selbst, damit diese in die Beziehungsinteraktionen integriert werden können.
- Unterstützung der Akzeptanz der Erlebensweise anderer Menschen und neuer Reaktionen in Interaktionen.
- Fördern der Äußerung von Bedürfnissen und Wünschen und Erschaffen emotionalen Engagements.

Die Ergebnisse der EFFT zeigen sich am deutlichsten in Veränderungen der Beziehung der IP zu ihrer Familie sowie in neuen Reaktionen, die offeneren und flexibleren Interaktionen zuträglich sind. Diese sind charakterisiert durch die emotionale Responsivität, die das maßgebliche Merkmal einer sicheren Bindung darstellt. Die Familie wurde reorganisiert und kann nun auf die Bindungsbedürfnisse der IP eingehen und sie angemessener umsorgen.

Die EFT-Therapeutin übernimmt für die Familie die Rolle einer Prozessbegleiterin, deren Ziel es ist, Eltern und Kindern einen sicheren Ort anzubieten, an dem sie sich mit ihren innerfamiliären Beziehungsschwierigkeiten auseinandersetzen können. Durch empathisches Spiegeln und Validieren gibt sie Familien Gelegenheit, sich auf neue emotionale Erfahrungen einzulassen, die negative Interaktionsmuster, welche sich typischerweise auf ein bestimmtes Familienmitglied konzentrieren, verändern können. Die Therapeutin nutzt das emotionale Erleben durch empathisches Spiegeln, evokative Fragen und intensivierende Interaktionen, um bindungsrelevante Emotionen zu aktivieren und diese neuen Erfahrungen in neue Beziehungsbegegnungen zu übersetzen. In diesem Sinn verstanden, resultiert Veränderung in der EFFT wahrscheinlich weniger aus neu gewonnenen Einsichten und Erkenntnissen oder aus der Vermittlung spezifischer Skills oder Erziehungsstrategien. Vielmehr stellt die Therapeutin sich der Familie als Ressource zur Verfügung, um emotionale Bedürfnisse, nicht anerkannte Erfahrungen und ungestillte Bindungssehnsüchte gemeinsam zu untersuchen, auf sie einzugehen und neue Fähigkeiten zur gemeinsamen Problemlösung zu finden.

1.2 Emotionsfokussierte Therapie – Übersicht der Prinzipien und Vorgehensweisen

Die EFT-Praxis beruht auf den Prinzipien und Interventionen der Emotionsfokussierten Paartherapie, deren Validität seit drei Jahrzehnten durch laufende Effektivitäts- und Verlaufsforschung belegt ist. Reviews dieser Studien betreffen z. B. eine Metaanalyse (Johnson, Hunsley, Greenberg et al. 1999), die auf der Grundlage von vier randomisierten klinischen Studien eine Besserungsrate von 70–73 Prozent für Behandlungen von Beziehungsproblemen nachwies. Andere klinische Studien zeigen, dass die EFT erfolgreich zur Behandlung von Depression, chronischen Erkrankungen und Posttraumatischen Belastungsstörungen eingesetzt werden kann (Wiebe & Johnson 2006). Mehrere Studien belegen die Effektivität der EFT bei der Verarbeitung von Bindungsverletzungen z. B. im Fall von Vertrauensbrüchen und Affären in der Paarbeziehung (Halchuk, Makinen & Johnson 2010; Makinen & Johnson 2006; Zuccarini, Johnson, Dagleish et al. 2013). Diese Forscher haben gezeigt, dass die EFT Paaren erfolgreich dabei helfen kann, Verletzungen zu verarbeiten und Fehlverhalten der Partnerin oder des Partners zu verzeihen. Paare, die solche Verletzungen bewältigen konnten, erlebten auch noch drei Jahre nach Therapieabschluss eine höhere Zufriedenheit in ihrer Beziehung. Aktuelle Ergebnisse belegen die langfristigen positiven Auswirkungen der EFT auf die Zufriedenheit in der Beziehung, eine Reduzierung der Merkmale unsicherer Bindungen und eine Zunahme der für eine sichere Basis charakteristischen Verhaltensweisen (Wiebe, Johnson, Lafontaine et al. 2016). Studien über den EFT-Therapieprozess zeigen, wie wichtig die Tiefe des emotionalen Erlebens und die Gestaltung erfolgreicher Enactments zwischen den Partnern sind, die sich auf die Äußerung von bindungsrelevanten Emotionen und Bedürfnissen konzentrieren (Greenman & Johnson 2013). Die Ergebnisse solcher Untersuchungen unterstreichen, dass es für Paare wichtig ist, sich über ihre Vulnerabilität in einer Weise auszutauschen, die neue Ebenen des emotionalen Engagements ermöglicht und Empathie und Mitgefühl weckt (Burgess Moser, Dalgleish, Johnson et al. 2017; Johnson & Greenberg 1988; Wiebe et al. 2016).

1.2.1 *EFT-Prinzipien*

Fünf Grundprinzipien der EFT unterstreichen die maßgebliche Bedeutung der Bindungstheorie für diese systemische und erfahrungsorientierte Therapie für Paare mit Beziehungsproblemen. Johnson (2009 [2004]) benutzte diese Prinzipien, um die Zugehörigkeit von Emotionen und Bindung zusammenzufassen und zu zeigen, wie die EFT-Therapeutin beides einbezieht, um die Paarbindung umzugestalten. Die folgenden Beispiele illustrieren jedes Prinzip anhand einer Paarbeziehung.

Affektive Bindung

Die intime Beziehung eines Paares wird erstens als eine emotionale Gemeinschaft verstanden, in der beide Partner für die Bindung von Bedeutung sind. Partner in engen Beziehungen schaffen ein Maß an Wohlbefinden und Sicherheit, auf das sich beide stützen, ganz ähnlich wie ein Kind, das in seiner Bindungsbeziehung zur Mutter Sicherheit findet (Hazan & Shaver 1987). Diese wechselseitigen Bindungen beeinflussen einander in der Paartherapie, da beide Partner ihre Fürsorglichkeitsrolle teilen. Im Unterschied dazu sind Mutter-Kind- oder Vater-Kind-Bindungen hierarchischer. Weil die Erwachsenen für die Sicherheit in der Familie Sorge tragen, kommt ihnen eine spezielle Rolle und Verantwortung gegenüber ihren Kindern zu. Mehr als auf effektive Kommunikationspraxis, Vertrauen oder positive Erfahrungen fokussiert die EFT auf die Vielzahl an Möglichkeiten, wie Liebespartner sich vor allem in Phasen aktivierter Bindungsbedürfnisse auf die Fürsorglichkeit und den Trost des anderen verlassen (Johnson 1986).

Sierra und Steve nahmen eine Therapie auf, nachdem Sierra eine Fehlgeburt erlitten hatte. Beide beschreiben die Distanz in ihrer Beziehung als ein „betäubendes Schweigen", das über die Jahre gewachsen sei. Sierra war vor Kummer über den Verlust der Schwangerschaft wie erstarrt; Steve bemühte sich vergeblich, in diesen Momenten zu ihr durchzudringen, und fühlte sich deshalb einsam und nutzlos. So sagte Sierra: „Du warst all die Jahre nicht für mich da, weshalb sollte ich also plötzlich glauben, dass du dich wirklich um mich und das, was ich empfinde, kümmerst."

Vorrang der Emotionen

Orientiert an der Bindungstheorie, erkennt die EFT-Therapeutin die Logik, die den Schwierigkeiten des Paares zugrunde liegt, ebenso an wie die Art und Weise, in der die Emotionen der Partner in Momenten der Unsicherheit Vorrang gewinnen. Emotionen und ihre Äußerung organisieren die Handlungen und Interaktionen der Partner, wenn die Erfüllung von Bindungsbedürfnissen auf dem Spiel steht. Ob Partner auf eine wahrgenommene Bedrohung defensiv mit Oberflächenemotionen reagieren oder in Momenten der Sicherheit tiefere, verletzliche Gefühle äußern – Emotionen sind das Signalsystem der Bindung. Die EFT-Therapeutin stellt einen sicheren Beziehungsraum zur Verfügung, in dem die Emotionen erforscht werden können, die das Verhalten beider Partner und die Art, wie sie ihre Beziehung jeweils erleben, organisieren. In der EFT sind Emotionen sowohl das Ziel als auch das Medium von Veränderung. Die Therapeutin fokussiert auf die Gefühle der Partner und nutzt sie als Ressource, um durch die Aktivierung, Verarbeitung und Äußerung dieser Emotionen und der Bindungsbotschaften, die sie enthalten, starre Muster der Bindungsunsicherheit zu verändern.

Sierras kühle Reserviertheit gegenüber Steve definierte die schützende Distanz, die sie brauchte, um sich vor dem Schmerz und den Verlustgefühlen abzuschirmen, die sie in der Beziehung erlebt hatte. Ihre Worte waren scharf und kritisch. Sie betonte Steves Unvermögen, ihre Bedürfnisse wahrzunehmen, und seine vermeintliche Gleichgültigkeit, wenn sie ihn direkt konfrontierte. Ihre kritische Haltung war ihre Art, gegen seine Nichtverfügbarkeit zu protestieren. Die Intensität und Negativität signalisierten ihren zugrunde liegenden Schmerz und ihre Angst, ihm tatsächlich gleichgültig zu sein. Steves vorsichtige Reaktionen ließen seine Versuche, sie zu trösten, schwach und leidenschaftslos erscheinen. Seine Angst, Sierra zu verlieren, veranlasste ihn, ihrem Ärger nach Möglichkeit auszuweichen und auf eine bessere Gelegenheit zu warten, sich ihr anzunähern. Steves Zurückhaltung beruhte also auf seiner Sorge und seiner eigenen Angst, von Sierra verlassen zu werden, weil er ihren Zorn als Zeichen der Ablehnung verstand.

Starre Muster

Das dritte EFT-Prinzip unterstreicht die starren Verhaltensmuster, die sich entwickeln können, wenn Beziehungen in eine Krise geraten. Die Partner werden von negativen Gefühlszuständen beherrscht und verfallen in vorhersagbare Muster, die die Unsicherheit in ihrer Beziehung weiter vertiefen. Paarprobleme werden durch wiederholte Enactments von Reaktionen verstärkt, hinter denen der Versuch steht, die Beziehung in Richtung Anteilnahme und Geborgenheit zu verändern, ohne die zugrunde liegenden Bindungsbedürfnisse und die hinter den Kulissen schwelenden Emotionen direkt zu äußern. Solche Bemühungen, mit einer schwierigen Situation fertigzuwerden, verstärken die Gefühle der Angst und Vergeblichkeit, sodass sich der negative Zustand der Beziehung weiter verfestigt.

Steves vorsichtige Zurückhaltung und Sierras Defensivität sind Einstellungen und Verhaltensweisen, die wir typischerweise einnehmen, wenn wichtige oder heikle Themen zur Diskussion stehen. Die vorhersehbare Abfolge von Konfrontation und Vorsicht hat sich im Laufe ihrer Beziehungsgeschichte eingespielt und ihrer beider Fähigkeit, aufeinander zuzugehen, beeinträchtigt. Infolgedessen fühlt sich jeder der beiden als der Unterlegene. Obwohl beide am Verhalten und an den Reaktionen des anderen etwas auszusetzen haben, zeigt die EFT-Therapeutin die Verbindung zwischen den jeweiligen Verhaltensweisen und den Emotionen in der problematischen Interaktionssequenz auf. Auf diese Weise hilft sie Steve und Sierra zu erkennen, dass nicht der Partner, sondern dieses starre Muster das Problem ist.

Bindungsbedürfnisse

Ein viertes Prinzip beleuchtet, wie die Therapeutin diese Emotionen mit den jeweiligen Bindungsbedürfnissen beider Partner in Verbindung bringt, indem sie deren Reaktionsmuster durch die Linse der Bindungstheorie betrachtet. Die starren Positionen spiegeln die primäre Bedeutsamkeit der Bindungsbedürfnisse beider Beteiligter wider, die durch die Negativität, die sich in ihrer Beziehung etabliert hat, verzerrt wurde. Die EFT-Therapeutin arbeitet mit diesen tieferen Emotionen und Bedürfnissen, um es den Partnern zu ermöglichen, sich aus ihren starren, von dem negativen Muster beherrschten Positionen zu lösen. Sobald sie diese Emotionen zulassen können, gelingt es ihnen besser, den anderen und sich selbst durch eine neue Linse der Hoffnung und Sicherheit zu sehen.

Steve ging zu Sierras Kritik, die ihm wehtat, auf Distanz. Im Laufe der Jahre war dieses Verhalten quasi zu einem Reflex geworden. Er zog sich die meiste Zeit über zurück, ohne weiter darüber nachzudenken, und nahm auch seine eigenen Gefühle nicht mehr bewusst wahr. Steve war ein Problemlöser und versuchte häufig, Probleme zu klären, um sich nicht mit Sierras Enttäuschung und Wut auseinandersetzen zu müssen. Letztlich war es seine Angst, zu versagen und von Sierra abgelehnt zu werden, die ihn zu seinem Rückzug bewog. Es fiel ihm schwer, seine Verwundbarkeit in genügendem Maß zuzulassen, um diese Ängste, über die er nie sprach, mithilfe der Therapeutin wahrnehmen zu können. In ähnlicher Weise empfand Sierra es als Risiko, mit Steve über ihren Schmerz und das Leid, das ihr jemand zufügte, den sie doch liebte und nach wie vor brauchte, zu reden. Sie fürchtete, dass ihr Schutzwall aus Kritik und Wut womöglich zusammenbrechen würde, sehnte sich aber gleichzeitig nach Steves Anteilnahme und seinem Trost.

Verändernde Erfahrung

Das fünfte Prinzip betont die Emotion als eine Kraft, die starre Interaktionsmuster eines Paares verändern kann. Die Erschwernisse der Bindungssicherheit werden durchgearbeitet, indem die zugrunde liegenden Emotionen und Bindungsbedürfnisse beider Partner aufgedeckt, zugelassen und verarbeitet werden. Die EFT-Therapeutin choreografiert und dirigiert eine korrigierende emotionale Erfahrung, indem sie bindungsrelevante Emotionen und Bedürfnisse in einem neuen Kontext der emotionalen Akzeptanz, der Verfügbarkeit und des Vertrauens in die Liebe, die beide Partner suchen, aktiviert und untersucht.

Im Fall von Steve und Sierra setzten diese Veränderungen voraus, dass Steve seine Angst, Sierra zu verlieren, und sein Bedürfnis, von ihr beruhigt zu werden, ebenso anerkannte wie seine eigenen Unzulänglichkeiten und sein distanziertes Verhalten.

Die Therapeutin half ihm, sich über sein emotionales Erleben klar zu werden, um seine tieferen Gefühle und Bedürfnisse dann auch folgerichtig und zusammenhängend schildern zu können. Für Sierra bedeutete es ein ähnliches Risiko, sich ihre Angst vor Zurückweisung und ihr Bedürfnis, von Steve getröstet zu werden, einzugestehen. Die Therapeutin stellte sich auch ihr als sichere Basis zur Verfügung, von der aus sie ihre Bedürfnisse erforschen und sich Trost suchend an Steve wenden konnte. Durch das aktive und eingestimmte Bündnis und die wohlüberlegte Richtungsvorgabe der Therapeutin fand das Paar eine Möglichkeit, seine affektive Bindung vor dem Hintergrund einer neuen Erfahrung, einer gefühlten Sicherheit, zu untersuchen und sich auf sie einzulassen.

1.2.2 *EFT-Anwendung*

Als systemische Kurztherapie integriert die EFT einen interpersonalen Fokus auf negative Interaktionsmuster mit einem intrapsychischen Fokus auf das bindungsrelevante Erleben des Einzelnen. Theoretisch beruht sie auf einer Synthese aus humanistisch-erfahrungsorientierten und systemischen Annahmen (z. B. Minuchin & Fishman 1981; Rogers 1951). Diese kommen in der dynamischen EFT-Arbeit mit Emotionen zum Tragen, die darauf zielt, die Partner für neue, wandlungsfähige Beziehungsmuster zu engagieren. Von Anfang an lag der EFT-Fokus darauf, die emotionalen Bindungen des Paares und der übrigen Familienmitglieder durch verbesserte Ansprechbarkeit und Responsivität zu stärken. Die EFT-Therapie ist ein aus neun Schritten bestehender Veränderungsprozess, der sich über drei Phasen der Veränderung entfaltet: Stabilisierung und Deeskalation, Umstrukturierung von Interaktionspositionen und Konsolidierung.

Stabilisierung und Deeskalation

In der ersten Phase konzentriert sich die Therapeutin auf die Stabilisierung der Beziehung und die Deeskalation der negativen Interaktionsmuster des Paares. Die vorgebrachten Beschwerden und Klagen drehen sich zumeist um problematische Verhaltensweisen, negative Zuschreibungen und/oder Verletzungen, zu denen es in der Beziehung gekommen ist. Die EFT-Therapeutin erkennt diese Schwierigkeiten an, beobachtet aber auch, auf welche Weise solche negativen Erfahrungen ein polarisierendes Muster begründen, das letztlich in den Strategien wurzelt, die die Partner benutzen, um ihre wachsende Unsicherheit zu bewältigen. In der EFT dient das Bündnis mit der Therapeutin als sichere Basis, um die Erlebensweise der Partner zu untersuchen und ihre Wahrnehmung der intrapsychischen und interpersonalen

Dimensionen ihrer Schwierigkeiten anzuerkennen. Die Therapeutin regt sie dazu an, ihre Interaktionserfahrungen in der Gegenwart zu erforschen und Reaktionen unmittelbar zu verarbeiten, die häufig auf verleugnete Aspekte des jeweiligen persönlichen Erlebens und der Wahrnehmung der Beziehung schließen lassen.

Die empfundenen Emotionen werden *zusammengefügt,* indem die Arbeit auf die Ereignisse fokussiert, die eine Reaktion auslösen, auf unmittelbare automatische Wahrnehmungen, Empfindungen, in denen häufig somatische Aspekte wiederanklingen, auf Bedeutungen, die der Erfahrung zugeschrieben werden, und auf Handlungstendenzen in Reaktion auf diese emotionalen Signale. Systematisch organisiert der Prozess das negative Interaktionsmuster, indem er die tieferen emotionalen Realitäten beleuchtet, die dem Erleben der Partner innewohnen. Im Laufe der Sitzungen entwickeln das Paar oder die Familie mit der Therapeutin ein expliziteres Verständnis und eine direktere Wahrnehmung ihrer Reaktionsmuster und der tieferen Bindungsgefühle und -bedürfnisse, die vor dem anderen häufig versteckt oder vor ihm geschützt werden. Diese tieferen Emotionen werfen Licht auf die adaptiven Intentionen und Motive des Einzelnen. Die Bindungsdynamik dient als Basis für die Umdeutung des anstehenden Problems im Licht des starren, durch Beziehungsleid und emotionale Unverbundenheit geprägten Interaktionsmusters. Die Deeskalation ermöglicht es Paaren und Familien, ihre Stärken ebenso wie ihre ungestillte Sehnsucht in der Beziehung anzuerkennen und die negativen Erfahrungen, die das Gefühl der Verbundenheit bedrohen, durchzuarbeiten.

In dieser gesamten ersten Phase beobachtet die Therapeutin emotionale Muster und Verhaltensmuster, die die schwierigsten Momente einer Beziehung organisieren. Die Interventionen, die in Phase 1 typischerweise zum Einsatz kommen, konzentrieren sich darauf, ein sicheres Bündnis aufzubauen, Zugang zu den Emotionen zu finden und das Erleben neu zu formulieren. Die Therapeutin nutzt empathisches Spiegeln und Validieren, um Sicherheit zu schaffen und eine Basis zu errichten, von der aus verletzlichere Erfahrungen untersucht werden können. Natürlich sind die Emotionen der primäre Fokus der EFT, aber die Therapeutin wird vorrangig das augenblickliche Erleben im „Hier und Jetzt" ansprechen. Durch evokative Fragen, empathische Vermutungen und ein Vertiefen des emotionalen Erlebens wird die jeweilige Position beider Beteiligter (z. B. Rückzug, Verfolgen) auf der Erfahrungsebene untersucht, wobei die Therapeutin diese Erfahrungen nutzt, um die Partner in Richtung einer größeren Verletzlichkeit zu lenken. Sobald neue Erlebensweisen identifiziert werden können, die ein neues Verständnis der Schwierigkeiten des Paares oder der Familie ermöglichen, formuliert die Therapeutin ihre Wahrnehmung des Verhaltens und Erlebens der Beteiligten unter dem Aspekt des starren Musters, das die Beziehung beherrscht. Die Therapeutin wird u. U. auch anerkennen, dass diese neuen Erfahrungen Einsicht in die Bindungsbedürfnisse gewähren, die in der Beziehung ungestillt bleiben. Sie formuliert die Auswirkungen des bestehenden Beziehungskonflikts:

> Wenn der Streit an einen bestimmten Punkt gelangt, scheint er alles zu beherrschen, sodass Sie einander, jeder allein, aus seiner Ecke heraus, bekämpfen. Und die ganze Zeit über geht es Ihnen beiden eigentlich darum, von demjenigen, der für Sie wirklich zählt, gesehen und gehört zu werden.

Johnson (2020 [2019]) vertritt die Ansicht, dass die Schlüsselelemente der EFT-Sitzung im Grunde mittels fünf „Moves" erfasst werden. Der „EFT-Tango" illustriert, wie die Therapeutin die Emotion nutzt, damit Partner und Familienangehörige ein tieferes Verständnis und Verbundenheit entwickeln, erleben und integrieren können. Sie beschreibt diese fünf Moves wie folgt:

1. Spiegeln des gegenwärtigen Prozesses: Der erste Move fokussiert auf das gegenwärtige Erleben des Paares oder der Familie. Die Aufmerksamkeit wird auf die Beziehung, aber auch auf individuelles Erleben gelenkt.
2. Zusammenfügen und Vertiefen der Affektelemente: Im zweiten Move fügt die Therapeutin das emotionale Erleben eines Partners oder Familienmitglieds zusammen, indem sie auf die gefühlte Wahrnehmung unterschiedlicher emotionaler Zustände eingeht und diese bearbeitet. Das bedeutet auch, dass sie die Gesamtheit einer bestimmten Erfahrung zusammenfügt, indem sie auf Hinweise von Wahrnehmungen, körperliche Empfindungen, Bedeutungen und Handlungstendenzen fokussiert. Durch die Bearbeitung und Verarbeitung des Affekts werden tiefere Emotionen aufgedeckt und wahrgenommen.
3. Choreografieren engagierter Begegnungen: Im dritten Move werden diese neuen emotionalen Erfahrungen mit anderen geteilt. Ein wichtiger Schwerpunkt liegt darauf, dass die Partner einander an ihrem Erleben teilhaben lassen und nicht lediglich darüber sprechen.
4. Prozessieren der Begegnung: Im vierten Move entfaltet sich der Prozess, und die Therapeutin lenkt das Augenmerk auf die Reaktionen derjenigen, die dieses gemeinsame Erleben initiiert und empfangen haben. Sie steht als sichere, bestätigende Präsenz zur Verfügung, während die Familienmitglieder oder Paare die Auswirkungen einer gemeinsam geteilten Verletzlichkeitserfahrung untersuchen.
5. Integrieren und Validieren: Der letzte Move des EFT-Tangos konzentriert sich darauf, die Bedeutung dieser Erfahrung zu integrieren und ihre Auswirkungen zu validieren. Dieser letzte Schritt fokussiert auf die aktive Reflexion über diese neuen gemeinsamen Erfahrungen und die Verinnerlichung der Art und Weise, wie Partner und Familienmitglieder einander in der Beziehung sehen und sich selbst verstehen.

Der Tango illustriert aufschlussreich, wie die EFT-Therapeutin mit bindungsrelevanten Emotionen arbeitet, um neue Ebenen des wechselseitigen Engagements und dadurch neue Ebenen des gemeinsamen Erlebens zu fördern. Die Phasen und Schritte dienen als Landkarte für den Prozess, und der Tango zeigt, wie sich dieser auf natürliche Weise entfaltet.

Umstrukturierung der Positionen

In Phase 2 geht es der Therapeutin vorrangig darum, die Familie oder das Paar zu veranlassen, die Handlungstendenzen, die ihr negatives Muster definiert und geprägt haben, zugunsten neuer Positionen der Verletzlichkeit und Verbundenheit aufzugeben. Im Kontext einer weniger reaktiven Beziehung arbeitet sie mit den tieferen Erfahrungen der bindungsrelevanten Emotionen des Klienten, um Zugang zu den elementaren Bedürfnissen zu finden, die typischerweise durch die defensiven, das negative Muster charakterisierenden Interaktionen vermieden oder instrumentalisiert werden. Stabilisierung und Deeskalation ermöglichen es Partnern und Familienmitgliedern, diese zugrunde liegenden emotionalen Bedürfnisse bewusster wahrzunehmen. Die Therapeutin hilft den Beteiligten, diese Bedürfnisse in Gegenwart der Menschen, die ihnen am nächsten sind, zu äußern und zu erforschen. Themen, die mit dem eigenen Selbstbild und dem Bild, das man vom Partner, von Vater oder Mutter oder vom Kind hat, zusammenhängen, können intensiv erlebt werden und veranlassen zurückgezogene wie auch verfolgende Partner, die Ängste zu klären, die ihre Fähigkeit beeinträchtigen, effektiv auf diese Bindungsbedürfnisse einzugehen.

In der EFT-Arbeit mit Paaren werden diese Ängste bearbeitet, damit beide Partner lernen, die Blockaden zu überwinden, die sie daran hindern, sich aufeinander einzulassen. Die Therapeutin ermutigt sie, das Risiko einzugehen, sich mit den Bedürfnissen, die nun geklärt wurden, an den anderen zu wenden. Durch das Wiedereinbinden des sich mehr zurückziehenden Partners und im Anschluss das Erweichen des mehr verfolgenden Partners hindurch nutzt die Therapeutin evokative Interventionen, um die emotionale Erfahrung für beide zu vertiefen, sodass sie sich einander zuwenden und diese primären Bedürfnisse nach Anteilnahme und Trost zeigen können. In der Emotionsfokussierten Familientherapie geht der Fokus auf die Vulnerabilität eines Kindes und seine verleugneten Bindungsbedürfnisse dem Durcharbeiten der akzeptierenden Reaktion der Mutter/des Vaters auf diese Bedürfnisse voraus. Das primäre verändernde Ereignis in der 2. Phase der EFFT ist die Wiederherstellung der fürsorglichen Bindungsinteraktionen zwischen Kindern und Eltern. Gemeinsam führen diese verändernden Ereignisse zu einer neuen Bindung, die auf emotionaler Verfügbarkeit beruht. Sie findet ihren Ausdruck in der Ansprechbarkeit und Responsivität und in dem emotionalen Engagement, mit dem sich Partner und Familienmitglieder diesen Bedürfnissen zuwenden. Die Veränderungen erfolgen durch korrigierende emotionale Erfahrungen in der Sitzung. Indem die Negativität zugunsten der Vulnerabilität in den Hintergrund rückt und Partner und Familienmitglieder auf einer tieferen emotionalen Ebene aufeinander zugehen, entstehen neue positive Affektzyklen, die das Sicherheitsgefühl der Familie und des Paares erweitern und stärken.

Konsolidierung

Im Anschluss an die Wiederherstellung dieses Bandes aus gefühlter Sicherheit gelingt es Paaren und Familien besser, sich mit Problemen oder Schwierigkeiten auseinanderzusetzen, die zu Meinungsverschiedenheiten zwischen ihnen führen. Die Therapeutin geleitet Partner und Familienmitglieder, indem sie ihre Differenzen oder Schwierigkeiten mit den Stärken konfrontiert, die sie dank einer stabileren Verbundenheit entwickelt haben. Häufig merken Klienten, dass ihre alten Muster in heiklen Situationen wiederauftauchen, doch die Therapeutin nutzt diese Momente, um die Partner oder Familienmitglieder auf ihr neues Muster des emotionalen Engagements hinzulenken, und ermöglicht es ihnen, höhere Resilienz zu entwickeln, indem sie sich aufeinander verlassen.

In dieser abschließenden Phase der EFT regt die Therapeutin Paare und Familien dazu an, in ihre neu erworbene Sicherheit zu investieren, d. h. Rituale und Praktiken zu nutzen, die dem anderen signalisieren, wie wichtig ihnen die Nähe ist, zu der sie gefunden oder wiedergefunden haben. Diese Bindungsrituale repräsentieren intentionale Entscheidungen, die das Paar oder die Familie trifft, um das wechselseitige Vertrauen und Sicherheitsgefühl zu vertiefen. Paaren oder Familien, die die Bindungsdynamik ihrer Beziehungen gründlicher erforschen möchten und Übungen suchen, die den Veränderungen zuträglich sind, die sie dank des EFT-Prozesses erzielt haben, stehen hilfreiche Bücher zur Verfügung, z. B. *Wir beide. Das Arbeitsbuch zur Emotionsfokussierten Paartherapie* von Kallos-Lilly und Fitzgerald (2016), *Halt mich fest. Sieben Gespräche über lebenslange Liebe* von Sue Johnson (2019 [2008]) und *Hold Me Tight/Let Me Go* von Aiken und Aiken (2017).

1.3 Unterschiede zwischen der EFT für Paare und der EFFT

An diesen Grundprinzipien und -techniken orientieren sich Therapeuten im EFT-Prozess der Veränderung, ganz gleich, ob sie mit Paaren oder mit Familien arbeiten. Die Therapeutin nutzt die Emotionen, um festgefahrene Beziehungsmuster zu verändern, und stützt sich dabei auf die Bindungstheorie, um die Umstrukturierung von Interaktionen anzuleiten. Der Bindungstheorie zufolge sind Liebe, Fürsorge und

Verbindlichkeit intrinsische Urbestandteile einer Beziehung. Die Bindungsdynamik von Eltern-Kind-Beziehungen und von Liebespaaren ist im Wesentlichen dyadisch. Die elementaren Bedürfnisse, die in diesen Beziehungen auftauchen, veranlassen Partner, Eltern und Kinder, sich vor allem in schwierigen Situationen und Phasen aneinander zu wenden. Bindung und Fürsorge dienen der Therapeutin als zuverlässige Landkarte einer emotionalen Dynamik, die gesunde Paar- und Familienbeziehungen ermöglicht. Gleichwohl sind in der Begleitung von Familien weitere Erwägungen zu berücksichtigen. Im Folgenden werden die Unterschiede der Reihe nach mitsamt den entsprechenden Therapieimplikationen beleuchtet.

1.3.1 Verantwortung der Eltern

Die Interaktionsdynamik in Familien mit Beziehungsdistress weist gewisse Ähnlichkeiten mit der Dynamik gestresster Paare auf. Problematische Muster zwischen einem distanzierten, ablehnenden Elternteil und einem wütend protestierenden Jugendlichen wirken wie der Spiegel des Forderung-Rückzug-Musters eines Paares. Allerdings sind die Ziele dieser Beziehungstypen grundlegend unterschiedlich. In Paarbeziehungen streben die Partner nach Intimität, und beide sind für die Verbindlichkeit ihrer Beziehung gleichermaßen verantwortlich. Eltern-Kind-Beziehungen sind zwar wechselseitig, doch nichtsdestoweniger hierarchisch, denn einzig Mutter und Vater sind für die notwendige Fürsorglichkeit verantwortlich. Familientherapeutische Modelle betonen übereinstimmend die Bedeutsamkeit der Elternrolle im Hinblick auf Struktur (Minuchin 1974), Funktion (Haley 1991) und Verantwortung (Boszormenyi-Nagy und Krasner 1986).

Was die Bindung betrifft, so besteht diese Verantwortung in der Rolle der Mutter/des Vaters als Bindungsperson des Kindes oder als der „stärkere und klügere" Part der Beziehung. Zwar enthält auch die Beziehung zwischen Eltern und Kindern wechselseitige Prozesse einschließlich Abstimmung und spiegelnder Kommunikation, doch spielen sowohl die Erfahrung, die Vater und Mutter mit ihren eigenen Eltern gemacht haben, als auch ihre Bindungsnarrative, die aus dieser Erfahrung hervorgegangen sind, eine wichtige Rolle. Die Bindungsgeschichte der Erwachsenen übt Einfluss auf die Interaktionen mit ihrem Kind aus, ist aber von diesen Beziehungen auch unabhängig (Kobak, Zajac, Herres et al. 2015). Wenn EFT-Therapeuten die Zyklen und Muster von Familienbeziehungen untersuchen, erkennen sie infolgedessen die unverwechselbare Art und Weise, in der diese problematischen Muster Bindungsprozesse und -strategien widerspiegeln, die für die Beziehung zwischen dem erwachsenen Menschen und dem Kind spezifisch sind, aber auch die Geschichte der Eltern oder deren Repräsentationen ihrer Bindungserfahrung. Anders als in der

Paartherapie, in der die Therapeutin mit zwei zusammenhängenden Bindungssystemen arbeitet, bringt die EFFT-Therapeutin die Bindungsbedürfnisse des Kindes mit den fürsorglichen Reaktionen der Mutter / des Vaters zur Deckung.

1.3.2 Entwicklungsbedingte Unterschiede

Die Zusammensetzung der Familie übt Einfluss darauf aus, wie die Therapeutin im Beziehungskontext mit Emotionen arbeitet. Der unterschiedliche Stand der sozialen Entwicklung der einzelnen Familienmitglieder prägt das interpersonale Funktionieren und beeinflusst infolgedessen auch die Begleitung der Familie. Die kognitive und soziale Entwicklung ist für Unterschiede in den familiären Beziehungen von Belang, da sie die Emotionsregulation und die Bindungsbeziehungen beeinflusst (Rutherford et al. 2015). Familien müssen Entwicklungsaufgaben bewältigen, die sich mit den Jahren ebenso verändern wie die notwendigen Ressourcen. Anforderungen und Rollen wandeln sich im Laufe der Sozialisation im Verhältnis zu den Entwicklungsschritten und -veränderungen (Carter & McGoldrick 2005). Die Beurteilung der Entwicklungsfähigkeiten eines Kindes und seiner Bedürfnisse dient der EFT-Therapeutin in der Beratung von Familien, in denen diese Unterschiede von Belang sind, als Orientierung.

Kleine Kinder

Die Entwicklungsfähigkeiten und -grenzen kleiner Kinder müssen Berücksichtigung finden. Willis et al. (2016) empfehlen, in die EFFT-Therapie spielgestützte Aktivitäten einzubeziehen, wenn Kinder zwischen vier und sechs Jahren beteiligt sind. Zu möglichen Modifizierungen zählen neben der besonderen Aufmerksamkeit für den Einsatz von Enactments und emotionalem Engagement mit Vorschul- und Schulkindern auch Strategien und Gegenstände, die Kindern helfen, ihre Emotionen sowohl symbolisch als auch direkt zu äußern. Die Anpassung an Entwicklungsunterschiede fördert das Sicherheitsgefühl und stärkt das Bündnis der Therapeutin mit dem Kind und der Familie insgesamt. Die Einbeziehung eines spieltherapeutischen Ansatzes schafft eine Umwelt, die die Integration von Emotionen in die Beziehungen des Kindes erleichtert (Schaefer & Drewes 2011), und verbessert die Koregulation des kindlichen Gefühlslebens durch die Eltern.

In der EFFT evaluiert die Therapeutin die Aufmerksamkeitsfähigkeit des Kindes und seine Fähigkeit, abstraktere Konzepte zu verstehen und zu handhaben (Willis et al. 2016). Zu den für die EFFT mit kleinen Kindern empfohlenen Modifizierungen zählen ein Erstgespräche mit einem oder beiden Elternteilen, um problematische Verhaltensweisen und ihren Beziehungskontext zu identifizieren, sowie weitere Sitzungen mit der Familie und dem Kind (IP). Auf diese Weise kann die Therapeutin die Entwicklungsfähigkeit des Kindes unabhängig von der familiären Umgebung besser beurteilen und ihr Bündnis mit dem Kind stärken. Die EFFT-Therapeutin arbeitet in den Familiensitzungen mit einer Kombination aus nichtgelenktem und halbgelenktem Spiel, um die Beobachtung der Emotion und die entsprechende relationale Dynamik der Familie besser beobachten zu können. Mithilfe verschiedener spieltherapeutischer Strategien identifiziert und thematisiert sie problematische Familienmuster, weil diese Strategien besonders aufschlussreich sind, um das Bewusstsein der Eltern für die bindungsrelevanten Bedürfnisse des Kindes zu verbessern (Wittenborn et al. 2006).

Adoleszente

Der Weg von der Adoleszenz ins Erwachsenenalter ist für Familien eine kritische Veränderungsphase, in der die Jugendlichen sich selbst und ihre Beziehungen durch einen Individuationsprozess definieren. Familien sind auf bessere Kooperations- und Explorationsfähigkeiten angewiesen, sobald die Heranwachsenden beginnen, mit neuen Mustern in ihren Peerbeziehungen zu experimentieren und ihr Bedürfnis nach Autonomie mit dem Wunsch nach Verbundenheit in Einklang zu bringen. Diese entwicklungsbedingten Veränderungen gehen mit einer wachsenden Distanz in der Beziehung zu den Eltern und einer verstärkten Hinwendung zur Gruppe der Gleichaltrigen einher, mit Paarbildung und/oder sexueller Aktivität (Scharf & Mayseless 2007). Studien über das Bindungsverhalten von Jugendlichen zeigen, dass Veränderungen der Erziehungsziele der Eltern bewirken, dass die Heranwachsenden größere Autonomie in der Befriedigung ihrer Bindungsbedürfnisse entwickeln (Kobak & Duemmler 1994). Diese Veränderungen werden von den Eltern u. U. als schwierig empfunden, weil Vater und Mutter von den Jugendlichen, die ihre Gefühle nun vorwiegend in ihren sozialen Netzwerken regulieren, tendenziell entidealisiert werden (Allen & Manning 2007; Steinberg 2005). Die Eltern müssen ein Gleichgewicht finden zwischen der Unterstützung der von ihren heranwachsenden Kindern angestrebten Ziele und dem Bedürfnis nach Exploration und Sicherheit (Kobak, Sudler & Sudler 1991; Kobak et al. 1993). In Familien mit unsicheren Bindungen sind Jugendliche anfälliger für psychische Schwierigkeiten, weil sie sich auf die Fürsorge ihrer Eltern nicht verlassen können; sie neigen zu negativen Selbstbildern und weniger Selbstständigkeit in ihrem Verhalten (Moretti & Holland 2004).

Die EFFT-Therapeutin bietet Eltern und Jugendlichen ein sicheres, zuverlässiges Bündnis an, um die scheinbare Konkurrenz zwischen dem Ziel der Verbundenheit und dem Ziel der Autonomie durchzuarbeiten. Die ungemein wichtige Bindungsrolle, die Eltern selbst noch im jungen Erwachsenenalter ihrer Kinder spielen, wird durch Forschungsergebnisse bestätigt (Rosenthal & Kobak 2010), aber die Fähigkeit der Familie, ein Gleichgewicht zwischen diesen sich verändernden Bedürfnissen nach Bindung bzw. Exploration zu finden, wird durch Blockaden der fürsorglichen Reaktionen und der Bindungsappelle beeinträchtigt. Die EFFT-Therapeutin räumt der Fürsorgerolle der Eltern Priorität ein und erkennt die emotionalen Ressourcen an, die notwendig sind, um ihr gerecht zu werden. Das heißt, dass sie den Eltern hilft, Blockaden durchzuarbeiten, die durch ein Ungleichgewicht zwischen dem Ziel der Autonomie und dem Ziel der Verbundenheit ausgelöst werden. Gleichzeitig regt sie die Jugendlichen an, sich helfen zu lassen, wenn sie ihre auftauchenden Bedürfnisse in Anwesenheit responsiverer Fürsorglichkeit durch die Eltern erforschen. Gemeinsam können Eltern und Jugendliche zu einer emotionalen Balance finden, die dem von ihnen gemeinsam geteilten Ziel einer wachsenden Autonomie des Jugendlichen dienlich ist.

Erwachsene Beziehungen

Die generationenübergreifenden Beziehungen im Erwachsenenalter sind der fortgesetzten Weiterentwicklung und der Genesung in Familien zuträglich. Beziehungsprobleme zwischen erwachsenen Kindern und ihren Eltern können durch Übergänge (z. B. Heirat, Scheidung, Wiederverheiratung, Versorgung alter Menschen) oder Krisen (z. B. chronische Krankheiten, Arbeitslosigkeit, wirtschaftliche Not) ausgelöst werden. Wenngleich man in der Vergangenheit gelegentlich angenommen hat, dass Kinder, sobald sie erwachsen werden, auf ihre Eltern als Bindungspersonen weniger angewiesen sind (vgl. z. B. Weiss 1982), liegen mittlerweile mehr und mehr Befunde vor, die bestätigen, dass sich diese Bindungen zwar verändern, aber nicht ihre Bedeutung verlieren (Krause & Haverkamp 1996) und ihren Einfluss auch im späteren Leben weiterhin geltend machen (vgl. z. B. Crispi, Schiaffino & Berman 1997). Im Erwachsenenalter ist die mit einer sicheren Bindung assoziierte Verfügbarkeit eher symbolischer oder abstrakter Natur und setzt nicht unbedingt körperliche Nähe voraus (Cicirelli 1993; Koski & Shaver 1997). Die Erfahrung einer gefühlten Sicherheit hängt häufiger mit positiven Erinnerungen an Eltern zusammen, die durch den laufenden Kontakt bestätigt werden, als mit täglichen direkten Interaktionen. Erkrankungen der Eltern können erwachsene Kinder je nach der Bindungsdynamik der Mitglieder dieser Familie zu schützenden Reaktionen veranlassen. Die Bindungsdynamik gibt der Konzeptualisierung der Verfügbarkeit und Annahme der Unterstützung kranker Eltern durch ihre erwachsenen Kinder die Richtung vor, denn die aktuellen Erfordernisse müssen im Kontext der früheren Bindungserfahrung erwachsener Kinder betrachtet werden.

Wenn erwachsene Kinder selbst Eltern werden, erleben sie u. U. Schwierigkeiten in der Beziehung zu ihrem Kind, etwa ambivalente Gefühle und Befürchtungen. Byng-Hall (2002) erläutert die intergenerationellen Muster, die Einfluss auf Paar- und Familienbeziehungen ausüben. So erhöhen unsichere Bindungen z. B. das Risiko, dass Kinder parentifiziert werden. Die Bearbeitung dieser intergenerationellen Beziehungen dient als korrigierende Ressource bei Schwierigkeiten in Paarbeziehungen wie auch bei Problemen von Eltern, wenn die eigene Bindungsgeschichte zu einer ambivalenten Einstellung gegenüber dem Partner oder der Elternrolle führt. Das Durcharbeiten der Unsicherheit, die in der Geschichte der Eltern und ihrer erwachsenen Kinder, die nun selbst Eltern sind, wurzelt, ermöglicht es der Familie insgesamt, die Bedürfnisse der Kinder der nächsten Generation mehr wahrzunehmen.

Die Arbeit der EFFT-Therapeutin mit erwachsenen Kindern und ihren Eltern fokussiert auf aktuelle Bindungserfahrungen, die häufig die früheren Bindungsgeschichten widerspiegeln. Trigger für Beziehungsdistress können mit veränderten Bedürfnissen in den gegenwärtigen Beziehungen zusammenhängen (z. B. der Versorgung eines kranken Elternteils) oder indirekt mit Schwierigkeiten in der Beziehung zum Partner oder zum eigenen Kind in der Elternrolle (z. B. Parentifizierung). Der Fokus von Assessment und Therapie kann zwischen den Mitgliedern generationeller Dyaden wechseln, während die Therapeutin problematische Muster identifiziert, die die Verfügbarkeit der Eltern und ihre Fähigkeit als Bezugspersonen organisieren. Die Umstrukturierung von Bindungsbeziehungen mit dem Ziel größerer Sicherheit schafft neue Ressourcen, die künftigen Generationen zugutekommen.

1.3.3 Generationelle Einflüsse

Für das Verständnis der Bindungsgeschichte eines Partners ist häufig auch der Einfluss der Herkunftsfamilie relevant. Die EFT-Therapeutin führt gewöhnlich ein Assessment der Bindungserfahrungen beider Partner durch, um deren jeweilige sekundäre Bindungsstrategie (z. B. besorgtes Verfolgen, vermeidender Rückzug) besser verstehen zu können. Auch in der EFFT sind die generationenübergreifen Einflüsse für ihr Verständnis des Verhaltens der Eltern gegenüber dem Kind wichtig. Das Selbstbild als Mutter oder Vater wird durch die Erfahrungen, die die Eltern selbst als Kinder gemacht haben, wahrscheinlich stärker beeinflusst als durch das Feedback, das sie von ihrem eigenen Kind bekommen. Deutlich wird dies in der Art und Weise, wie Eltern Verhaltensweisen agieren, die mit dem Verhalten übereinstimmen, das sie in ihrer Kindheit an ihren eigenen Eltern erlebt haben; denkbar ist auch, dass sie die negativen Erfahrungen, die sie gemacht haben, zu korrigieren versuchen. In beiden Fällen wird ihre Motivation durch die Bindungserfahrung in ihrer Herkunftsfamilie organisiert, sodass sie wahrscheinlich weniger auf die unmittelbaren Bedürfnisse ihres Kindes eingestimmt ist.

Die EFT-Therapeutin erkennt die vorrangige Bedeutung dieser generationellen Einflüsse und die Notwendigkeit an, im Zusammenhang mit dem Durcharbeiten dessen, was den Eltern in ihrer eigenen Kindheit verwehrt geblieben ist, deren frühere Erwartungen und gleichzeitig die Bedürfnisse ihres Kindes, die u. U. identisch sind, zu untersuchen. Das Verständnis der Blockaden, die das Fürsorgeverhalten der Eltern behindern, beginnt mit dem Verständnis ihrer eigenen Bindungsgeschichte und des Einflusses, den sie auf ihr Elternsein ausübt.

1.3.4 Therapieprozess

Unterschiedliche Familienstrukturen und -probleme erfordern einen flexiblen Therapieansatz. Die EFT-Therapeutin, die ein Paar behandelt, arbeitet in erster Linie in dyadischen Sitzungen, die sich auf die Interaktion in einer bestimmten Beziehung konzentrieren. In der EFFT arbeitet die Therapeutin u. U. mit einer Kombination mehrerer Beziehungen, wobei sie sich in Anlehnung an ein spezifisches Therapierational (z. B. den *EFFT decision guide*) oft auf spezifische Dyaden oder Triaden konzentriert. Die Gestaltung der Sitzungen kann je nach Prozessverlauf und Therapiezielen variieren. Zum Beispiel könnte sich eine Therapeutin im Anschluss an eine eskalierte Sitzung, in der die Eltern sich wegen ihres agierenden Teenagers uneins waren, mit dem Elternpaar zusammensetzen. Die Eltern fänden auf diese Weise Gelegenheit, ihre eigenen Reaktionsmuster und die emotionalen Trigger zu untersuchen, die ihre Fähigkeit beeinträchtigen, einander in ihrer Erziehungsfunktion zu unterstützen. Die Variabilität des Sitzungsformats setzt voraus, dass die Therapeutin flexibel bleibt und den Beratungsprozess insgesamt im Blick behält.

Eine typische EFFT-Therapie besteht aus einer begrenzten Anzahl von Sitzungen. Familiensitzungen fokussieren auf die Modifizierung jener Eltern-Kind-Interaktionen, die sich um die Schwierigkeiten, die die Familie mit einer identifizierten Person (IP) hat, drehen. Aus diesem Grund ist die Begleitung enger umschrieben als eine Paartherapie. Die Arbeit mit dem Elternpaar kann Teil der EFFT sein, im Mittelpunkt der Beratung aber steht die Veränderung des Eltern-Kind-Musters (Johnson 2021). Anders als in der Paartherapie stellt die EFT-Therapeutin u. U. fest, dass Familien in einer einzigen Stunde mehrere Phasen der Veränderung durchlaufen können. Veränderungen der Offenheit und Verfügbarkeit der Eltern können die Blockaden in der Bindungskommunikation des Kindes mitunter sehr schnell auflösen, sodass die Familie von Phase 1, Deeskalation, sehr schnell zur Phase 2, Neustrukturierung der Eltern-Kind-Beziehung, übergeht. Infolgedessen werden die einzelnen Veränderungsphasen in der EFFT schneller durchgearbeitet.

1.4 EFFT – Weiterentwicklung des Modells

Wie schon erwähnt, wurde die EFT als effektive Therapie für Paare in Krisen durch empirische Studien bestätigt. Zurzeit liegt eine Pilotstudie über die Effektivität der EFFT mit weiblichen Jugendlichen, die wegen Bulimie in Behandlung sind, und ihren Eltern vor (Johnson, Maddeaux & Blouin 1998). Die Ergebnisse dieser Untersuchung belegen, dass die EFFT die Essanfälle und das Erbrechen der Jugendlichen ebenso erfolgreich reduziert wie ihre Depression und Feindseligkeit. Die Ergebnisse unterstreichen, dass die Jugendlichen davon profitieren, ihre Bindungsbedürfnisse und die Erwartungen, die sie an ihre Beziehungen haben, in Worte zu fassen und neue Möglichkeiten zu finden, ein positiveres Bild von sich selbst zusammen mit ihren Angehörigen zum Ausdruck zu bringen.

Mehrere Studien beschreiben die EFFT-Arbeit bei unterschiedlichen Problemen, u. a. bei affektiven Störungen in der Kindheit (Johnson & Lee 2000; Stravianopoulos, Faller & Furrow 2014), nichtsuizidalen Selbstverletzungen (Schade 2013), Trennung oder Scheidung der Eltern (Hirschfeld & Wittenborn 2016; Palmer & Efron 2007) und Bildung von Stieffamilien (Furrow & Palmer 2007). Des Weiteren liegen Studien über die EFFT zur Begleitung von Familien mit kleinen Kindern vor; sie untersuchen die Einbeziehung von spieltherapeutischen Strategien, die wesentlich dazu beitragen, dass die Therapie dem Entwicklungsstand der Kinder gerecht wird (Hirschfeld & Wittenborn 2016; Willis et al. 2016; Wittenborn et al. 2006). Diese Fallbeispiele illustrieren erfolgreiche EFFT-Beratungen, stellen aber keine systematische Beurteilung der Behandlungseffektivität dar. Weitere Forschung ist notwendig, um die Effizienz der EFFT in der Familientherapie nachzuweisen.

1.4.1 *EFFT-spezifische Betonungen und Annahmen*

In der fortlaufenden Weiterentwicklung der EFFT wurden mehrere wichtige Facetten betont, die den spezifischen Ansatz des Modells unterstreichen. Diese Entwicklungen sind zwar integrale Bestandteile der Entwicklung der Emotionsfokussierten Paartherapie, erfordern aber auch besondere Aufmerksamkeit beim Abstecken der spezifischen Gewichtungen in der Familientherapie. Zu diesen EFFT-spezifischen Schwerpunkten zählen die Bindung als Ressource der Resilienz, Blockaden der elterlichen Fürsorge sowie Schwierigkeiten in der Familie, Fokussierung auf den gegenwärtigen Prozess und die Rolle der Therapeutin als Prozessbegleiterin.

Bindung und Beziehungsresilienz

Bindungsbeziehungen in Familien sind eine maßgebliche Ressource der Familienresilienz. Die meisten Verhaltensweisen innerhalb Familien, selbst die vermeintlich problematischen, zielen auf die Wiederherstellung einer Verbindung oder auf die Korrektur des Verhaltens einer anderen Person. Die Bindungstheorie dient als konstruktiver Bezugsrahmen für die positive Intention, die vermeintlich problematischen Verhaltensweisen zugrunde liegt. EFFT ist eine auf die Stärken abhebende Perspektive, die die positive Absicht der Eltern, die sich vergeblich um gutes Erziehungsverhalten bemühen, anerkennt und bestätigt. Sie erkennt an, dass Eltern u. U. einen guten Grund für ihre Ebene des emotionalen Engagements haben, auch wenn die Schwierigkeiten ihres Kindes oder sein problematisches Verhalten dadurch verstärkt werden. Fehleingestimmtes elterliches Verhalten resultiert häufig aus übertriebenen oder nicht ausreichenden Bemühungen, auf die Bedürfnisse eines Kindes einzugehen. In Reaktion darauf agieren Kinder gewöhnlich, um ihr Bedürfnis nach elterlicher Unterstützung zu verleugnen; denkbar ist auch, dass sie sich angesichts der Nichtverfügbarkeit ihrer Eltern übertrieben verantwortungsbewusst verhalten. Diese einander entsprechenden Verhaltensweisen bringen einen logischen und vorhersehbaren Versuch zum Ausdruck, das Gleichgewicht in einem zunehmend instabilen Beziehungssystem wiederherzustellen. Das Verstehen dieses Systems und das Aufzeigen von Korrekturmöglichkeiten vermitteln dem Familiensystem dank bedeutsamer Beziehungen neue Resilienzressourcen.

Das Bindungssystem ist adaptiv, und wenn Familien Sicherheit empfinden können, besitzen sie eine Resilienzressource, die das persönliche und soziale Wohlbefinden fördert (Mikulincer & Shaver 2015). Bindungssicherheit unterstützt prosoziales Verhalten und verringert das Bedürfnis nach defensivem Selbstschutz; auf diese Weise setzt sie Ressourcen frei, die das Wohlbefinden anderer Menschen durch Altruismus und Mitgefühl für Bedürftige fördern. Zu den Anforderungen des Familienlebens zählen entwicklungsbedingte Veränderungen und Herausforderungen durch die Umwelt. Sicher gebundene Menschen können diese Anforderungen leichter erfüllen, weil sie Beziehungen haben, auf die sie sich verlassen können (Sroufe 2016). Diese Beziehungsressourcen vermitteln Resilienz angesichts von Widrigkeiten und erhöhen die Wahrscheinlichkeit, dass Familien aus Schwierigkeiten gestärkt hervorgehen (Walsh 2003). So schreiben Wiebe und Johnson, dass die Stärkung sicherer Bindungen einer gemeinsamen Resilienz zugutekommt, die es Partnern mit verlässlicher Beziehung ermöglicht, dank erfolgreicher Koregulation der Emotion Belastungen standzuhalten und sich ihre Gesundheit zu bewahren. Die EFFT fördert die Familienresilienz aktiv, indem sie die Sicherheit in unterstützenden und entwicklungsfördernden Beziehungen erhöht.

Silvia gab sich große Mühe, um ihre Tochter Alicia (12) zu unterstützen. Alicia hatte Lernschwierigkeiten und bekam in der Schule zusätzliche Hilfe, aber die Probleme kratzten an ihrem Selbstwertgefühl und beeinträchtigten ihr soziales Engagement. Silvia verlor immer wieder ihr emotionales Gleichgewicht, weil sie gefangen war zwischen ihren Sorgen um die Zukunft ihrer Tochter und ihrem Gefühl, für deren Schwierigkeiten verantwortlich zu sein, weil sie selbst als Schülerin ähnliche Probleme gehabt hatte. Sie wandte sich an ihre Mutter, die nach wie vor eine Bindungsperson für sie war. Die Erfahrung der Mutter und deren sorgendes Mitgefühl für ihre Tochter und Enkelin waren für Silvia hilfreich und beruhigend. Ihre Beziehung stärkte Silvias Selbstvertrauen und vermittelte ihr die Zuversicht, Alicias unsichere schulische Zukunft mit einem auf die Bedürfnisse der Tochter statt auf die eigenen Ängste gerichteten Fokus meistern zu können.

Blockaden des Elternverhaltens

Bindung und Elternreaktionen sind den Familienbeziehungen als natürliches System inhärent. Bindungstypische Verhaltensweisen, die diese manifesten Systeme zum Ausdruck bringen, können zwar je nach Kultur variieren, sind aber als biobehaviorale Verhaltensmuster in jeder Familie vorhanden. Bowlby (1969, 1988) hat die Versorgung und Erziehung von Kindern als ein System beschrieben, das dem kindlichen Bindungssystem komplementär ist. Schwierigkeiten in Eltern-Kind-Beziehungen entstehen, wenn Kinder an der Verfügbarkeit der elterlichen Fürsorge zweifeln oder wenn die Eltern auf die mit dieser empfundenen mangelnden Verfügbarkeit einhergehenden negativen Emotionen des Kindes (z. B. Angst, Traurigkeit) unter- oder überreagieren (Kobak & Mandelbaum 2003). Wenn sich ein defensives Muster etabliert, werden Eltern und Kinder wahrscheinlich mit selbstschützenden Reaktionen auf misslungene Versuche reagieren, die kindlichen Bindungsbedürfnisse zu stillen. Während sich dieses negativ aufgeladene Muster entfaltet und die emotionale Not die Reaktionen weiter verzerrt, sind die Kinder ängstlich-unsicheren und vermeidenden Verhaltensweisen ihrer Eltern ausgesetzt, die ihr Vertrauen in deren Ansprechbarkeit und Responsivität zusätzlich beeinträchtigen. Das unzulängliche Empathievermögen der Eltern verwehrt es ihnen, flexibel auf diese negativen Reaktionen einzugehen (Kobak et al. 2015).

Silvia bewältigte ihre Sorgen um die Zukunft ihrer Tochter und ihr eigenes Schulversagen, indem sie Alicias Anstrengungen und Leistungen wachsam beobachtete.

Es fiel ihr schwer, Alicias vermeidendes Verhalten und ihren mangelnden Einsatz zu tolerieren. Alicia reagierte ihrerseits, indem sie immer weniger über das, was sie in der Schule erlebte, sprach, zumal Silvia ihr ein ums andere Mal Vorträge über ihre eigenen Erfahrungen hielt und Alicias Appelle um Beruhigung und Trost ignorierte. Das negative Muster – Silvias angespanntes Überwachungsverhalten und Alicias Vermeidungsverhalten – beherrschte ihrer Interaktionen, sofern sie dem Thema nicht vollständig auswichen. Silvias Sorge, als Mutter zu versagen und den Kontakt zu ihrer Tochter zu verlieren, wurde dadurch noch größer.

Der Bindungstheorie entsprechend konzeptualisiert die EFT-Therapeutin starre Muster, die problematische Eltern-Kind-Interaktionen charakterisieren, unter dem Blickwinkel des Trennungsschmerzes, der aus blockierter Bindungs- und Fürsorgekommunikation resultiert. Diese negativen Zyklen entwickeln sich zu absorbierenden Zuständen, die das emotionale Gleichgewicht der in eskalierenden Distressmustern gefangenen familiären Beziehungen gefährden (Kobak, Duemmler, Burland et al. 1998). Der EFFT-Prozess beginnt mit der Stabilisierung dieser negativen Muster und der Deeskalation der Reaktionen, indem er auf die tieferen Emotionen fokussiert, die den Beeinträchtigungen des Elternverhaltens und der Bindungsbeziehungen zugrunde liegen. Statt eine Blockade als gescheiterten Versuch der Fürsorglichkeit umzuformulieren, begibt sich die EFT-Therapeutin an die Seite des jeweiligen Elternteils, um die Blockade zu erforschen und um seine Bemühungen, angemessen zu reagieren, zu validieren oder zu normalisieren.

Fokussierung auf die Gegenwart

Die EFT-Therapeutin bietet ein starkes Bündnis an, das Eltern und Kindern als sichere Basis dient, von der aus sie ihr emotionales Erleben im „Hier und Jetzt", das die familiären Distress in Gang hält, erforschen können. Diese emotionalen Realitäten stellen in Familienbeziehungen eine wichtige Bedeutungs- und Motivationsquelle dar. Die EFT-Therapeutin zeigt das emotionale Muster – den emotionalen Tanz – auf, das sich in der Sitzung entfaltet, und verfolgt das emotionale Erleben, das die Verhaltensweisen der Familienmitglieder in ähnlicher Weise organisiert wie die Musik die Schritte und Bewegungen eines Tänzers. Die Aufmerksamkeit und emotionale Präsenz der Therapeutin dienen den Familienmitgliedern, die die disruptiven Auswirkungen ihres negativen Zyklus wahrzunehmen lernen, als responsive und eingestimmte Ressource.

Durch die Arbeit mit diesen emotionalen Reaktionen findet die Therapeutin Zugang zu den tieferen Emotionen, die verleugnet werden oder defensiveren Reaktionen zugrunde liegen. Die Abwehr eines Elternteils oder Kindes anzuerkennen und neugierig zu hinterfragen bahnt den Weg zu einem neuen Verständnis der Ängste und Verletzungen, die in der Familie nicht anerkannt wurden. Familien sind erfinderisch, wenn sie klare Signale empfangen. EFFT regt die Familienmitglieder an und befähigt sie, effektiver über ihre Zugehörigkeitsbedürfnisse und den Wunsch, füreinander da zu sein, zu sprechen. Der EFFT-Prozess fördert die Bindungskommunikation in Familien durch das Mitteilen von Verletzlichkeiten. Mittels Einstimmung, Emotionsregulation und das gemeinsame Erleben von Ansprechbarkeit und Responsivität bahnt er den Weg zu größerer Sicherheit.

Prozessbegleitung

Die EFT-Therapeutin arbeitet in der Sitzung als Prozessbegleiterin und stimmt sich auf die Erfahrungen der Familienmitglieder und ihre Beziehungsinteraktionen ein. Statt die Eltern in spezifischen Strategien oder Techniken zu unterweisen, hilft sie den Angehörigen, ihr Erleben zu verstehen und ihre Erfahrungen durchzuarbeiten, um sich eine neue Position in der Familie zu erarbeiten. Auf diese Weise choreografiert und restrukturiert sie die Positionen in der Familie, damit die Bindungsbeziehungen sicherer und die Fürsorglichkeit effektiver werden können. Als Prozessbegleiterin fördert die EFT-Therapeutin eine kooperative Beziehung mit den einzelnen Familienangehörigen, die andere in deren Erleben einbezieht und durch diese Erfahrung neue Bedeutung und Motivation für die Beziehungen zu ihren Kindern oder Eltern findet.

1.4.2 *EFFT-Innovationen in der Familientherapie*

Ausgehend von den EFT-Therapieprinzipien und -praktiken dient der EFFT-Prozess Familientherapeuten und -therapeutinnen als erfahrungsorientiertes Verfahren, das auf Emotion und Bindung innerhalb des Familiensystems fokussiert. EFFT führt drei Neuerungen in die systemische Therapie von Familien ein. Dazu zählen die Fokussierung auf Emotion, Trennungsschmerz und korrigierende emotionale Erfahrungen.

Fokussierung auf Emotion

Die EFT-Therapeutin lenkt die Aufmerksamkeit auf den Beitrag, den Emotionen zur Prägung der Interaktionsmuster leisten, die den Beziehungsdistress in Familien definieren. Problematisches Erziehungs- und Betreuungsverhalten der Eltern wird in Reaktion auf den disruptiven Einfluss der Unsicherheit und der negativen emotionalen Zyklen verstanden, die sich zwischen den Familienmitgliedern entwickeln. Dieser Ansatz unterscheidet sich von Programmen, die auf Kommunikationsskills und Problemlösen (Morris, Miklowitz & Waxmonsky 2007) oder auf Emotionscoaching und Strategien zur Selbstregulation (Gottman, Katz & Hooven 1997) fokussieren. Der Erfahrungsfokus der EFFT unterstreicht den Zugang zum emotionalen Erleben und das Durcharbeiten der Emotion; dabei ist die Emotionsregulation keine Intervention an sich, sondern ein Interventionsergebnis.

Die Emotion gibt die Richtung einer EFFT-Sitzung vor. Die Therapeutin identifiziert, destilliert und vertieft das emotionale Erleben, das die problematischen Interaktionen in den Familienbeziehungen organisiert. Diese negativen Erfahrungen sind das Tor zu besser organisierten und emotional regulierten Erfahrungen, die auf einer Grundlage schärferen Bewusstseins, tieferen Verstehens und daraus resultierender effektiverer Responsivität aufbauen. Das Durcharbeiten von Distress und emotionalen Blockaden erschließt neue Wege zu sichereren Interaktionen, d. h. zu Bindungs-Fürsorge-Beziehungen, die durch emotionale Ansprechbarkeit, Responsivität und emotionales Engagement charakterisiert sind.

Im Allgemeinen fokussieren systemische Methoden der Familientherapie stärker auf die Strukturen und Strategien, die in den Familienmustern eingebettet sind, und räumen dem Familienprozess Vorrang gegenüber dem Erleben der einzelnen Angehörigen ein (Merkel & Seawright 1992). Der Einfluss der Verhaltensforschung und Kommunikationstheorie priorisiert die Aktionen und Interaktionen der Familienmitglieder; weniger Aufmerksamkeit wird der zugrunde liegenden emotionalen Dynamik gewidmet, die diese Aktionen bestimmt. Die Rolle der Emotion war in der Familientherapie bis in die 1970er-Jahre hinein unterbelichtet (Diamond & Siqueland 1998; Madden-Derdich 2002).

Bowens Betonung des emotionalen Familiensystems verdeutlicht diese Tendenz. Seiner Ansicht nach hält ein Familiensystem eine emotionale Atmosphäre aufrecht, die die „Funktionspositionen“ (Kerr & Bowen 1988, S. 55) der Familienmitglieder bestimmt und festlegt, ganz ähnlich wie Gravitationsfelder die Bewegungen der Planeten im Sonnensystem beeinflussen. Seine besondere Gewichtung der Differenzierung (der „Fähigkeit, mit anderen Menschen in emotionalem Kontakt und dennoch im eigenen emotionalen Funktionieren autonom zu sein; ebd., S. 145) illustriert, in welch hohem Maße Bowens Arbeit die Funktion des Systems gegenüber der Person privilegiert; die Freiheit, autonomere Entscheidungen zu treffen, erwirbt der Einzelne durch seine intellektuelle Verarbeitungsfähigkeit.

Bowen erkannte Emotionen als integrale Aspekte des Familiensystems an, die für psychopathologische Muster eine herausragende Rolle spielen. Der Prozess des Arbeitens mit Emotionen fokussierte aber auf Muster und Prozesse, also nicht auf individuelles Erleben und relationales Engagement. Unter dem Blickwinkel der Bindung betrachtet, ist die Differenzierung ein Entwicklungsprozess, der durch die Beziehungen zu anderen und nicht durch die Getrenntheit von anderen definiert ist. Die eigene Differenzierung ist demnach ein natürliches Ergebnis der sicheren Bindung eines Kindes, auf das sich die Bezugsperson einstimmt, das sie anerkennt und dazu ermutigt, seine Einzigartigkeit zu erforschen (Johnson 2020).

Salvador Minuchins Theorien und Techniken konzentrierten sich ausschließlich auf Interaktionsprozesse und auf die für dysfunktionale Familien typischen Muster. Die Rolle des Therapeuten besteht laut Minuchin darin, Familienmuster zu beobachten und das „Wie" der Interaktionen ins Zentrum des Veränderungsprozesses zu rücken. Diese Fokussierung auf problematische Transaktionen in Familiensystemen illustriert auch die im Vergleich zum individuellen Erleben stärkere Gewichtung von System, Prozess und Interaktion; sie akzentuiert Minuchins vorrangig organisationsbezogene Sichtweise der Familie. Familiäre Dysfunktionen werden von Minuchin in erster Linie unter dem Aspekt mangelnder Grenzen einschließlich angemessener Ebenen der Getrenntheit beschrieben. Dies unterscheidet sich von der bindungstheoretischen Annahme, dass Dysfunktion und Dysregulation Ausdruck von Unverbundenheit sind. Ironischerweise haben sich zahlreiche von Minuchins Techniken (Minuchin & Fishman 1981) als integrale Aspekte der EFT erwiesen (Johnson 2021), sodass Minuchin in einer Diskussion, die er mit Susan Johnson über seine Arbeit führte, die Überlegung formulierte: „Die Emotion zu ignorieren war vielleicht der größte Fehler, den wir in der Familientherapie gemacht haben" (Johnson 2020).

Humanistische und erfahrungsorientierte Therapeuten, die sich auf das Gebiet der Familientherapie begaben, neigten eindeutig eher dazu, das individuelle Erleben und die Emotionen zu validieren und anzusprechen. Virginia Satir (1964) verdanken wir das aufschlussreichste Beispiel für die Bedeutung, die der gemeinsam geteilten emotionalen Erfahrung für Wachstum, Selbsterkundung und authentische Kommunikation zukommt. Sie betrachtete Offenheit, Fürsorge und Unterstützung als Charakteristika einer gesunden Familie. „Man kann über alles sprechen – über Enttäuschungen, Ängste, Verletzungen, Wut, Kritik ebenso wie über freudige Erlebnisse und eigen Leistungen" (Satir 1972, S. 14). Kempler (1981) war der Ansicht, dass familiäre Dysfunktion mit Entfremdungsgefühlen und gehemmter emotionaler Kommunikation zusammenhänge. Er führte die Herausforderungen von Familien an, Intimität in einer Welt, in der niemand den anderen kennt und man selbst von niemandem gekannt wird, zum Ausdruck zu bringen. So wird die Art und Weise, wie Familienmitglieder kommunizieren, laut Kempler an sich zu einer Möglichkeit, Intimität zu vermeiden, indem man Gefühle vermeidet. Carl Whitaker (1975) betonte die Rolle individueller und geteilter Erfahrungen als Ressource, um Fürsorglichkeit und Mitgefühl in der Familie wiederherzustellen. Die Fähigkeit einer Familie, ihr Erleben auszuweiten, kann dann Heilung und Weiterentwicklung einleiten. Durch affektive Konfrontation werden die Familienmitglieder angeregt, zuerst ihre Gefühle und danach ihre Verhaltensweisen zu untersuchen (Keith & Whitaker 1982).

Fokussierung auf Trennungsschmerz und Beziehungsstörung

In der Vergangenheit konzeptualisierte ein familiensystemischer Ansatz die Familienmuster unter dem Aspekt von Macht und Kontrolle und entwickelte Interventionen, die solche Beziehungskoalitionen infrage stellten und unterminierten (Minuchin & Fishman 1981). In der EFFT liegt das Augenmerk auf problematischen Interaktionsmustern und dem schädlichen Einfluss, den sie im Laufe der Zeit auf das gemeinsame Geborgenheits- und Sicherheitsgefühl der Familienmitglieder ausüben. EFFT bietet ein Mittel für diese Beziehungsstörungen, weil sie den Familien Momente vulnerabler emotionaler Verbundenheit eröffnet. Grenzen und elterliche Autorität werden im Kontext der wiederhergestellten Sicherheit und nicht als Grundlage für Verbundenheit und Sicherheit besprochen.

In Familiensystemen entwickelt sich Unsicherheit infolge von Trennungsschmerz. Die problematischen Verhaltensweisen, die häufig in Symptomen der Kinder Ausdruck finden, werden von den Bemühungen der Eltern und des Kindes beeinflusst, auf diesen Schmerz zu reagieren. Die menschlichen Reaktionen auf den Verlust von Sicherheit folgen einer vorhersagbaren Sequenz. Zuerst löst der Verlust des Kontakts zu einer Bindungsperson Wut und Protest aus. Ohne eine wirksame Reaktion auf diese Signale kommt es zu verzweifelteren und stärker kontrollierenden Verhaltensweisen, die allesamt Versuche darstellen, die verlorene Verbindung wiederherzustellen. Wenn dies misslingt, folgen anklammerndes und kontrollierendes Verhalten und schließlich allgemeine Verzweiflung (Johnson 2021). Der Verlust dieser Bindungsbeziehung ist für den Kontaktsuchenden traumatisierend, und das Ausmaß dieses Verlusts zeigt sich auch in der Intensität der Versuche, die Verbindung wiederherzustellen.

Enactments emotionalen Erlebens und emotionales Engagement

Enactments der Emotion sind ein charakteristisches Merkmal der EFT. Der Zugang zum emotionalen Erleben und das emotionale Engagement dienen als eine überaus wichtige Ressource, um problematische familiäre Interaktionen zu verändern. Die Emotion kann als adaptive Ressource genutzt werden, um in den Familienbeziehungen Intimität und Vertrauen zu vertiefen. Die Umstrukturierung des emotionalen Bandes zwischen Eltern und Kindern sowie den erwachsenen Partnern hin zu Mustern der Verfügbarkeit und gefühlten Sicherheit ist das Fundament der EFFT.

Enactments fördern die Beziehung zwischen Familienmitgliedern als Veränderungsmechanismus (Davis & Butler 2004). Minuchin arbeitete mit Enactments, um das Bewusstsein der Familienmitglieder für ihre Rollen innerhalb der Familie zu schärfen und sie auf diese Weise zu besser angepassten Positionen hinzudirigieren. In der strukturellen Familientherapie wurden Enactments zum Setzen von Grenzen benutzt, um Kommunikationslinien in der Familie umzuleiten (Minuchin 1974). Enactments konzentrierten sich auf den Familienprozess und dienten vor allem als Möglichkeit, Interaktionen zu fördern. Enactments können für Assessments benutzt werden, weil sie die Rollen und Regeln in der Familie und die Art und Weise, wie sie Interaktionen organisieren, veranschaulichen.

1.5 Zusammenfassung

In diesem Kapitel haben wir die Voraussetzungen für die Erforschung der EFT zur Begleitung von Familien beschrieben. EFFT dient Therapeuten als eine auf empirisch gestützten Vorgehensweisen beruhende Therapiemethode, die sich in der Paartherapie als effektiv erwiesen hat. Im Prinzip folgt die EFT-Beratung von Familien dem gleichen Weg der Veränderung. Der kritische Fokus der Intervention beginnt und endet mit den Bindungsbeziehungen, aus denen die Familie lebenslang ihre Identität, ihre Zugehörigkeit und ihre Resilienz herleitet. Emotionen sind ausschlaggebend dafür, Beziehungen zu fördern, die als Basis von Zugehörigkeit und Werden dienen.

1.6 Literatur

AIKEN, N. & AIKEN, P. (2017). *The Hold Me Tight® – Let Me Go Program: Conversations For Connection. A Relationship Education and Enhancement Program For Families With Teens.* Ottawa/Ontario: International Centre for Excellence in Emotionally Focused Therapy.

ALLEN, J. P. & MANNING, N. (2007). From safety to affect regulation: Attachment from the vantage point of adolescence. *New Directions for Child Development* 117: 23–39.

BOSZORMENYI-NAGY, I. & KRASNER, B. R. (1986). *Between Give and Take: A Clinical Guide to Contextual Therapy.* New York: Brunner Mazel.

BOWLBY, J. (1975 [1969]). *Bindung. Eine Analyse der Mutter-Kind-Beziehung.* München: Kindler.

BOWLBY, J. (1976 [1973]). *Trennung. Psychische Schäden als Folgen der Trennung von Mutter und Kind.* München: Kindler.

BOWLBY, J. (1988). *A Secure Base.* New York: Basic Books.

BYNG-HALL, J. (2002). Relieving parentified children's burdens in families with insecure attachment patterns. *Family Process* 41; 375–388.

Carter, B. A. & McGoldrick, M. (2010). *The Expanded Family Life Cycle: Individual, Family and Social Perspectives*. New York: Allyn Bacon.

Cicirelli, V. G. (1993). Attachment and obligations and daughters' motives for caregiving behavior and subsequent effects on subjective burden. *Psychology and Aging* 8: 144–155.

Crispi, E. L., Schiaffino, K. & Berman, W. H. (1997). The contribution of attachment to burden in adult children of institutionalized parents with dementia. *The Gerontologist* 37: 52–60.

Davis, D. D. & Butler, M. H. (2004). Enacting relationships in marriage and family therapy: A conceptual and operational definition of an enactment. *Journal of Marital and Family Therapy* 30: 319–333.

Diamond, G. & Siqueland, L. (1998). Emotions, attachment, and the relational reframe: The first session. *Journal of Systemic Therapies* 17: 36–50.

Efron, D. (2004). The use of emotionally focused family therapy in a children's mental health center. *Journal of Systemic Therapies* 23: 78–90.

Eliot, T. S. (1970). *T. S. Eliot Reading Four Quartets*. New York: Cademon.

Furrow, J. & Palmer, G. (2007). EFFT and blended families: Building bonds from the inside out. *Journal of Systemic Therapies* 26: 44–58.

Furrow, J., Bradley, B. & Johnson, S. M. (2004). Emotionally focused family therapy with complex family systems. In: V. Bengston, A. C. Acock, K. R. Allen, P. Dilworth-Anderson & D. M. Klein (Hg.). *Sourcebook of family theory and research*. Thousand Oaks, CA: Sage, S. 220–222.

Gottman, J. M., Katz, L. & Hooven, C. (1996). Parental meta-emotion philosophy and the emotional life of families. *Journal of Family Psychology* 10: 243–268.

Greenman, P. S. & Johnson, S. M. (2013). Process research on emotionally focused therapy (EFT) for couples: Linking theory to practice. *Family Process* 52: 46–61.

Haley, J. (1991). *Problem solving therapy*. New York: Wiley.

Hazan, C. & Shaver, P. (1987). Conceptualizing romantic love as an attachment process. *Journal of Personality and Social Psychology* 52: 511–524.

Hirschfeld, M. R. & Wittenborn, A. K. (2016). Emotionally focused family therapy and play therapy with children whose parents are divorced. *Journal of Divorce and Remarriage* 57: 133–150.

Johnson, S. (1986). Bonds or bargains: Relationship paradigms and their significance for marital therapy. *Journal of Marital and Family Therapy* 12: 259–267.

Johnson, S. M. (2021 [2004]). *Praxis der Emotionsfokussierten Paartherapie. Verbindungen herstellen*. Paderborn: Junfermann.

Johnson, S. M. (2019 [2008]). *Halt mich fest. Sieben Gespräche über lebenslange Liebe*. Paderborn: Junfermann.

Johnson, S. M., Bradley, B. Furrow, J., Lee, A., Palmer, G., Tilley, D & Woolley, S. (2005). *Becoming an Emotionally Focused Couple Therapist: The Workbook*. New York: Brunner-Routledge.

Johnson, S. M., Hunsley, J., Greenberg, L. S. & Dwayne, S. (1999). Emotionally focused couples therapy: Status and challenges. *Psychotherapy* 25: 238–247.

Johnson, S. M. & Lee, A. (2000). Emotionally focused family therapy: Restructuring attachment. In: C. E. Bailey (Hg.). *Children in Therapy: Using the Family as a Resource*. New York: Norton, S. 112–136.

Johnson, S. M., Maddeaux, C. & Blouin, J. (1998). Emotionally focused family therapy for bulimia: Changing attachment patterns. *Psychotherapy* 35: 238–247.

KALLOS-LILLY, V. & FITZGERALD, J. (2016 [2014]). *Wir beide. Das Arbeitsbuch zur emotionsfokussierten Paartherapie.* Paderborn: Junfermann.

KEITH, D.V. & WHITAKER, C.A. (1982). Experiential/symbolic family therapy. In: A.M. Horne & M.M. Ohlsen (Hg.). *Family Counseling and Therapy*. Itasca, IL: F.E. Peacock, S. 43–74.

KEMPLER, W. (1981). *Experiential Psychotherapy with Families.* New York: Brunner/Mazel.

KERR, M.E. & BOWEN, M. (1988). *Family Evaluation.* New York: Norton.

KOBAK, R. & DUEMMLER, S. (1994). Attachment and conversation: Toward a discourse analysis of adolescent and adult security. In: K. Bartholomew & D. Perlman (Hg.). *Attachment Processes in Childhood.* London, PA: Jessica Kingsley, S. 121–150.

KOBAK, R. & MANDELBAUM, T. (2003). Caring for the caregiver. An attachment approach to assessment and treatment of child problems. In: S.M. Johnson & V. Whiffen (Hg.). *Attachment Processes in Couple and Family Therapy*. New York: Guilford Press, S. 144–164.

KOBAK, R., SUDLER, N. & GAMBLE, W. (1991). Attachment and depressive symptoms during adolescence. *Development and Psychopathology* 3: 461–474.

KOBAK, R., DUEMMLER, S., BURLAND, A. & YOUNGSTROM, E. (1998). Attachment and negative absorption states: Implications for treating distressed families. *Journal of Systemic Therapies* 17: 80–92.

KOBAK, R., ZAJAC, K., HERRES, J. & KRAUTHAMER EWING, E.S. (2015). Attachment based treatments for adolescents. *Attachment & Human Development* 17: 220–239.

KOBAK, R., COLE, H.E., FERENZ-GILLIES, R., FLEMING, W.S. & GAMBLE, W. (1993). Attachment and emotion regulation during mother-teen problem solving: A control theory analysis. *Child Development* 64: 231–245.

KOSIKI, L.R. & SHAVER P.R.(1997). Attachment and relationship satisfaction across the lifespan. In: R.J. Sternberg & M. Hoijar (Hg.). *Satisfaction in Close Relationships.* New York: Guilford, S. 26–55.

KRAUSE, A.M. & HAVERKAMP, B.E. (1996). Attachment in adult child-older parent relationships: Research, theory and practice. *Journal of Counseling & Development* 75: 83–92.

MADDEN-DERDICH, D.A. (2002). The role of emotions in marriage and family therapy. *Marriage and Family Review* 34: 165–179.

MAKINEN, J. & JOHNSON, S.M. (2006). Resolving attachment insecurity in couples using EFT: Steps towards forgiveness and reconciliation. *Journal of Consulting and Clinical Psychology* 74: 1055–1064.

MERKEL, W.T. & SEAWRIGHT, H.R. (1992). Why families are not like swamps, solar systems or thermostats: Some limits of systems theory as applied to family therapy. *Contemporary Family Therapy* 14. 33–50.

MIKULINCER, M. & SHAVER, P.R. (2015). Boosting attachment security in adulthood: The „broaden-and-build-"effects of security-enhancing mental representations and interpersonal contexts. In: J.A. Simpson & W.S. Rholes (Hg.). *Attachment Theory and Research: New Directions and emerging Themes.* New York: Guilford Press, S. 124–144.

MINUCHIN, S. (1974). *Families and Family Therapy.* Cambridge, MA: Harvard University Press.

MINUCHIN, S. & FISHMAN, H.C. (1981). *Techniques of Family Therapy.* Cambridge, MA: Harvard University Press.

MORETTI, M.M. & HOLLAND, R. (2003). The journey of adolescence: Transitions in self within the context of attachment relationships. In: S.M. Johnson & V. Whiffen (Hg.). *Attachment Processes in Couple and Family Therapy.* New York: Guilford Press, S. 234–257.

MORRIS, C.D., MIKLOWITZ, D.J. & WAXMONSKY, J. (2007). Family-focused treatment for bipolar disorder in adults and youth. *Journal of Clinical Psychology* 63: 433–445.

PALMER, G., & D. EFRON (2007). Emotionally focused family therapy: Developing the model. *Journal of Systemic Therapies* 26: 17–24.

ROGERS, C. (2018 [1961]). *Entwicklung der Persönlichkeit.* Stuttgart: Klett-Cotta.

ROSENTHAL, N.L. & KOBAK, R. (2010). Assessing adolescents' attachment hierarchies: Differences across developmental periods and associations with individual adaptation. *Journal of Research on Adolescence* 20: 678–706.

RUTHERFORD, H.J.V., WALLACE, N.S., LAURENT, H.K. & MAYES, L.C. (2015). Emotion regulation in parenthood. *Developmental Review* 1: 1–14.

SATIR, V. (1967). *Conjoint Family Therapy.* Palo Alto, CA: Science & Behavior Books.

SATIR, V. (1972). *Peoplemaking.* Palo Alto: Science and Behavior Books.

SCHADE, L.C. (2013). Non-suicidal self-injury (NSSI): A case for using emotionally focused family therapy. *Contemporary Family Therapy* 35: 568–582.

SCHARF, M. & MAYSELESS, O. (2007). Putting eggs in more than one basket: A new look at developmental processes of attachment in adolescence. *New Directions for Child and Adolescent Development* 117: 1–22.

SCHAEFER, C.E. & DREWES, A.A. (2011). The therapeutic powers of play and play therapy. In: C.E. Schaefer (Hg.). *Foundations of Play Therapy.* Hoboken, NJ: Wiley, S. 15–25.

SROUFE, L.A. (2016). The place of attachment in development. In: J. Cassidy & P.R. Shaver (Hg.). *Handbook of Attachment: Theory, Research, and Clinical Applications.* New York: Guilford, S. 997–1011.

SROUFE, L.A. & FLEESON, J. (1988). The coherence of family relationships. In: R.A. Hinde & J. Stevenson-Hinde (Hg.). *Relationships within Families: Mutual Influences.* Oxford: Oxford University Press, S. 27–47.

STAVRIANOPOULOS, K., FALLER, G. & FURROW, J.L. (2014). Emotionally focused family therapy. Facilitating change within a family system. *Journal of Couple & Relationship Therapy* 13: 25–43.

WALSH, F. (2003). Family resilience. A framework for clinical practice. *Family Process* 42: 1–18.

WEISS, R.S. (1982). Attachment in adult life. In: C.M. Parkes & J. Stevenson-Hinde (Hg.). *The Place of Attachment in Human Behavior.* New York: Basic Books, S. 171–184.

WIEBE, S.A., JOHNSON, S.M., LAFONTAINE, M.F. & BURGESS MOSER, M. (2016). Two-year follow-up outcomes in emotionally focused couple therapy: An investigation of relationship satisfaction and attachment trajectories. *Journal of Marital and Family Therapy* 43: 227–244.

WIEBE, S.A. & JOHNSON, S.M. (2017). Creating relationships that foster resilience in emotionally focused therapy. *Current Opinion in Psychology* 13: 65–69.

WHITAKER, C.A. (1975). Psychotherapy of the absurd: With a special emphasis on the psychotherapy of aggression. *Family Process* 14, S. 1–16.

WILLIS, A.B., HASLAM, D.R. & BERMUDEZ, J.M. (2016). Harnessing the power of play in emotionally focused family therapy with preschool children. *Journal of Marital and Family Therapy* 42: 673–687.

WITTENBORN, A., FABER, A.J., HARVEY, A.M. & THOMAS, V.K. (2006). Emotionally focused family therapy and play therapy techniques. *The American Journal of Family Therapy* 34: 333–342.

ZUCCARINI, D., JOHNSON, S.M., DALGLEISH, T. & MAKINEN, J.A. (2013). Forgiveness and reconciliation in emotionally focused therapy for couples. *Journal of Marital and Family Therapy* 39: 148–162.

2. Familien und Emotion – gemeinsam die Sprache der Bindung sprechen

Die Entstehung der Familientherapie im weitesten Sinn verdankt sich einer einfachen Verschiebung des Therapiefokus. Ausgangspunkt für die Konzeptualisierung der Psychopathologie und ihrer Behandlung war die Verschiebung des Fokus von individuellen Schwierigkeiten auf die Interaktionsmuster der Familie (Nichols & Schwartz 2007). Die Familientherapie entstand im Kontext einer breiteren Diskussion über die Wissenschaft der Kybernetik und selbstregulierende Systeme. Die allgemeine Systemtheorie (Bertalanffy 1968) suchte nach einer breiteren Konzeptualisierung der eher mechanistischen kypernetischen Metaphern und betonte eine universale Orientierung auf lebende Systeme. Als aus dieser anfänglichen Fokusverschiebung zahlreiche familientherapeutische Theorien hervorgingen, widmete man der Macht des Systems über und gegen den Einfluss des Individuums wachsende Aufmerksamkeit. Das Ergebnis war eine Art falscher Dichotomie (Nichols 1987). John Bowlby, der normalerweise nicht unter den Pionieren der Familientherapie aufgeführt wird, repräsentiert ein anderes Erbe, das auf einer ähnlichen Fokusverschiebung vom Individuum auf Beziehungen im Kontext des Familienlebens beruht.

In diesem Kapitel untersuchen wir die Beziehung zwischen Bowlbys Bindungstheorie und Kernprinzipien der familiensystemischen Theorie. Das Hauptaugenmerk liegt dabei auf der Beziehung zur EFFT-Praxis. Anschließend untersuchen wir Bowlbys eigene Gedanken über die Therapie von Familien sowie jüngere Entwicklungen der bindungsorientierten Familientherapie und ihre Beiträge zur EFFT. Es folgt eine Übersicht der zentralen Grundsätze der Bindungstheorie und ihres Einflusses auf die EFFT-Praxis. Das Kapitel schließt mit einer kurzen Übersicht der Rolle, die Emotionen in der EFFT-Praxis für die Wiederherstellung der Resilienz durch Stärkung der affektiven Bindungsbeziehungen der Familie spielen.

2.1 Bindung und familiensystemische Theorien

Systemische Familientheorie hat für die Entwicklung der meisten familientherapeutischen Theorien und ihre praktische Anwendung eine zentrale Rolle gespielt. Bowlbys Entwicklung der Bindungstheorie stützte sich auf verwandte Einflüsse einschließlich allgemeiner System- und Kontrolltheorien (Marvin & Britner 2008). Tatsächlich handelt es sich bei der Bindungstheorie um eine systemische Theorie, die sie auf das Potenzial von Feedbackschleifen aus emotionalen Botschaften und Antworten zwischen engen Partnern und auf die Auswirkungen solcher Schleifen auf das individuelle Funktionieren fokussiert (Johnson & Best 2003; Marvin 2003). Eine EFFT-Theorie des Assessments und der Therapie von Familien folgt mehreren systemischen Prinzipien, die die Beziehung von Symptomen zur Struktur der Familieninteraktionen und die vorhersagbaren Prozesse beschreiben, von denen diese Interaktionen in Gang gehalten werden.

Bindungstheorie und systemische Familientheorie weisen folgende Überschneidungen auf.

Interdependenz. Beide Theorien betrachten die Familie als ein System, das aus mehreren Einzelpersonen und ihren Kommunikationsmustern besteht. Als ganze unterscheidet sich die Familie von der einfachen Summe ihrer Teile; man kann die Familie auch nicht verstehen, indem man lediglich die individuellen Muster zwischen den Teilen untersucht. Zwar kann man die Dynamik einer bestimmten Dyade (z.B. Mutter-Kind) innerhalb der Familie verstehen, doch um das Funktionieren einer Familie insgesamt zu begreifen, muss man auch das breitere Funktionieren der Gesamtfamilie betrachten. Sowohl die Bindungstheorie als auch die systemische Familientheorie erkennen die Integration interpersonaler und intrapsychischer Einflüsse an, die das individuelle wie auch das gemeinsame Erleben, eine Familie zu sein, prägen. Traditionell betonen familiensystemische Verfahren triadische Interaktionen statt ausschließlich dyadischer, beide aber gehen davon aus, dass Beziehungen in einem Familiensystem mehr als die spezifischen Beziehungen zwischen den Individuen repräsentieren. In der EFFT erkennt der Therapeut an, dass Veränderungen in individuellen Dyaden zwar ängstlich-unsichere Reaktionsmuster aufbrechen können, die daraus resultierenden positiven Emotionen und Sicherheitsgefühle aber auch weitere Beziehungen in der Familie und das Familienleben generell beeinflussen werden.

Zirkuläre Kausalität. Lineare Ursache-Wirkung-Annahmen werden in Systemtheorien wie auch in der Bindungstheorie infrage gestellt. Statt in eine einzige Richtung zu verlaufen (z.B. von der Mutter zum Kind), wird der Beeinflussungsprozess in einem Familiensystem durch einander wechselseitig determinierende, zirkuläre Muster organisiert. Der Prozess der Herstellung und Aufrechterhaltung von Bindungssicherheit setzt ein aktives Feedbacksystem voraus, in dem die Bindungspersonen bei Bedarf verfügbar sind. Feedbackschleifen sind interpersonalen Systemen inhärent, beeinflussen das Verhalten der Individuen und die Aktionen anderer Menschen und prägen Veränderung und Stabilität innerhalb eines Systems (Watzlawick, Bavelas & Jackson 1967, 2011). Der EFT-Therapeut erkennt an, dass die negativen emotionalen Zustände, die fehlangepasste Muster in der Familie definieren, durch die einseitigen Bemühungen der Familienmitglieder, Gefahren und Distress in der Familie zu bewältigen, gemeinsam erzeugt und verstärkt werden. Dies geschieht zumeist, ohne dass die Angehörigen bewusst wahrnehmen und anerkennen, dass die problematischen Aktionen eines überengagierten Elternteils oder eines zurückgezogenen Kindes am ehesten als Teil eines stabilen Musters negativer Eltern-Kind-Interaktionen zu verstehen sind.

Dysfunktion. Das Auftreten von Symptomen in Familien wird zwar häufig auf das Verhalten und die Funktion eines einzelnen Mitglieds zurückgeführt, sollte aber im Kontext der Familie als Beziehungssystem gesehen werden. Fehlangepasste Verhaltensweisen haben ihre eigene Logik, wenn sie im Kontext extrem diffuser oder extrem starrer Grenzen betrachtet werden, die die Gefahr der Ablehnung und des Verlassenwerdens erhöhen. Dysfunktionale Interaktionsmuster blockieren die Fähigkeit der Familienmitglieder, sich die Informationen zu verschaffen, die für die Wiederherstellung eines individuellen und relationalen Gleichgewichts notwendig sind, und sie zu verarbeiten (Johnson & Best 2003). Diese Veränderung vom Problem zum Muster bedeutet nicht, der Familie für die Störung oder Fehlanpassung eines Individuums Schuld oder Verantwortung zuzuschreiben. Der EFT-Therapeut identifiziert die problematischen Muster und die fehlangepassten Reaktionen, indem er den Fokus vom Problem auf das Muster verschiebt, das diese negativen Reaktionen auslöst. Indem man solche negativen Interaktionen als blockierte Bindungskommunikationen betrachtet, wird die Funktion der Symptome für das Familiensystem verständlich.

Adaptive Systeme. Familienprozesse sind grundsätzlich adaptive Reaktionen auf sich wandelnde Erfordernisse und Bedürfnisse innerhalb des Familiensystems. Sowohl die Bindungstheorie als auch systemische Familientheorien vertreten ein nichtpathologisierendes Verständnis des Familienverhaltens. Beide Theorien erkennen die Rolle homöostatischer Prozesse an, die das Gleichgewicht im System aufrechterhalten und Verhaltensweisen entsprechend organisieren sollen.

Bowlby (1976 [1973]) formulierte ein Modell der Entwicklungswege, das die Beeinflussung dieses Verlaufs durch frühe Erfahrung und spätere Inputs prägende Auswirkungen betont. Die Anpassungsfunktion des Bindungssystems besteht darin, sichere Verbundenheit im gesamten Entwicklungsverlauf sowie die Skills und Verhaltenssysteme zu formen, die dem Wohlbefinden und Überleben zuträglich sind. EFFT konzentriert sich auf die adaptiven Ressourcen bindungsrelevanter Emotionen und nutzt diese Emotionen, um die natürlichen Systeme, die der Fürsorglichkeit und Bindungsbereitschaft in Familienbeziehungen zugrunde liegen, anzuregen.

EFT-Therapeuten, die mit Familien arbeiten, verschieben den Fokus vom Konflikt zwischen einem Elternteil und einem heranwachsenden Kind auf den Einfluss der Selbstschutzreaktionen, die besser angepasste emotionale Reaktionen beeinträchtigen. So würde ein Therapeut beispielsweise die Frustrationen eines Adoleszenten spiegeln, dessen an die Eltern gerichteten Appelle, ihm Gehör zu schenken, ignoriert werden. Indem er sich dem Protest des Jugendlichen anschließt, bestätigt er die undurchdringliche Barriere der Gleichgültigkeit, die zwischen ihnen gewachsen ist, und erforscht, wie es sich anfühlt, auf die benötigte Unterstützung verzichten zu müssen. Während sich die Themen Ablehnung und Verletztheit entwickeln und Traurigkeit in seiner Stimme mitklingt, betont der Therapeut diese Traurigkeit als Signal des auftauchenden Bedürfnisses des Sohnes, aber auch der Wichtigkeit der elterlichen Unterstützung. Die tiefere Emotion der Traurigkeit weckt nach und nach Anteilnahme und Interesse der Eltern, die in diesem Moment mit der Verletzlichkeit konfrontiert sind. Der Therapeut arbeitet auch Blockaden der Fürsorgereaktionen von Elternteilen und Partnern durch, während er gleichzeitig die bindungsrelevanten Erfahrungen der Familienmitglieder, die auf Fürsorge und Unterstützung angewiesen sind, anspricht. Durch diese Ressourcen und korrigierenden Erfahrungen hilft der EFT-Therapeut der Familie, ihre Reaktionen zu korrigieren und neue Ressourcen zu entdecken, die sie auf den Entwicklungsweg zurückfinden lassen, der zu Exploration und Wachstum führt.

Systemische Familientheorie und Bindungstheorie haben wichtige gemeinsame Grundlagen. Für beide war der Einfluss Bertalanffys (1968) und seiner Anerkennung der Funktion und der Eigenschaften lebendiger Systeme von Bedeutung. Beide Theorien verstehen die Natur des Individuums im Kontext der Beziehung und der komplexen Kausalitätsbeziehungen in der Therapie individueller und relationaler Dysfunktion. Und schließlich unterstreichen sowohl die familiensystemische als auch die Bindungstheorie den adaptiven Charakter entwicklungsbedingter Veränderung und den Beitrag der Familie zur Förderung der Anpassung und des Gedeihens.

2.2 Bindung und Familientherapie

John Bowlby (1979) hat über den Beitrag der Bindungstheorie zum Feld der Familientherapie in einer Zeit nachgedacht, als diese ihren Fokus auf Kommunikationsmuster, Verhaltensinteraktionen und multigenerationelle Strukturen eingrenzte. Tatsächlich verfasste er einen der ersten familientherapeutischen Aufsätze (Bowlby 1949) und unterstrich in diesem Artikel die Vulnerabilität und den Schmerz, wie Angst und Einsamkeit, die negativem Verhalten von Kindern und Jugendlichen zugrunde liegen. Bowlby verstand die Familientherapie als einen Kontext, in dem sich Familien über Erfahrungen, die normalerweise nur selten zur Sprache kommen – oder gänzlich ignoriert werden –, austauschen konnten, um in diesem sicheren Kontext die impliziten Realitäten zu erforschen, die die natürliche Fähigkeit der Familie, sich an neue Erfordernisse und Veränderungen anzupassen, häufig beeinträchtigen.

Bowlby (1979) betrachtete Familieninterviews als Gelegenheit, die Abwehrprozesse zu untersuchen, die die familiären Interaktionen bestimmten. Allzu häufig, so seine Überlegung, „besteht ein starker Druck, zu vergessen, zu verzerren, zu verdrängen und zu verfälschen, durch den eine Partei freigesprochen und eine andere für schuldig erklärt wird" (S. 177). Aus diesem Grund fokussierte die Familientherapie auf die Erfahrungen, über die Familienmitglieder selten sprechen, zumindest nicht in einer Weise, die ihr Erleben und ihre eigenen Reaktionen unmissverständlich zum Ausdruck bringt. Bowlby nahm an, dass der Familientherapeut als sichere Basis dienen würde, von der aus die einzelnen Familienmitglieder eine Erfahrung im Hier und Jetzt erforschen können, um sich selbst und andere besser zu verstehen. Diese Erforschung würde, so Bowlby, auf die Realität alltäglicher Erfahrungen fokussieren, insbesondere auf solche, für die Muster der Verbundenheit und Unverbundenheit eine Rolle spielen. Der Therapeut würde auch auf typische Reaktionen im Laufe der Beziehungsgeschichte eines jeden Individuums achten, und zwar vor allem auf solche, in denen Arbeitsmodelle des Selbst und anderer Ausdruck finden. Besondere Aufmerksamkeit galt den für Trennungen spezifischen Reaktionen und der Art und Weise, wie Klienten auf diesen Stressfaktor reagierten. Folgt man Bowlbys Empfehlungen für Assessment und Therapie von Familien, kristallisieren sich drei Themen heraus:

1. Fokussierung auf die Interaktionserfahrungen mit dem Familienleben im Hier und Jetzt.
2. Fokussierung auf vorhersagbare Reaktionen oder Reaktionsmuster, die Arbeitsmodelle der Beziehung zu erkennen geben.
3. Fokussierung auf trennungsbezogenen Distress und den Vorrang von Liebe und Fürsorge angesichts von Unsicherheit.

Bowlby (1979) hat das Bedürfnis nach Fürsorge als inhärenten Teil der menschlichen Natur beschrieben:

> „Ich betrachte das Bedürfnis, geliebt und umsorgt zu werden, als Teil der menschlichen Natur sowohl im Erwachsenenleben als auch früher. Mit der Äußerung solcher Bedürfnisse ist bei jedem Erwachsenen zu rechnen, vor allem bei Erkrankungen oder Schicksalsschlägen."
>
> (S. 184)

John Byng-Hall (1999), ein Zeitgenosse Bowlbys, hat die Anwendung der Bindungstheorie auf die Familientherapie weiter ausgearbeitet. Er macht geltend, dass der dyadische Fokus der Bindungstheorie deren Integration in die führenden familientherapeutischen Modelle erschwert habe. Aus diesem Grund postulierte er eine „sichere Familienbasis", die das Netzwerk all der Bindungsbeziehungen in einer Familie repräsentiert. Für die Aufrechterhaltung dieser Basis sind die einzelnen Familienmitglieder verantwortlich, die sich der Wichtigkeit und Notwendigkeit, Bindungsbeziehungen zu schützen, bewusst sind und deren Kooperation für die Entwicklung dieses Bindungsnetzwerks entscheidend ist (Byng-Hall 1995). Die Grenzen und die Beschaffenheit dieser fürsorgenden Bündnisse variieren je nach Familie und Kultur. Im Allgemeinen aber wird erwartet, dass Familienmitglieder für einander da sind, wenn es erforderlich ist. Familiäre Konflikte, Parentifizierung, Missbrauch, Misshandlung und Rivalisieren um Fürsorge können zu Machtkämpfen oder zu Konflikten führen, die mit der Regulierung von Nähe und Distanz in der Familie zusammenhängen und die Sicherheit der Familienbasis gefährden.

2.3 Bindungsorientierte Ansätze in der Familientherapie

Jüngere Entwicklungen der Bindungsforschung und ihre Implikationen für das Familienleben sprechen für die bindungsbezogenen Ansätze in der Familientherapie. Zwei solcher Verfahren, die mit der EFFT verwandt sind, werden im Folgenden beschrieben. Beide illustrieren die Anwendung der Bindungstheorie auf Familieninterventionen. Identifiziert werden sowohl Prinzipien und Praktiken, die denen der EFFT ähneln, als auch maßgebliche Unterschiede.

2.3.1 *Bindungsfokussierte Familientherapie / Dyadische Entwicklungspsychotherapie*

Der Psychologe Daniel Hughes hat die Dyadische Entwicklungspsychotherapie *(Dyadic Developmental Psychotherapy, DDP)* auf der Grundlage seiner klinischen Arbeit mit Kindern und Jugendlichen konzipiert, die mehrheitlich bei Adoptiv- oder Pflegeeltern aufwuchsen und missbraucht / misshandelt und vernachlässigt wurden (Hughes 2004, 2007). Diese Kinder litten infolge komplexer traumatischer Erfahrungen unter schweren psychischen Störungen einschließlich eines fragmentierten Selbstgefühls und desorganisierter Bindungsbeziehungen. Hughes entwickelte die DDP mit dem Ziel, den Kindern eine sichere Bindungsbeziehung zum Therapeuten anzubieten. Dieser hilft ihnen dabei, Zugang zu verleugneten Selbstanteilen zu finden, die Bandbreite ihres affektiven Erlebens zu erweitern und ihre Fähigkeit zu verbessern, über ein neues Verständnis ihrer selbst und anderer Menschen nachzudenken und es zu integrieren. Wenngleich die DDP die Kriterien einer evidenzbasierten Therapie nicht erfüllt, zeigen die veröffentlichten Ergebnisse, dass es sich um ein vielversprechendes Verfahren handelt (Hughes, Golding & Hudson 2018).

Mit der Bindungsfokussierten Familientherapie *(Attachment-Focused Family Therapy, AFFT)* erweiterte Hughes (2007) seinen Fokus auf eine allgemeine Familientherapie mit denselben Prinzipien und Praktiken wie die DDP. In der AFFT arbeitet der Therapeut mit Verspieltheit, Akzeptanz, Neugier und Empathie *(playfulness, acceptance, curiosity, empathy, PACE)*, um ein starkes Bündnis mit dem Kind herzustellen. Dies ist der zentrale Prozess des Verfahrens (Hughes 2011). AFFT fördert die Bindungssicherheit als eine Ressource, die zur Verbesserung der Affektregulation und der Reflexionsfähigkeit beiträgt. Auf diese Weise hilft sie Kindern und ihren Bezugspersonen, ihr Erleben durch affektiv eingestimmte Beziehungen zu verstehen. Gemeinsam fördern diese Prozesse sowohl die Fähigkeit des Kindes, sein Erleben zutreffend wahrzunehmen und anderen mitzuteilen, als auch die koordinierte und engagierte Reaktion der Eltern darauf.

Insgesamt gesehen, unterstreicht Hughes Arbeit mit kleinen Kindern die bedeutende Rolle des Therapeuten als Ressource der gemeinsamen Emotionsregulation und der Entwicklung von Bedeutung. Die interpersonale Regulation der Emotion kommt der Entwicklung der inneren Regulation des Kindes einschließlich seiner inneren Selbstwahrnehmung zugute. Hughes AFFT-Therapien illustrieren, wie der Therapeut sich auf die nonverbalen Signale eines Kindes abstimmt, indem er seine Reaktionen nach dem Vorbild positiver Elternreaktionen in Rhythmus, Takt, Intensität, Dauer und Gestalt den Äußerungen des Kindes anpasst. AFFT unterstreicht die Art und Weise, wie ein zufriedenstellend regulierter Affektzustand der Bezugsperson vom Kind „absorbiert" und als Möglichkeit genutzt wird, um seine innere Welt zu ordnen und seinem Erleben Bedeutung zu verleihen. Die Affektabstimmung ist für die AFFT unverzichtbar, denn das innere Gewahrsein geht aus den intersubjektiven Beziehungserfahrungen der Eltern und Kinder hervor, die durch Synchronizität, gemeinsam geteilte Intentionen, aufeinander abgestimmte Affekte sowie Aufmerksamkeit und Gewahrsein für dieselbe Erfahrung charakterisiert sind (Hughes 2007). Bindung und Intersubjektivität liegen dem Mechanismus therapeutischer Veränderung in der AFFT zugrunde und fördern die Weiterentwicklung.

2.3.2 Bindungsbasierte Familientherapie

Die Bindungsbasierte Familientherapie *(Attachment-Based Family Therapy, ABFT)* ist eine familiengestützte, empirisch geprüfte Therapie, die im Anschluss an Verhaltensweisen der Bezugsperson, die die Bindungsbeziehung zu den Kindern zerstört haben, auf den Wiederaufbau und die Wiederherstellung dieser Beziehungen fokussiert. Guy Diamond und Gary Diamond (Diamond, Diamond & Levy 2014) haben die Effizienz und Effektivität der ABFT in einer Reihe klinischer Studien über die Behandlung depressiver und suizidaler Jugendlicher formalisiert und evaluiert (Diamond, Russon & Levy 2016). Die vorrangigen Ziele der ABFT bestehen darin, das Vertrauen des Kindes in die Verfügbarkeit seiner Bezugsperson wiederherzustellen und den Eltern ein responsiveres Fürsorgeverhalten zu ermöglichen. Indem der ABFT-Therapeut korrigierende Bindungserfahrungen fördert, verbessert er die Affektregulation in der Familie. Die Kommunikation profitiert von einer verbesserten Fähigkeit, alternative Perspektiven einzunehmen und Probleme gemeinsam zu lösen. Auf diese Weise wächst die Fähigkeit von Eltern und Kindern, ihre Affekte zu regulieren, Konflikte zu bewältigen und als Familie zusammenzuhalten, und kann vor Suizidgedanken, Depression und Risikoverhalten Heranwachsender schützen.

Die ABFT ist durch fünf Aufgaben charakterisiert, die die Therapieziele definieren und die Schritte zur Bewältigung der familiären Schwierigkeiten vorgeben. Die erste Aufgabe, das *Relational Reframe,* fokussiert auf die Reduzierung von Kritik und Feindseligkeit in der Familie, indem sie den Wiederaufbau der Beziehungen anstrebt und nicht etwa ein Management von Verhaltensweisen. Das Reframe lenkt die Aufmerksamkeit auf die relationalen Bedürfnisse in der Familie, aber auch auf die Lösungen, zu denen die Angehörigen bereits gefunden haben. In der zweiten Aufgabe, dem Bündnis mit dem Adoleszenten *(Adolescent Alliance),* trifft sich der Therapeut mit dem Jugendlichen, um die Bindungsbrüche und ihren Einfluss auf seine Betreuung und Unterstützung zu verstehen und zu untersuchen. Die dritte Aufgabe, das Bündnis mit den Bezugspersonen *(Caregiver Alliance),* regt die Eltern dazu an, sich ausschließlich auf den Druck und die Schwierigkeiten zu konzentrieren, die sie als Bezugspersonen erleben. Auf diese Weise werden ihre Aufmerksamkeit für die Bedürfnisse ihres Kindes und ihre Anteilname geweckt. Der Therapeut unterstützt die Bereitschaft und Fähigkeit der Eltern, auf diese Bedürfnisse einzugehen, indem er auf effektivere Erziehungsstrategien hinweist und auch als Emotionscoach der Eltern fungiert. Diese Aufgaben bahnen den Jugendlichen und ihren Eltern den Weg, sich in der vierten Aufgabe mit den Bindungsbrüchen in der Familie auseinanderzusetzen *(Repairing Attachment).* Bezugspersonen und Kind sprechen die maßgeblichen Beziehungsstörungen direkt an, und die Eltern werden ermutigt, auf die Klagen ihres Kindes empathisch und offen zu reagieren, sie anzuerkennen und sich zu entschuldigen. In der letzten Aufgabe, der Förderung der Autonomie *(Promoting Autonomy),* verschiebt sich der Fokus auf die Unterstützung des Kompetenz- und Selbstwertgefühls des Jugendlichen. Der Therapeut fordert die Eltern auf, die Weiterentwicklung ihres Kindes zu Selbstverantwortung und vermehrter Selbstständigkeit anzuregen. Besondere Aufmerksamkeit wird der Schärfung des Bewusstseins der Eltern für den Zusammenhang zwischen Stimmungsproblemen der Jugendlichen und Brüchen in der Eltern-Kind-Beziehung gewidmet, die mit dem Bedürfnis des Jugendlichen nach Liebe und Unterstützung zusammenhängen.

2.3.3 *Beiträge und Überlegungen zur EFFT-Praxis*

Als bindungsbasierte Interventionen teilen diese Ansätze das Ziel, die Bindungs- und Fürsorgeerfahrungen der Eltern und der von ihnen abhängigen Kinder zu korrigieren. Diese Modelle geben die Konzeptualisierung der Probleme des Kindes und der Familiendistress vor, indem sie die Bindungstheorie als wichtigste Ressource benutzen. Jedes Verfahren leistet einzigartige Beiträge zu einer bindungsorientierten Familientherapie und vermittelt dem mit Familien arbeitenden EFT-Therapeuten wertvolle Einsichten.

Ähnlichkeiten mit der EFFT

Sowohl die EFFT als auch die AFFT richten den Fokus auf bindungsrelevante Emotionen als Ressource zur Förderung von Veränderung, indem sie die gefühlte Sicherheit in Familien erhöhen. Daniel Hughes' Arbeit mit Kindern demonstriert auf eindrucksvolle Weise das Potenzial affektiv-reflektierender Dialoge, in denen sich die Aufmerksamkeit auf Einstimmung und bindungsrelevante Affektzustände richtet. Ähnlich wie in der EFFT fokussieren AFFT-Sitzungen auf die Verarbeitung der Emotion in den „Hier-und-Jetzt"-Interaktionen, in denen sich Aufmerksamkeit, Regulation und Verstehen auf einschneidende emotionale Erfahrungen konzentrieren. In ihrer Arbeit mit Emotionen stützen sich beide Modelle auf die Einstimmung des Therapeuten auf das Erleben in der Gegenwart und seine Wahrnehmung der Bindungsemotion, an der er sich orientiert, um Kindern und Eltern neue Erfahrungen zu ermöglichen. In diesen Momenten stellt der Therapeut laut Vermutungen an über diese konkreten emotionalen Erfahrungen, wobei er häufig den bindungsrelevanten Emotionen und Bedürfnissen Stimme verleiht. Sowohl AFFT- als auch EFFT-Therapeuten wollen Momente einer affektiven Resonanz herstellen, die als Quelle eines neuen Verständnisses des eigenen Selbst und anderer dient.

Beide Modelle betonen das Bündnis des Therapeuten als wesentliche Voraussetzung für den Zugang zu Emotionen und ihre Erweiterung. Seine Rolle als Bindungsperson ist für die dyadische Regulation der Emotionen von Kindern und die Konstruktion von Bedeutung unverzichtbar. Hughes (2007) fördert eine offene und neugierige Haltung (PACE) in der Interaktion mit Kindern und ihren Familien als Ressource für Exploration und Engagement. Darin spiegelt sich die EFFT-Betonung der neugierigen, aufrichtigen und empathischen Haltung des EFFT-Therapeuten wider. In beiden Modellen formuliert der Therapeut die problematischen Verhaltensweisen und negativen Emotionen im Kontext unsicherer Bindungserfahrungen. Er schafft Gelegenheiten für die Familie, verlorene Verbindungen wiederherzustellen.

EFFT und ABFT (Diamond et al. 2013) teilen mehrere Grundannahmen bezüglich der Familientherapie und der Bindungsprozesse. Beide Methoden sehen eine zentrale Aufgabe darin, dass Jugendliche in den Familienbeziehungen ihre Autonomie entwickeln können. Zu diesem Zweck müssen die Eltern sich einstimmen und für ein ausgewogenes Verhältnis von Bezogenheit und Autonomie Sorge tragen (Allen 2008). In beiden Methoden finden Eltern und Jugendliche beziehungsgestützte Ressourcen, um dem Bedürfnis nach Beistand und Sicherheit in einer Phase des Explorierens und der Entwicklung der erwachsenen Identität gerecht werden zu können (Johnson 2020). Die ABFT integriert insbesondere EFT-Schwerpunkte und -Vorgehensweisen, die das Sprechen über verletzliche Gefühle, die mit Bindungserfahrungen zusammenhängen, erleichtern. In der vierten AFBT-Aufgabe leitet der AFBT-Therapeut die Familie zu einem vulnerablen Gespräch über zentrale Bindungsthemen an, in dem die Äußerung emotionaler, mit zentralen Bindungserfahrungen zusammenhängender Erfahrungen zum Dreh- und Angelpunkt therapeutischer Veränderung ist. EFFT und ABFT fördern die Aktivierung bindungsrelevanter Emotionen, um korrigierende Erfahrungen zwischen Eltern und Jugendlichen zu organisieren.

ABFT und EFT verschieben den Fokus der Familie weg von den präsentierten Problemen hin zu dem Beziehungsdistress, mit dem diese Symptome zusammenhängen. Beide Modelle reframen negative Interaktionen im Kontext der blockierten Bindungskommunikation und leiten aktiv einen Prozess ein, um diese Beziehungen mithilfe der Interaktionen zu korrigieren. Mithilfe dieses Rahmens schärfen ABFT- und EFFT-Therapeuten das Bewusstsein der Eltern für die ungestillten Bindungsbedürfnisse und -vulnerabilitäten des Kindes. Beide Methoden schlagen einen spezifischen Prozess ein, um diese Blockaden durch eine Modifizierung der bindungsrelevanten Kommunikationen und der Kontakte in der Familie aufzulösen.

Unterschiede zur EFFT

Wenngleich all diese bindungsbasierten Interventionen das gleiche allgemeine Ziel verfolgen und zahlreiche Vorgehensweisen gemeinsam haben, weist die EFFT-Praxis doch entscheidende Unterschiede sowohl zur ABFT als auch zur AFFT auf. Da wäre zum einen die EFFT-Betonung der Arbeit mit den augenblicklichen Emotionen und Beziehungen. Der erfahrungsorientierte Fokus der EFFT nutzt den Zugang zu bindungsrelevanten Emotionen und deren Äußerung, um sichere Interaktionen zu fördern, und zwar durch das aktive Engagement dieser Emotionen und Beziehungen im Hier und Jetzt. Zwei wesentliche Unterschiede zwischen diesen Modellen und der EFFT betreffen den systemischen Ansatz der EFFT und ihre Fokussierung auf die Erfahrung im Hier und Jetzt.

Systemischer Fokus. AFFT und EFFT fokussieren in ähnlicher Weise auf den Zugang zur bindungsrelevanten Emotion und ihre Verarbeitung als zentrales Merkmal der Korrektur von Bindungsunsicherheit. Allerdings betont die EFFT die systemischen oder relationalen Auswirkungen dieser Unsicherheit und zielt – ähnlich wie die ABFT – auf systemische Muster, die aus unsicheren Familienprozessen resultieren, sowie auf die Art und Weise, wie diese Muster Bindungsprozesse beeinträchtigen. Aus dieser systemischen Betonung ergeben sich drei Unterschiede.

Erstens wird die Bindungsunsicherheit in der EFFT sowohl auf der Ebene des Selbst als auch auf systemischer Ebene bearbeitet. Im Unterschied dazu fokussiert die AFFT vor allem auf das Kind und stützt sich in höherem Maß auf die Therapeut-Kind-Beziehung, um neue Sicherheitserfahrungen und ein responsiveres Elternverhalten zu ermöglichen. Die EFFT hebt die mannigfaltigen Bindungsprozesse innerhalb des Familiensystems und die Art und Weise hervor, wie Familiendistress und gefühlte Unsicherheit auf einer systemischen Ebene mehr als lediglich eine einzelne Dyade und das individuelle Erleben des Kindes organisieren können.

Zweitens fokussiert die EFFT auf das aktive Durcharbeiten von Blockaden, die das emotionale Engagement der Eltern hemmen. Diese Blockaden werden in ihrer Interaktion mit den Blockaden gesehen, die das Kind in seiner Fähigkeit beeinträchtigen, Fürsorge zu suchen. Die AFFT fokussiert auf die Anleitung der Eltern bezüglich der Schwierigkeiten, die ihre Verfügbarkeit beeinträchtigen, um es ihnen zu ermöglichen, sich zugänglicher und responsiver zu verhalten. Ein weiteres entscheidendes Merkmal des Veränderungsprozesses in der AFFT besteht darin, dass die Eltern durch systematisches Coaching lernen, dem Kind mit sichereren Bindungsreaktionen zu begegnen.

EFFT stützt sich auf Enactments gemeinsamer emotionaler Erfahrungen, um die Sicherheit der Mutter- / Vater-Kind-Beziehung zu verbessern. Der Therapeut will zusammen mit den Eltern und den Kindern Momente der Einstimmung, Fehleinstimmung und Wiederherstellung identifizieren und durcharbeiten. Der AFFT-Therapeut fokussiert in einem breiteren und dynamischeren Sinn auf die Einstimmung, während in den EFFT-Sitzungen spezielle Aufmerksamkeit solchen Interaktionen gewidmet wird, die erfolgreiche und gescheiterte Bemühungen der Eltern und Kinder repräsentieren, bindungsrelevante Affekte und Bedürfnisse gemeinsam zu regulieren.

Erfahrungsorientierter Fokus. EFFT und ABFT zielen auf Beziehungsblockaden und Bindungsbrüche als Interventionsfokus. Thematisch verfolgen die beiden Ansätze eine ähnliche Richtung: Der Fokus soll vom Problem auf die Beziehung verschoben werden, um die Bindungserfahrungen und -bedürfnisse des Kindes zugänglich zu machen, die Responsivität der Eltern zu fördern und die Bindung durch heilende

Enactments wiederherzustellen. Während EFFT und AFFT einen ähnlichen Ansatz des Zugangs zur Emotion, ihrer Verarbeitung und ihres Engagements verfolgen, unterscheiden sich die Methoden hinsichtlich ihrer Verwendung der Emotion zur erfahrungsorientierten Veränderung von Beziehungen. Dieser Unterschied zeigt sich auf dreierlei Weise.

Erstens gibt der Aufgabenfokus der ABFT vor, dass die Sitzungen sich jeweils auf spezifische Ziele konzentrieren (z. B. auf das Bündnis mit dem Jugendlichen oder den Eltern), während der Fokus einer EFFT-Sitzung durch den relationalen Prozess der Familie vorgegeben wird. Sowohl ABFT als auch EFFT führen Familien-, Eltern- und Einzelsitzungen durch, aber diese Sitzungen können in der EFFT je nach Therapieverlauf und abhängig von den spezifischen Bedürfnissen der jeweiligen Familie flexibler gestaltet werden. Abgesehen von den Erstgesprächen fördert der EFT-Therapeut die dynamische Entwicklung und Stärkung der Bündnisse mit den Eltern und dem Kind durch aktive Verarbeitung ihres Erlebens in der Sitzung. Dieser Prozessfokus unterstreicht die in höherem Maß erfahrungsorientierte und relationale Betonung, die für EFFT-Sitzungen charakteristisch ist.

Zweitens nutzt der EFT-Therapeut infolge dieser erfahrungsorientierten und relationalen Betonung während des gesamten Prozesses Enactments, d. h., es werden keine speziellen Enactment-Sitzungen organisiert. In der EFFT dienen Enactments als Ressource, um Beziehungsblockaden zu lösen und tiefere Ebenen der gefühlten Sicherheit zu aktivieren. Dies ist ein Ziel, das EFFT und ABFT miteinander teilen. In der EFT erfüllen Enactments aber zahlreiche Funktionen. Zum Beispiel ermöglichen sie die Beurteilung der Reaktionen einzelner auf direkte Gespräche, die Intensivierung gegenwärtiger Erfahrungen einschließlich das Teilen neu empfundener Erfahrung oder das Auflösen einer festgefahrenen Situation, etwa einer relationalen Blockade. Des Weiteren können Enactments auch benutzt werden, um tiefere emotionale Erfahrungen in neue relationale Verbindungen zu verwandeln (Tilley & Palmer 2013). Enactments leisten einen wesentlichen Beitrag zur Identifizierung von Beziehungsblockaden und zu ihrem Durcharbeiten. Denkbar ist beispielsweise, dass der EFT-Therapeut einen Vater bittet, fürsorglich auf seine Tochter zuzugehen, die dann aber die tröstenden Worte ihres Vaters brüsk zurückweist. Der Therapeut nutzt dieses Enactment der relationalen Blockade in der Sitzung als Ausgangspunkt, um das defensive Abblocken der Fürsorge durch das Kind durchzuarbeiten. Emotionsverarbeitung und -aktivierung sind für eine effektive Nutzung von Enactments im Veränderungsprozess der EFFT von entscheidender Bedeutung.

Ein letzter Unterschied zwischen EFFT und ABFT betrifft die Arbeit mit Emotionen. Obwohl beide Methoden den Zugang zu emotionaler Verletzlichkeit fördern und die empathischen Reaktionen der Eltern auf die Bindungsbedürfnisse ihrer Kinder unterstützen, verlässt sich der ABFT-Therapeut auf das Emotionscoaching, um den Eltern zu helfen, ihre Erziehungspraktiken, vor allem im Zusammenhang mit Emotionen, zu verbessern. In der ABFT fungiert der Therapeut als Coach der Eltern, um verschiedene emotionale Skills zu trainieren, z. B. das Validieren und Akzeptieren negativer Emotionen, Verhandlung und Kompromissbildung. In der EFFT nutzt der Therapeut Emotionen als Katalysator der bewussten Wahrnehmung, des Verstehens und Handelns. Der EFT-Therapeut hilft Eltern und Kindern, ihr emotionales Erleben zusammenzusetzen und es durch einen sicheren Beziehungskontext zu erforschen und mit den Fürsorgeintentionen der Eltern und den bindungsrelevanten Bedürfnissen des Kindes zu verbinden. In der EFFT führt der Weg zur Umwandlung der relationalen Blockaden über die Fähigkeit der Eltern und Kinder, auf einer emotionalen Ebene über die Bedürfnisse und Fürsorge zu sprechen, die ihnen am wichtigsten sind.

Die Ähnlichkeiten dieser Methoden unterstreichen den Einfluss der Bindungstheorie als wertvolle Ressource zur Beeinflussung der Bindungsbeziehungen in Familien. Alle Methoden arbeiten auf ein ähnliches Ziel hin und orientieren sich an der Bindungstheorie. Die erläuterten Unterschiede beleuchten das EFT-Verständnis der Emotion als Ziel und Agens von Veränderung in Beziehungen sowie die aktive Arbeit mit Bindungsprozessen im Gegenwartsmoment, um die Familienbande zu stärken, die der Weiterentwicklung und Resilienz zuträglich sind.

Bindungstheorie und Emotionsfokussierte Therapie

Die Emotionsfokussierte Familientherapie geht in der Konzeptualisierung und Behandlung fehlangepasster familiärer Muster vom Primat der Bindungsbeziehungen aus. In der Entwicklung der EFT lenkte Johnson (1986) die Aufmerksamkeit auf die Bindungstheorie als eine Ressource zum Verständnis von Paarbeziehungen. Dabei betonte sie das Verständnis der Beziehungsprobleme als Bindungen, die wiederhergestellt werden müssen, und nicht als Verhandlungsgegenstand, über den es zu diskutieren gilt. Die EFT versucht, auf Intimität und Liebe zu fokussieren statt – wie es in der Paartherapie jener Zeit üblich war – auf Konflikt und Kommunikation. Im Laufe der Entwicklung der EFT maß Johnson der Rolle der Bindungstheorie wachsende Bedeutung für die Konzeptualisierung der EFT-Therapie bei. Dies zeigen die 2. Auflage ihres Buches *Praxis der Emotionsfokussierten Paartherapie: Verbindungen herstellen* (2009 [2004]) sowie ihre Bücher *Attachment Processes in Couple and Family Therapy* (Johnson & Whiffen 2003), *Love Sense* (Johnson 2012) und ihre aktuelle Übersicht der EFT-Praxis, *Bindungstheorie in der Praxis* (2020 [2019]). Die Praxis der EFT, ganz gleich, ob mit Einzelpersonen, Paaren oder Familien, lässt sich somit vielleicht am besten als klinische Anwendung der Bindungstheorie beschreiben. In früheren Arbeiten hat Johnson (2009 [2004], 2020 [2019]) die Kernsätze der Bindungstheorie und ihre Relevanz für die EFT-Praxis dargelegt. Im Folgenden stellen wir eine Reihe dieser Grundannahmen und ihre Relevanz für die Emotionsfokussierte Familientherapie zusammenfassend dar.

1. Bindung ist ein fundamentaler Motivationsfaktor in menschlichen Beziehungen

Der Mensch kann nur gedeihen, wenn er sich auf andere Menschen verlassen kann, bei denen er sich geborgen und sicher fühlt. Diese Sehnsucht nach „gefühlter" Verbundenheit spielt für die Priorisierung menschlicher Ziele und Bedürfnisse eine ausschlaggebende Rolle. Als fundamentales Motivationssystem animiert und organisiert sie unsere Interaktionen mit anderen Menschen lebenslang. Vor allem in Zeiten der Verunsicherung oder einer Gefährdung unseres Wohlbefindens wächst das Bedürfnis nach sozialem Kontakt. Diese universalen menschlichen Triebe können je nach Kultur auf unterschiedliche Weise Ausdruck finden (Mesman, IJzendoorn & Sagi-Schwartz 2016). Die Bindungstheorie ist ein adaptives Modell zum Verständnis der elementaren Motivationen, die menschliches Verhalten prägen.

Als relationales Motivationssystem kann die Bindung helfen, komplizierte Familieninteraktionen zu erklären. Die fürsorgliche Reaktion einer Mutter auf nonverbale Signale des Schmerzes oder Unbehagens ihres Kindes illustriert, wie sich diese intrinsische Logik der Bindungsappelle mit den Reaktionen der Bezugsperson verlinkt. Wenn sich das Kind auf diese normalen oder erwarteten Verhaltensweisen verlassen kann, wird sein Bedürfnis gestillt, und es lernt durch diese sich wiederholenden Interaktionen etwas Wertvolles über seine soziale Welt und seinen eigenen Platz darin. Ein Kind weint, eine Mutter reagiert – so wird es erwartet. Wenn dieses System aber gestört ist und die Erwartungen des Kindes enttäuscht werden, reagiert es verzweifelt. So wird ein negatives Verstärkungsmuster in Gang gesetzt, das eine gegenteilige Botschaft über das Wohlbefinden und Selbstwertgefühl sendet. Ein ähnliches, aber in höherem Maß wechselseitiges Muster findet sich auch in Paarbeziehungen (Feeney & Collins 2001). Diese reziproken Systeme bestimmen das Netzwerk der Bindungsressourcen, aus denen ein Familiensystem besteht (Sroufe 1988), und dienen Familientherapeuten als relationaler Bezugsrahmen, um den Distress und die Psychopathologie einzelner Familienmitglieder zu verstehen (Cowan & Cowan 2005). EFFT-Therapeuten verstehen die Motivationen von Eltern und Kinder als Ausdruck der intrinsischen Motivationen der Suche nach Fürsorge und der Fürsorglichkeit. Sie stimmen sich auf diese fundamentalen Motivationen ein, die das individuelle Verhalten vorgeben und Beziehungsmuster organisieren, die durch mehr oder weniger hohe Bindungssicherheit charakterisiert sind.

2. Konstruktive Abhängigkeit und Autonomie verstärken sich gegenseitig, ohne einander auszuschließen

Individuelles Wohlbefinden setzt die Fähigkeit voraus, Beziehungen aufzubauen und aufrechtzuerhalten, die für beide Seiten zuträglich sind. Ohne einen Beziehungskontext kann sich keine Persönlichkeit entwickeln, weder im Hinblick auf Individuation, Autonomie noch Differenzierung. Die Bindungstheorie enthält ein „Abhängigkeitsparadox", denn sie postuliert, dass die Fähigkeit des Individuums, einem anderen Menschen zu vertrauen und sich auf ihn zu verlassen, einen höheren Grad an Autonomie voraussetzt (Feeney 2007). Wenn ein Kind oder ein Erwachsener sich auf einen anderen Menschen verlassen kann, dient ihm diese Beziehung als Kraft- und Resilienzquelle (Johnson 2020). Eine sichere, im gefühlten Vertrauen auf die Verfügbarkeit des anderen wurzelnde Bindung geht mit einer kohärenteren Identität und mit Positivität einher (Mikulincer 1998). Aus diesem Grund dienen sichere Bindungsbeziehungen als Basis der Zugehörigkeit, von der aus der Einzelne zu Erkundungen aufbrechen und „ganz" werden kann.

Bowlby (1975) vertrat die Ansicht, dass die Suche nach Nähe ein adaptives Verhalten darstellt und nur selten zum Verlust des Selbstgefühls oder zu emotionaler Verschmelzung führt. Bindungsbeziehungen bleiben spezifischen Menschen, unseren Bindungspersonen, vorbehalten. Als affektives Band können wir sie mit Eltern, Geschwistern, Freunden, Liebespartnern oder auch spirituellen Gestalten (z. B. mit Gott) teilen. Laut Bowlby spielt das Bindungssystem im Säuglingsalter und in der frühen Kindheit eine vorrangige Rolle und wird im Laufe der weiteren Entwicklung seltener aktiviert. Dennoch bleibt das Bedürfnis nach solchen Bindungen zeitlebens erhalten. Für ihre Aktivierung, Aufrechterhaltung und ihr Zerbrechen sind Emotionen charakteristisch, was in Momenten ihrer Gefährdung oder ihrer Wiederherstellung besonders deutlich wird (Bowlby 1979). Eine sichere Bindung hilft Individuen, sowohl ihre eigenen Bedürfnisse in engen Beziehungen effizienter zu äußern als auch effizienter auf die Bedürfnisse anderer einzugehen. Durch besser eingestimmte und kongruente Interaktionen fördert die Bindungssicherheit die Resilienz, indem sie Stress dämpft und dem Einzelnen hilft, ihn auf positive Weise zu bewältigen.

Familientherapeuten dient die Bindungstheorie als Interdependenzmodell. Diese wechselseitige Abhängigkeit gründet in Verhaltenssystemen, die Sicherheit vermitteln, Angst lindern und das Explorieren unterstützen. Als zielorientiertes und zielkorrigierendes System dient die Bindungstheorie als Kartierung der Motivationen und Bedeutungen, welche die affektiven Erfahrungen in einem Familiensystem, das wesentliche Ressourcen der Sicherheit und Geborgenheit, aber auch des Wachstums und der Weiterentwicklung bereithält, ordnen. Bowlby (1988) illustriert dieses Gleichgewicht in seiner Beschreibung elterlichen Fürsorgeverhaltens als sichere Basis,

> „von der aus Kinder ‚auf Entdeckung' gehen, die sie aber auch jederzeit wieder aufsuchen können, in der Gewissheit, willkommen zu sein, etwas zu essen zu bekommen, verstanden, getröstet und bei Ängsten beruhigt zu werden. Hierzu müssen die Eltern das Kind akzeptieren, ermutigen und stützen, dürfen aber nur im Ernstfall eingreifen"
>
> (S. 9).

Um diese Balance zu wahren, müssen Eltern und Kinder ihre Kommunikation bindungsrelevanter Emotionen und Bedürfnisse aufeinander abstimmen. Der Veränderungsprozess der EFFT ermöglicht es Familien, ihr *emotionales Gleichgewicht* zu finden, während sie die sich wandelnden Bedürfnisse und die neuen Anforderungen, die im Laufe des Lebens auftauchen, meistern. Durch das Zusammenfügen und Durcharbeiten emotionaler Erfahrungen leitet der Therapeut Eltern, Kinder und Paare hin zu verletzlichen Emotionen, die klare und direkte Informationen über die Fürsorglichkeit und das Suchen nach Fürsorge in der Familie liefern.

3. *Gefühlte Sicherheit ist ein primäres Ziel des Bindungssystems*

Die Erfahrung, sich geborgen und sicher zu fühlen, dient als innere Quelle des Schutzes, der Unterstützung und Weiterentwicklung. Als psychischer Zustand dient die gefühlte Sicherheit als Schutzsignal. Im Laufe der Zeit stärkt die Erfahrung, erfolgreich Geborgenheit zu suchen und Trost und Sicherheit zu finden, das Vertrauen in die Verfügbarkeit anderer Menschen und infolgedessen die Fähigkeit, Emotionen zu regulieren und enge Beziehungen aufrechtzuerhalten. Das Gefühl der Sicherheit erweitert und vertieft sich, wenn wir darauf vertrauen können, geliebt und geschätzt zu werden. Dies gilt vor allem für Liebesbeziehungen (Mukulincer & Shaver 2015). Gefühlte Sicherheit findet Ausdruck in zwei wesentlichen Eigenschaften der sicheren Bindung, dem sicheren Hafen und der sicheren Basis.

Sicherer Hafen

Bindungspersonen gewähren Trost und Beruhigung in Zeiten der Bedürftigkeit. Die Verfügbarkeit einer responsiven Bindungsperson dient als „sicherer Hafen", der in Situationen der Ungewissheit oder Verzweiflung beruhigend und erleichternd wirkt. Darüber hinaus wirken die wiederholten Erfahrungen der Sicherheit und der Beruhigung durch einen responsiven Elternteil oder Partner als Puffer gegen die Anforderungen des Alltags und die Ungewissheiten des Lebens (Mikulincer, Florian & Weller 1993). Letztlich hängt die Bereitstellung dieser Sicherheit von der Verfügbarkeit der Bindungsperson und der Zuversicht ab, dass dieser Mensch das Bedürfnis, sich vor emotionalem oder körperlichem Schmerz zu schützen, erfolgreich stillen wird.

Sichere Basis

Bindungspersonen fördern das Explorieren und die Weiterentwicklung, indem sie da sind und helfen, wenn es nötig ist. Auf diese Weise fassen Kinder oder Erwachsene Vertrauen in die Ansprechbarkeit und Responsivität des anderen. Dieses Vertrauen gibt dem explorierenden Kind oder Erwachsenen die Freiheit, seinen Interessen und Aktivitäten nachzugehen, weil sie sich der zuverlässigen Basis sicher sein können. Diese Sicherheit verbessert die Fähigkeit, sich selbst und das eigene Handeln zu verstehen (Fonagy & Target 1997), schärft die bewusste Wahrnehmung der eigenen Welt und ermöglicht es, ihr offener zu begegnen (Mikulincer 1997).

Für die Familie bleibt die Sicherheit ein grundsätzliches Ziel. Bowlby identifizierte insbesondere die „Verfügbarkeit" als „gesetztes Ziel" des Bindungssystems. Die Verfügbarkeit der Bezugsperson zu erleben bedeutet, auf Möglichkeiten der Kommunikation mit der Bindungsperson zu vertrauen, zu wissen, dass sie in physischer Reichweite ist und auf ein signalisiertes Bedürfnis eingehen wird (Ainsworth et al. 1978). Der Glaube an und das Vertrauen in die Verfügbarkeit einer Bezugsperson beruht also auf Erfahrung. Diese kognitive Überzeugung repräsentiert die erlebte Realität der Präsenz eines anderen, der verfügbar ist, wenn er gebraucht wird. Zudem ist die Erfahrung gefühlter Sicherheit eine interaktionale Realität, der die reziproken Reaktionen auf Bedürfnisse und Anteilnahme zugrunde liegen, die für Beziehungen, in denen die alltäglichen Handlungen der Bindungsperson von Bedeutung sind, spezifisch sind (Kobak & Madsen 2008).

Durch den EFFT-Prozess fördert der Therapeut eine vorhersagbare und stabile Umwelt. Diese ist durch ein therapeutisches Bündnis charakterisiert, das zugänglich, responsiv und emotional engagiert ist. Der EFT-Therapeut repräsentiert eine Bindungsperson, die es Partnern, Eltern und Kindern erleichtert, ihre Wahrnehmung der Familie zu erforschen und gemeinsam das Risiko neuer Vulnerabilitäten einzugehen. Das therapeutische Bündnis dient als sicherer Hafen für Individuen, die in den Stürmen familiärer Schwierigkeiten gefangen sind, und als sichere Basis, von der aus neue Erfahrungen mit den tieferen, den familiären Banden inhärenten Emotionen erkundet werden können. Der Therapeut gibt der Familie Gelegenheit, ihr Verständnis der Sichtweisen anderer zu untersuchen und zu erweitern, und hilft jedem Einzelnen, seine bindungsrelevanten Reaktionen und Bedürfnisse als berechtigt zu betrachten.

4. Vertrauensvolle Beziehungen setzen emotionale Verfügbarkeit und emotionale Engagement voraus

Die Verfügbarkeit einer Bezugsperson und ihre Bereitschaft und Fähigkeit, auf die emotionalen Signale ihres Kindes einzugehen, sind für die Entwicklung gefühlter Sicherheit und tragfähiger Beziehungen ausschlaggebend. Die aktive emotionale Abstimmung spielt eine zentrale Rolle für die Bindungskommunikation und ist für die Differenzierung von Motivationen und Bedeutungen erforderlich, die der relationalen Responsivität inhärent sind. Infolgedessen sind emotionale Blockaden oder das Ausbleiben responsiven Verhaltens in einschneidenden Momenten der persönlichen Verletzlichkeit von Grund auf disruptiv. Bowlby (1983 [1980]) verwies auf die Rolle des „defensiven Ausschlusses" in Familien, in denen bestimmte emotionale Reaktionen und Kommunikationen verhindert werden. Das „Still-face-Paradigma" demonstriert die negativen Folgen des Rückzugs der Mutter aus der Interaktion mit ihrem Säugling oder Kleinkind (Tronick et al. 1978). Die Reaktion des Kindes auf das Ausbleiben des erwarteten emotionalen Engagements und der Responsivität der Mutter demonstriert auf bewegende Weise die Bedeutsamkeit des Engagements und der Verfügbarkeit in primären Beziehungen.

Beziehungsblockaden zwischen der Bezugsperson und dem Kind sind weniger dramatisch als die Veränderung, die sich während des Still-face-Experiments vollzieht. Eine Mutter, die das Klagen und die Proteste ihres Kindes chronisch überhört und sie als „übertrieben" und „unwichtig" abtut, erzeugt eine Beziehungsblockade, die das Vertrauen des Kindes in die Mutter, in den Wert, den es in ihren Augen hat, oder in beides zerstört.

Das Ausbleiben des mütterlichen Engagements und der Anerkennung des Bindungsverlusts in der Mutter-Kind-Interaktion beeinflusst die in dieser Beziehung erlebte Sicherheit. Die emotionalen Reaktionen des Kindes signalisieren den Distress, der mit dem Trennungsschmerz verbunden ist; die Unfähigkeit des Systems, entsprechende Korrekturen durchzuführen, beeinflusst das Kind und seine Beziehung zur Mutter.

Der EFT-Therapeut beobachtet den Interaktionsprozess der Familie, indem er die emotionalen Signale verfolgt, mit denen die Angehörigen ihre Bedürfnisse kommunizieren, und auf Beziehungsblockaden achtet. Das therapeutische Bündnis dient als maßgebliche Ressource, um die Regulation und Validierung der verschiedenen, häufig auch miteinander rivalisierenden Erfahrungen der Familienmitglieder zu unterstützen. Durch die Verfügbarkeit des Therapeuten und das emotionale Engagement der Familie können neue Emotionen und Erfahrungen erkundet werden. Die Familienmitglieder lernen, ihr Handeln und ihre Erfahrungen in schwierigen Situationen zu verstehen. Der EFT-Therapeut fokussiert z. B. auf Interaktionen, in denen eine Mutter das emotionale Signal ihres Kindes missachtet, und untersucht, was in diesen Momenten im Kind, aber auch in der Mutter emotional vorgeht. Ängste, die mit dem Gefühl des Kindes zusammenhängen, für seine Bezugsperson nicht wichtig und wertvoll zu sein, werden ebenso anerkannt wie die parallelen Scham- und Unzulänglichkeitsgefühle der Mutter und ihr Gefühl, ihrem Kind nicht gerecht zu werden. Der Therapeut will diese tieferen, bindungsrelevanten Emotionen nicht lediglich anerkennen oder verstehen, sondern diese Erfahrungen mit den Angehörigen teilen und ihr wechselseitiges Vertrauen stärken.

5. *Isolation und Verlust sind traumatisierende Erfahrungen*

Die Erfahrung von Verlust, Trennung und Deprivation sind für das Verständnis der Bindung von zentraler Bedeutung. Bowlby war der Ansicht, dass diese negativen Einflüsse die Entwicklung eines Kindes und seine Fähigkeit, andere Herausforderungen des Lebens zu meistern, maßgeblich prägen. Ohne die Zuversicht, sich auf einen anderen Menschen verlassen zu können, neigen Kinder und Erwachsene eher dazu, bei gefühlter Gefahr chronische Ängste zu entwickeln (Bowlby 1973). Mithin dient die Bindungstheorie dem Therapeuten als Orientierungshilfe bezüglich des Stellenwerts und Einflusses von Verhaltensweisen, die zu emotionalen Verletzungen, zu Ablehnung und Im-Stich-Lassen führen. Die vorrangige Bedeutung von Verlust und Isolation unterstreicht die fundamentalen Reaktionen, die Beziehungsinteraktionen vor allem dann beherrschen, wenn Bindungsbedürfnisse aktiv sind. Andererseits normalisiert sie die Bemühungen von Kindern und Erwachsenen, mit diesen weitreichenden traumatischen Erfahrungen fertigzuwerden.

Unsichere Beziehungsmuster in der Familie leisten selbstschützenden Reaktionen Vorschub, die durch erhöhte Wachsamkeit charakterisiert sind. Diese extremeren Reaktionen entsprechen der Angst, von den Bindungspersonen und der Fürsorge, die sie bieten können, getrennt zu werden. Der EFFT-Therapeut nimmt ein Reframing der extremeren Verhaltensweisen vor, die Eltern und Kinder einsetzen, indem er sie mit der zugrunde liegenden Angst vor Verlust, Isolation und Verzweiflung in Verbindung bringt. Solche Ängste geben auch Aufschluss über die Signifikanz dieser Beziehungen und zeigen, dass das, was gefürchtet wird, häufig das ist, was man am meisten braucht. Der EFFT-Therapeut ermöglicht Kindern und Eltern, sich mit diesen Ängsten und den Bedürfnissen, die sie signalisieren, auseinanderzusetzen.

6. Vorhersagbare Muster des Trennungsschmerzes

Das Muster, dem Interaktionsprozesse in der Familie folgen, ist durch abwechselnden Gleichklang und Missklang charakterisiert. Keine Mutter-Kind-Beziehung ist perfekt eingestimmt. Vor allem in der Entwicklung des Selbsterlebens und der Selbstregulation spielt die Ungenauigkeit der Einstimmung eine Rolle (Tronick 2007, S. 11). Das Bindungssystem ist ein Leitsystem, das die Fehleinstimmungen in Mutter-Kind-Interaktionen durch Feedbackschleifen korrigiert. Wenn eine Bindungsperson dem Kind Trost oder Kontakt verwehrt, werden vorhersagbare Distressmuster aktiviert, zum Beispiel verstärkte Wut und Angst, die mit vorhersagbaren negativen Interaktionsreaktionen einhergehen, nämlich wütendem Protest, Anklammern, depressivem Rückzug und Verzweiflung (Bowlby 1979). Die sogenannte Überempfindlichkeit eines Kindes ist unter Umständen ein Korrektursignal, dessen Nichtbeantwortung eine Eskalation der negativen Emotion nach sich zieht.

Weil diese negativen Reaktionen das Abwehrverhalten der Bezugsperson weiter anregen, verhärtet sich die Beziehungsblockade zwischen Mutter und Kind. Wenn die Blockaden und die mit ihnen einhergehenden negativen Emotionen eskalieren, sind Eltern, Partner und Kinder immer weniger in der Lage, ihr emotionales Gleichgewicht zu wahren. Die Wahrscheinlichkeit, miteinander in Verbindung treten zu können, sinkt – zumal auf einer Bindungsebene (Kobak et al. 1998). Die Isolation und der Verlust der Verbundenheit wirken traumatisierend und verstärken die Gefühle der Hilflosigkeit, Angst und Verzweiflung (Mikulincer, Shaver & Pereg 2003). Der EFT-Therapeut verfolgt den emotionalen Prozess, der ihm Aufschluss über die zugrunde liegenden Bedürfnisse und die Fürsorgereaktionen der Bezugsperson gewährt; allerdings verbergen sich diese Signale häufig hinter Reaktionen, die vor Trennungsschmerz schützen sollen und die Interaktionen organisieren. Je größer die Gefährdung der Beziehung und des Wohlbefindens aller Beteiligter, desto extremer die entsprechenden Reaktionen einschließlich kritischer Angriffe oder defensiven Rückzugs.

7. Erstarrte Positionen als Spiegel zugrunde liegender Strategien

Das vorhersagbare Muster eines durchgängigen Rückzugs der Mutter angesichts der verächtlichen Beschwerden ihres Kindes und die Eskalation defensiver Negativität infolge dieser Interaktion werfen Licht auf erstarrte Positionen im gemeinsamen Umgang, denen ein wachsendes Feld negativer Emotion zugrunde liegt. Die Muster der familiären Schwierigkeiten spiegeln die Grundpositionen oder -strategien wider, die Eltern und Kinder einsetzen, um die fehlende emotionale Balance und Regulation in einer Bindungsbeziehung zu bewältigen. Diese Interaktionspositionen zeigen sich in den vorhersagbaren Verhaltensweisen und repetitiven emotionalen Sequenzen, die auf Situationen folgen, in denen die Familie mit bindungsrelevanten Bedürfnissen konfrontiert ist. Kinder lernen zu erwarten, dass ihre Bedürfnisse nicht von Belang sind und dass sie mit der Gleichgültigkeit ihrer Bezugsperson rechnen müssen. Auf ähnliche Weise sehen Eltern das negative Verhalten des Kindes voraus und reagieren automatisch, ungeachtet der Art des kindlichen Anliegens, auf die Negativität. Diese Interaktionen spielen sich ein und sind vorhersagbar. Wenn die Familienmitglieder diese Schwierigkeiten irgendwie zu bewältigen versuchen, setzen sie zunehmend ineffektive Strategien ein. Die Unsicherheit, die aus den Beziehungsblockaden resultiert, die das Fürsorgeverhalten und die Bindungsgespräche hemmen, wird dadurch zusätzlich verstärkt.

Im Fall sichererer familiärer Interaktionen verlassen Eltern und Kinder sich auf primäre Bindungs- und Fürsorgereaktionen, die in schwierigen und sorgenvollen Momenten effektive Unterstützung und Anteilnahme ermöglichen. Einer primären Bindungsstrategie entspricht das aktive Engagement der Bezugsperson und ihre überlegte Reaktion auf das Bedürfnis des Kindes nach Fürsorge, Schutz oder Unterstützung. Diese Interaktionen fördern die gefühlte Sicherheit und schaffen ein emotionales Gleichgewicht, sodass die Familienmitglieder Vertrauen in die Responsivität des anderen fassen können und sich in ihrem eigenen Wert und ihrer Bedeutung bestätigt sehen. Wenn die Familieninteraktionen durch ausbleibende Verfügbarkeit oder Unterstützung charakterisiert sind, stützen sich die einzelnen Familienmitglieder mit höherer Wahrscheinlichkeit auf sekundäre Bindungsstrategien, um Schmerz und Frustration zu bewältigen, d. h., sie deaktivieren oder hyperaktivieren das Bindungssystem durch mehr oder weniger stark ausgeprägtes Vermeidungsverhalten und Unsicherheit (Fraley & Waller 1998).

Im Fall ängstlich-unsicherer Interaktionen zwischen Eltern, Partnern und Kindern bilden diese sekundären Strategien die Basis ineinandergreifender starrer Positionen. In Liebesbeziehungen werden die Partnerpositionen häufig durch Verfolgen (ängstlich-unsichere oder hyperaktivierende Strategie) und Rückzug (vermeidende oder deaktivierende Strategie) beschrieben. Diese sekundären Bindungsstrategien liegen dem Forderung-Rückzug-Muster zugrunde, das in Paardistress häufig anzutreffen ist. Auch in Mutter / Vater-Kind-Interaktionen sind die sekundären Bindungsstrategien durch ängstlich-unsichere und vermeidende Reaktionen charakterisiert, die einem ähnlichen Versuch dienen, die zusammengebrochene Bindungskommunikation wiederherzustellen. Das Ziel einer Mutter / Vater-Kind-Beziehung unterscheidet sich vom Ziel in einer Liebesbeziehung, weil die mit Eltern und Kindern assoziierten Positionen im Kontext der Fürsorglichkeit und des Nähe-Suchens zu verstehen sind. Wenn wir auf die mit diesen grundlegenden Strategien zusammenhängenden Verhaltensweisen fokussieren, so kann die starre Position einer Bezugsperson überresponsiv (ängstlich-unsicher) oder unterresponsiv (vermeidend) sein; die Strategie des Kindes ist durch Verhaltensweisen charakterisiert, die bindungsrelevante Signale intensivieren (ängstlich-unsicher) oder minimieren (vermeidend).

Hyperaktivierung

Die ängstlich-unsichere Strategie fokussiert auf Appelle an eine Bindungsperson, die für das Kind nicht verfügbar ist oder keine Unterstützung gewährt. Die Reaktionen sind hyperaktiviert und beinhalten häufig Handlungstendenzen, wie sie für schwierige Beziehungen typisch sind: fordernde oder tyrannische Reaktionen, kritisches Nachsetzen und ängstlich-unsicheres Anklammern. Der fordernde Charakter dieses Verhaltens unterstreicht die Fixierung auf die Bindungsperson und den verzweifelten, aber oft vergeblichen Versuch, bindungsrelevante Verletzungen und Ängste zu lindern. Menschen mit eher ängstlich-unsicheren Strategien neigen mit höherer Wahrscheinlichkeit zu einem negativen Selbstwertgefühl und zu Selbstzweifeln (Mikulincer & Shaver 2015). Die durch ein solch negatives Selbstbild geprägten Reaktionen erhöhen die Wahrscheinlichkeit stärkerer negativer Emotion infolge kritischer Klagen, intensiver emotionaler Austauschprozesse und emotional intrusiven Verhaltens gegenüber dem anderen.

Deaktivierung

Die tendenziell vermeidende Strategie betont Verhaltensweisen und Versuche, das Bindungssystem zu deaktivieren. Indem der Betreffende emotionale Signale und Reaktionen nicht zur Kenntnis nimmt oder unterdrückt, versucht er, Bindungssignale zu meiden oder sich von ihnen zu distanzieren. Zu dieser Strategie zählen instrumentelle Versuche, Probleme zu beheben, ohne ihre emotionalen Aspekte zu berücksichtigen. Körperliche und relationale Distanz kann eingesetzt werden, um der erhöhten emotionalen Intensität etwas entgegenzusetzen, und zwar vor allem in Situationen, in denen der andere hyperaktivierende Reaktionen zeigt. Ein vorrangiges Ziel der Vermeidungsstrategie priorisiert die Selbstgenügsamkeit. Das heißt, der Betreffende wahrt relationale Distanz und bagatellisiert die Bedeutung von relationalen Bedürfnissen und Intimitätswünschen (Mikulincer & Shaver 2016). Diese Strategien untergraben die Fähigkeit des Individuums, negative Erfahrung erfolgreich zu bewältigen, weil sie mit dem Vermeiden vulnerabler Gefühle einhergehen und die Fähigkeit, negative Emotionen zu regulieren, beeinträchtigen.

Gemischt

Eine dritte Strategie besteht sowohl aus vermeidenden als auch aus ängstlich-unsicheren Reaktionen auf Bindungskommunikationen. Dieser Bindungsstil wird in Bezug auf erwachsene Bindungsbeziehungen als ängstlich-vermeidendes Verhalten (Bartholomew & Horowitz 1991) und in den auf das einzelne Kind fokussierten Assessments als desorganisierte Bindung (Main & Hesse 1990) beschrieben. Den Betroffenen fällt es schwer, sich zwischen ängstlich-unsicherem Verfolgen oder vermeidendem Rückzugsverhalten zu entscheiden. Das Ergebnis ist ein chaotischer oder desorganisierter Stil (Simpson & Rholes 2002). Häufig gehen dieser Strategie traumatische Erfahrungen voraus, d. h. Erfahrungen, in denen die eigene Bezugsperson, bei der man Schutz sucht, zur Gefahren- oder Schmerzquelle wird. Diese rivalisierenden Erfahrungen führen zu dem Mangel an Kohärenz und Konsistenz dieser Strategie und beeinträchtigen die Bindungs- und Fürsorgeinteraktionen. Gefangen zwischen der Tendenz, sich von anderen Menschen abzuwenden und sie zu meiden, und dem Verlangen nach Liebe und Unterstützung entwickelt der Betreffende eine ängstlich-vermeidende Strategie, die mit einem zugrunde liegenden Bedauern einhergeht (Mikulincer & Shaver 2016).

Man kann diese Strategien als „habituelle Umgangsformen" (Sroufe 2006) beschreiben, eine Formulierung, die ihre eingeschliffene und routinierte Verwendung im zwischenmenschlichen Kontakt charakterisiert. Im Familienleben beeinflussen diese sekundären Bindungsstrategien die Fähigkeit von Partnern und Eltern, auf die Bindungsappelle anderer sinnvoll einzugehen. In Beziehungen zwischen Erwachsenen entwickeln sich mehr und mehr unsichere Reaktionen, wenn sich die Diskrepanz zwischen den Bindungsbedürfnissen und ihrer Erfüllung vertieft und z. B. in Form extrem kontrollierenden oder emotional intrusiven Verhaltens Ausdruck findet. In entsprechender Weise wird Fürsorgeverhalten durch Vermeidungsstrategien gehemmt; das Ergebnis sind zunehmend unsensible und brüchige emotionale Verbindungen. Darüber hinaus spiegelt die elterliche Fürsorge ähnliche Schwierigkeiten wider, wenn sekundäre Bindungsstrategien die Eltern-Kind-Interaktionen bestimmen. Eine Unsicherheit der erwachsenen Bezugsperson kann deren Fähigkeit beeinträchtigen, Emotionen in den Interaktionen mit ihren Kindern effektiv zu regulieren (Mikulincer & Florian 1998). Dies wiederum schränkt sie in ihrer Fähigkeit ein, Beziehungsbrüche durch Verzeihen, Mitgefühl und Empathie zu reparieren (Jones, Cassidy & Shaver 2015).

Indem der EFT-Therapeut die in problematischen Interaktionsmustern eingebetteten Verhaltensweisen aufmerksam verfolgt, bringt er die vorhersagbaren Bindungsstrategien ans Licht, die vor allem in schwierigen, belastenden Situationen sowohl die individuellen als auch die Beziehungserfahrungen organisieren. Diese Muster beeinträchtigen nachweislich die Fähigkeit der Familienmitglieder, in Zeiten aktivierter Bindungsbedürfnisse füreinander da zu sein und einander zu helfen. Diese sekundären Strategien repräsentieren den bestmöglichen Versuch der Familie, ihre Distress zu bewältigen, und verweisen somit auch auf die zugrunde liegenden Motivationen der Angehörigen, etwas anderes als die negativen Muster zur Hand zu haben, die das emotionale familiäre Gleichgewicht zerstören.

8. *Arbeitsmodelle des Selbst und der anderen*

Im Laufe der Zeit geht aus den Bindungserfahrungen ein mentales Modell des Selbst und anderer Menschen hervor. Diese mentalen Repräsentationen beruhen auf der Bindungsgeschichte und erfüllen wichtige Funktionen für die Emotionsregulation, für intime Beziehungen, Exploration und Fürsorglichkeit. Bowlby (1973, 1980) formulierte das Konzept des „inneren Arbeitsmodells", um zu beschreiben, dass diese mentalen Repräsentationen als unverwechselbare prozedurale Skripts dienen, die unsere Erwartungen bezüglich der Interaktionen zwischen Selbst und anderen prägen und ordnen. Menschen mit sicherer Bindung betrachten ihre Beziehungswelt mit höherer Wahrscheinlichkeit als responsiv und hilfsbereit und halten gleichzeitig sich selbst für liebens- und schätzenswert. Diese Modelle sagen das Verhalten anderer und die eigenen Reaktionen darauf voraus und repräsentieren somit ein Selbstbild und ein Bild des anderen, das die Interaktionen außerhalb wie auch in der Familie prägt.

Diese Modelle geben in erster Linie die Erwartungen des Individuums vor, von anderen geliebt zu werden und sich auf sie verlassen zu können. Zwei primäre Fragen fassen diese impliziten bindungsrelevanten Anliegen zusammen: „Kann ich auf dich zählen?" und „Bin ich für dich liebenswert?". Die Vorhersagen, die man in Bindungsbeziehungen einbringt, determinieren die Erwartungen, die automatischen Wahrnehmungsverzerrungen, die episodischen Erinnerungen, die Überzeugungen und Einstellungen und das prozedurale Wissen, welches das Verhalten in engen Beziehungen vorgibt (Collins & Read 1994). Bowlby (1980) erkannte, dass diese Modelle lebenslang überarbeitet werden können, wenn neue Bindungsbeziehungen zur Grundlage werden, auf der die Bedeutung früherer Bindungserfahrungen überdacht und revidiert werden kann. Zusätzlich zu den Eltern-Kind-Beziehungen dienen Peerbeziehungen, Liebesbeziehungen und Ehen sowie die Psychotherapie als überzeugende Quellen, die in der eigenen Bindungsvergangenheit entwickelten Erwartungen zu revidieren.

Diese emotional aufgeladenen „heißen" Modelle stehen in der EFT, die auf die Modifizierung von Bindungsorientierungen zielt, im Fokus. Die EFT versucht, Paarbeziehungen zu verändern, indem sie Bindungsbedürfnisse und die Angst vor ihrer Frustration zugänglich macht und reguliert. Indem Partner neue Wege bahnen, erkennen sie ihre bindungsrelevanten Bedürfnisse an und modifizieren ihre Arbeitsmodelle. Eine zentrale Rolle spielen dabei die Verfügbarkeit des Partners und das Bild des eigenen Selbst als verletzlich, aber kompetent und effektiv in der Beziehung zu anderen (Johnson, Lafontaine & Dalgleish 2015). In gleicher Weise fokussiert die EFFT auf bindungsrelevante Bedürfnisse und die damit verbundenen Emotionen und fördert responsiv eingestimmte Fürsorgereaktionen, um die Blockaden der gefühlten Sicherheit, die für die Schwierigkeiten in den Familienbeziehungen charakteristisch sind, zu beseitigen.

Der EFT-Therapeut fokussiert auf den Zugang und die Abklärung der mit Bindungssehnsüchten und -bedürfnissen assoziierten tieferen Emotionen. Diese Erfahrungen werden in eingestimmten, bindungsfokussierten Interaktionen genutzt, um die Erwartungen, die Eltern und Kinder im Kontext ihrer Unsicherheit hegen, explizit herauszuarbeiten. Diese inneren Modelle dienen der Vorhersage dessen, was man von anderen Menschen erwarten kann und wie man sich selbst sieht. Der Vater, der auf die distanzierte Gleichgültigkeit seines Sohnes mit Strenge reagiert, ist innerlich vielleicht davon überzeugt, dass das Kind ihn ablehnt, und schämt sich, weil er nicht der Vater ist, der er gern wäre. In ähnlicher Weise schützt der Sohn sich vor der Distanziertheit und Wut des Vaters, weil er sich vor dessen Ablehnung fürchtet und seine innere Überzeugung, dass dem Vater nicht zu trauen ist, bestätigt sieht.

9. Fürsorglichkeit

Das angeborene motivationale Fürsorgesystem priorisiert die Fokussierung der Mutter/des Vaters auf das Wohlergehen des Kindes, ganz gleich, ob diesem eine Gefahr droht oder ob es darum geht, es in seinem Wachstum und seiner Entwicklung zu unterstützen. Als komplementäres System zur Bindung funktioniert die Fürsorgereaktion synchron mit bindungsrelevanten Bedürfnissen (George & Solomon 2008). Bowlby (1980) hat das schützende Verhalten der Eltern als sicheren Hafen beschrieben, und Ainsworth (1991) identifizierte ähnliche Formen der Fürsorge, die als sichere Basis dienen und Explorieren sowie Wachstum fördern. Dieses angeborene System bewirkt, dass die Appelle um Fürsorge und Schutz in Gefahrensituationen und in Situationen, die Gelegenheit zur Weiterentwicklung bieten, aktiviert werden. Fürsorgeverhalten umfasst auch ein aktives Interesse an den Problemen des anderen sowie die Unterstützung und Anerkennung erfolgreicher Bemühungen, mit diesen Schwierigkeiten umzugehen. Auch Bekundungen der Liebe und Zuneigung wirken unterstützend und richtungsweisend und sind Teil der Fürsorglichkeit (Collins et al. 2010). Fürsorgeverhalten charakterisiert die Betreuung, Unterstützung und den

Schutz der Kinder durch ihre Eltern, aber auch den Trost, die Sicherheit und Anteilnahme in erwachsenen Bindungsbeziehungen. Wir erwarten von einer Mutter, dass sie ihr weinendes Kind tröstet, und wir erwarten von erwachsenen Partnern, dass auch sie füreinander da sind. Fürsorglichkeit ist eine erwartete Reaktion im Kontext von Bindungsbeziehungen.

Als Reaktionssystem ist effektive Fürsorglichkeit durch empathische Anteilnahme und Sensibilität für die Hilfsbedürftigkeit des anderen oder seine Kummer- und Schmerzsignale gekennzeichnet. Die zutreffende Deutung solcher Signale durch die Bezugsperson ermöglicht ihr Reaktionen, die durch gute Absichten, Validierung der Probleme und Bedürfnisse, Respekt vor Überzeugungen und Einstellungen charakterisiert sind, sodass der Betreffende sich verstanden und geliebt fühlt (Reis 2014). Effektive Fürsorglichkeit trägt auch zu einem generellen Gefühl der Sicherheit bei und kommt so der Fähigkeit, mit Schwierigkeiten fertigzuwerden, zugute (Collins et al. 2010). Umgekehrt profitieren Bezugspersonen von dem positiveren Affekt, der mit ihrer Selbstwirksamkeit, moralischen Bestätigung und den Bindungen einhergeht, die durch ihr fürsorgliches Verhalten gestärkt werden.

Der EFFT-Therapeut fördert ein effektiveres Fürsorgeverhalten, indem er sich mit den Fürsorgeabsichten der Eltern verbündet und die Blockaden durcharbeitet, die ihre Ansprechbarkeit für das Kind, ihre Responsivität und ihr emotionales Engagement in den Eltern-Kind-Interaktionen hemmen. Die EFT vertieft bindungsrelevante Affekte, um die Eltern zu Fürsorglichkeit und Anteilnahme zu motivieren. Eine Mutter, die den Schmerz ihres Kindes und seine Angst, alleingelassen zu werden, gemeinsam mit dem Therapeuten hört, wird ihre Fürsorgeintentionen in Reaktion auf diese emotionalen Signale vermutlich bewusster wahrnehmen. Der Therapeut arbeitet mit evokativen Interventionen, um diese bewusste Wahrnehmung der Bindungssignale des Kindes zu schärfen und die zugrunde liegende emotionale Reaktion der Mutter zu intensivieren. In Reaktion auf eine evokative Frage könnte eine Mutter z. B. sagen:

> Ich höre ihre Ängste und ich möchte sie trösten und beruhigen [Fürsorgemotivation und eingestimmte bewusste Wahrnehmung], aber ich glaube nicht, dass es das ist, was sie sich von mir wünscht, zumindest nicht so wie früher einmal. Sie hält mich in solchen Momenten auf Distanz [Beziehungsblockade].

Der Therapeut verlangsamt die Familieninteraktion und schafft Raum für die emotionalen Bindungs- und Fürsorgesignale, die dem relationalen Kampf der Mutter und des Kindes inhärent sind.

10. Emotionales Gleichgewicht und Regulation der Fürsorglichkeit

Effektive Fürsorglichkeit setzt voraus, dass die Bezugsperson ihre Emotionen zu regulieren vermag. Die Fürsorgereaktionen der Eltern werden durch deren Erwartungen und Werte sowie durch das Bild, das sie von ihrem Kind haben, beeinflusst (Solomon & George 1996). Die Flexibilität der mütterlichen/väterlichen mentalen Repräsentation des Kindes ermöglicht eine effektivere bewusste Wahrnehmung und Differenzierung der kindlichen Nähesuche und der Fähigkeit der Erwachsenen, effektiv darauf zu reagieren. So könnte eine Mutter innehalten und überlegen, dass der fordernde Tonfall ihrer Tochter keineswegs bedeutet, dass diese die mütterlichen Fürsorgebemühungen zurückweist, sondern dass die Tochter Schwierigkeiten hat, das Bedürfnis, ihre Interessen durchzusetzen, auf emotional regulierte Weise zu signalisieren. Diese Flexibilität der Mutter spiegelt ihre Fähigkeit wider, ihre Tochter und deren relationale Welt einschließlich des emotionalen Bereichs zu sehen.

Flexibilität und emotionales Gleichgewicht werden durch Abwehrprozesse beeinträchtigt, die das Verständnis der Bezugsperson, ihre Eingestimmtheit und ihr responsives Handeln hemmen. Defensive Fürsorglichkeit ist nicht lediglich Ausdruck defizitärer Eltern-Skills, sondern spiegelt einen Verlust der Eingestimmtheit und ein Empathieversagen wider. Möglich ist auch, dass Eltern in ihrer Fürsorge- und Beschützerrolle vollständig versagen. Andere negative Elternreaktionen sind das Ergebnis überwältigender Ängste der Bezugsperson oder deren Überzeugung, nicht fähig zu sein, auf ihr Kind einzugehen. Die Scham darüber kann die Fähigkeit, sich auf die Bindungskommunikation einzustimmen, blockieren, sodass ein Kreislauf in Gang kommt, der den Distress der Bezugsperson mit negativen Folgen für die gesamte Familie weiter verstärkt.

Der EFFT-Prozess fördert die Emotionsregulation und die Emotionserzeugung, wenn Eltern aufgrund der negativen Unsicherheitsmuster in ihrer Fähigkeit, sich fürsorglich zu verhalten, blockiert sind. Das Bündnis des EFT-Therapeuten mit den Eltern schafft ein emotionales Fundament, in dem sich die Erfahrung im gegenwärtigen Moment verankern kann. Durch das Zusammenfügen affektiver Erfahrungen hilft der Therapeut den Eltern, Zugang zu ihren Fürsorgeintentionen zu finden, diese zu verarbeiten und sich auf die bindungsrelevanten Bedürfnisse des Kindes abzustimmen. Evokative Interventionen tragen wesentlich dazu bei, die bewusste Wahrnehmung der Eltern auf ihre eigene Verletzlichkeit zu lenken. Indem sie Zugang zu ihren eigenen Ängsten finden, gelingt es ihnen besser, sich auf ihr Kind einzustimmen. So stellt der Therapeut z. B. eine evokative Frage, um zu erkunden, was in einer Mutter vorgeht, deren Tochter gerade über ihre Angst vor Ablehnung gesprochen hat.

Tochter *(weinend zur Seite blickend):* Ich weiß einfach nicht, ob ihr überhaupt noch etwas an mir liegt, weil ich nach all den Fehlern, die ich gemacht habe, nicht mehr die Tochter bin, die ich einmal war. Die Tochter, die ich war, die Tochter, die sie sich von mir wünschte.

Therapeut: Es tut weh, das zu hören, den Schmerz auf ihrem Gesicht zu sehen, wenn sie sagt, dass sie womöglich nicht die Tochter ist, die Sie sich wünschen. Was geht in Ihnen vor, wenn Sie den Schmerz Ihrer Tochter hören?

Der Therapeut stimuliert die fürsorgliche Wahrnehmung der Mutter, indem er die bindungsrelevanten Emotionen der Tochter hervorhebt.

Mutter: Es bricht mir das Herz zu hören, dass sie sich von mir nicht gewollt fühlt. Sie wird immer meine Tochter sein.

Der Therapeut validiert die Anteilnahme der Mutter und bietet sich ihr als Ressource an, um ihren eigenen Kummer und Schmerz zu erforschen, der in dem Leid der Tochter einen Widerhall findet. Wenn Eltern mit ihren tieferen Emotionen in Berührung kommen, gelingt es ihnen besser, ihre Werte, Erwartungen und repräsentationalen Modelle des Selbst und des anderen (Kind) zu untersuchen (Solomon & George 1996). Der Therapeut fördert eine größere Flexibilität der elterlichen Sicht des Kindes, indem er die bewusste Wahrnehmung und Definition der Ziele, die sie für das Kind haben (z. B. Intentionen), schärft und die Fähigkeit unterstützt, effektiv zu reagieren. Eine verbesserte emotionale Regulation der Eltern ermöglicht es ihnen, auf die spezifischen Emotionen und Bedürfnisse ihres Kindes effektiver einzugehen.

Der EFT-Therapeut kann sich auf das Fürsorgebündnis zweier Elternteile stützen. Dieses Bündnis des Paares repräsentiert die Bindung, die sie als Paar zusammenschmiedet, oder ihre Liebe und ihr explizites Bündnis als Bezugsperson und Erzieher ihrer Kinder. Kobak und Mandelbaum (2003) zufolge umschließt das „kooperative Fürsorgebündnis“ eine Verpflichtung und Verantwortung beider Partner als Bezugspersonen, die offen miteinander kommunizieren und sich über ihre jeweiligen Bemühungen, ihr Kind zu versorgen, austauschen. Diese Eigenschaften beruhen häufig auf Eltern mit sicherer Paarbindung, denn sie sind mit höherer Wahrscheinlichkeit zugänglich und responsiv und sowohl in ihrer Beziehung als auch in ihrer Elternfunktion emotional engagiert.

Partner und Eltern können ihr emotionales Gleichgewicht verlieren. Ineffektive Fürsorgebündnisse können mehrere Ursachen haben (Kobak & Mandelbaum 2003). Erstens können sich Meinungsverschiedenheiten der Eltern und unterschiedliche Überzeugungen und Vorgeschichten angesichts der Bedeutsamkeit der Elternrolle auf der emotionalen Ebene als bedrohlich erweisen. Zweitens kann die Unsicherheit eines Partners bezüglich der Elternrolle dessen Fähigkeit hemmen, sich auf das

Erleben und die Bedürfnisse des Kindes effektiv einzustimmen. Ein tendenziell unsicheres Paarbündnis kann die Aufmerksamkeit auf die individuellen Bedürfnisse des Kindes beeinträchtigen, vor allem wenn dessen Probleme schwierig zu verstehen sind oder sich negativ auf die Eltern auswirken. Eine dritte Ursache ist die Paarbeziehung an sich. Unsicherheitsmuster in der Paarbindung können mit elterlichen Sorgen und mit unsicheren Mustern des Verfolgens und des Rückzugs zusammenhängen. Diese Muster können die innere Beschäftigung der Eltern mit ihrem Kind und ihr Interesse an ihm untergraben, sodass sich das Muster des Vermeidens und der ängstlich-unsicheren Reaktion im Umgang der Eltern mit ihrem Kind wiederholt.

Eltern, die als Paar gut eingestimmt sind, vermitteln ihren Kindern ein Gefühl der „emotionalen Sicherheit". Wenn Eltern hingegen in ihrer Paarbeziehung Schwierigkeiten haben, wird auch ihr Kind zu Fehlanpassungen neigen (Davies & Cummings 1994). Kinder können auf Beziehungsprobleme der Eltern reagieren, indem sie sich aus den Familieninteraktionen zurückziehen und sich emotional distanzieren oder aber reaktiv ihre Eltern zu beschäftigen versuchen, um den Paarkonflikt aufzulösen oder zu deeskalieren. Kinder können auch versuchen, die Beziehung der Eltern zu stabilisieren, indem sie direkt intervenieren oder selbst eine Elternrolle übernehmen (Parentifizierung), um das Gleichgewicht wiederherzustellen (Byng-Hall 2008; Crittenden 2008; Dallos & Vetere 2012). Die Qualität des Elternbündnisses übt also maßgeblichen Einfluss auf das allgemeine emotionale Klima in der Familie aus und kann die Fürsorge- und Erziehungsfunktion der Eltern im ungünstigen Fall beeinträchtigen.

Der EFFT-Therapeut konzeptualisiert diese Reaktionsmuster gemäß den individuellen bindungsrelevanten Zielen konflikthafter Beziehungen. Da sich die familiären Interaktionen auf zahlreichen Ebenen abspielen, muss der Therapeut die Ebenen der Unsicherheit identifizieren, auf denen Eltern-Kind-Schwierigkeiten oder Paarprobleme zum Tragen kommen. Die EFFT ermöglicht einen Veränderungsprozess, der es ermöglicht, die auf Unsicherheit beruhenden Beziehungsblockaden auf jeder der folgenden drei Ebenen durchzuarbeiten: Elternteil-Kind, Elternbündnis oder Paarbeziehung. Durch die Bearbeitung der familiären Distress kann der Therapeut die Signifikanz der bindungsrelevanten Blockaden und ihren Einfluss auf das Familienleben besser beurteilen und den Fokus der einzelnen Sitzungen festlegen. Diese Grundsätze der Bindungstheorie dienen ihm als konzeptueller Bezugsrahmen, um die Beziehungen der Familienmitglieder durch ihre gemeinsamen affektiven Bindungen zu verstehen und zu modifizieren.

2.4 EFFT und die Arbeit mit Familien und Emotion

In der EFFT sind Emotionen maßgeblich an der Umwandlung unsicherer Muster in positive Zyklen der Sicherheit beteiligt. EFT-Sitzungen haben häufig zum Ziel, Veränderung durch die Art und Weise herbeizuführen, wie Klienten mit ihrem emotionalen Erleben umgehen und es ausdrücken (Johnson 2020 [2019]). EFT-Interventionen unterstützen die Fähigkeit des Therapeuten, das emotionale Erleben zugänglich zu machen, zu erweitern, zu verstehen und zu bearbeiten, um die Emotionsregulation zu verbessern. So kann der Therapeut die Familie anleiten, reaktive, einander wechselseitig verstärkende Interaktionsmuster zu korrigieren und negative Erwartungen, Selbstrepräsentationen und Repräsentationen des anderen, die effektive Fürsorglichkeit und Bindungskommunikation untergraben, zu revidieren. Durch korrigierende emotionale Erfahrungen finden Familien zu sichereren Interaktionsmustern. In diesem letzten Abschnitt untersuchen wir die Rolle der Bindung und der Emotionsregulation als kritische Entwicklungseinflüsse, die die familiären Beziehungsprozesse, die in Anpassung und Wachstum resultieren oder in Dysfunktion und Distress, prägen.

Emotionsregulation

Als Emotionsregulation bezeichnen wir die Fähigkeit, Emotionen und ihre Äußerung zu beeinflussen (Gross 1998). Dieser Regulationsprozess setzt die Fähigkeit voraus, Zugang zu einer Bandbreite von Emotionen zu finden und auf sie zu reagieren, eine emotionale Erfahrung zu identifizieren und zu modifizieren und ihr Bedeutung zuzuschreiben. Die Entwicklung dieser Fähigkeit erstreckt sich über das ganze Leben. Zur Emotionsregulation zählt auch die Fähigkeit des Individuums, den Prozess der Erzeugung einer emotionalen Reaktion zu beeinflussen, der u. a. dem Einfluss des bewussten Gewahrseins, der Ziele und der Strategien des Individuums unterliegt (Gross & Thompson 2007). Diese Strategien oder Regulationsprozesse reichen vom Vermeiden bestimmter Situationen bis zum Vermeiden des emotionalen Erlebens, von der Veränderung von Situationen bis zur Umlenkung emotionaler Erfahrungen, von der Verlagerung der Aufmerksamkeit bis zur Umdeutung des eigenen Erlebens, der Bedeutungsänderung einer Erfahrung und Modulierung des emotionalen Erlebens durch Verhaltensänderung oder Änderung der physiologischen Reaktionen auf die Emotion. Der Einsatz dieser Strategien, der auf expliziten und impliziten Reaktionen beruht, um das Auftreten, die Intensität und die Äußerung der Emotion zu beeinflussen, ist die Essenz der Emotionsregulation (Morris et al. 2007).

Allgemein anerkannt ist die Tatsache, dass die Emotionsregulation eine Hauptrolle bezüglich der Ätiologie und Aufrechterhaltung psychischer Störungen spielt.

Unterdrücken, Grübeln und Vermeidungsverhalten, allesamt Strategien der Emotionskontrolle, sind mit einer Bandbreite psychischer Störungen, insbesondere mit Angststörungen und Depression, assoziiert. Für besser angepasste Strategien, z. B. die Akzeptanz (die das Vermeidungsverhalten reduziert) und die kognitive Neubewertung, gilt dies nicht (Mennin & Farach 2007; Aldao, Nolen-Hoeksema & Schweiser 2010). Kinder, die mit der Emotionsregulation Schwierigkeiten haben, neigen im späteren Leben mit höherer Wahrscheinlichkeit zu Verhaltensproblemen (Cicchetti, Ackerman & Izard 1995; Silk, Steinberg & Morris 2003) und anderen psychischen Beeinträchtigungen (Gross & Jazaireri 2014).

Familien und Emotionsregulation

Familien spielen für die Entwicklung der kindlichen Emotionsregulation eine wichtige Rolle. Die Fähigkeit des Kindes, sein emotionales Erleben zu regulieren, wird durch seine Beobachtung der Familieninteraktion, durch die Erziehungspraktiken der Eltern und anderer Bezugspersonen, durch die Qualität der familiären Beziehungen und durch das emotionale häusliche Klima beeinflusst (Morris et al. 2007). Diese Einflüsse haben direkte und indirekte Auswirkungen. Wenn eine Mutter auf die ängstlichen Hilfsappelle ihres Kindes nicht eingeht, hat dies Folgen für die Fähigkeit des Kindes, seine Angst zu regulieren. Ein eher indirekter Einfluss zeigt sich bei einem Kind, das Familieninteraktionen, an denen exzessive, feindselige Konflikte zwischen den Eltern beteiligt sind, meidet. Diese im Hintergrund lauernde Wut wirkt sich negativ auf das emotionale Klima in der Familie aus. Ähnlich schädliche Folgen haben auch Äußerungen der Feindseligkeit und Kritik sowie emotionale übertriebene Einmischung in Familienkommunikationen (Leff & Vaughn 1985). Mehr und mehr Aufmerksamkeit widmet man mittlerweile der Funktion der Familie, einen Kontext bereitzustellen, der individuelle Fähigkeiten (z. B. die Emotionsregulation) beeinflusst; die Familie wird als ein „Emotionssystem“ verstanden, in dem die Bindung eine entscheidende Rolle spielt (Henry, Morris & Harrist 2015).

Bindungsbeziehungen sind für die Koregulation des emotionalen Erlebens in der Kindheit unverzichtbar. Sie bilden die Grundlage für die Entwicklung der Selbstregulation der Emotion. Eltern üben einen maßgeblichen Einfluss auf die Prägung der Emotionsregulation aus. Durch die gemeinsame Regulation stellt die Mutter dem Kind Ressourcen zur Verfügung, um seine physiologischen, behavioralen und emotionalen Reaktionen zu regulieren (Sroufe 2016). Diese gemeinsamen Regulationsprozesse und die aus ihnen hervorgehenden Erfahrungen dienen als Sprungbrett für die Entwicklung der Selbstregulationsfähigkeit des Kindes (Kopp 1982), die sich ohne die Präsenz der Eltern und ohne diese regulatorische Ressource nicht voll entfalten kann (Calkins & Leerkes 2011). Die Rolle der gemeinsamen Regulation ist auch für Bezugspersonen häufig eine Herausforderung, denn sie müssen ihren eigenen regulierten Zustand aufrechterhalten, während sie sich um ein verzweifeltes oder dysreguliertes Kind kümmern und ihm gleichzeitig helfen wollen, sein Erleben selbst zu regulieren (Rutherford et al. 2015). Zwar hat man der Beeinflussung der Emotionsregulation durch die Eltern in der frühen Kinderentwicklung besondere Aufmerksamkeit gewidmet, doch auch die Entwicklungsaufgaben der Adoleszenz und des jungen Erwachsenenalters üben Einfluss auf diese Fähigkeit aus (Steinberg 2005; Steinberg & Morris 2001).

Die Bindungstheorie gibt Einblick in die Vorteile und Konsequenzen gefühlter Sicherheit in Familieninteraktionen, die die Verfügbarkeit der gemeinsamen Regulation voraussetzen. Das Vertrauen auf die Verfügbarkeit der Bezugsperson dient als Quelle der Resilienz und als Grundlage sozialer Anpassung und psychischen Wohlergehens (Mikulincer & Shaver 2016). Eltern mit sicherer Bindung werden ihre Emotionen und Gefühle offener und unverzerrt äußern und mit anderen Menschen klarer und präziser kommunizieren. Sicher gebundene Eltern und Kinder werden ihr emotionales Gleichgewicht mit höherer Wahrscheinlichkeit gemeinsam finden und aufrechterhalten können. Sie werden durch den anderen weniger rasch getriggert und sind besser in der Lage, Mehrdeutigkeit in ihren Interaktionen zu tolerieren, weil sie spüren, dass Distress handhabbar ist und sie nicht allein sind. Gefühlte Sicherheit ermöglicht es ihnen, über ihr emotionales Erleben nachzudenken und es zu sortieren, d. h. ihr emotionales Erleben zu regulieren. Ihr emotionales Gleichgewicht macht sichere Menschen weniger anfällig dafür, ihre emotionalen Erfahrungen zu verleugnen, zu verzerren oder zu übertreiben (Shaver & Mikulincer 2007). Diese Ressource ermöglicht es Eltern, sowohl ihre eigenen Emotionen als auch die ihrer Kinder aufmerksam wahrzunehmen, sie auszudrücken und zu kommunizieren und sie als Orientierungshilfe für effektives Handeln zu nutzen.

Unsicher gebundene Menschen neigen hingegen zu Verzerrungen negativer Erfahrungen (indem sie aufgrund ihrer sekundären Bindungsreaktionen Emotionen unterdrücken oder ein ums andere Mal verleugnen). Wenn diese unsicheren Strategien in Momenten ins Spiel kommen, in denen das Kind seine Bezugsperson zur Regulation seiner Emotion braucht, stellen sich rasch Verzerrungen der Bindungsgespräche ein. Insgesamt gesehen, beeinträchtigen diese sekundären Strategien die Fähigkeiten erwachsener Menschen, emotionales Erleben zu identifizieren, zu beschreiben und zu erforschen (Mikulincer & Shaver 2019). Diese dyadischen Einflüsse definieren die Wechselseitigkeit der Emotionsregulation, d. h., die regulierenden Reaktionen der Mutter beeinflussen die Emotionsregulation des Kindes, und dessen Reaktionen beeinflussen wiederum die Regulation der Mutter (Rutherford et al. 2015). Daher fördern sicherere Interaktionen adaptive Zyklen, die durch eine effektive Emotionsregulation einschließlich effektiver emotionaler Kommunikation charakterisiert sind.

Im Gegensatz dazu führt die Bindungsunsicherheit zu fehlangepassten Mustern, die der emotionalen Dysregulation Vorschub leisten.

Negative Muster von Familiendistress

Der Einfluss fehlangepasster Muster des dysregulierten Affekts in Familienbeziehungen erhöht die Wahrscheinlichkeit, dass das emotionale Klima an sich durch negative Affekte organisiert wird. Negative Affektmuster erhöhen die Wahrscheinlichkeit der Triangulierung im Familiensystem infolge der gefühlten Unsicherheit, vor allem wenn die Paarbeziehung der Eltern durch Schwierigkeiten belastet ist (Byng-Hall 2008; Crittenden 2008; Dallos & Vetere 2012). In unsicheren Familiensystemen werden negative Emotionen entweder verstärkt oder unterdrückt; dies erhöht die Wahrscheinlichkeit, dass verzerrte emotionale Reaktionen sich zu Reaktionskaskaden auswachsen, die eine unkontrollierbare Eskalation der Feindseligkeit oder den vollständigen Kommunikations- und Kontaktverlust nach sich ziehen.

Familienbeziehungen laufen ähnlich wie Paarbeziehungen Gefahr, von negativen Affektzuständen überwältigt zu werden (Gottman 1994). Unsichere Interaktionsprozesse erhöhen die Wahrscheinlichkeit, dass negative Emotionen, z. B. Angst oder Wut, ihren korrigierenden Einfluss verlieren, wenn die Responsivität und Ansprechbarkeit der Bezugspersonen durch ängstlich-unsicherere oder vermeidende Reaktionen eingeschränkt ist (Kobak et al. 1998). Im Laufe der Zeit führt die fehlende Verfügbarkeit der Eltern zu Trennungsschmerz. Die daraus resultierenden Bemühungen, die Defizite auszugleichen, und die damit einhergehenden negativen Emotionen untergraben das Vertrauen in die Fähigkeit der Familie, effektiv zu reagieren. Die Familienmitglieder verlassen sich mehr und mehr auf Selbstschutzstrategien, um mit den Auswirkungen des negativen Familienklimas fertigzuwerden. Die Bindungsgespräche der Familie werden verzerrt, da die einzelnen Mitglieder auf Negativität und Distress mit Strategien reagieren, welche die bindungsrelevanten, der gefühlten Unsicherheit zugrunde liegenden Schwierigkeiten nicht lösen, sondern lediglich managen.

Familienmuster dienen als Schablonen für die emotionalen Realitäten in der Familie, die mit Schwierigkeiten kämpft. Die Beobachtung der Interaktionsmuster ermöglicht es dem Therapeuten, Zugang zu diesen Realitäten zu finden, um die emotionalen Erfahrungen, die als natürliche Signale der individuellen Bedürfnisse und der Reaktionen in der Familie dienen, zu regulieren und zu untersuchen. Die Beobachtung positiver Interaktionen in sicheren Familienbeziehungen demonstriert eine ähnliche Funktion der Emotion. Ein Kind, das sich freudig an seine Mutter wendet, wenn es eine gute Note in der Schule bekommen hat, und eine eingestimmte, vielleicht sogar übertreibende Reaktion der Mutter erlebt, fühlt sich aufgewertet (Gable, Gonzaga & Strachmen 2006) und in seiner Bedeutung bestätigt – nicht aufgrund der guten Note, sondern weil sich die Mutter in dem Augenblick, in dem es drauf ankam, auf seine Gefühle einstimmen konnte. Das Teilen positiver Affektzustände erweitert die Fähigkeiten, erschließt Perspektiven und fördert die Resilienz und das Wohlbefinden (Fredrickson 2001). Negative Affektzustände erfüllen ebenfalls wichtige Überlebensfunktionen, indem sie uns veranlassen, die Aufmerksamkeit auf potenzielle Gefahren zu konzentrieren und Maßnahmen zu ihrer Vermeidung zu ergreifen. Die Fähigkeit, ein positives Gleichgewicht aufrechtzuerhalten, liegt einem allgemeinen Wohlbefinden zugrunde (Fredrickson & Losada 2005).

Die Emotionsfokussierte Familientherapie fokussiert auf die Auflösung der Beziehungsblockaden, die sich einstellen, wenn die Familieninteraktionen durch negative emotionale Zustände definiert sind. Diese negativen Affektzustände gehen aus ineffektiven Versuchen hervor, bindungsrelevante Bedürfnisse im Familiensystem zu lesen und angemessen darauf zu reagieren. Starre Interaktionsmuster illustrieren die vorhersehbaren emotionalen Realitäten, die das Verhalten, Verstehen und Erleben organisieren. Der EFT-Therapeut nutzt diese emotionalen Realitäten als Orientierungshilfe und als Ressource, um korrigierende Erfahrungen einzuleiten, die das emotionale Gleichgewicht in Richtung selbsttragender, selbstverstärkender Muster des relationalen Wachstums und Gedeihens verschieben. Emotionen sind das Ziel und das Agens der Veränderung in der EFT (Johnson 2021).

2.5 Zusammenfassung

Dieses Kapitel beschreibt den theoretischen Hintergrund des Veränderungsprozesses in der EFFT. Die Bindungstheorie dient als Ressource des menschlichen Funktionierens und des Beziehungsgeschehens und erklärt Aspekte der individuellen Entwicklung und des individuellen Funktionierens, die mit der systemischen Familientheorie übereinstimmen. Eine Übersicht zweier bedeutender Modelle, die die Verwendung der Bindungstheorie und Familientherapie erforschen, betont neue Formulierungen in der Begleitung von Familien, die den intrapersonalen und interpersonalen familiären Systemen Vorrang einräumen. Die zentralen bindungsrelevanten Grundsätze werden unter Betonung der Anwendung in der EFFT untersucht. Die Emotionsregulation wird als einer der Kernprozesse erläutert, die durch den EFFT-Therapieprozess neue Erfahrungen ermöglichen. Das folgende Kapitel illustriert die Grundannahmen der EFFT und die Schritte zur Praxis.

2.6 Literatur

AINSWORTH, M.D. S. (1991). Attachment and other affectional bonds across the life cycle. In: C.M. Parkes & J. Stevenson-Hinde (Hg.). *Attachment Across the Life Cycle.* New York: Routledge, S. 33–51.

AINSWORTH, M.D. S., BLEHAR, M.C., WATERS, E. & WALL, S.N. (1978). *Patterns of Attachment: A Study of the Strange Situation.* Hillsdale, NJ: Erlbaum.

ALDAO, A., NOLEN HOEKSAMA, S. & SCHWEISER, S. (2010). Emotion regulation across psychopathology: A meta-analytic review. *Clinical Psychology Review* 30: 217–237.

ALLEN, J.A. (2008). The attachment system in adolescence. In: J. Cassidy & P.R. Shaver (Hg.). *Handbook of Attachment Theory Research, and Clinical Applications.* New York: Guilford, S. 419–435.

BARTHOLOMEW, K. & HOROWITZ, L. (1991). Attachment styles among young adults: A test of a four category model. *Journal of Personality and Social Psychology* 61: 226–244.

BERTALANFFY, L. VON (1968). *General System Theory.* New York: George Braziller.

BOWLBY, J. (1949). The Study and reduction of group tensions in the family. *Human Relations* 2 (2): 123–128.

BOWLBY, J. (1975). Attachment theory, separation anxiety, and mourning. *American Handbook of Psychiatry* 6: 292–309.

BOWLBY, J. (1976 [1973]). *Trennung. Psychische Schäden als Folgen der Trennung von Mutter und Kind.* Übers. Von E. Nosbüsch. München: Kindler.

BOWLBY, J. (1979). *The Making and Breaking of Affectional Bonds.* London: Tavistock.

BOWLBY, J. (1983 [1980]). *Verlust, Trauer und Depression.* Frankfurt am Main: Fischer.

BOWLBY, J. (1988). *A Secure Base.* New York: Basic Books.

BYNG-HALL, J. (1995). Creating a secure family base: Some implications of attachment theory for family therapy. *Family Process* 34: 45–58.

BYNG-HALL, J. (1999). Family couple therapy: Toward greater security. In: J. Cassidy & P.R. Shaver (Hg.). *Handbook of Attachment Theory Research, and Clinical Applications.* New York: Guilford, S. 625–645.

BYNG-HALL, J. (2008). The significance of children fulfilling parental roles. Implications for family therapy. *Journal of Family Therapy* 30: 147–162.

CALKINS, S.D. & LEERKES, E.M. (2011). Early attachment processes and the development of emotional self-regulation. In: K.D. Vohs & R.F. Baumeister (Hg.). *Handbook of Self-Regulation: Research, Theory, and Application.* New York: Guilford, S. 355–373.

CICCHETTI, D., ACKERMAN, B.P. & IZARD, C.E. (1995). Emotions and emotion regulation in developmental psychopathology. *Development and Psychopathology* 7: 1–10.

COLLINS, N.L. & READ, S.J. (1994). Cognitive representations of attachment: The structure and functioning of working models. In: K. Bartholomew & D. Perlman (Hg.). *Advances in Personal Relationships: Vol. 5. Attachment Processes in Adulthood.* London: Jessica Kingsley, S. 53–92.

COLLINS, N.L., FORD, M.B., GUICHARD, A.C., KANE, H.S. & FEENY, B.C. (2010). Responding to need in intimate relationships: Social support and caregiving processes in couples. In: M. Mikulincer & P.R. Shaver (Hg.). *Prosocial Motives, Emotions, and Behavior: The Better Angels of Our Nature.* Washington, DC: American Psychological Association, S. 367–389.

COWAN, C.P. & COWAN, P.A. (2005). Two central roles for couple relationships: Breaking negative intergenerational patterns and enhancing children's adaptation. *Sexual and Relationship Therapy* 20: 275–288.

CRITTENDEN, P.M. (2008). Why do inadequate parents do what they do? In: O. Mayseless (Hg.). *Parenting Representations.* Cambridge: Cambridge University Press, S. 388–433.

DAVIES, P.T. & CUMMINGS, E.M. (1994). Marital conflict and child adjustment: An emotional security hypothesis. *Psychological Bulletin* 116: 387–411.

DALLOS, R. & VETERE, A. (2012). Systems theory, family attachments and processes of triangulation: Does the concept of triangulation offer a useful bridge? *Journal of Family Therapy* 34: 117–137.

DIAMOND, G.S., DIAMOND, G.M. & LEVY, S.A. (2014). *Attachment-Based Family Therapy for Depressed Adolescents.* Washington, DC: American Psychological Association.

DIAMOND, G., RUSSON, J. & LEVY, S. (2016). Attachment-based family therapy: A review of the empirical support. *Family Process* 55 (3): 595–610.

FEENEY, B.C. (2007). The dependency paradox in close relationships: Accepting dependence promotes independence. *Journal of Personality and Social Psychology* 92: 268–285.

FEENEY, B.C. & COLLINS, N.L. (2001). Predictors of caregiving in adult intimate relationships: An attachment theoretical perspective. *Journal of Personality and Social Psychology* 80: 972–994.

FONAGY, P. & M. TARGET (1997). Attachment and reflective function: Their role in self-organization. *Development and Psychopathology* 9: 679–700.

FRALEY, R.C. & WALLER, N.G. (1998). Adult attachment patterns: A test of the typological model. In: J.A. Simpson & W.S. Rholes (Hg.). *Attachment Theory and Research.* New York: Guilford Press, S. 77–114.

FREDRICKSON, B.L. (2001). The role of positive emotions in positive psychology: The broaden-and-build theory of positive emotions. *American Psychologist* 56: 218–226.

GABLE, S.L., GONZAGA, G.C. & STRACHMAN, A. (2006). Will you be there for me when things go right? Supportive responses to positive event disclosures. *Journal of Personality and Social Psychology* 91: 904–917.

GEORGE, C. & SOLOMON, J. (2008). The caregiving system: A behavioral systems approach to parenting. In: J. Cassidy & P.R. Shaver (Hg.). *Handbook of Attachment Theory Research, and Clinical Applications.* New York: Guilford, S. 833–856.

GOTTMAN, J.M. (1994). *What Predicts Divorce? The Relationship Between Marital Processes and Marital Outcomes.* Hillsdale, NJ: Erlbaum.

GROSS, J.J. (1998). The emerging field of emotion regulation: An integrative review. *Review of General Psychology* 74, S. 224–237.

GROSS, J.J. & JAZAIERI, H. (2014). Emotion, emotion regulation, and psychopathology: An affective science perspective. *Clinical Psychological Science* 2: 387–401.

HENRY, C.S., MORRIS, A. & HARRIST, A.W. (2015). Family resilience: Moving into the third way. *Family Relations* 64: 22–43.

HUGHES, D.A. (2004). An attachment-based treatment of maltreated children and young people. *Attachment and Human Development* 6: 263–278.

HUGHES, D.A. (2007). *Attachment-Focused Family Therapy.* New York: Norton.

HUGHES, D.A. (2011). *Attachment-Focused Family Therapy. The Workbook.* New York: Norton.

HUGHES, D.A., GOLDING, K.S. & HUDSON, J. (2015). Dyadic developmental psychotherapy (DDP): The development of the theory, practice and research base. *Adoption & Fostering* 39: 356–365.

JOHNSON, S.M. (2021 [2004]). *Praxis der Emotionsfokussierten Paartherapie.* Paderborn: Junfermann.

JOHNSON, S.M. (2019 [2008]). *Halt mich fest. Sieben Gespräche über lebenslange Liebe.* Paderborn: Junfermann.

JOHNSON, S.M. (2020 [2019]). *Bindungstheorie in der Praxis. Emotionsfokussierte Therapie mit Einzelnen, Paaren und Familien.* Paderborn: Junfermann.

JOHNSON, S.M. & BEST, M. (2003). A systematic approach to restructuring adult attachment: The EFT model of couples therapy. In: P. Erdman et al. (Hg.). *Attachment and Family Sys-*

tems: Conceptual, Empirical and Therapeutic Relatedness. New York: Brunner-Routledge, S. 165–192.

Johnson, S. M. & Whiffen, V. E. (Hg.) (2003). *Attachment Processes in Couple and Family Therapy.* New York: Guilford.

Johnson, S. M., Lafontaine, M. & Dalgleish, T. (2015). Attachment: A guide to a new era of couple interventions. In: J. A. Simpson & W. S. Rholes (Hg.). *Attachment Theory and Research.* New York: Guilford Press, S. 393–421.

Jones, J. D., Cassidy, J. & Shaver, P. R. (2015). Parents' self-reported attachment styles: A review of the link with parenting behaviors, emotions and cognitions. *Personality and Social Psychological Review* 19: 44–76.

Kobak, R. & Madsen, S. (2008). Disruptions in attachment bonds: Implications for theory, research, and clinical intervention. In: J. Cassidy & P. R. Shaver (Hg.). *Handbook of Attachment Theory Research, and Clinical Applications.* New York: Guilford, S. 23–47.

Kobak, R. & Mandelbaum, T. (2003). Caring for the caregiver: An attachment approach to assessment and treatment of child problems. In: S. M. Johnson & V. E. Whiffen (Hg.). *Attachment Processes in Couple and Family Therapy.* New York: Guilford, S. 144–164.

Kobak, R., Duemmler, S., Burland, A. & Youngstrom, E. (1998). Attachment and negative absorption states: Implications for treating distressed families. *Journal of Systemic Therapies* 17: 80–92.

Leff, J. & Vaughn, C. (1985). *Expressed Emotion in Families.* New York: Guilford.

Main, M. & Hesse, E. (1990). Parents' unresolved traumatic experiences are related to infant disorganized attachment status: Is frightened and/or frightening parental behavior the linking mechanism? In: M. T. Greenberg, D. Cicchetti & E. M. Cummings (Hg.). *The John D. and Catherine T. MacArthur Foundation Series on Mental Health and Development. Attachment in the Preschool Years: Theory, Research, and Intervention.* Chicago, Il: University of Chicago Press, S. 161–181.

Marvin, R. S. (2003). Implications of attachment research for the field of family therapy. In: P. Eerdman & T. Caffery (Hg.). *Attachment and Family Systems: Conceptual, Empirical, and Therapeutic Relatedness.* New York: Brunner Routledge, S. 3–27.

Marvin, R. S. & Britner, P. A. (2008). Normative development: The ontogeny of attachment. In: J. Cassidy & P. R. Shaver (Hg.). *Handbook of Attachment Theory Research, and Clinical Applications.* New York: Guilford, S. 269–294.

Mennin, D. S. & Farach, F. (2007). Emotion and evolving treatments for adult psychopathology. *Clinical Psychology: Science and Practice* 1: 329–352.

Mesman, J., Van IJzendoorn, M. & Sagi-Schwartz, A. (2016). Cross-cultural patterns of attachment. In: *The Handbook of Attachment: Theory, Research, and Clinical Applications.* New York: Guilford, S. 852–877.

Mikulincer, M. (1997). Adult attachment style and information processing: Individual differences in curiosity and cognitive closure. *Journal of Personality and Social Psychology* 72: 1217–1230.

Mikulincer, M. (1998). Adult attachment style and affect regulation: Strategic variations in self-appraisals. *Journal of Personality and Social Psychology* 75: 420–435.

Mikulincer, M. & Florian, V. (1998). The relationship between adult attachment styles and emotional and cognitive reactions to stressful events. In: J. A. Simpson & W. S. Rholes (Hg.). *Attachment Theory and Close Relationships.* New York: Guilford, S. 143–165.

Mikulincer, M. & Shaver, P. R. (2015). Boosting attachment security in adulthood: The „broaden-and-build"-effects of security-enhancing mental representations and interpersonal contexts. In: J. A. Simpson & W. S. Rholes (Hg.). *Attachment Theory and Research: New Directions and emerging Themes.* New York: Guilford, S. 124–144.

Mikulincer, M. & Shaver, P.R. (2016). *Attachment in Adulthood: Structure, Dynamics and Change* (2. Auflage). New York: Guilford Press.

Mikulincer, M. & Shaver, P.R. (2019). Attachment orientation and emotion regulation. *Current Opinion in Psychology* 25: 6–10.

Mikulincer, M., Florian, V. & Weller, A. (1993). Attachment styles, coping strategies and posttraumatic psychological stress: The impact of the Gulf War in Israel. *Journal of Personality and Social Psychology* 64: 817–826.

Mikulincer, M., Shaver, P.R. & Pereg, D. (2003). Attachment theory and affect regulation: The dynamics, development and cognitive consequences of attachment strategies. *Motivation and Emotion*: 27: 77–102.

Morris, A., Steinberg, L. & Silk, J. (2007). The role of the family context in the development of emotion regulation. *Social Development* 16: 361–388.

Nichols, M.P. (1987). *The Self in the System*. New York: Brunner/Mazel.

Nichols, M.P. & Schwartz, R.C. (1998). *Family Therapy: Concepts and Methods*. Boston: Allyn & Bacon.

Reis, H.T. (2014). Responsiveness: Affective interdependence in close relationships. In: M. Mikulincer & P.R. Shaver (Hg.). *The Herzliya Series on Personality and Social Psychology. Mechanisms of Social Connection: From Brain to Group*. Washington, DC: American Psychological Association, S. 255–271.

Rutherford, H.J. V., Wallace, N.S., Laurent, H.K. & Mayes, L.C. (2015). Emotion regulation in parenthood. *Developmental Review* 1: 1–14.

Shaver, P.R. & Mikulincer, M. (2007). Attachment and emotional regulation. In: J.J. Gross (Hg.). *Handbook of Emotion Regulation*. New York: Guilford Press, S. 446–465.

Silk, J.S., Steinberg, L. & Morris, A.S. (2003). Adolescents' emotion regulation in daily life: Links to depressive symptoms and problem behavior. *Child Development* 74: 1869–1880.

Simpson, J.A. & Rholes, W.S. (2002). Fearful-avoidance, disorganization, and multiple working models: Some directions for future theory and research. *Attachment and Human Development* 4: 223–229.

Solomon, J. & George, C. (1996). Defining the caregiving system: Toward a theory of caregiving. *Infant Mental Health Journal* 17: 183–197.

Sroufe, L.A. (1988). The role on infant-caregiver attachment in development. In: J. Belsky & T. Nezworski (Hg.). *Clinical Implications of Attachment*. Hillsdale, NJ: Erlbaum, S. 18–38.

Sroufe, L.A. (2016). The place of attachment in development. In: J. Cassidy & P.R. Shaver (Hg.). *Handbook of Attachment Theory Research, and Clinical Applications*. New York: Guilford, S. 997–1011.

Steinberg, L. (2005). Cognitive and affective development in adolescence. *Trends in Cognitive Science* 9: 69–74.

Steinberg, L. & A.S. Morris (2001). Adolescent development. *Annual Review of Psychology* 52: 83–110.

Tilley, D. & Palmer, G. (2013). Enactments in emotionally focused couple therapy: Shaping moments of contact and change. *Journal of Marital and Family Therapy* 39: 299–313.

Tronick, E. (2007). *The Neurobehavioral and Social-emotional Development of Infants and Children*. New York: Norton.

Tronick, E., Als, H., Adamson, L., Wise, S. & Brazelton, T.B. (1978). The infant's response to entrapment between contradictory messages in face-to-face interaction. *Journal of the American Academy of Child Psychiatry* 17: 1–13.

Watzlawick, P., Bavelas, J.B. & D. Jackson (1967, 2011). *Pragmatics of Human Communication: A Study of Interactional Patterns, Pathologies and Paradoxes*. New York: Norton.

3. Der Veränderungsprozess in der EFFT

Die Emotionsfokussierte Familientherapie strebt einen Veränderungsprozess an, der sich im Prinzip an der EFT-Therapie für Paare orientiert. Die drei Veränderungsphasen sind identisch, da der Therapeut sich zuerst auf die Deeskalation negativer Muster konzentriert, die den Distress in der Familie organisieren, bevor er den Prozess der Umstrukturierung der Interaktionen zwischen Eltern und Kindern einleitet. Abgeschlossen wird die Behandlung mit einer Konsolidierung der Veränderungen, die erzielt wurden, und der Förderung neuer, durch Sicherheit und positiven Affekt geprägter Interaktionsmuster. In diesem Kapitel geben wir eine Übersicht des EFFT-Veränderungsprozesses und betonen dabei insbesondere die Prozesse, an denen der Therapeut sich orientiert, um die Sicherheit der Beziehungen und das Vertrauen in die familiären Verbindungen wiederherzustellen. Besondere Aufmerksamkeit gilt den charakteristischen Eigenschaften der Familientherapie, d. h. der Arbeit mit der hierarchischen und der wechselseitigen Dynamik, die die Beziehungen zwischen Bezugspersonen und Kindern organisiert. Ein Fallbeispiel illustriert die Fortschritte, die eine Familie dank der EFFT erzielen kann.

Familiärer Distress hat unterschiedlichste Ursachen, und die Muster, die ihn organisieren, werden durch die Zusammensetzung und die emotionale Dynamik der Familie beeinflusst. Die EFFT fokussiert auf Deeskalation und in erster Linie auf die Rolle negativer, alles beherrschender Zustände, die zur Aufrechterhaltung der Schwierigkeiten ebenso beitragen wie die starren Positionen, die Eltern wie auch Kinder in Reaktion auf ihre Probleme vertreten. Diese problematischen Muster bestehen aus dyadischen und triadischen Interaktionen, die in Eltern-Kind-Beziehungen typischerweise durch Trennungsschmerz organisiert sind, wobei auch andere Familienmitglieder durch das Miterleben dieser negativen Interaktionen beeinflusst werden können.

Der EFT-Therapeut dient Familien, die ihr emotionales Gleichgewicht aufgrund dieser negativen Muster verloren haben, als wichtige Quelle der Unterstützung und Sicherheit. Er erkennt das Ausmaß ihrer Schwierigkeiten an und gewährt Unterstützung und Sicherheit. Indem die Familie Zugang zu dem emotionalen Erleben findet, das für die einzelnen Mitglieder mit diesen starren Mustern verbunden ist, und es verarbeiten kann, fällt es ihr leichter, sich mit den Blockaden auseinanderzusetzen, die das Mitteilen von und Eingehen auf spezifische, bindungsrelevante Bedürfnisse erschweren oder unmöglich machen. Durch die Umstrukturierung der Interaktionsmuster erlernen die Angehörigen produktivere Möglichkeiten, die Verletzungen und Bedürfnisse auszudrücken und auf die Kränkungen einzugehen, die für den

Verlust der Verbindung in Eltern-Kind-Beziehungen typisch sind. Von den neuen Mustern der emotionalen Ansprechbarkeit und Responsivität profitiert die Fähigkeit der Familie, gefühlte Sicherheit in Reaktion auf die sich verändernden Entwicklungsbedürfnisse zu entwickeln und zu fördern.

In der EFFT fokussieren wir auf Blockaden der Bindung und Fürsorglichkeit und auf die Art und Weise, wie Kinder, Eltern und Partner durch Muster gehemmt werden, die Unsicherheit und reaktive emotionale Reaktionen erzeugen. Infolgedessen gestaltet sich der Therapieprozess unterschiedlich, je nachdem, welche Familienmitglieder am tiefsten in diese negativen Muster verstrickt sind. EFFT ist komplexer als eine Paartherapie und benutzt einen Entscheidungsrahmen, um festzulegen, wie die Sitzungen zu organisieren sind und wer daran teilnehmen soll. Wir stellen diesen Entscheidungsrahmen in diesem Kapitel vor und illustrieren in den folgenden Kapiteln anhand klinischer Beispiele die Prinzipien, nach denen die Therapie organisiert wird. Das Kapitel schließt mit einer Zusammenfassung des „EFT-Tango“ und seiner Anwendung auf die EFFT-Therapie. Die Tango-Illustration dient als kurze Beschreibung des Prozesses „von Sitzung zu Sitzung“, der die EFT und die Arbeit des Therapeuten mit Bindungsbeziehungen und den sie prägenden Emotionen kennzeichnet.

Fallbeispiel

Sandra und Darlene nahmen zusammen mit Erin (19), ihrem einzigen Kind, eine Familientherapie auf. Erin lebte bei ihren Müttern und war im zweiten Trimester schwanger. Die familiären Spannungen und Konflikte drehten sich um die Geburt des Babys. Sandra war Erins leibliche Mutter und hatte das Kind zusammen mit Darlene großgezogen. Darlene hatte häufig als Puffer in der konfliktträchtigen Beziehung zwischen Erin und Sandra gedient. Seit einigen Jahren hatten die Auseinandersetzungen sich gelegt, aber das Verhältnis der beiden blieb distanziert. Dieses Konfliktmuster wurde aktiviert, nachdem Erin ihren Sohn zur Welt gebracht hatte. Sandra verhielt sich erneut kritisch und übergriffig gegenüber Erin, die sich angesichts der ständigen Vorwürfe und Ratschläge zurückzog. Auch Darlene und Sandra waren sich uneins, was den Umgang mit Erin und ihrem Baby betraf. Der Konflikt eskalierte bis zu dem Punkt, dass Erin drohte, auszuziehen und Sandra den Umgang mit ihrem Enkel zu verbieten.

3.1 EFFT-Phasen der Veränderung

Die Phasen der EFFT fassen die sich entfaltenden Prozesse der sich wandelnden Unsicherheitsmuster in Paar- und Familienbeziehungen zusammen. Wenn man sich eine EFFT-Sitzung ansieht, beobachtet man, dass der Therapeut Interaktionssequenzen und die mit ihnen einhergehenden emotionalen Erfahrungen verfolgt und spiegelt. Dadurch schafft er neue Gelegenheiten, neue Verbindungen sowohl auf intrapsychischer als auch auf interpersonaler Ebene zu knüpfen. Der Prozess, den Johnson (2004) bezüglich der Transformation von Paarbeziehungen durch den Zugang zu Bindungsbeziehungen, ihre Bearbeitung und Umstrukturierung beschrieben hat, dient der Organisation der EFT-Arbeit mit Familien als hilfreicher Rahmen. Abbildung 3.1 zeigt den EFFT-Veränderungsprozess und die ihn begleitenden therapeutischen Schritte. Im Anhang erhalten Sie eine erläuternde Zusammenfassung.

Phase 1 Deeskalation

Schritt 1: Bildung eines Bündnisses und Familienassessment

Schritt 2: Identifizierung negativer Interaktionsmuster, die unsichere Bindungen aufrechterhalten

Schritt 3: Zugang zu zugrunde liegenden Emotionen, die Interaktionspositionen / Beziehungsblockaden beeinflussen

Schritt 4: Neudefinition des Problems im Lichte der Beziehungsblockaden und negativen Interaktionsmuster

Phase 2 Umstrukturierung

Schritt 5: Zugang zu den verleugneten Selbstanteilen und Bindungsbedürfnissen eines Kindes und ihre Vertiefung

Schritt 6: Förderung der Akzeptanz der neuen Erlebensweise eines Kindes und seiner bindungsbezogenen Bedürfnisse

Schritt 7: Umstrukturierung der Familieninteraktionen mit Betonung des Mitteilens von Bindungsbedürfnissen und unterstützenden Reaktionen der Bindungsperson

Phase 3 Konsolidierung

Schritt 8: Erforschen neuer Lösungen für frühere Probleme von einer Position größerer Sicherheit aus

Schritt 9: Konsolidierung neuer Positionen und Stärkung positiver Muster

Abbildung 3.1: Veränderungsprozess in der EFFT

3.1.1 Phase 1 – Stabilisierung und Deeskalation von Familiendistress

Das Ziel der Anfangsphase der EFFT ist die Stabilisierung von Familiendistress durch die Deeskalation negativer Interaktionsmuster. Die EFT-Therapeutin baut ein therapeutisches Bündnis mit den Familienmitgliedern auf, die an der Therapie teilnehmen. Dieses Bündnis orientiert sich an den Zielen der Familie. Besondere Aufmerksamkeit gilt dabei den Sorgen und Anliegen der Eltern. Als Quelle der Sicherheit für die einzelnen Familienmitglieder unterstützt das therapeutische Bündnis ihre gemeinsame Erkundung neuer Lösungen und alternativer Interaktionen anstelle der gewohnten, die die Veränderungsbemühungen der Familie aktuell organisieren. Das aufrichtige und empathische Interesse der EFT-Therapeutin ermöglicht die Herstellung eines Arbeitsbündnisses mit den an der Therapie beteiligten Familienmitgliedern. Emotionale Einstimmung, relationale Responsivität und Zugang zu den primären Interessen der beteiligten Angehörigen fördern die Sicherheit und emotionale Geborgenheit, die das therapeutische Bündnis bietet.

Die Therapeutin validiert die unterschiedlichen Wahrnehmungen und Erfahrungen der einzelnen Familienmitglieder und hebt dabei die Stärke der Familie insgesamt hervor (Johnson, Maddeaux & Blouin 1998). Die Bedürfnisse der Familie nach Sicherheit, Schutz und Unterstützung sind entscheidende Aspekte ihres Wohlbefindens. Daher beginnt die Wiederherstellung eines funktionalen Gleichgewichts mit der Anerkennung der Stärken und Verletzlichkeiten in ihren Beziehungen. Für das Assessment der vorliegenden Probleme können u. U. getrennte Sitzungen mit Eltern, Geschwistern und dem Kind, dem die Sorgen der Familie gelten, notwendig sein. Nach Möglichkeit wird eine Familiensitzung mit allen Angehörigen durchgeführt, die für die augenblicklichen Probleme relevant sind. Diese Familiensitzungen dienen als einzigartige Gelegenheit zur Beurteilung der familiären Interaktionsmuster und des allgemeinen emotionalen Klimas.

In diesen Sitzungen beobachtet die Therapeutin das mit dem anliegenden Problem assoziierte Verhalten der Familie. Auf diese Weise organisiert sie ihr Verständnis der Schwierigkeiten und erforscht gemäß den Prinzipien des Familiensystems (vgl. z. B. Bertalanffy 1968; Minuchin & Fishman 1981) die alltäglichen Handlungen der einzelnen Mitglieder und ihre problemrelevanten Aspekte. Familiäre Probleme führen zu Distanz und Distress und konzentrieren sich häufig auf eine bestimmte Beziehung oder ein bestimmtes Kind. Besondere Aufmerksamkeit wird der Untersuchung der Interaktionsmuster und der negativen Emotionen gewidmet, die aus Versuchen resultieren, die problematischen Verhaltensweisen anzusprechen. Die Therapie räumt der Dyade mit den größten Schwierigkeiten Priorität ein. Häufig erweist sich diese Dyade als maßgebliche Quelle der Unsicherheit, die dem familiären Distress zugrunde liegt.

Die Bindungstheorie hilft, die emotionale Dynamik einer Familie zu verstehen. Negative emotionale Zustände resultieren aus erhöhter Unsicherheit in der Familie, worauf der Einzelne gewöhnlich mit sekundären Bindungs- und Fürsorgestrategien reagiert, die die Ansprechbarkeit und Responsivität der Bindungspersonen blockieren. Diese gehemmten Bemühungen, Bedürfnisse zu kommunizieren und Unterstützung zu gewähren, aktivieren alles beherrschende negative Zustände, die durch Angst, Verlust und Wut charakterisiert sind (Johnson et al. 1998). Betroffene Kinder fühlen sich u. U. ungeliebt oder unbedeutend, zumal die Äußerung ihrer Bedürfnisse nach Trost und Beruhigung häufig durch die Angst vor Ablehnung oder weiterer Verletzung blockiert ist. In entsprechender Weise können Eltern das Vertrauen in ihre Fähigkeit, ihrer Rolle gerecht zu werden, verlieren und sich für ihre gefühlte Ineffektivität schämen. Diese negativen Interaktionen intensivieren die Negativität, die die Familie empfindet, und das gemeinsame Gefühl der Hoffnungslosigkeit und Verzweiflung (Diamond & Siqueland 1998). Die Unfähigkeit der Eltern, auf diese zunehmenden negativen Emotionen angemessen zu reagieren, macht die familiären Beziehungen für diese Muster besonders anfällig.

Auf einer emotionalen Ebene erleben die Angehörigen u. U. ein Gefühl der Vergeblichkeit und Hoffnungslosigkeit und glauben nicht länger an die Möglichkeit einer Veränderung. Häufig rufen die ständigen negativen Erfahrungen tiefere Ängste in der Familie hervor, die den Verlust der Verbundenheit und das Alleinsein betreffen. Kinder kämpfen mit dem Gefühl, nicht geliebt zu werden und bedeutungslos zu sein, während die Eltern womöglich mit ängstlicher Kontrolle überreagieren, sich zurückziehen oder in ihren Bemühungen, mit ihrem eigenen negativen Selbstbild fertigzuwerden, gegenüber dem Kind gleichgültig wirken.

Die durch das Bündnis mit der Therapeutin geschaffene Sicherheit hilft den Familienmitgliedern, Zugang zu den Emotionen und Verhaltensweisen zu finden, die Verbundenheit und Fürsorglichkeit blockieren. Die Fokussierung auf die negativen Emotionen in den Eltern-Kind-Interaktionen führt zur Entdeckung besser angepasster Emotionen und damit zusammenhängender Bedürfnisse, die durch die Schwierigkeiten der Familie verdeckt wurden. Reaktive Bedenken und Anliegen der Eltern verraten häufig ihre zugrunde liegende Angst oder Sorge um das Wohlergehen eines Kindes. Der Prozess, in dem die Therapeutin oberflächliche und zugrunde liegende Emotionen spiegelt und ihre Funktion validiert, verringert die reaktiven Verhaltensweisen der Eltern und des Kindes und drosselt das Tempo schmerzlicher reaktiver Interaktionen. Auf diese Weise erhält die Therapeutin immer wieder Gelegenheit, die Auswirkungen dieses reaktiven Verhaltens und die Erfahrungen, die es in den einzelnen Familienmitgliedern hervorruft, zu erforschen. Das ängstliche Kontrollverhalten eines Vaters kann, sobald es verstanden wird, seinen Bemühungen weichen, sich auf seine tiefen Ängste und seine Reue einzustimmen. Durch diese Erfahrung intensiviert die Therapeutin seine gefühlte Sorge und die impliziten Befürchtungen, die dieser Sorge zugrunde liegen. In ähnlicher Weise lenkt der defensive Rückzug eines Kindes die Aufmerksamkeit auf die Verwirrung und Isolation, die es in der Familie empfindet. Die Folgen dieser Isolation zeigen sich in der Traurigkeit, mit der es schildert, wie es ist, sich sowohl in der Schule als auch zu Hause allein zu fühlen.

Der therapeutische Prozess fokussiert auf das Spiegeln der Emotionen der Familie und die Validierung des augenblicklichen Erlebens der einzelnen Angehörigen. Sobald es Eltern und Kindern leichter fällt, sich auf diese Erfahrungen zu konzentrieren, finden sie auch leichter Zugang zu den tiefen, mit Bindungsbedürfnissen und elterlichen Intentionen assoziierten Emotionen, die dann Ausdruck finden können. Die Therapeutin priorisiert den Einfluss der Emotion auf die Organisation der Erlebensweise der Familie und betrachtet das Durcharbeiten des emotionalen Erlebens als hilfreichste Gelegenheit überhaupt, um negative Familienmuster zu verändern (Johnson et al. 1998). Grundsätzlich geht die EFT davon aus, dass der Zugang zu besser angepassten Emotionen korrigierende emotionale Erfahrungen ermöglicht und dass diese Erfahrungen der Familie eine besser regulierte und sensiblere emotionale Kommunikation ermöglichen (Davila, Karney & Bradbury 1999; Johnson 2021).

Während die Therapeutin das Verhalten und die Emotionen hervorhebt, aus denen diese Muster bestehen, wird deren Beitrag zur Prägung spezifischer Erfahrungen innerhalb der Familie größere Aufmerksamkeit gewidmet. Defensive und fehlangepasste Reaktionen werden im Kontext eines Musters oder eines Zyklus verständlich, der die Interaktionen in schwierigen Momenten beherrscht. Infolgedessen sind Eltern und Kinder in ihrer Fähigkeit blockiert, relevante Bedürfnisse wahrzunehmen und auf sie einzugehen. Die Therapeutin beschreibt die Intensität und Bedeutsamkeit dieser Blockaden als Bindungsschwierigkeiten, d. h. als Situationen, in denen bindungsrelevante Bedürfnisse auf ineffektive und unzulängliche Reaktionen oder Initiativen treffen (Palmer & Efron 2007). Diese aktive Fokussierung auf solche negativen Muster und ihre Validierung ermöglicht es Familien, das Problem nicht als das einer einzelnen Person, sondern als eine gemeinsame Erfahrung zu verstehen. Die Familien entwickeln ein Gefühl der Selbstwirksamkeit, wenn sie diese Muster erkennen und sehen, dass sie ihre Fähigkeit, auf Bedürfnisse und Erwartungen angemessen zu reagieren, untergraben.

In ähnlicher Weise nimmt die Therapeutin ein Reframing der frustrierten Besorgnis der Eltern als Versuch vor, Unterstützung und Fürsorge anzubieten. Statt auf die Intention des Verhaltens abzuheben, bringt sie die zugrunde liegende Angst und Sorge zur Sprache, die mit der Frustration assoziiert sind, und demonstriert dadurch in der Sitzung die Anteilnahme der Eltern. Ob sie die Probleme der Bezugsperson als Muster neu rahmt oder deren Kontrollversuche als beabsichtigte Fürsorglichkeit umdeutet – in jedem Fall geht die Therapeutin von den zugrunde liegenden Emotionen aus, die zutage treten, indem die primäre Emotion einer Bezugsperson oder eines Kindes identifiziert und bearbeitet wird. Die Fähigkeit eines Elternteils, seine eigenen Bedürfnisse und Absichten und die unausgesprochenen Ängste und Befürchtungen seiner Kinder klarer zu erkennen, kommt seiner Aufgeschlossenheit gegenüber dem Kind und dem Wunsch zugute, die Beziehung auf andere Weise zu untersuchen.

Teil der Deeskalation in der EFFT sind Assessmentprozesse, die das Bewusstsein einer Familie für die negativen Interaktionsmuster, die zu einer Quelle von Distanz und Unsicherheit werden, schärfen. Dies setzt ein sicheres therapeutisches Bündnis mit allen teilnehmenden Familienmitgliedern voraus, damit die Therapeutin bindungsrelevante Emotionen, die solchen negativen Interaktionen innewohnen, aktivieren kann. Dank der Sicherheit des therapeutischen Bündnisses können Eltern und Kinder die Emotionen erforschen, die diesen Mustern zugrunde liegen, und die bindungsrelevanten Emotionen und Bedürfnisse erkennen, die durch diese Beziehungsmuster blockiert werden.

Infolge der Deeskalation können sich die Familienmitglieder weniger reaktiv und stattdessen responsiver verhalten und ihre Probleme im Kontext dieser negativen Zyklen besser verstehen. Die erwachsenen Bezugspersonen werden offener auf die Verletzlichkeit ihres Kindes eingehen können, wenn sie dessen Bedürfnisse verstehen, während die Kinder sich weniger reaktiv verhalten, sobald sie die fürsorglichen Absichten ihrer Eltern klarer sehen und deren Reaktivität weniger ausgesetzt sind. Die Motivation einer Bezugsperson, etwas zu verändern, ist an diesem Punkt vielleicht nicht mehr als „hinreichend gut“, denn manchen Eltern fällt es schwer, dem Erleben des Kindes zu vertrauen (Diamond, Diamond & Levy 2014). Die Therapeutin wird die Aufgeschlossenheit der Eltern weiterhin unterstützen, bevor sie das Kind ermuntert, seine Bindungssehnsüchte und -bedürfnisse an die Eltern heranzutragen (Palmer & Efron 2007). In dieser ersten Phase erwerben Familien ein größeres Sicherheits- und Stabilitätsgefühl, sodass eskalierte Interaktionen seltener werden und die gegenseitige Empathie wächst.

Fallbeispiel – Phase 1

Erin (19) nahm auf Darlenes Bitte hin widerstrebend an der ersten Familientherapiesitzung teil. Ihr Partner lehnte es ab, zu der Sitzung zu erscheinen, in der über Sandras und Darlenes Sorgen wegen ihres Kontakts zu ihrem Enkel gesprochen werden sollte. Die Therapeutin ließ Erin und ihren Müttern Raum, die Art und Weise, wie sie die Familie und die aktuellen Konflikte erlebten, zu schildern. Sandra berichtete, dass sie sich in ihren Versuchen, Erin Ratschläge zu geben, missverstanden fühle. Erin quittierte dies mit Verachtung, und Darlene sprang ein und brachte die bevorstehende Geburt zur Sprache. Die Therapeutin folgte dem Erleben der Familie in diesem Moment und anderen, damit zusammenhängenden Konflikten, in denen die gleichen reaktiven Prozesse zum Tragen kamen.

Die Therapeutin ging dem sich entfaltenden Konflikt nach und erläuterte das Erleben der einzelnen Familienmitglieder und das negative Muster, in das sie sich miteinander verstrickten. Sandras Versuche, Orientierung und Rat anzubieten, wurden von Erin verächtlich abgetan. Sandra reagierte darauf wütend und mit zunehmend aggressiven Fragen, die Zweifel an Erins Erfahrung und Kompetenz als Mutter zum Ausdruck brachten. Ihrer zusetzenden und aggressiven Art zum Trotz hoffte Sandra, dass Erin spüren würde, wie sehr sie sich um sie sorgte, und sie als hilfreiche, fürsorgliche Mutter wieder an ihrem Leben teilnehmen lassen würde. Erin wiederum zog sich emotional oder physisch vor der Konfrontation zurück und brach das Gespräch ab. Erin räumte ihre Verletztheit ein und ihre lang gehegte Überzeugung, für Sandra eine Enttäuschung zu sein. Darlene erforschte ihre eigene Rolle als Friedensstifter, in der sie sich häufig darauf konzentrierte, Konflikte zu meiden oder Sandra und Erin in ihren erbitterten Wortgefechten zu beruhigen. Darlene sprach auch über ihre eigenen Ängste, als nichtleibliche Mutter Erins in deren Leben und in der Familie insgesamt keine wichtige Rolle zu spielen. Die Therapeutin validierte die Positionen und Erfahrungen der drei Frauen und betonte dabei die Beziehungsblockade zwischen Sandra und Erin. Sie hob hervor, dass das reaktive Muster ihre Beziehung überwältigte, sodass sie nur hilflos-verzweifelt versuchen konnten, den Schmerz, den sie als Mutter und Tochter jeweils empfanden, zu lindern.

Phase 1 ermöglichte den Familienmitgliedern, ihr Muster und die vulnerablen Emotionen, die dem Abwehrverhalten zugrunde lagen, das ihren negativen Zyklus in Gang hielt, klarer zu sehen. Darlene erkannte deutlicher, dass sie selbst häufig Frieden stiften wollte, aber den beiden Menschen, die sie liebte, mit ihren Bemühungen nicht half, sich mit ihrem Schmerz, den auch sie wahrnahm, auseinanderzusetzen. Das Bündnis mit der Therapeutin und das wachsende Sicherheitsgefühl in den Sitzungen ermöglichten es Sandra, über ihre eigenen Schwierigkeiten als junge Mutter zu sprechen. „Als ich Erin bekam, hatte ich niemanden. Meine Mutter hatte uns verlassen, meine Schwestern hielten mich für verrückt. Ich hatte niemanden, der mir half." Sandra sprach über die schmerzliche Isolation, die sie als Mutter in einer gleichgeschlechtlichen Beziehung empfunden hatte, und wie schwer es für sie gewesen war, dass sich in die Freude über die Geburt ihres Kindes ein so tiefer Schmerz auf der Familienebene mischte. Die Therapeutin erläuterte, dass Sandras eigene Angst vor Einsamkeit und Schmerz hinter ihren verzweifelten Bemühungen stand, Erin davor zu bewahren. Sandra räumte ein, dass sie ihre „übertriebenen" Ratschläge und Zweifel häufig in den Momenten äußerte, in denen sie selbst Angst bekam. Sie wünsche sich nichts sehnlicher, als ihre Tochter zu beschützen. Erin war erleichtert darüber, dass Sandra die Übergriffigkeit ihres Verhaltens einsah. Sandras Geschichten über ihre eigenen schmerzvollen Ängste als Mutter, den Wünschen oder Erwartungen anderer nicht gerecht zu werden, berührten sie tief.

Sandra und Darlene erkannten, dass ihr eigenes Muster durch die Versorgung und Erziehung Erins getriggert wurde. In einer separaten Elternsitzung räumte Sandra ein, dass sie es Darlene übel nahm, dass sie Erin nicht zur Rede stellte, wenn diese sich zurückzog oder Drohungen äußerte. Solche Situationen triggerten Sandras Gefühl, als Mutter allein zu sein und von niemandem gewollt zu werden. Darlene wiederum fürchtete, dass sie beide Erin verlieren würden, wenn sie sich auf Sandras Seite stellte. Darlenes Angst, für Erin weniger wichtig zu sein und von ihr weniger gebraucht zu werden, überraschte Sandra, denn weil Darlene und Erin so reibungslos miteinander interagierten, hatte sie es für selbstverständlich gehalten, dass sie einander eng verbunden waren. Die Therapeutin formulierte das reaktive Muster der Angst, das sich zwischen Sandra und Darlene etabliert hatte. Sie hob hervor, dass die Familien- und Paarzyklen alle drei Frauen fürchten ließen, nicht wirklich dazuzugehören, obwohl sich jede von ihnen ebendies am dringlichsten wünschte. Das vulnerablere Gespräch des Paares erschloss den beiden Frauen in ihrer Funktion als Erins Bezugspersonen neue Möglichkeiten. Darlene bat Sandra, sie stärker in die Diskussionen mit Erin einzubeziehen, damit sie beide als Team für Erin und das Baby würden da sein können. Sandra konnte darüber sprechen, wie sehr sie sich für Erin verantwortlich fühlte. Sie gab sich die Schuld daran, dass ihre Tochter mit 19 schwanger war, ohne verheiratet zu sein. Sie sprach über ihre Angst, von ihrer Tochter nicht gebraucht oder geliebt zu werden, und dass sie aufgrund dieser Angst noch stärker auf Darlenes Loyalität angewiesen sei. Als Darlene sah, wie sehr Sandra sich ängstigte, sagte sie: „Wir haben beide Angst." Die Therapeutin validierte und normalisierte ihre Ängste und bezeichnete sie als den Preis, der für die Mutterschaft zu zahlen sei. Sie forderte beide Frauen auf, sich gegenseitig zu helfen. Das neue Wissen um ihrer beider Ängste half dem Paar, über Strategien des „Großmutter-Seins im Team" nachzudenken.

Erin bat um eine separate Sitzung mit ihrem Partner Steve. Er hatte an der ersten Familiensitzung nicht teilnehmen wollen, weil er auf strikter Abgrenzung zu Erins intrusiven Müttern bestand, die das Vertrauen seiner Freundin in ihre Fähigkeit als Mutter untergruben. Die Therapeutin stellte den Raum bereit, in dem Erin ihr eigenes Erleben des Übergangs zur Mutterschaft untersuchen und sich über das, was sie von anderen brauchte, klar werden konnte. Erin brachte ihren Ärger über Sandras eigennütziges Vorgehen klar zum Ausdruck, ebenso wie ihr Gefühl, den Erwartungen ihrer Mutter nie gerecht zu werden. So kam sie mit dem Schmerz in Verbindung, den sie empfand, weil sie glaubte, ihre Mütter, vor allem Sandra – die keine Großmutter sein wollte –, enttäuscht zu haben. Erin erkannte, dass sie sich nach dem Vertrauen und der Akzeptanz ihrer Mütter sehnte: „Ich möchte, dass meine Mütter stolz auf mich sind, dass sie nicht an mir zweifeln, sondern an mich glauben." Sandra und Darlene wurden sich der Ängste, die ihren reaktiven Mustern mit Erin und als Paar zugrunde lagen, bewusst. Erin konnte ihre Verletzung und ihre ungestillten Bedürfnisse in Worte fassen. Die Offenheit der Eltern und ihr gemeinsames Eingehen auf die engagiertere Reaktion ihrer Tochter leiteten die Deeskalation und Stabilisierung ein.

3.1.2 Phase 2 – Umstrukturierung der Bindung in Familieninteraktionen

In Phase 2 der EFFT lenkt die Therapeutin die Aufmerksamkeit der Familienmitglieder auf positive, also durch Sicherheit und responsive Fürsorglichkeit charakterisierte Muster. Das Ziel der Phase 2 besteht darin, die Eltern-Kind-Beziehung neu auszurichten, damit Bindungsbedürfnisse und Fürsorgereaktionen effektiv aufeinander abgestimmt sind. Diese Veränderung setzt einen Wechsel der Systemebene voraus, eine Neuorganisation der Familie um die Prozesse der Suche nach Nähe (Bindungssystem) und der Fürsorge (Fürsorgesystem). Während Phase 1 den eher allgemeinen Einfluss bindungsrelevanter Schwierigkeiten betont, die sich in der Familie bemerkbar machen, fokussiert die Arbeit in Phase 2 auf spezifische Dyaden und Triaden mit Bindungs- und Fürsorgeblockaden. Bindungsrelevante Emotionen werden vertieft, indem Eltern und Kinder auf besser eingestimmte und responsive Weise effektiver miteinander kommunizieren.

Die erwachsenen Bezugspersonen müssen neue Positionen beziehen, die durch vermehrte Ansprechbarkeit, höhere Responsivität und stärkeres emotionales Engagement definiert sind, damit sie erfolgreich auf die bindungsrelevanten Emotionen des Kindes, die in Phase 2 explizit herausgearbeitet werden, eingehen können. Den Kindern fällt es leichter, ihre bindungsrelevanten Bedürfnisse klar und zuversichtlich an die Eltern heranzutragen. Durch die Kombination dieser neuen Positionen entfallen die Beziehungsblockaden im Bindungs- und Fürsorgezyklus. So wird eine

Basis für ein generatives Muster der Sicherheit für die Familie insgesamt geschaffen oder wiederhergestellt. Diese Veränderungen finden statt, weil der EFFT-Prozess die bindungsrelevanten Emotionen und Handlungstendenzen zugänglich macht und zusammenfügt.

Die Umstrukturierung der Bindungsbeziehungen beginnt mit dem Augenmerk auf die bindungsrelevanten Emotionen und Bedürfnisse, die mit den blockierten Bindungsreaktionen des Kindes assoziiert sind. Hier liegt der Fokus auf der Vertiefung des Erlebens und der Äußerung der Sorgen und Bedürfnisse des Kindes, die gewöhnlich für die in der Phase 1 identifizierten starren Muster bestimmend sind. Das bedeutet, dass die Therapeutin unausgesprochene oder verleugnete bindungsrelevante Emotionen und Bedürfnisse erforscht und aktiviert (Johnson et al. 1998). Die Bearbeitung des ängstlichen Misstrauens des Kindes bezüglich der auftauchenden Fürsorge und Offenheit der Eltern wird ständig im Fokus gehalten, weil diese Befürchtungen das Kind häufig daran hindern, sich mit seinen Bindungsbedürfnissen an seine Bezugspersonen zu wenden (Bowlby 1988). Infolgedessen spricht die Therapeutin diese Ängste gegenüber den Kindern wie auch den Eltern an und schärft so die Aufmerksamkeit für die zugrunde liegenden Sehnsüchte der Kinder und die häufig unausgesprochene, bisweilen auch überraschende Verletzlichkeit, mit der Bezugspersonen darauf reagieren. Dieser Prozess ermöglicht es Eltern und Kindern, die Gefühle der Verletzlichkeit, die den Erwachsenen, dem Kind und den Familienbeziehungen gemeinsam sind, effektiver zu äußern und zu beantworten (Johnson 2021).

Parallel dazu fokussiert die Therapeutin konsequent auch auf die Akzeptanz der auftauchenden Verletzlichkeit des Kindes durch die Eltern, denn diese ist ausschlaggebend dafür, dass das Kind sein zugrunde liegendes Erleben und seine ungestillten Bindungsbedürfnisse zuversichtlich erforschen kann. Wenn die Vertiefung seiner Verletzlichkeit die Fürsorglichkeit der Eltern aktiviert, können paradoxerweise Blockaden auftauchen, die es der Mutter oder dem Vater verwehren, sich um die Verletztheit, die Ängste oder Bedürfnisse des Kindes zu kümmern. Die Bearbeitung dieser Blockaden in der Sitzung dient der Therapeutin als erfahrungsorientierte Gelegenheit, sich auf ihr eigenes Erleben einzustimmen und es zu beobachten, um diese Blockadereaktion durchzuarbeiten. Ängste und Unsicherheiten der Eltern werden anerkannt; ihre Motivation, ihr Kind zu umsorgen und zu halten, wird, ausgehend von diesen Blockaden, erforscht. Viele Eltern schrecken in Momenten zurück, in denen es um die Verletzungen und Ängste des Kindes geht. Ihre Scham hindert sie daran, sich auf dessen Bedürfnisse einzustimmen. Die EFT-Therapeutin hilft ihnen, diese Schamgefühle zu identifizieren, ohne sich auf ihr negatives Selbstbild zu fixieren. Stattdessen dienen diese Situationen als neue Gelegenheit, ihre zugrunde liegenden Emotionen als Ressource zu nutzen, um auf ihr Kind einzugehen. Der Prozess unterstützt die Zuversicht und die Fähigkeit der Bezugspersonen, in diesem Moment zu reagieren. Das Durcharbeiten dieser Blockaden und die Verbesserung der Ansprechbarkeit und Responsivität der Eltern bewirkt, dass ihre Fürsorgesignale für das Kind klarer werden.

Höhepunkt der Phase 2 ist das Enactment der bindungsrelevanten Bedürfnisse des Kindes und der Ansprechbarkeit und engagierten Responsivität der Mutter oder des Vaters. Die Therapeutin gibt die Richtung vor, indem sie choreografiert, wie die Bezugsperson und das Kind aufeinander zugehen können, um eine Interaktion größerer Sicherheit zu erleben. Das Enactment konfrontiert das Kind mit einem Risiko, denn es soll auf seine Bezugsperson in der Hoffnung und mit der Zuversicht zugehen, dass diese engagiert und effektiv reagieren wird. Häufig sind die Bedürfnisse des Kindes für eine bestimmte Situation spezifisch, in der es das Bedürfnis nach Trost und Unterstützung empfunden hat. Diese Bedürfnisse können z. B. seine Sicherheit betreffen: „Es macht mir Angst, wenn du schreist. Ich habe das Gefühl, dass du immerzu böse auf mich bist, und fühle mich bedroht. Ich tue mein Bestes und erledige meine Hausaufgaben, aber du glaubst mir nicht." Andere Kinder heben ihr Bedürfnis nach Sicherheit und Verlässlichkeit hervor: „Ich muss wissen, dass du für mich da sein wirst. Ich weiß nicht, ob du mich wirklich abholst, auch wenn du es mir versprichst." „Wer kommt, um bei meinem Spiel zuzusehen? Wer feuert mich an?" Oder das Kind wünscht sich eine Bestätigung seiner Wichtigkeit: „Ich muss wissen, dass ich für dich wichtig bin", „Du liebst Susan mehr als mich", „Ich mache alles falsch", „Kein Problem, mach dir um mich keine Sorgen" (Kobak et al. 2007). Die neuen Familienreaktionen geben klarere Definitionen des Selbst, entschiedenere Definitionen von Grenzen und explizitere Erwartungen an die Beziehungen, die sich die Familie wünscht, zu erkennen (Johnson 2021). Der Veränderungsvorgang fokussiert im Kern auf die Bindungsappelle des Kindes und die eingestimmte Fürsorgereaktion der Eltern.

Fallbeispiel – Phase 2

In der folgenden Familiensitzung erläuterte die Therapeutin Sandras und Darlenes Offenheit für Erins Erleben und ihre Bereitschaft, ihren Bedürfnissen in der Familie responsiver zu begegnen. Erin hörte misstrauisch zu, als die Therapeutin das negative Muster zusammenfasste und die Isolation, Verletztheit und Angst hervorhob, die es in der Familie erzeugte. Die Therapeutin fragte Sandra und Darlene, ob es sie interessiere, welche Art von Hilfe ihre erwachsene Tochter Erin in dieser Lebensphase brauche, und beide Mütter betonten daraufhin ihren Wunsch, zu verstehen und zu helfen. Erin widerstrebte es weiterhin, sich mit den Müttern direkt auszutauschen; sie konzentrierte sich stattdessen auf die Geburt ihres Sohnes. Die Therapeutin lenkte den Fokus auf die Art und Weise, wie sich Erin als junge Frau und junge Mutter fühlte. Nun brachte Erin ihren unterdrückten Ärger darüber zum Ausdruck, sich nicht gesehen und nicht wertgeschätzt zu fühlen. Weinend fragte sie, ob die Mütter sich überhaupt vorstellen könnten, wie es sich anfühle, wenn man nicht einfach Kind sein dürfe, sondern zur Welt gekommen sei, weil die Mutter quasi eine „Positionserklärung" habe abgeben wollen. Ob es sie wirklich interessiere, wie es sei, als junges Mädchen mit zwei Müttern aufzuwachsen? Sandra sprach leise, um sich auf die Traurigkeit ihrer Tochter einzustimmen, und sagte: „Ich möchte es wissen, Liebes. Und ja, du hast recht, ich weiß es nicht." Erins Traurigkeit und Einsamkeit waren spürbar, als sie Erinnerungen an eine Phase schilderte, in der Freundinnen sie fragten: „Wo ist dein Papa?" An Sandra gewandt sagte sie: „Du hast mir erklärt, das sei ihr Problem, weil sie homophob seien! Und ich habe mich in diesem Moment völlig alleingelassen gefühlt." Darlene und Sandra ließen Erins Traurigkeit und Angst Raum. Als die Therapeutin diesen Moment mit Erin verarbeitete, wandte diese sich tränenüberströmt an Sandra: „Ich habe solche Angst, dich zu verletzen." Sandra nahm Erins Hand und sagte ihr mit ruhiger Stimme, dass sie über dieses Gespräch erleichtert sei und nun verstehe, wie schwer Erin es gehabt habe. Ihre eigenen Bemühungen, eine Art „Supermama" zu sein, seien eher hinderlich gewesen. „Es tut mir leid, dir wehzutun ist das Letzte, was ich gewollt habe." Sandra schloss Erin und dann auch Darlene in ihre Arme. Die Therapeutin nutzte den Moment, um diese Erfahrung zu spiegeln, die nun nicht mehr von Wut und Angst bestimmt war, sondern von Trost und Fürsorglichkeit. Erin erwiderte: „Davon werde ich eine Menge brauchen."

Die EFT-Therapeutin fokussiert konsequent auf die zugrunde liegenden Emotionen, die sowohl die Fürsorglichkeit als auch effektive Bindungsgespräche motivieren. In diesem Beispiel ermöglicht die Offenheit der Mütter für die Verletzung und die Bedürfnisse ihrer Tochter ein vulnerables Gespräch über Erins Beziehung zur leiblichen Mutter und ihr Gefühl, nicht gesehen oder gehört zu werden. Die Mütter reagieren tröstend und beruhigend auf Erins unmittelbares Erleben und gehen dann auch auf deren frühere Ängste und Verletzungen ein. Die Therapeutin unterstützt die eingestimmte und aufgeschlossene Reaktion der Mütter, als das Kind über sein Bedürfnis, gesehen und getröstet zu werden, spricht. Die durch diese Enactments geschaffenen neuen Erfahrungen verstärken den Einfluss der korrigierenden emotionalen Reaktionen. Die Therapeutin beleuchtet und betont die positiven Emotionen, die in diesen bewegenden Momenten aktiviert werden. Wenn weitere Familienmitglieder an der Sitzung teilnehmen, werden auch sie ermutigt, auf diese Veränderungen einzugehen.

Sobald eine dieser Blockaden der Mutter-Kind-Beziehung aufgelöst wurde, treten u. U. weitere Unsicherheiten in anderen Beziehungen der Familie zutage. Die Auflösung des anliegenden Problems kann den Fokus auf unbewältigte Konflikte in einer anderen Beziehung zwischen Bezugsperson und Kind oder auch auf chronische Schwierigkeiten in der Paarbeziehung verschieben. Die Aufgeschlossenheit und Verletzlichkeit in Erins und Sandras Beziehung könnten z. B. Auswirkungen auf Darlenes Erwartung haben, die Blockaden in ihrer Beziehung zu Sandra zu erforschen. Die EFT-Therapeutin beschreibt die Schritte, die die Familie unternommen hat, um das Sicherheitsgefühl, das als Ressource für die Bearbeitung anderer Beziehungsblockaden dient, zu verbessern. Der Umstrukturierungsprozess der Phase 2 konzentriert sich dann auf eine neue Dyade oder Triade, um die Verletzlichkeit zugänglich zu machen und die Akzeptanz zu fördern. Im Fokus stehen die Enactments der Bindungsappelle und die Fürsorgereaktionen.

3.1.3 *Phase 3 – Konsolidierung sicherer Bindungen*

Die letzte Phase der EFFT zielt auf die Konsolidierung der neuen Sicherheitsmuster, die sich die Familie in den vorangegangenen Phasen erarbeitet hat. Es gelingt den Angehörigen leichter, sich miteinander auszutauschen und intentionale Schritte zur Verbesserung der gefühlten Sicherheit zu machen, nachdem die Blockaden ihres emotionalen Engagements und der effektiven Fürsorge aufgelöst wurden (Johnson et al. 2005). Das Vertrauen wird einhergehend mit den sicheren Bindungsbeziehungen wiederhergestellt. Die Familienmitglieder können ihre Bedenken und Sorgen direkt äußern und die Bedeutsamkeit, die diese Veränderungen für sie selbst und die Familie insgesamt besitzen, in Worte fassen.

Fallbeispiel – Phase 3

An der letzten Sitzung nahmen alle drei Frauen sowie Erins Partner Steve und das Enkelkind teil. Die Therapeutin feierte gemeinsam mit der Familie die Ankunft des Kindes und nutzte die Gelegenheit zu einem Gespräch über die Weiterentwicklung, die die Familie durch die gemeinsame Arbeit erreicht hatte. Die Frauen schilderten ein aktuelles Beispiel für einen Rückfall in alte Muster, aus denen sie sich aber nun hatten befreien können. Nachdem Erin ausgezogen war, bot Sandra ihr an, ihr neues Apartment herzurichten, und Erin widerstrebte es, die Hilfe anzunehmen. Sie erklärte Sandra, was sie tatsächlich brauche und welche Arbeiten sie selbst erledigen müsse. Sandra berichtete, sie habe sich nicht abgelehnt gefühlt, sondern sich mit Darlene darüber ausgetauscht, wie hilfreich es sei, dass Erin ihre Bedürfnisse klar äußere. Sandra und Darlene ließen auch an ihrer Unterstützung für Steve keinen Zweifel und erkannten an, dass er seinem Sohn ein guter Vater sei. Am Ende der Sitzung fasste Erin ihren Stolz und ihre Dankbarkeit für das, was sie erreicht hatten, in Worte: „Ich weiß, dass es ein großes Glück ist, dass mein Sohn nicht nur eine Großmutter hat, sondern das ‚Team Großmutter'." Sandra und Darlene strahlten vor Freude in dem Wissen, dass selbst in einer komplexen und sich verändernden Familie jeder seinen Platz hatte.

Die Auswirkungen des gestärkten Sicherheitsgefühls betreffen eine größere Ansprechbarkeit und Responsivität in den Familienbeziehungen. Diese Veränderungen ermöglichen es, die gefühlte Sicherheit in Interaktionen zu erweitern und aufzubauen, die positive Emotionen erzeugen und Distress lindern (Mikulincer & Shaver 2016). Die Familien können auf Entwicklungsaufgaben flexibler reagieren und ihre Probleme effektiver lösen (Johnson et al. 1998). Die Therapeutin zeigt ihnen neue Möglichkeiten auf, zu erkennen und zu verstehen, was es bedeutet, eine Familie zu sein. Zum Beispiel kann sie der Familie dabei helfen, neue Rituale der Verbundenheit zu entwickeln und auf diese Weise vermehrt Gelegenheit zu finden, vulnerablere Gespräche zu führen, positive Affekte miteinander zu teilen und die Stärkung ihrer Familienbande anzuerkennen (Stavrianopoulos, Faller & Furrow 2014).

3.2 EFFT-Assessment und Entscheidungen im Therapieprozess

Die Zusammensetzung familientherapeutischer Sitzungen wird häufig von den Personen vorgegeben, die für das anliegende Problem besonders relevant sind. Wer an den Sitzungen teilnehmen „sollte", ist unter Familientherapeuten umstritten. In der EFFT entscheiden wir dies anhand mehrerer Faktoren. Abbildung 3.2 illustriert die unterschiedlichen Sitzungsformen, aus denen das EFFT-Assessment und die Therapie bestehen.

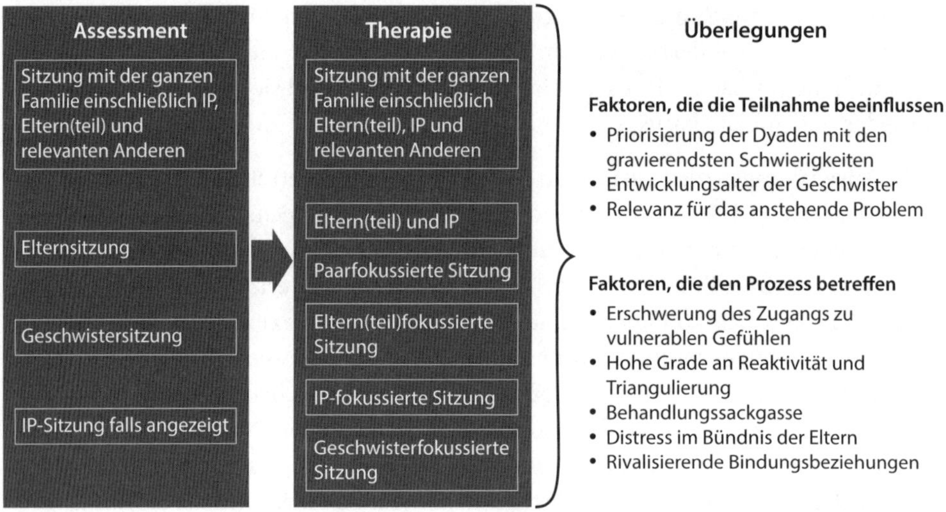

Die Struktur der EFFT-Sitzung kann in Abhängigkeit von Faktoren variieren, die mit der Zusammensetzung der Familie, ihrem anstehenden Problem und der Entfaltung des Beratungsprozesses zusammenhängen.

Abbildung 3.2: EFFT-Entscheidungsrahmen

Im typischen Fall leitet die Therapeutin den EFFT-Prozess mit einer Assessmentsitzung ein, zu der sie relevante Familienmitglieder einlädt. Die Relevanz ist abhängig davon, wer zum Haushalt gehört und von den anstehenden Problemen am stärksten betroffen ist. An einer späteren Sitzung nehmen lediglich die Eltern teil. Diese Sitzung fokussiert auf ihre Rolle als Eltern, auf deren Bindungsgeschichte und auf die Beurteilung der Zufriedenheit in der Paarbeziehung und des Elternbündnisses in Haushalten mit zwei Elternteilen. Die Therapeutin führt auch eine auf die Geschwister fokussierte Sitzung durch und bei Bedarf eine separate IP-fokussierte Sitzung. Der Assessmentprozess konzentriert sich auf die Entwicklung des Arbeitsbündnisses mit der Familie insgesamt, auf die Stärkung der Verbindlichkeit der Teilnahme an den Familiensitzungen, auf die Identifizierung der Stärken der Familie und die Erforschung möglicher Kontraindikationen für eine Familientherapie.

Unter Umständen ist eine auf die Mutter und / oder den Vater fokussierte Elternsitzung erforderlich, um sicherzustellen, dass die Bezugspersonen der Kinder an einer Beratung wirklich interessiert sind. Die erste Sitzung gibt der EFT-Therapeutin Gelegenheit, die Sorgen der Eltern zu verarbeiten und das Interesse und die Verbindlichkeit, mit der sie die familienorientierte Therapie eines spezifischen, kindbezogenen Problems aufnehmen, zu stärken. Sie erläutert, was von der Begleitung zu erwarten ist, vor allem, wenn die Eltern befürchten, dass die Familientherapie ihnen Schuld zuweisen wird, statt das Problem eines Kindes zu behandeln. In den Elternsitzungen kann eine Orientierung auf die Familientherapie erfolgen. Die Therapeutin stärkt das Zielbündnis mit der Mutter/dem Vater, indem sie die Erwartungen und Erfahrungen, mit denen sie zur Therapie kommen, bearbeitet.

In ähnlicher Weise kann der EFFT-Prozess je nach Familie variieren, sodass auch unterschiedliche Therapiemodalitäten zum Einsatz kommen: Familiensitzungen, Paarsitzungen, Geschwistersitzungen und Einzelsitzungen. Die Therapeutin entscheidet darüber, wer teilnimmt und wie der Prozess gestaltet wird (Abbildung 3.2).

3.3 EFFT-Entscheidungsrahmen

Beziehung mit den gravierendsten Schwierigkeiten

Der EFFT-Prozess priorisiert die Bereiche der gravierendsten Beziehungsschwierigkeiten in der Familie. Die Probleme zeigen sich oft in der Beziehung zwischen einer bestimmten Bezugsperson und einem bestimmten Kind am deutlichsten. Indem die Therapeutin den Familiendistress als Trennungsdistress konzeptualisiert, fokussiert sie auf Blockaden im Bindungs- und im Fürsorgesystem der Familie. Am deutlichsten zeigen sich diese Blockaden auf der dyadischen Ebene (z. B. zwischen Mutter und Kind) oder auf der triadischen Ebene (z. B. zwischen beiden Elternteilen und einem Kind), aber die Schwierigkeiten in dieser Beziehung können durchaus die gesamte Familie beeinträchtigen. Die EFT-Therapeutin orientiert sich an der emotionalen Dynamik und der Zusammensetzung der Familie, um den Fokus der Sitzungen festzulegen und die relevanten Angehörigen zur Teilnahme einzuladen.

Die Beteiligung der Familie spielt für das Assessment der Familiendynamik in der frühen Phase der Stabilisierung eine wichtige Rolle. Obwohl die Dyade mit den gravierendsten Schwierigkeiten einen ausschlaggebenden Fokus der Behandlung darstellt, dient die Einbeziehung weiterer Familienmitglieder als wertvolle Ressource der Sicherheit und als Unterstützung der Bemühungen, die Blockaden, unter denen die ganze Familie leidet, aufzulösen. Nach Möglichkeit sollten die Angehörigen, die für den Prozessfokus relevant sind, teilnehmen und zur Bewältigung der familiären Probleme und Schwierigkeiten beitragen.

Entwicklungsebene

Die EFT-Therapeutin evaluiert das Entwicklungsalter und den Reifegrad eines beteiligten Kindes, wenn sie den Therapieprozess organisiert. Kleine Kinder sind häufig mit Blick auf das Familienassessment hilfreich, können aber wenig zur Therapie beitragen, wenn sie sich auf die Bedürfnisse eines älteren Angehörigen konzentriert.

Wenn das Problem, das die Familie in die Therapie geführt hat, mit einem jüngeren Kind (z. B. im Kindergarten- oder Grundschulalter) zusammenhängt, kann die Therapeutin spieltherapeutische Techniken benutzen, um sich besser auf die Entwicklungsfähigkeiten des Kindes einzustimmen (Efron 2004; Hirschfeld & Wittenborn 2016; Willis, Haslam & Bermudez 2016; Wittenborn, Faber, Harvey et al. 2006). Wenn sich die Sitzungen auf Themen (z. B. Sexualität) konzentrieren, die dem kindlichen Verständnis nicht angemessen sind oder Probleme der Erwachsenen betreffen, sollten Kinder nicht teilnehmen.

Relevanz für das Problem

Die Zusammensetzung der Familie variiert von Haushalt zu Haushalt. Die Therapeutin klärt gemeinsam mit den Angehörigen, wer für die Beratung besonders relevant ist. In den ersten Phasen des Assessments ist die Teilnahme einer breiteren Familiengruppe hilfreich, um einen Blick auf das Problem zu bekommen und die Stärken der Familie zu identifizieren. Im Verlauf der Therapie fokussiert die EFT-Therapeutin exklusiver auf die mit dem anliegenden Problem verbundene Interaktionsdynamik und ihren Einfluss auf die emotionale Sicherheit. Die Nichteinbeziehung mancher Angehöriger in die Therapie ermöglicht es, die Muster schärfer in den Blick zu nehmen, die für die Schwierigkeiten der Familie spezifisch sind, und die Dynamik zu bearbeiten, die in den Sitzungen auftaucht, sobald es um diese Muster geht.

Veränderungen eines anstehenden Problems können bewirken, dass Fürsorge- und Bindungsblockaden in einer anderen Familienbeziehung zutage treten. Daraufhin wird die Therapeutin den Beratungsprozess um diese Blockade organisieren. Der EFFT-Prozess ist flexibel und hilft der Therapeutin, diese Blockaden aufzulösen. Durch die Linse der Bindung betrachtet, können die Beziehungen, die für diesen Veränderungsprozess besonders relevant sind, identifiziert und priorisiert werden.

Die EFT-Therapeutin kann auch Faktoren in Betracht ziehen, die den Behandlungsprozess beeinflussen, wenn sie die Zusammensetzung einer Familiensitzung organisiert. Diese Faktoren hängen in erster Linie mit der Fähigkeit der Therapeutin zusammen, ein sicheres Bündnis mit den Familienmitgliedern zu knüpfen, um die Fürsorge- und Bindungsblockaden in spezifischen Beziehungen zu erforschen und zu überwinden. Die Verschiebung des Therapiefokus auf spezifische Beziehungen hilft der Therapeutin, die gefühlte Sicherheit zu intensivieren, die für die Vertiefung des emotionalen Erlebens und für den Zugang zu den zugrunde liegenden Bedürfnissen erforderlich ist. Darüber hinaus schärft sie den Fokus auf die spezifische Bindungsdynamik in den jeweiligen Beziehungen. Zu den häufigsten Gründen, weshalb eine Therapeutin auf eine spezifische Dyade oder Triade fokussiert, zählen hochreaktive und destruktive Muster, eingeschränktes Engagement, Bündnisbrüche, Distress im Elternbündnis und rivalisierende Bindungsbeziehungen.

Unterbrechung eines starren reaktiven Musters

Die Verstrickung eines Kindes in das Subsystem eines Elternteils oder der Paarbeziehung ist ein allgemein anerkannter Faktor problematischer Familienbeziehungen. Ob ein Kind in das Paarsystem verstrickt wird oder aber die Eltern aktiv gegeneinander ausspielt – in jedem Fall wird eine emotionale Dynamik in Gang gesetzt, die Grenzen verwischt und die Führungsfunktionen der Bezugspersonen untergräbt (Minuchin & Fishman 1981). Die Therapeutin lenkt die Aufmerksamkeit auf die dyadische Arbeit, um die für spezifischen Dyaden charakteristischen Unsicherheitsmuster herauszuisolieren. Die Sitzungen können auf das Elternbündnis fokussieren oder auf die Paarbeziehung zweier Elternteile; Sitzungen mit einem Elternteil und einem Kind können dazu dienen, die Aufmerksamkeit auf die typischen emotionalen Prozesse zu lenken, die diese problematischen Positionen organisieren. Der dyadische Fokus gibt der Therapeutin auch vermehrt Gelegenheit, das therapeutische Bündnis mit einzelnen Familienmitgliedern zu stärken; gleichzeitig geht sie auf die Sorgen und ungestillten Bedürfnisse ein, die häufig durch die reaktiven Coping-Versuche der Familie verdeckt werden.

Eingeschränktes Engagement

Die Familienmuster können bewirken, dass ein Elternteil oder ein Kind an den Familieninteraktionen weniger engagiert beteiligt ist. Wenn es der Therapeutin nicht gelingt, dieses Familienmitglied einzubeziehen, kann sie die Zusammensetzung der Familiensitzung verändern oder abwechselnd Geschwister- und Elternsitzungen durchführen. So entsteht eine andere Dynamik, die den Fokus auf das fehlende Engagement verschiebt und einen Kontext höherer Sicherheit schafft, um die ausbleibende Beteiligung des Elternteils oder Kindes zu erforschen.

Das Widerstreben eines Elternteils, sich an der Untersuchung seines Erlebens zu beteiligen, kann mit einer Angst zusammenhängen, in den Augen des Kindes infolge der zutage tretenden Verletzlichkeit an Autorität einzubüßen. Kinder möchten u. U. über ihr Erleben nicht sprechen, weil sie fürchten, dass ihre Verletzlichkeit das Risiko künftiger Kränkungen oder Verletzungen mit sich bringt. Die EFFT erforscht die Möglichkeit, dass diese Wachsamkeit und Abneigung mehr ist als ein bloßes Vermeiden; es bringt vielmehr ein Bedürfnis nach Sicherheit zum Ausdruck, dem die Therapeutin gerecht wird, indem sie die Zusammensetzung der gemeinsamen

Sitzungen verändert, um einem unbeteiligten Familienmitglied bessere Gelegenheit zu geben, über sein Erleben zu sprechen.

Therapiesackgasse

Die Bemühungen der Therapeutin, die Interessen und das Erleben von Eltern und Kinder ausgewogen zu berücksichtigen, können zu Missverständnissen führen und den Verlust des Vertrauens in das therapeutische Bündnis nach sich ziehen. Die Therapeutin kann eine Einzelsitzung oder eine dyadische Sitzung anberaumen, um Therapiesackgassen zu bearbeiten. Dazu zählen auch verstärkter Widerstand oder mangelnde Beteiligung in den Sitzungen. Diese Blockaden können einen Konflikt zwischen Therapiezielen zu erkennen geben. Dies ist z. B. der Fall, wenn Eltern sich eine Verhaltensänderung ihres heranwachsenden Kindes erhoffen und dieses höhere Autonomie anstrebt. In einer auf die Eltern fokussierten Sitzung kann die Therapeutin die Bedenken der Eltern bezüglich des Prozesses bearbeiten und die Eltern über Entwicklungsbedürfnisse und Erziehungsstrategien informieren.

Wenn der Versuch, eine Blockade des therapeutischen Bündnisses mit einem einzelnen Familienmitglied aufzulösen, erfolglos bleibt, kann die Therapeutin die Aufmerksamkeit in einer Einzelsitzung auf diese Blockaden lenken. Einzelsitzungen mit einem Kind bieten Gelegenheit, das Verständnis zu verbessern und das Bündnis zu stärken. Dies gilt vor allem dann, wenn das Kind im Mittelpunkt des Familienproblems steht.

Gemeinsames Elternbündnis

Die Bearbeitung von Fürsorgeblockaden kann Paarkonflikte zutage fördern, die mit der Elternschaft zusammenhängen. Negative Emotionen im Zusammenhang mit Meinungsverschiedenheiten erhöhen die Reaktivität in der Beziehung zwischen den erwachsenen Verantwortlichen und dem Kind, vor allem wenn das Kind diesen negativen Interaktionen ausgesetzt ist. Die Paarsitzungen, die auf die gemeinsamen Überzeugungen und Erziehungspraktiken des Paares fokussieren, ermöglichen es der EFT-Therapeutin, Blockaden der Fürsorglichkeit zu untersuchen, denen die Beziehungsschwierigkeiten des Paares zugrunde liegen. Diese Sitzungen helfen den Partnern, ihre Meinungsverschiedenheiten zu klären, und verringern die Wahrscheinlichkeit einer Triangulierung mit den Kindern und dem sekundären emotionalen Distress, wenn Kinder sich selbst die Schuld an den Konflikten ihrer Eltern geben.

Die EFFT-Therapie kann mit der Empfehlung einer Paartherapie enden, wenn die Paarkonflikte die Hauptursache der familiären Schwierigkeiten sind. Probleme, die mit dem Verhalten eines Kindes zusammenhängen, lassen sich gewöhnlich rasch lösen, wenn sich Paarprobleme als eigentliche Ursache der familiären Schwierigkeiten erweisen. Häufige unbewältigte Konflikte zwischen den Eltern setzen Kinder negativen Emotionen aus und wecken in ihnen Angst vor einem Auseinanderfallen der Familie. Das Kind wird entlastet, wenn die Paarprobleme in einer Paartherapie bearbeitet werden. Eine Familientherapie könnte sich dann erübrigen.

Rivalisierende Bindungsbeziehungen

Die Beziehungen in Stieffamilien erfordern häufig Aufmerksamkeit für unterschiedliche Einstellungen und Meinungen, die mit der jeweiligen Basis der Beziehung zusammenhängen. Biologische Bindungen erhalten in Eltern-Kind-Bündnissen gewöhnlich Vorrang, vor allem in den frühen Phasen der Entwicklung einer Stieffamilie (Papernow 1993). Die Priorität dieser biologischen Bindungen kann zu rivalisierenden Interessen in den Bindungsbeziehungen führen, und zwar vor allem zwischen den neu verheirateten Partnern und der Beziehung zu Stiefkindern. Komplexe Unsicherheitsmuster in Stieffamilien lassen sich durch Sitzungen vereinfachen, die getrennt von der Beziehung zum Stiefelternteil auf die Priorisierung der biologischen Elternteil-Kind-Beziehung fokussieren. Paarsitzungen der neu verheirateten Partner leisten einen wichtigen Beitrag zur Deeskalation der Spannungen, die sich oft um die Bildung neuer Bindungsbeziehungen organisieren, wenn die neuen Partner die schon bestehenden Verbindungen als Konkurrenz wahrnehmen oder es ihretwegen schwierig finden, in der Familie die Rolle zu spielen, die sie sich vorgestellt haben.

Dyadische Sitzungen mit biologischen Elternteilen und Kindern bieten Gelegenheit, Loyalitätskonflikte und unbewältigte Verluste infolge des Todes eines Elternteils oder der Scheidung der Eltern zu verarbeiten. Der Druck, „weiterzumachen" oder die neu entstandene Stieffamilie zu akzeptieren, kann die Fähigkeit der Familie beeinträchtigen, vorangegangene Verluste anzuerkennen und zu verstehen. Sitzungen, die der Einzigartigkeit der verschiedenen familiären Bindungen sowie ihrer sich herausbildenden und verändernden Bedeutung Rechnung tragen, helfen der EFT-Therapeutin, emotionale Blockaden durchzuarbeiten, die für die individuellen Bedürfnisse, die ein Kind in einer Stieffamilie u. U. an seinen leiblichen Elternteil heranträgt, spezifisch sind.

3.4 Verlauf der Sitzung – der EFT-Tango

Die typische EFFT-Sitzung folgt einer vertrauten Sequenz der EFT-Interventionen, die Johnson (2020 [2019]) als den „EFT-Tango" bezeichnet. Der Tango besteht aus fünf einzelnen Schritten oder „Moves" der Therapeutin, die den Veränderungsprozess von Sitzung zu Sitzung organisieren und anleiten. Der Tango dient als Metabezugsrahmen, der es der Therapeutin erleichtert, ihre Arbeit mit den Emotionen auf das „Hier und Jetzt" zu konzentrieren, um die Bindungsbeziehungen der Familie umzustrukturieren. Gemeinsam bewirken die fünf Tango-Moves eine Veränderung der Beziehungsinteraktionen. Die fünf Moves werden in Folge kurz beschrieben. Ein Fallbeispiel fasst die Veränderungen zusammen, die sich vollziehen, während die Therapeutin eine Mutter und ihren Sohn durch den Prozess führt.

3.4.1 *Spiegeln des gegenwärtigen Prozesses*

Die EFT-Therapeutin beobachtet und erläutert das Erleben der Familie, das sich in der Sitzung entfaltet. Sie folgt den Veränderungen der verbalen und nonverbalen Äußerungen und stimmt sich empathisch auf die unterschiedlichen Erlebensweisen der Angehörigen ein, die das gegenwärtige und frühere Geschehen in der Familie zu verstehen versuchen. Durch die Einstimmung auf den Prozess im Hier und Jetzt hilft die Therapeutin der Familie, die intrapersonalen und interpersonalen Aspekte ihrer gemeinsamen Erfahrungen zu erforschen. Sie lenkt das Augenmerk auf die sich entfaltende Sequenz der Handlungen und Emotionen der Familienmitglieder, die sich durch eine gemeinsame Erzählung und das Erleben ihrer Beziehungen als Familie hindurchnavigieren. Dies zeigt sich am deutlichsten an den Blockaden des Fürsorgeverhaltens und der Bindungssuche, die das Muster der Familie und ihre Bemühungen, mit dessen Folgen fertigzuwerden, organisieren.

> Seufzend greift James zu seinem Handy und wendet sich von seiner frustrierten Mutter ab, die über seine schlechten Schulnoten und seine mangelnde Motivation klagt. Ihr Tonfall wird schärfer, je entschlossener James seine Gleichgültigkeit demonstriert. Die Mutter reagiert aufgebracht und klagt, dass die Therapie scheinbar nichts bewirke und ihnen die Zeit davonlaufe. James beobachtet, wie die Therapeutin darauf reagiert, und widmet sich dann wieder seinem Handy. Er lässt keinen Zweifel daran, dass er Wert auf Distanz legt.

Die Therapeutin erkennt die Sorge der Mutter an und bringt ihr Verständnis für deren wachsende Frustration über die scheinbare Teilnahmslosigkeit ihres Sohnes zum Ausdruck. Konzentriert auf den gegenwärtigen Prozess, vollzieht sie diese typische interpersonale Sequenz nach und betont dabei die Frustration und Wut der Mutter sowie die Resignation, die den Sohn angesichts ihrer Enttäuschung überkommt. Die Therapeutin verschiebt den Fokus auf den gegenwärtigen Moment, um der Familie und sich selbst Gelegenheit zu geben, die Arbeit auf ein und dieselbe emotionale Erfahrung zu konzentrieren. Sie erkennt die Frustration und Verärgerung der Mutter an, die ihren Sohn nicht erreicht, wenn es wichtig wäre, und erläutert auch die Wachsamkeit und Distanz, mit der James reagiert, wenn es so aussieht, als sei er in den Augen seiner Mutter lediglich ein Problem und eine Enttäuschung.

3.4.2 *Affektelemente zusammenfügen und vertiefen*

Im weiteren Verlauf der Sitzung lenkt die Therapeutin die Aufmerksamkeit auf emotionale Elemente, die aufzutauchen beginnen, und setzt diese Erfahrungsbruchstücke ein ums andere Mal zu einem kohärenteren und kongruenten Ganzen zusammen. Indem die Familienmitglieder mit diesen Erfahrungen in Berührung kommen und sie verarbeiten, können sie diese Erfahrungen bewusster wahrnehmen und in ihrer Bedeutsamkeit für sich selbst und andere verstehen.

> James Mutter steigen Tränen in die Augen, als sie über ihre Angst spricht, dass James sein Potenzial nicht realisieren kann. Ihre Frustration überwältigt sie, und sie räumt ein, dass sie James durch ihre Wut von sich forttreibt, obwohl sie ihm eigentlich verzweifelt helfen möchte. Die Therapeutin spiegelt den auftauchenden Schmerz, den die Mutter empfindet, weil sie ihrem Sohn, für den sie solch große Hoffnungen hegt, nicht helfen kann. Die Schultern der Mutter sinken, und ihre Stimme klingt sanfter, als sie anerkennt, in solchen Momenten jede Hoffnung, vor allem für James, zu verlieren. „Ich bin wütend und empfinde manchmal Verachtung. Ich dringe nicht zu ihm durch, das Einzige, was er wahrnimmt, ist meine Wut auf ihn. Doch das ist nicht, was ich eigentlich will." Die Therapeutin deutet ihren Schmerz als Zeichen ihrer Fürsorge und ihres Wunsches, James zu unterstützen. Beides geht in ihrer Wut, Frustration und Angst unter, wenn James sich zurückzieht.

Die Therapeutin kommt erneut auf James erste Reaktion zu sprechen und validiert seinen Rückzug aus dem Gespräch. Thema und Ton waren ihm nur allzu vertraut, und in diesen Momenten aktiviert er verständlicherweise eine Überlebensstrategie. Er verlässt nicht den Raum, wahrt aber Distanz zu der Frustration, Enttäuschung und den Klagen seiner Mutter. Die Therapeutin erläutert, dass deren Hoffnungen ihn derart belasten, dass er keinen Ausweg sieht.

Therapeutin *(auf den gegenwärtigen Prozess fokussierend):* Es scheint, als sei mit deinem Seufzer alles gesagt.
James *(verächtlich klingend):* Ja, aber sie begreift es nicht.
Therapeutin: Diese Dinge, mit denen du in der Schule konfrontiert bist, und im Leben?
James *(zu Boden blickend):* Sie hat doch überhaupt keine Ahnung.

Die Therapeutin versteht seine Niedergeschlagenheit als Hinweis auf eine zugrunde liegende Emotion und aktiviert mit sanfter Stimme die Traurigkeit, die sein Gesichtsausdruck verrät:

Therapeutin *(sanft):* Und deshalb fühlst du dich umso mehr allein, richtig?
James: Genau! *(Mit Nachdruck, ohne sich seinen Schmerz anmerken zu lassen.)*

3.4.3 Choreografieren engagierter Begegnungen

Die EFT-Therapeutin nutzt diese neu entdeckten Erfahrungen, um die Familienmitglieder in strukturierte Interaktionen einzubeziehen, in denen Erfahrungen neue Möglichkeiten des Engagements und der Interaktion aufzeigen, sobald sie kommuniziert werden. Vulnerable Emotionsäußerungen werden benutzt, um neue Formen des Aufeinander-Zugehens zwischen Familienmitgliedern zu entwickeln, die solchen Erfahrungen gewöhnlich eher ausweichen, statt sie als Gelegenheit zu Verständnis und Verbundenheit zu nutzen.

Die Therapeutin untersucht zusammen mit James, ob seine Mutter wirklich versteht, wie schwierig diese Gespräche für ihn sind und dass sie ihm keine andere Wahl lassen, als entweder zu streiten oder abzublocken. Doch in beiden Fällen fühlt er sich alleingelassen. Dann fragt die Therapeutin: „Was würdest du ihr gern über diesen düsteren Ort, an dem du dich befindest, über diese Einsamkeit, sagen?“ James zögert. Die Frage und die indirekte Anregung, mit seiner Mutter über seine inneren Schwierigkeiten zu sprechen, verunsichern ihn. Die Therapeutin choreografiert mit James eine neue Gelegenheit, mit seiner Mutter in Verbindung zu kommen, und ermutigt ihn, dies zu erforschen, und sei es nur in seiner Vorstellung.

Weil James bereit ist, das Gespräch in Erwägung zu ziehen, bittet die Therapeutin ihn, ihr seine Unsicherheit und diesen inneren Kampf, der ihm nur allzu vertraut ist, zu erläutern. James blickt weiterhin zu Boden, als er zu sprechen beginnt: „Ich mag es nicht. Ich glaube nicht, dass Sie es verstehen. Es ist schwieriger, als Sie es sich vorstellen, und wenn Sie mit mir darüber sprechen wollen, fühlt es sich gleich noch schlimmer an.“ Die Therapeutin erkannt seine Offenheit an und fragt: „Kannst du ihr sagen, wie es für dich ist, mit all dem allein fertigwerden zu müssen?" James antwortet: „Ja, manchmal schon, glaube ich, aber es wird nicht gut enden. Am besten, ich versuche, es allein zu regeln."

3.4.4 *Prozessieren der Begegnung*

Im Anschluss an diese Momente des Engagements untersucht und integriert die EFT-Therapeutin die Erfahrung der Beteiligten. So schafft sie Raum, in dem diese die Begegnungen verstehen und untersuchen können, wie sich diese neuen Erfahrungen auf das eigene Selbstbild oder auf das Bild, das man von einer bestimmten Beziehung hat, auswirken.

An James' letzte Überlegung anknüpfend, erkennt die Therapeutin seinen Versuch an, seiner Mutter zu helfen, seine Seite dieser Gespräche zu sehen und zu verstehen, dass sie seiner Meinung nach alles noch schlimmer machen und ihm das Gefühl vermitteln, allein zu sein. Die Therapeutin gibt auch der Mutter Raum, zu erläutern, wie es sich für sie anfühlt, wenn sie ihrem Sohn zuhört und erlebt, wie zögernd er über seine Sicht der Dinge spricht. „Es ist hilfreich, besser als das Schweigen." James' Mutter spricht langsam und bedächtig, um die Gelegenheit, die sich eröffnet hat, nicht zunichte zu machen.

> Ich will nicht, dass er sich allein fühlt, und ich hasse es, dass diese Gespräche einen Keil des Schweigens zwischen uns treiben, deshalb ist es so besser. Ich möchte nicht, dass er sich alleingelassen fühlt, und schon gar nicht möchte ich alles noch schlimmer machen.

Die Therapeutin erkennt die Anteilnahme und das Bemühen der Mutter an, James' Erlebensweise wahrzunehmen und die Distanz anzuerkennen, die sich in ihren Gesprächen einstellt. Dann spricht James' Mutter erneut über ihre Sorgen wegen seiner schulischen Leistungen. Die Therapeutin erkennt diese Befürchtungen an und betont gleichzeitig die Anteilnahme und Sorge der Mutter.

Therapeutin: Die Art, wie Sie in diesem Moment auf James reagieren, zeigt, dass Sie sich um ihn sorgen. Sie haben seine Unsicherheit gehört, und es geht Ihnen nahe. Sie wissen auch, dass die Schule wichtig ist, aber in diesem Moment können Sie auch eine andere Seite sehen. Den Teil von ihm, der Unterstützung und Hilfe braucht. Das klingt neu für Sie und ist etwas, was Sie ihm doch so gerne geben wollen.

Die Therapeutin formuliert die Bemühungen der Mutter und des Sohnes als einen kleinen Schritt, der jedoch keinen Zweifel daran lässt, dass sie gemeinsam einen neuen Weg eingeschlagen haben.

3.4.5 *Integrieren und Validieren*

Der letzte Move dieses Prozesses fokussiert auf das soeben Erlebte und das neue Verständnis, das durch diese Erfahrungen ermöglicht wurde. Neue Einsichten und Verbindungen zwischen Familienmitgliedern werden unterstützt; betont wird, dass die neue Erfahrung neue Möglichkeiten für weitere Engagements erschließt. Diese gemeinsamen Begegnungen führen zu neuen Einsichten und einer neuen Sicht auf sich selbst und andere Familienmitglieder.

Die Therapeutin rekapituliert für James und seine Mutter, was sich in der Sitzung soeben entfaltet hat, und hebt dabei hervor, dass das, was zwischen den beiden am meisten zählt, durch den Druck, dem sie sich ausgesetzt fühlen, und durch die Ängste und Befürchtungen, über die sie nur selten sprechen, so leicht verloren geht. Indem sie die Interaktion verlangsamt und sowohl James' wachsender Ablehnung als auch den genuinen Sorgen der Mutter Raum gibt, erschließt sie der Mutter eine neue Möglichkeit, ihren Sohn klarer zu sehen und seinen eigenen Leistungsdruck besser zu verstehen, aber auch sein Bedürfnis, von ihr unterstützt zu werden und zu spüren, dass sie an ihn glaubt. Die Therapeutin refokussiert darauf, dass diese Momente sehr rasch eskalieren können, sobald der Druck und das Scheitern unvermeidlich erscheinen, und dass sie nun beide ein wenig deutlicher erkennen können, dass das Hören auf diese Emotionen und auf das Geschehen hinter der Bühne ihnen tatsächlich hilft, sich diesen Herausforderungen gemeinsam zu stellen. Die schon in einer frühen Therapiephase stattfindende Validierung der Sorgen des Sohnes bewirkt, dass sein Bedürfnis nach Unterstützung beim Explorieren von ihm eher akzeptiert und besser verstanden wird. Die Anerkennung der Intention und Anteilnahme der Mutter schärft deren bewusste Wahrnehmung und unterstreicht, dass ihre Fähigkeit, in diesem Moment aufgeschlossen zu reagieren, die Tür zu einem anderen Gespräch öffnet, in dem ihre Befürchtungen und Sorgen bezüglich des Sohnes gleichwohl beherzigt werden.

3.5 Zusammenfassung

Der Veränderungsprozess der EFFT nimmt den gleichen Verlauf wie in der Emotionsfokussierten Paar- und Einzeltherapie. Besondere Aufmerksamkeit gilt der spezifischen Rolle der Eltern und der komplementären Dynamik der Bindungs- und Fürsorgesysteme in Familien. Durch evokative und Prozessinterventionen lenkt die EFT-Therapeutin die Aufmerksamkeit der Familienmitglieder auf die relationalen Prozesse und Muster, die die Fähigkeit der Familie beeinträchtigen, ein Problem zu lösen oder sich mit der Notwendigkeit auseinanderzusetzen, in den familiären Beziehungen etwas zu verändern. Statt also auf ein bestimmtes Problem zu fokussieren, lenkt die Therapeutin das Augenmerk auf die zugrunde liegenden Emotionen, die die Beziehungsblockaden, die effektive Bindungs- und Fürsorgereaktionen untergraben, prägen. Der EFT-Tango beschreibt die vorrangigen Veränderungen, die die Therapeutin unternimmt, um emotionale Erfahrungen zu prozessieren und zu besprechen. In den aufeinanderfolgenden EFT-Phasen transformiert die Therapeutin Beziehungsmuster, indem sie eingestimmte Fürsorgereaktionen mit bindungsrelevanten Emotionen und Bedürfnissen in Verbindung bringt. Der EFFT-Prozess dient der Familie als sichere Basis, um neue Erlebensweisen früherer Probleme zu untersuchen, indem sie sich dieser Herausforderung gemeinsam stellen. Der EFFT-Entscheidungsrahmen dient der Therapeutin als Orientierungshilfe, um die Komplexität der Familientherapie flexibel und mit einem klaren Bindungsrational zu organisieren. Dieses Kapitel fasst die drei Phasen der Veränderung in der EFFT zusammen. Die Kapitel des zweiten Teils untersuchen die EFFT-Praxis der spezifischen Schritte, die den Veränderungsprozess der EFFT definieren.

3.6 Literatur

Bertalanffy, L. von (1968). *General System Theory.* New York: George Braziller.

Bowlby, J. (1988). *A Secure Base.* New York: Basic Books.

Davila, J., Karney, B.R. & Bradbury, T.N. (1999). Attachment change processes in the early years of marriage. *Journal of Personality and Social Psychology* 76: 783–802.

Diamond, G. & Siqueland, L. (1998). Emotions, attachment, and the relational reframe: The first session. *Journal of Systemic Therapies* 17: 36–50.

Diamond, G.S., Diamond, G.M. & Levy, S.A. (2014). *Attachment-Based Family Therapy for Depressed Adolescents.* Washington, DC: American Psychological Association.

Efron, D. (2004). The use of emotionally focused family therapy in a children's mental health center. *Journal of Systemic Therapies* 23: 78–90.

Hirschfeld, M.R. & Wittenborn, A.K. (2016). Emotionally focused family therapy and play therapy with children whose parents divorced. *Journal of Divorce and Remarriage* 57: 133–150.

Johnson, S.M. (2009). Attachment theory and emotionally focused therapy for individuals and couples. In: J.H. Obegi & E. Berant (Hg.). *Attachment Theory and Research in Clinical Work with Adults.* New York: Guilford, S. 410–433.

Johnson, S.M. (2020 [2019]). *Bindungstheorie in der Praxis. Emotionsfokussierte Therapie mit Einzelnen, Paaren und Familien.* Paderborn: Junfermann.

Johnson, S.M., Maddeaux, C. & Blouin, J. (1998). Emotionally focused family therapy for bulimia: Changing attachment patterns. *Psychotherapy* 35: 238–247.

Johnson, S.M., Bradley, B., Furrow, J., Lee, A., Palmer, G., Tilley, D. & Woolley, S. (2005). *Becoming an Emotionally Focused Couple Therapist: The Workbook.* New York: Brunner-Routledge.

Kobak, R., Rosenthal, N. L., Zajac, K. & Madsen, S. D. (2007). Adolescent attachment hierarchies and the search for an adult pair-bond. *New Directions for Child and Adolescent Development* 117: 57–72.

Mikulincer, M. & Shaver P. R. (2016). *Attachment in Adulthood: Structure, Dynamics and Change* (2. Auflage). New York: Guilford Press.

Minuchin, S. & Fishman, H. C. (1981). *Family Therapy Techniques*. Cambridge, MA: Harvard University Press.

Palmer, G. & Efron, D. (2007). Emotionally focused family therapy: Developing the model. *Journal of Systemic Therapies* 26: 17–24.

Papernow, P. L. (1993). *Becoming a Stepfamily: Patterns of Development in Remarried Families*. San Francisco, CA: Jossey-Bass.

Stavrianopoulos, K., Faller, G. & Furrow, J. L. (2014). Emotionally focused family therapy. Facilitating change within a family system. *Journal of Couple & Relationship Therapy* 13: 25–43.

Willis, A. B., Haslam, D. R. & Bermudez, J. M. (2016). Harnessing the power of play in emotionally focused family therapy with preschool children. *Journal of Marital and Family Therapy* 42: 673–687.

Wittenborn, A., Faber, A. J., Harvey, A. M. & Thomas, V. K. (2006). Emotionally focused family therapy and play therapy techniques. *The American Journal of Family Therapy* 34: 333–342.

Teil II

Phasen und Schritte

4. Therapeutisches Bündnis und Assessment der Familienmuster

Schritt 1. Bildung eines therapeutischen Bündnisses und Familienassessment

Schritt 2. Identifizierung negativer Interaktionsmuster, durch die unsichere Bindungsbeziehungen aufrechterhalten werden

In der gesamten ersten Phase der EFFT stellt die Therapeutin ein Arbeitsbündnis her, das in der Familientherapie als Quelle der Sicherheit dient. Dieses Bündnis bildet die Grundlage, auf der die Therapeutin die Stabilisierung der Familie und die Deeskalation ihrer negativen Muster anstrebt. Die ersten Schritte der EFFT fördern das gemeinsame Verständnis der Beteiligten und definieren die Ziele. Voraussetzung sind ein systematisches Assessment der problematischen Interaktionen in der Familie und ein klarer Fokus auf die Beziehungsblockaden, die mit dem anstehenden Problem zusammenhängen. Die Aufmerksamkeit der Therapeutin für das Therapiebedürfnis bleibt während des gesamten EFFT-Prozesses aktiv erhalten, auch wenn die Zusammensetzung der Teilnehmer sich von Sitzung zu Sitzung ändern kann. In ähnlicher Weise erfordern die Veränderungen, die sich mit der Auflösung von Beziehungsblockaden einstellen, sowie das Auftauchen neuer Blockaden ein laufendes Assessment.

In diesem Kapitel geht es um die ersten Schritte des EFFT-Prozesses, die auf die Schaffung des Bündnisses und die Beurteilung des relevanten Problems sowie der negativen Interaktionsmuster der Familie zielen. Wir betrachten ein mehrstufiges Assessment für die ersten Sitzungen der Familientherapie. Fallbeispiele illustrieren die Verwendung des EFFT-Entscheidungsrahmens und die Interventionen, die die Therapie steuern und die relationalen Muster, die zu den familiären Schwierigkeiten beitragen, organisieren.

4.1 Therapeutisches Bündnis und Assessmentziele

Vier Ziele geben den ersten Schritten der EFFT die Richtung vor. Erstens stellt die Therapeutin aktiv sicher, dass die Familienmitglieder gesehen werden und ihre jeweilige Perspektive auf die Familie Anerkennung findet. Im Zentrum der Aufmerksamkeit stehen die individuellen Sichtweisen der Familienprobleme und der Stärken der Familie, die auch in den Sitzungen deutlich werden. Die Therapeutin beobachtet

Interaktionen und Intentionen, in denen die Stärken Ausdruck finden, die in den Erstgesprächen über die familiären Probleme oft verborgen bleiben. Ein zweites Ziel betrifft die Verbindung zu jedem einzelnen Angehörigen und die Validierung seiner Sichtweise des Problems und seiner Gründe. Die Therapeutin widmet dem Problemverständnis jedes Angehörigen Aufmerksamkeit und erkennt es ebenso an wie die Bemühungen der Einzelnen und der Familie insgesamt, das Problem zu erklären. Die Therapeutin hört sich die Familiengeschichte des Problems an und achtet vor allem auf Themen der Unsicherheit, z. B. Verlust, Ablehnung, Im-Stich-Lassen oder Verletzungen in Beziehungen.

Das EFFT-Assessment hängt mit einem dritten Ziel zusammen, das auf die Sicherheit und die Festlegung einer Behandlungsrichtung fokussiert. Die EFT-Therapeutin evaluiert die Bereitschaft der Familie zu einer gemeinsamen Therapie und vergewissert sich der Bereitschaft der Eltern, familienfokussiert zu arbeiten. Das Assessment ist zwar das Hauptziel der ersten EFFT-Sitzungen, doch die Organisation der Beratung einschließlich der Durchführung von Einzelsitzungen, dyadischen und Familiensitzungen richtet sich nach dem laufenden Assessment der Dynamik der Familienbeziehungen. Das vierte Ziel betont die Funktion der Therapeutin, die mit dem anstehenden Problem der Familie assoziierten Interaktionsmuster zu identifizieren. Durch Sequenzierung und Organisation der mit dem Problem zusammenhängenden Interaktionen untersucht die Therapeutin die Interaktionsmuster, die sich in emotional schwierigen und unsicheren Situationen entfalten. Die EFFT hebt diese Beziehungsmuster explizit hervor und macht sie verständlich und berechenbar. Dies ist ein notwendiger Schritt zum Reframing des Problemverständnisses der Familie. Er weckt die Hoffnung, die Familie als sicheren Hafen wiederherstellen zu können.

4.2 Zugangspunkte

Die Interventionen der Therapeutin orientieren sich in diesen ersten EFFT-Sitzungen an drei Zugangspunkten. Die Therapeutin nutzt die ersten Gespräche, um ein Bündnis mit den Angehörigen herzustellen und zu beurteilen, ob die EFFT für das anstehende Problem indiziert ist. Das bedeutet, mit den Eltern und der Familie auf relationale Muster und Ziele zu fokussieren.

1. Ermöglichung eines Familiengesprächs

Zunächst fokussiert die Therapeutin auf die Ermöglichung eines Familiengesprächs über die Probleme. Sie benutzt das Gespräch als Grundlage, um jedes Familienmitglied berichten zu lassen, wie es die Familie und das Problem erfährt. Der Prozess wirft Licht auf dominante Beschreibungen, mit denen das Problem definiert wird, und deckt alternative Erlebensweisen und Sorgen auf, die durch den familiären Distress häufig verdeckt werden. Dazu zählen u. U. weniger offensichtliche oder indirekte Copingstrategien (z. B. Rückzug, Flucht). Bowlby (1979) hob einen der Familientherapie inhärenten Wert hervor: Sie gibt den Angehörigen Gelegenheit, über das zu sprechen, worüber die Familie nicht spricht, obwohl es sich um gemeinsame Erfahrungen handelt. Während des gesamten EFFT-Prozesses fasst die Therapeutin die impliziten emotionalen Realitäten der Familienmitglieder in Worte, die in negative Interaktionsmuster eingebettet sind. In der Regel deckt sie auch zugrunde liegende Erfahrungen oder Emotionen auf, die als Resilienzressourcen in den Bindungs- und Fürsorgesystemen der Familie dienen.

2. Sicherstellung der Beteiligungsbereitschaft der Eltern

Der zweite Zugangspunkt fokussiert auf die Beurteilung der Bereitschaft der Eltern, sich am familientherapeutischen Prozess zu beteiligen. Schwierigkeiten und Sorgen, welche die Kinder betreffen, sind häufige Überweisungsgründe, und die Fähigkeit der Therapeutin, sich des Einverständnisses und der Beteiligungsbereitschaft der Bezugspersonen zu vergewissern, ist für die Herstellung eines Arbeitsbündnisses mit der gesamten Familie von ausschlaggebender Bedeutung. Als ausgleichendes Gegengewicht zu der besorgten Fokussierung einer Bezugsperson auf ein spezifisches Problemkind dient der Appell der Therapeutin, die Behandlung auf eine Beziehungsebene zu fokussieren. Beide Ebenen sind in der Therapieplanung und zur Abklärung der geeigneten Ressourcen, die für eine erfolgreiche Beziehungsintervention unverzichtbar sind, notwendig. Die EFFT dient als Ressource, um die Bindungsunsicherheit als vermittelnden Faktor der Psychopathologie direkt zu beeinflussen (Ein-Dor & Doron 2015), und bestätigt, dass die Bindungsunsicherheit mit der Psychopathologie in der Adoleszenz zusammenhängt (vgl. z. B. Kobak et al. 2015).

Manche Eltern(teile) erleben die Empfehlung einer gemeinsamen Beratung als Ausdruck einer Schuldzuweisung oder als Schamtrigger. Die Bemühungen der Therapeutin, ihnen den Zweck der Therapie zu erklären und zu begründen, weshalb ihr Problem familientherapeutisch behandelbar ist, spielen für die Herstellung eines Arbeitsbündnisses eine entscheidende Rolle. Unter Umständen ist eine Elternsitzung notwendig, um Ziele für die gemeinsame Therapie zu vereinbaren und den Eltern zu versichern, dass es nicht darum geht, ihnen Schuld an dem Distress zuzuschreiben. In bindungsorientierten Familientherapien wird das anstehende Problem gewöhnlich unter dem Bindungsaspekt neu formuliert (vgl. z. B. Byng-Hall 1995; Dallos 2006; Diamond, Diamond & Levy 2014; Hughes 2007). In der EFFT gehen das Bündnis und das Prozessieren von Familieninteraktionen dem Reframing als Therapierational gewöhnlich voraus. Die EFT-Therapeutin stellt die EFFT als Ressource vor, die Eltern und Familien hilft, effektiver zusammenzuarbeiten, um das Problem zu lösen und infolgedessen auch ihre Ressourcen als Familie zu verbessern.

3. Untersuchung von Mustern, die mit dem anstehenden Problem zusammenhängen

Der dritte Zugangspunkt fokussiert auf die Interaktionen und auf Gespräche über die Art und Weise, wie die Familie das Problem erlebt. Die Therapeutin leitet eine Diskussion der Angehörigen über ihre spezifischen Erfahrungen an, die jene Beziehungsblockaden definieren, die das anstehende Problem prägen. Gleichzeitig führt die Therapeutin ein Assessment der Sicherheit einschließlich der Bereitschaft der Angehörigen zu einer gemeinsamen Behandlung durch. In diesem ersten Familiengespräch beginnt sie, zusammen mit der Familie ein Verständnis des anstehenden Problems zu formulieren, das um die Interaktionssequenzen organisiert ist, die dem Beziehungsdistress im Familiensystem zugrunde liegen.

4.3 Therapeutische Praktiken und Interventionen

Johnson (2004) hat die wesentlichen Praktiken beschrieben, die den therapeutischen Fokus der Arbeit mit Familien in der Anfangsphase der EFFT organisieren. Diese Praktiken spiegeln die Kernelemente der Herstellung eines Arbeitsbündnisses mit der Familie und der Festlegung der Therapierichtung wider. Orientierung bieten die EFT-Interventionen, die sich als Unterstützung des Arbeitsbündnisses und der Beobachtung der Beziehungsmuster in der Paartherapie als effektiv erwiesen haben. Kerninterventionen sind empathisches Spiegeln, Validieren, evokatives Reagieren und das Nachverfolgen der Beziehungsinteraktionen.

Gemeinsames Formulieren einer Familiengeschichte

Der Therapeut bittet die Familienmitglieder, ihre Erfahrungen zu schildern und auf gemeinsame und differierende Sichtweisen des anstehenden Problems einzugehen. Das Familiengespräch gibt dem Therapeuten Gelegenheit, sich auf die individuellen Erfahrungen abzustimmen und zu erläutern, dass es normal ist, dass die Einzelnen ein und dasselbe Problem ganz unterschiedlich verstehen. Das Sammeln von Erfahrungsdetails ermöglicht es auch, die Werte und Stärken zu identifizieren, die mit den Bemühungen der Familie zusammenhängen, ihre Schwierigkeiten anzugehen und ihre Konsequenzen zu ertragen. Die Fokussierung auf spezifische Einsichten und

Erfahrungen ermöglicht es dem Therapeuten, sich individuelle Erfahrungen anzuhören und die unterschiedliche Art und Weise, wie die Angehörigen das Familienproblem zu lösen versuchen, ebenso hervorzuheben wie die Stärken, die mit diesen individuellen Bemühungen einhergehen. Indem er das Familiengespräch erweitert, untersucht der Therapeut die Einflüsse der Werte, der Geschichte und des kulturellen Hintergrunds der Familie, da die tieferen Bedeutungen familiärer Schwierigkeiten oft einen breiteren Kontext widerspiegeln, zu dem auch die Herkunftsfamilie der Eltern sowie kulturelle Ähnlichkeiten und Unterschiede innerhalb der Familie gehören.

Peter und June begaben sich in Therapie, weil die Erziehung ihres zehnjährigen Sohnes Jay (Jaeyoung) ihnen Schwierigkeiten bereitete. Die beiden waren stolz auf ihre Unterschiedlichkeit als interethnisches Paar, doch ebendiese Unterschiede erwiesen sich in der Erziehung Jays als konfliktträchtig. Als die Therapeutin sich einen Eindruck von ihren unterschiedlichen Sichtweisen des Problems zu machen versuchte, stritten Peter und June wiederholt darüber, dass Peters Mutter sich in die Erziehung ihres Enkels einmische. Eunjoo, Peters Mutter, war zu ihnen gezogen, nachdem ihr Mann in Korea gestorben war. June zweifelte an Peters Fähigkeit, klare Grenzen zwischen den drei Generationen im Haushalt aufrechtzuerhalten, und Peter fand es schwierig, June zu unterstützen und die Interessen seiner Mutter zu respektieren. Peter blieb auf Jays Verhalten und die fehlende Unterstützung und Disziplin fokussiert, was June wütend machte, weil sie glaubte, dass Peter sie als Jays Mutter nicht unterstütze, sondern sich den Wünschen seiner eigenen Mutter füge. Die EFT-Therapeutin geht auf beide Schilderungen des Problems ein und bestätigt, dass diese Schwierigkeiten ihr Bündnis als Eltern und als Paar gefährden.

4.3.1 Herstellung von Bündnissen in der Familie

Im Prozess der Definition des Therapiefokus und des Problemverständnisses der Familienmitglieder untersucht und klärt die Therapeutin, welche Ziele für jeden Einzelnen und für die Familie insgesamt gesetzt werden können. Das Ziel der Therapeutin besteht darin, eine Verbindung zu jedem einzelnen Angehörigen aufzubauen, die Akzeptanz vermittelt und Sicherheit fördert. Dies setzt die Aufmerksamkeit für entwicklungs- und situationsabhängige Faktoren voraus, die die Bereitschaft der Einzelnen, über ihre Erfahrungen in der Familie zu sprechen, beeinflussen. Die Fähigkeit der Therapeutin, eine zugängliche und responsive Haltung gegenüber den unterschiedlichen Bedürfnissen im Familiensystem zu vertreten, stärkt das Vertrauen der Angehörigen in den klinischen Prozess und die Fähigkeit der Therapeutin, die Familie in Bereiche hineinzuführen, die häufig vermieden oder gefürchtet werden.

Eine klare Rechtfertigung der gemeinsamen Familientherapie vermittelt der Familie einen Fokus und eine Richtung, vor allem wenn die individuellen Interessen eines Elternteils und eines Kindes miteinander zu rivalisieren scheinen.

Die EFT-Therapeutin untersuchte Junes und Peters Konflikt und ihre jüngsten Auseinandersetzungen, die auch ihre Interaktionen mit Jay beeinträchtigten. Beide Eltern machten sich Sorgen über den negativen Einfluss, den ihre Schwierigkeiten, ihre unterschiedlichen Erziehungsvorstellungen unter einen Hut zu bringen, auf Jay und seine schulischen Leistungen ausübten. Die Therapeutin erkannte die unterschiedlichen Sichtweisen ebenso an wie die gemeinsame Sorge um Jay. Zu den Behandlungszielen der Familie zählten gemeinsame Familiensitzungen mit Jay, in denen sein Erleben in der Schule und zu Hause im Mittelpunkt stand, und eine Paarsitzung, in der die Auseinandersetzungen, die es June und Peter schwer machten, ihren Sohn als Team zu erziehen, gründlicher erforscht wurden.

4.3.2 *Beurteilung der Verfügbarkeit in der Familie*

Dem Bindungsfokus entsprechend beurteilt die Therapeutin die Verfügbarkeit der Bezugspersonen, auf die Bindungssignale und -bedürfnisse anderer Familienmitglieder einzugehen. Häufig vermittelt schon das Erstgespräch einen Eindruck von der Ebene der Defensivität und Reaktivität in der Familie. Die gefühlte Sicherheit der Familienmitglieder spiegelt sich in dem Ausmaß wider, in dem sie fähig sind, beieinander Unterstützung zu suchen, sowie in der Ansprechbarkeit, Responsivität und dem emotionalen Engagement, mit dem solche Appelle beantwortet werden. Die Beurteilung der Verfügbarkeit von Fürsorge erfasst sowohl Eltern-Kind- als auch Paarbeziehungen. Wenn diese Bindungsdynamik jeweils für eine bestimmte Dyade (z. B. Mutter und Sohn versus Liebesbeziehung der Erwachsenen) spezifisch ist, wirkt sie sich doch auf die Verfügbarkeit in der Familie insgesamt aus. Denkbar ist etwa, dass ein Kind sein Trostbedürfnis gegenüber Eltern, die aufgrund ihrer Paarproblematik in einem unsicheren Zyklus gefangen sind, nicht äußert. Die fehlende Verfügbarkeit in einer bestimmten Beziehung greift auf andere über.

Blockaden der effektiven Fürsorglichkeit können mit dem generationenübergreifenden Einfluss der eigenen Bindungsgeschichte einer Bezugsperson zusammenhängen. Bei gemeinsamer Elternschaft liefert die Untersuchung der Bindungsgeschichte beider Partner wichtige Kontextinformationen bezüglich der Erwartungen, die beide an die Verfügbarkeit in ihrer Liebesbeziehung hegen. In ähnlicher Weise gewährt das Assessment der Kindheitserfahrungen einer Bezugsperson Einblick in die Orientierung, die diese mit ihrer Vater- oder Mutterrolle verbindet. Das Assessment der Verfügbarkeit durch die Untersuchung der Bindungsgeschichten der Bezugspersonen zeigt der Therapeutin die Ressourcen und die Herausforderungen auf, vor denen die Eltern und Partner stehen, wenn in den Familienbeziehungen Schwierigkeiten auftauchen.

June klagte darüber, in ihrer Mutterrolle „übergangen" zu werden, weil Peter sich seiner eigenen Mutter füge. Allerdings verbargen sich hinter ihrer Frustration auch ihre Ängste als Mutter. Die Therapeutin erforschte diese Frustration im Gespräch über Junes Vater und ihre Mutter, die gleichermaßen emotional übergriffig und physisch nicht verfügbar gewesen waren. June fühlte sich als Mutter „aus dem Gleichgewicht gebracht" und von Peters Mutter durch indirekte Verhaltensweisen und Bemerkungen kritisiert, die ihre Zuversicht, Jays Probleme bewältigen zu können, untergruben. Sie hatte das Gefühl, in der wichtigsten Aufgabe ihres Lebens zu scheitern, und glaubte, dass Peter nicht sah, wie sehr sie kämpfte.

4.3.3 *Einstimmung auf das emotionale Klima*

Der absorbierende Einfluss negativer Emotionen kann sich im Erleben der gesamten Familie bemerkbar machen, selbst wenn einzelne Mitglieder gar nicht direkt beteiligt sind. Indem sich die Therapeutin auf den emotionalen Ton der Familie einstimmt, erkennt sie den sekundären Einfluss dieser negativen Interaktionen sowie die Art und Weise, wie reaktive Emotionen in reaktive Strategien münden und die Regulation negativer Emotionen beeinträchtigen, an und organisiert sie (Morris et al. 2007). Der Ansteckungseffekt negativer Emotionen ist der Flexibilität und Aufgeschlossenheit innerhalb der Familie abträglich, sodass sie weniger effektiv auf die wachsende Negativität und Unsicherheit im Familiensystem reagieren kann.

Die Familiensitzung mit Jay, June und Peter war spannungsgeladen, weil beide Eltern Jay wegen seines Verhaltens maßregelten. Aus den Blicken, die sie einander zuwarfen, sprachen Frustration, Empörung und Verzweiflung. Beide Elternteile machten Jay Vorschläge, doch je stärker sie sich bemühten, desto weniger reagierte er. Als die Spannung weiter anwuchs und Jays Verhalten eskalierte, entschuldigte Peter sich, um Jays Gameboy aus dem Auto zu holen, und June blickte ihm missbilligend nach.

4.3.4 *Nachverfolgen negativer Muster*

In den ersten Sitzungen beobachtet die Therapeutin die sich entfaltenden Handlungstendenzen und Emotionen, die mit der Art, wie die Familie ihr anstehendes Problem erlebt, zusammenhängen. Sie beobachtet die negativen Verhaltensweisen und Emotionen, die die repetitiven Interaktionsmuster organisieren, die das emotionale Familienklima prägen. Sie bittet die einzelnen Familienmitglieder, sich eine unerfreuliche Diskussion oder Interaktion zu vergegenwärtigen, die für die Schwierigkeiten der Familie typisch war. Indem sie die Eskalation nachverfolgt, akzentuiert sie die Reaktionskette der negativen Verhaltensweisen, die das vorhersehbare, dem Selbstschutz dienende Muster definieren, mit dessen Hilfe jeder Einzelne mit einer zunehmend polarisierten Interaktion fertigzuwerden versucht.

Nachdem Peter zurückgekehrt war, fragte die Therapeutin, ob die Familie bereit wäre, über ihre Gefühle „in Momenten wie diesem" zu sprechen. Sie suchte die Unterstützung der Eltern, um den Fokus auf den gegenwärtigen Moment und ihre Schwierigkeiten, zusammenzuarbeiten, zu verschieben. Die Therapeutin bat Jay und seine Eltern, diese Momente mit einem Wort zu charakterisieren und die typischen Situationen zu untersuchen, in denen die Spannung zwischen ihnen ansteigt. Indem sie die Reaktionen der Angehörigen nachverfolgte, begann sie, die Verhaltensweisen der verschiedenen Familienmitglieder und die damit verbundenen Gefühle zu erforschen. Dann rückte sie eine häusliche Situation aus der jüngsten Vergangenheit in den Fokus, einen Streit wegen der Schulaufgaben, der eskaliert war. Die Therapeutin spiegelte und validierte die unterschiedlichen Erlebensweisen der drei Familienmitglieder und ihre Reaktionen auf eine Situation, die sich, wie Jay es ausdrückte, „echt mies" anfühlte.

4.4 EFT-Interventionen

Die Therapeutin stützt sich auf die folgende Intervention, um Bündnisse zu schließen und die Konflikte und Schwierigkeiten der Familie zu beurteilen. Die Fokussierung auf empathische Responsivität schließt auch Reaktionen der Therapeutin ein, die das Gefühl eines Angehörigen, gesehen, gehört und verstanden zu werden, stärken, denn dieses Gefühl ist für die Aufrechterhaltung eines starken Bündnisses in der Familientherapie von entscheidender Bedeutung.

4.4.1 *Spiegeln*

Das empathische Spiegeln konzentriert sich auf Assessment und Prozessieren des emotionalen Erlebens in Familienbeziehungen. Es schließt Bilder mit ein, die auf den Inhalt dessen fokussieren, was die Angehörigen sich im Prozess des gemeinsamen Gesprächs über ihre Beziehungen mitteilen. Das Spiegeln kann sich auch auf das augenblickliche Erleben eines Angehörigen konzentrieren, während die Therapeutin die Aufmerksamkeit auf eine Interaktion oder Erfahrung in der Sitzung lenkt. Aktives Spiegeln schafft einen Raum, in dem der Einzelne sich in der Familie gesehen und gehört fühlt, und stärkt zugleich das Gewahrsein für die einzigartigen gemeinsamen Erfahrungen.

Beispiel:

Die Therapeutin reagiert auf einen verzweifelten Vater, der seine Tochter wegen ihrer Respekt- und Teilnahmslosigkeit kritisiert hat.

THERAPEUTIN: Beim Anblick Ihrer Tochter, die sich abwendet und nicht reagiert, packt Sie die Wut. „Wie kann sie mich derart ignorieren und nicht wahrnehmen, wie schlecht es für sie aussieht?" Dies scheint Ihre einzige Möglichkeit zu sein, zu ihr durchzudringen.

THERAPEUTIN: Und ich sehe, dass du dich abwendest. Es gibt nichts zu sagen, was seine Wut nicht noch verschlimmern würde. Was bleibt noch zu sagen? *(Therapeutin verweist auf den Rückzug der Tochter.)*

Die Therapeutin folgt einer Interaktionssequenz zwischen der Tochter und dem Vater und fasst diese in mehreren Aussagen zusammen, die illustrieren, wie die Reaktionen und Gegenreaktionen der beiden eine absehbare Sequenz oder ein vorhersehbares Interaktionsmuster erzeugen. Die Therapeutin beobachtet diese Interaktionsmuster, betont die Verhaltens- und emotionalen Reaktionen der Beteiligten und fasst zusammen, auf welche Weise diese Muster die Bemühungen der Familie, Verbindungen herzustellen, wiedergeben.

4.4.2 *Validieren*

Validierende Erläuterungen fördern die Akzeptanz der unterschiedlichen Erfahrungen der Angehörigen, indem sie aufzeigen, dass die jeweilige Reaktion in der betreffenden Situation verständlich ist. Die Validierung legitimiert die Wahrnehmung oder das emotionale Erleben eines Einzelnen als dessen Reaktion in einem spezifischen Moment oder unter spezifischen Umständen. Eine eindrückliche validierende Aussage gibt der Therapeutin auch Aufschluss über das Erleben des Klienten, und zwar häufig auf einer tieferen oder bedeutungshaltigen Ebene. Validierungen stärken das therapeutische Bündnis mit den Familienmitgliedern und erleichtern die Regulation ihres Distress in Momenten der Eskalation.

Beispiel:

THERAPEUTIN *(zum Vater)*: Es ist für Sie unerträglich, Ihr Kind nicht erreichen zu können. Sie ist Ihre Tochter, und Sie machen sich große Sorgen um sie, vor allem, wenn sie die Warnsignale nicht sieht. Sie ignoriert Sie, dabei geht es um Leben und Tod, Sie müssen Sie irgendwie beschützen.

THERAPEUTIN *(zur Tochter)*: Und wenn du siehst, dass dein Vater wütend auf dich ist, fühlst du dich nicht mehr sicher, also ziehst du dich zurück. Du ziehst dich zurück und wartest, dass der Sturm vorüberzieht. Es ist verständlich, dass du an seiner Sorge um dich zweifelst, wenn du das Gefühl hast, dass er dich nicht sieht oder dir nicht glaubt.

4.4.3 Evokative Fragen und Aussagen

In der gesamten EFFT unterstützen evokative Fragen und Aussagen die Erforschung des Erlebens der Teilnehmer, indem diese sich auf Momente einlassen, in denen ihnen ihre Gefühle nicht klar sind. Solche evokativen Aussagen drosseln das Tempo der Familiengespräche und ermöglichen es der Therapeutin und den Angehörigen, Zugang zu den emotionalen Erfahrungen zu finden, die mit den negativen, die Familienbeziehungen beherrschenden Mustern assoziiert sind, und sie zu erweitern. Die Therapeutin lernt die Familie in dieser frühen Phase besser kennen und stellt ihre evokativen Fragen auf zurückhaltende Weise.

Beispiel:

Die Therapeutin ermuntert eine Mutter zu reagieren, als der Vater zunehmend wütend wird, weil die Tochter emotional „dichtmacht“ und sich zurückzieht.

THERAPEUTIN *(zur Mutter)*: Was sagen Sie in solchen Momenten zu sich selbst, wenn Sie sehen, dass der Schmerz und die Distanz in der Beziehung zwischen Ihrem Mann und Ihrer Tochter die beiden auseinandertreiben?

Hier fokussiert die Therapeutin auf die Art, wie die Mutter diesen schwierigen Moment wahrnimmt. Die Therapeutin könnte die Mutter auch direkt fragen, was sie in diesem Augenblick empfindet, indem sie eine fokussierende Frage stellt: „Wie ergeht es Ihnen in solchen Momenten, wenn Vater und Tochter dermaßen distanziert sind und Sie selbst von den beiden gar nicht mehr wahrgenommen oder gesehen werden? Ich stelle mir vor, dass es für Sie schwierig ist?“ Die Therapeutin lenkt die Aufmerksamkeit der Angehörigen durch ihre evokativen Aussagen und Fragen auf die Beziehungsrealitäten ihrer negativen Interaktionsmuster und gibt den Einzelnen Gelegenheit, gesehen und gehört zu werden. Diese Verlagerung des Fokus ermöglicht es, die Emotionen zu erschließen, die die Bedeutung und die Verhaltensweisen determinieren, die in dem negativen Familienmuster zum Tragen kommen.

4.4.4 Umdeuten

Das Ziel der Phase 1, die Deeskalation, setzt ein verändertes Problemverständnis der Familie voraus. In dieser ersten Phase erarbeitet die Therapeutin mit den Angehörigen eine Umdeutung des Problems, und zwar mit Blick auf die negativen Interaktionsmuster, die durch Beziehungsblockaden aufrechterhalten werden. Während sie das Verhalten und die Erfahrungen der Familie verfolgt und spiegelt, führt sie auf zurückhaltende Weise eine Umdeutung ein, um Licht auf dieses Muster zu werden. In den ersten EFFT-Sitzungen benutzt sie Umdeutungen, indem sie die Möglichkeit eines mit dem Problem zusammenhängenden Musters in den Familiensitzungen zusammenfasst und explizit formuliert.

Beispiel:

THERAPEUTIN: Es klingt, als wäre Ihnen das alles durchaus vertraut, diese Momente, in denen die Familie nicht weiterkommt und jeder frustriert ist und keine Möglichkeit sieht, an der Situation etwas zu verändern. *(An den Vater gewandt:)* Ihre Bemühungen, die Situation Ihrer Tochter zu verbessern, werden ignoriert oder verächtlich abgetan, und dann packt Sie die Wut, weil sie sich hinter ihrer Gleichgültigkeit verschanzt und Sie nicht an sich heranlässt. Aber für dich, Tina, ist die Gleichgültigkeit ein Schutz, denn du fühlst dich in diesen Momenten, in denen dein Vater dich nicht versteht, nicht sicher. Er sieht dich nicht. *(An die Mutter gewandt:)* Und Sie sind außen vor, müssen sich tatenlos alles ansehen und fragen sich, wie Sie etwas ändern können, ohne Partei zu ergreifen. Diese Situation kann sich jederzeit und aus allen erdenklichen Gründen wiederholen, aber das Muster ist scheinbar immer das gleiche.

In dieser frühen Therapiephase werden diese Zusammenfassungen wiederholt, um die Muster für die Familie herauszuarbeiten. Mitunter ist es schwierig, das Tempo einer Deeskalation zu drosseln, doch das empathische Spiegeln und Validieren der Therapeutin wirft Licht darauf, wie die Angehörigen diese negativen Zustände erleben, und verschiebt so den Fokus der Sitzungen von den Problemen auf die Art und Weise, wie die Familie mit ihren Schwierigkeiten umgeht. Im folgenden Abschnitt fokussieren wir explizit auf den Prozess des Bündnisaufbaus und des Assessments, der die Grundlage für die Identifizierung negativer Familienmuster bildet.

4.5 Therapeutisches Bündnis und Assessment

Der EFFT-Prozess beginnt mit einer gemeinsamen Familiensitzung und weiteren Sitzungen mit den Eltern, mit Geschwistern oder mit einem einzelnen Kind. Wir ziehen es vor, zuerst die gesamte Familie kennenzulernen, um deren Gespräche über das anstehende Problem beurteilen und den Prozess des Bündnisaufbaus mit Familienmitgliedern einleiten zu können, die für den Therapieverlauf wichtig sein könnten. Die erste Familiensitzung ist eine Assessmentsitzung, in der der Therapeut sich eingehend über das Problem und seine Auswirkungen auf die Ressourcen und Beziehungen in der Familie informiert. Alle Angehörigen, die an dem Problem beteiligt oder von ihm betroffen sind, werden zu der ersten Sitzung eingeladen, weil es darum geht, die Schwierigkeiten der Familie zunächst einmal auf einer allgemeinen Ebene zu verstehen. Weitere Assessmentsitzungen werden anschließend mit den Eltern oder Bezugspersonen und Geschwistern durchgeführt, um die Ressourcen und Bedürfnisse der Familie in ihren spezifischen Subsystemen zu untersuchen. Manche Eltern lehnen gemeinsame Familiensitzungen ab. In diesem Fall kann der Therapeut ein Gespräch mit ihnen ohne weitere Angehörige führen, um auf einen Bündnisaufbau zu fokussieren, indem er die spezifischen Bedenken der Eltern anerkennt und sich ihrer Beratungsbereitschaft vergewissert.

4.5.1 Erste Familiensitzung

In der Familiensitzung erkundet der Therapeut das Erleben der Anwesenden, um sich über deren unterschiedliche Erfahrung und über ihre Beziehung zu dem anstehenden Problem zu informieren. Diese Sitzung gewährt ihm einen ersten Blick auf die Beziehungsblockaden einschließlich der negativen Erfahrungen, die die Interaktionen in der Familie mit Schwierigkeiten färben. Gezielte Fragen geben allen Angehörigen Gelegenheit, über ihre Wahrnehmung der Familie zu sprechen. Zum Beispiel kann der Therapeut fragen: „Können Sie mir sagen, wie es sich für Sie anfühlt, in dieser Familie Sie zu sein? Können Sie Ihre Familie mit einem Wort charakterisieren? Ich möchte jeden von Ihnen darum bitten.“ So gewinnt der Therapeut unterschiedliche Perspektiven auf die Familie und findet gleichzeitig Gelegenheit, den Wert des Beitrags jedes Beteiligten und seines Verständnisses der Familie zu bestätigen. Während jeder Angehörige seine Familiengeschichte erzählt, beobachtet der Therapeut, wie die Geschichte erzählt wird, wie die Angehörigen miteinander interagieren, wie stark ihre emotionale Verbundenheit zu sein scheint und wie Emotionen in der Familieneinheit generell ausgedrückt werden.

Diese Fragen sind für Familien mit akuten Schwierigkeiten nicht einfach. Der Fokus der Sitzung kann sich sehr rasch auf das Problemkind verlagern, wenn etwa ein Elternteil oder beide Eltern oder auch Geschwister ein Familienmitglied für die Konflikte verantwortlich machen. Dies illustriert die Macht des negativen Musters, das den Familienprozess beeinflusst und den Angehörigen neutralere oder positive Interaktionen erschwert. Der Therapeut geht auf diese negative Eskalation ein, indem er die dringenden Anliegen der Familienmitglieder spiegelt und validiert, gleichzeitig aber auch anerkennt, dass diese Probleme das Gesamterleben der Familie beherrschen. Er kann evokative Fragen stellen, zum Beispiel:

> Wie fühlt es sich für Sie an, wenn das passiert? Was tun Sie dann oder was sagen Sie sich selbst, wenn Sie es beobachten? Ich sehe, dass es wirklich schwierig für Sie ist, und ich höre die Dringlichkeit in Ihrer Stimme, wenn Sie darüber sprechen. Was geht in Ihnen vor, wenn Sie sehen, wie es Ihrem Sohn ergeht?

Aktiv wendet der Therapeut Schuldzuweisungen und Kritik ab, um die Sicherheit in der Familiensitzung aufrechtzuerhalten.

Er vermeidet potenzielle Bündnisbrüche, indem er sich empathisch auf jedes Familienmitglied und sein Verständnis und Erleben der Familie einstimmt. Seine aktive Präsenz und Ansprechbarkeit, seine responsive Leitung der Sitzung unterbrechen die negative Eskalation, sodass die Familie aus ihrem schwierigen Gespräch rasch herausfindet. Die aktive Anleitung des Prozesses erleichtert es dem Therapeuten, alternative Sichtweisen und andere, sonst ungehörte Stimmen einzuführen. Er lässt keinen Zweifel daran, dass alle Angehörigen sprechen und ihre eigene Sicht der Dinge in der Sicherheit des Praxisraums darlegen können – ein entscheidender Schritt der Familienarbeit, der es dem Therapeuten ermöglicht zu beurteilen, wie aufgeschlossen, ansprechbar oder reaktiv und starr das System auf diese Interventionen reagiert. Am Ende der Sitzung fasst er sein Verständnis der Familie und ihrer Schwierigkeiten zusammen. Er erklärt den Prozess des Assessments und vereinbart je nach den Therapiezielen weitere Familiensitzungen. Der Therapeut fördert die Offenheit für das Feedback einzelner Angehöriger und ihre Sorgen und empfiehlt ihnen, ihre Probleme selbst oder vermittelt durch die Eltern in den Sitzungen zu schildern.

4.5.2 *Assessmentsitzung mit den Eltern*

Eine getrennte Sitzung mit den Eltern ist wichtig, um das Fürsorgesystem zu unterstützen, das Fürsorgebündnis zu beurteilen und gemeinsame Therapieziele zu vereinbaren. Diese Sitzungen fokussieren explizit auf die Sorgen der Bezugspersonen, wobei häufig ihre Frustration und ihre Schwierigkeiten mit der Elternrolle zutage treten. Der Therapeut stellt eine zuverlässige unterstützende Basis zur Verfügung und erkennt die Sorgen und die Unsicherheit der Eltern bezüglich einer Familientherapie und ihres eigenen Verständnisses des anstehenden Problems an. Manche Eltern fühlen sich durch die Empfehlung einer Familientherapie beschämt oder zweifeln daran, von dem Therapeuten in ihrer Elternrolle unterstützt zu werden, wenn dieser die Klagen eines Kindes validiert. In anderen Fällen kann das Erforschen der Verletzlichkeit eines Kindes bezüglich der familiären Schwierigkeiten zu Eskalation des Beschützerverhaltens oder der Defensivität der Eltern führen. Der Therapeut vergewissert sich daher, dass die Eltern zu einer gemeinsamen Therapie bereit sind. Die Fokussierung auf Verletzlichkeiten stärkt das Zielbündnis, während die klare Unterstützung der Eltern und die Abstimmung der Behandlung auf deren Fürsorgeziele als prognostischer Indikator der Familientherapie dienen.

Die Elternsitzungen fokussieren auf vier wesentliche Bereiche der Familientherapie. Erstens schließt der Therapeut ein Arbeitsbündnis mit den Eltern, von dem die gemeinsame Beratung profitieren wird. Es umfasst die Untersuchung der Sorgen und Bedenken der Eltern hinsichtlich des anstehenden Problems sowie Fragen, die in der Familiensitzung auftauchen. Zweitens fokussiert der Therapeut auf die Beurteilung der Verfügbarkeit der Eltern und auf die Herausforderungen und Ressourcen, die für die Elternrolle von Belang sind. Der Therapeut untersucht Probleme, die in der Familiensitzung identifiziert wurden, und erkundet, wie die Eltern ihre eigene Rolle in Bezug auf diese Probleme verstehen und wie sich das Problem in Bezug auf das Kind und ihre Elternrolle in ihren Augen darstellt. Ein dritter Bereich betrifft ihr Selbstbild als Eltern und ihr Bild des Kindes, ihre eigene Bindungsgeschichte und die Art und Weise, wie sie als Eltern durch eigene Bindungserfahrungen beeinflusst werden. Ein vierter Bereich ist relevant, wenn in der Familie mehr als ein Elternteil oder eine Bezugsperson Erziehungsaufgaben wahrnehmen. Das Assessment des Elternbündnisses fokussiert auf die Ebene der Übereinstimmung und wechselseitigen Unterstützung als Eltern. Der Therapeut versucht zu klären, in welchem Maß die Paarbeziehung entweder Unterstützung oder aber disruptiven Konflikt erzeugt und inwieweit reaktive Meinungsverschiedenheiten aus Uneinigkeit über die Elternrolle, über Erwartungen und Erziehungspraktiken resultieren.

Elternbündnis

Die Förderung des Engagements der Eltern in der gemeinsamen Familientherapie beginnt mit der Würdigung der elterlichen Bemühungen, die familiären Probleme zu lösen. Der Therapeut normalisiert die Herausforderungen, vor die sich die Eltern gestellt sehen, und die Aufgaben, die sie bewältigen müssen, um die familiäre Situation zu verbessern. Er erkennt den Mut und die Bereitschaft der Eltern an, etwas zu unternehmen, damit ihr Kind und die Familie eine bessere Zukunft haben, und er erkennt an, dass die Eltern als Ressource unersetzlich sind und der Fokus der Therapie auf die Bedeutsamkeit des Einflusses gerichtet sein wird, den sie auf das Leben ihres Kindes und seine Zukunft ausüben. Er bringt zur Sprache, dass es in den Elternsitzungen Momente geben wird, in denen der Therapeut sich auf die Seite des Kindes zu schlagen scheint, und betont sein Ziel, die Offenheit und das Verständnis aller Beteiligten zu fördern. Indem er diese Momente vorhersagt, gibt er den Eltern Gelegenheit, ihre Bedenken und Befürchtungen bezüglich ihres eigenen Einflusses und ihrer Verantwortung für das anstehende Problem zu äußern.

Um Gelegenheiten schaffen zu können, reaktives und problematisches Verhalten zu verstehen, muss der Therapeut zunächst dafür sorgen, dass dieses reaktive Verhalten anerkannt werden kann und die Interaktionen in der Sitzung offener und sicherer werden. Er wirft Licht auf die mannigfaltigen Erfahrungen in der Familie, während er gleichzeitig die wichtige Rolle der Eltern als Erzieher ihres Kindes anerkennt. Die Anerkennung und das Verständnis reaktiver Emotionen bereiten die Bühne, um Zugang zu den vulnerablen Bedürfnissen zu finden, die in negativen Mustern häufig unausgesprochen enthalten sind. Der Therapeut kann unterschiedliche Erziehungsstile (z. B. den autoritären, den autoritativen und den permissiven; vgl. Baumrind 1978) erläutern, um zu illustrieren, dass diese emotionale Dynamik effektives Elternverhalten untergraben kann. Die EFFT richtet den Fokus nicht allein auf Erziehungspraktiken, sondern betont die Aufrechterhaltung eines emotionalen Gleichgewichts in den Eltern-Kind-Beziehungen, das durch verbesserte Responsivität und nicht durch einen exklusiven Fokus auf Erziehungsstrategien erreicht werden kann.

Verfügbarkeit der Eltern

Die ausschließliche Fokussierung auf die Elternrolle in dieser Sitzung erleichtert dem Therapeuten die Untersuchung der Verfügbarkeit der Eltern für andere Familienmitglieder einschließlich des identifizierten Patienten (IP). Der Therapeut beurteilt die Fähigkeit der Eltern, Signale ihres Kindes zu beachten und zu lesen, und ihre Neugier und Offenheit für alternative Sichtweisen des kindlichen Verhaltens. Dabei berücksichtigt er die Fähigkeit der Eltern, Gedanken und Gefühle mitzuteilen, sowie die Fragen, ob die Erwartungen der Eltern an ihre Kinder deren Entwicklungsstand entsprechen und ob sie fähig sind, Emotionen auch durch Tonfall, Gestik und Gesichtsausdruck zum Ausdruck zu bringen. Und schließlich gibt die Evaluation des flexiblen Problemlösens der Bezugspersonen Aufschluss über ihre Fähigkeit, Erwartungen abzuwägen und ihre eigenen Unzulänglichkeiten als Eltern anzuerkennen (Kobak & Mandelbaum 2003).

Eltern sprechen bereitwilliger über ihre Frustration über den IP und ihre Bemühungen, die in der Familiensitzung beschriebenen Probleme zu lösen. Der Therapeut erkennt die Bemühungen der Eltern, auf das Kind einzugehen, im Kontext der Fürsorglichkeit an. Das Prozessieren dieser Anliegen gibt ihm auch Gelegenheit, die bewusste, sensible Wahrnehmung der Bedürfnisse und Schwierigkeiten des Kindes durch die Eltern zu schärfen. Taktvolles Spiegeln auf der Grundlage der Familiensitzung kann die Fokussierung auf die Emotionen und die Erlebensweise des Kindes erleichtern. Der Therapeut validiert das Erleben des Kindes und seine Auswirkungen auf die Eltern. Zum Beispiel erinnert er an eine Situation aus der ersten Familiensitzung, in der das Kind eine beruhigende Bemerkung der Mutter defensiv von sich wies. Er identifiziert sich mit dem Gefühl der Mutter, abgelehnt zu werden, und deutet das Verhalten des Kindes als Reaktion, durch die sich das Kind schützt, weil es sich ungewollt fühlt. Der Therapeut betont das Ziel, diese unsicheren Momente durchzuarbeiten, die die Eltern in ihren Bemühungen, das Kind zu umsorgen und zu unterstützen, blockieren.

Das Assessment der elterlichen Verfügbarkeit beinhaltet auch individuelle und Beziehungsfaktoren, die sich auf die emotionale Präsenz auswirken. Kobak und Mandelbaum (2003) zufolge können drei Faktoren, die mit intrapersonalen, interpersonalen und situativen Faktoren zusammenhängen, die Verfügbarkeit einer Bezugsperson beeinträchtigen. Auf der individuellen Ebene kann psychischer Distress einschließlich affektiver Störungen die Aufmerksamkeit der Bezugsperson für die emotionalen Bedürfnisse eines Kindes beeinträchtigen. Auf der interpersonalen Ebene führen Feindseligkeit oder ablehnendes Verhalten der Bezugsperson zu Beeinträchtigungen der Bindungsbeziehung oder zu Verletzungen, sodass sie als Quelle der Unterstützung und Fürsorge nicht zuverlässig ist. Und schließlich können belastende Lebensereignisse wie Armut, Arbeitslosigkeit und chronische Erkrankungen von den Elternpflichten ablenken und die Schwierigkeiten im Familiensystem verstärken, sodass die Eltern nicht länger zuverlässig verfügbar sind. Jeder dieser Faktoren wirkt sich zudem auf das emotionale Familienklima aus und bedeutet eine zusätzliche Belastung für ein System, das infolgedessen zu höherer emotionaler Reaktivität tendiert und schwierige Emotionen nicht länger effektiv regulieren kann (Morris et al. 2007).

Die Verantwortung der Eltern für Disziplin und Grenzen wird anerkannt und bestätigt. Der Therapeut bittet die Eltern auch zu überlegen, inwieweit ihre gewohnten Strategien infolge der beeinträchtigten Fürsorglichkeit und des Vertrauensschwundes in der Eltern-Kind-Beziehung möglicherweise nicht länger effektiv sind. Er fordert die Eltern auf, Situationen zu schildern, in denen sie erfolgreich Grenzen setzten und Erwartungen äußerten, bzw. Situationen, in denen ihre gewohnten Strategien versagten. Das Assessment des Therapeuten fokussiert auf überresponsive sowie unterresponsive Verhaltensweisen der Bezugspersonen gegenüber den Bedürfnissen des Kindes, wobei das besondere Augenmerk negativen und reaktiven Interaktionen gilt.

Das Verhalten der Eltern bringt oft einen zugrunde liegenden Wunsch zum Ausdruck, das Kind zu umsorgen, ist aber durch die Bemühungen der Mutter oder des Vaters, auf negative Erwartungen des Kindes einzugehen, oder aufgrund eines negativen Selbstbildes verzerrt. Die Umdeutung des gesamten Verhaltens der Bezugspersonen als Fürsorgeverhalten ist zu diesem Zeitpunkt verfrüht, weil die zugrunde liegenden, mit spezifischen Verhaltensweisen assoziierten Emotionen noch nicht hinlänglich verstanden werden. Es reicht jedoch, die grundsätzliche Motivation des Verhaltens der Eltern anzuerkennen und gemeinsam über ihre Bemühungen zu sprechen, dem Kind ein besseres Leben zu bereiten. Darüber hinaus entspringen nicht alle Verhaltensweisen der Eltern einer Fürsorgeabsicht. Der Therapeut muss also auch beurteilen, inwieweit in ihnen möglicherweise ein negatives Selbstbild der Bezugsperson oder deren negatives Bild vom Kind zum Ausdruck kommt. Falls angemessen, schaffen die Betonung und das Spiegeln der guten Absichten der Eltern Raum für den Aufbau eines stärkeren therapeutischen Bündnisses.

Bindungsgeschichte der Eltern

Assessment und Untersuchung der Bindungsgeschichte der Eltern erstrecken sich häufig über den gesamten Therapieverlauf. Das Prozessieren der Blockaden, die Eltern in ihrer Verfügbarkeit beeinträchtigen können, fördert häufig negative Selbstbilder oder Repräsentationen des Kindes zutage, die mit den eigenen Kindheitserfahrungen der Bezugsperson zusammenhängen. Somit ergibt sich aus dem Assessment der Bindungsgeschichte ein vorläufiges Verständnis der Themen, die für die Art und Weise, wie die Eltern ihre Rolle vor dem Hintergrund ihrer eigenen Kindheitserfahrungen erleben, prägend sind. Der Therapeut bietet die Fragen nach der Bindungsgeschichte als Ressource für ein besseres Verständnis der Familie und der Erfahrungen an, die jede Bezugsperson in ihre Elternrolle einbringt.

Der Therapeut könnte beispielsweise eine Mutter bitten, über die Erfahrungen zu sprechen, die sie selbst gemacht hat, als sie so alt war wie das identifizierte Kind. Besonders relevant wäre dabei die Frage, bei wem sie Trost und Unterstützung suchte und was sie aus diesen Erfahrungen gelernt hat. Der Therapeut könnte auch fragen, ob die Mutter als Kind ähnliche Schwierigkeiten hatte und wie sie damit ggf. umgegangen ist.

Fürsorgebündnis

Elternsitzungen ermöglichen das Assessment des Elternbündnisses und der Paarbeziehung in Familien mit zwei Elternteilen. Wenngleich die Qualität einer Paarbeziehung und die Kooperation als Eltern häufig miteinander zusammenhängen, sollte der Therapeut das Fürsorgebündnis der Bezugspersonen getrennt von ihrer Anpassung als Liebespartner beurteilen. Kobak und Mandelbaum (2003) identifizieren zwei wesentliche Elemente eines funktionierenden Fürsorgebündnisses. Erstens fühlt sich jeder Partner für die Erziehung des Kindes verantwortlich. Zweitens respektiert jeder Partner den Beitrag, den der andere zur Erziehung leistet. Gemeinsame Verantwortung und wechselseitiger Respekt sind für das Fürsorgebündnis charakteristisch. Die Elternsitzungen geben dem Therapeuten Einblick in die Rolle, die die Kinderbetreuung und -erziehung in der Paarbeziehung spielt.

Paare mit problematischem Fürsorgebündnis werden mit höherer Wahrscheinlichkeit Schwierigkeiten mit ihren Elternfunktionen haben. Diskussionen über Erziehungsfragen erweisen sich oft als Quelle der Zwietracht und persönlicher Angriffe. Andere Erziehungsvorstellungen werden als problematisch verurteilt und erschweren die Koordination der Erziehungsaufgaben. Möglich ist auch, dass ein Partner die Fürsorglichkeit des anderen zu sabotieren versucht und auf diese Weise die Absicht, im Interesse des Kindes zusammenzuarbeiten, unterläuft. Erziehungsfragen können Paarprobleme triggern, die wiederum die Anfälligkeit des Paares für noch größere Schwierigkeiten, sich gemeinsam um die Erziehung zu kümmern, erhöhen. Andernfalls können sich Partner auch gegen ein Kind verbünden und es wegen seines negativen Verhaltens zum Sündenbock machen. Diese Partner schließen sich gegen das Kind zusammen und versagen ihm ihre emotionale Verfügbarkeit.

Auch Beziehungsprobleme, die mit der Kindererziehung nichts zu tun haben, können das emotionale Klima einer Familie beeinflussen. Ein chronischer Paarkonflikt untergräbt die emotionale Sicherheit des Kindes (Cummings & Davies 1996) und kann auch die gegenseitige Unterstützung der Bezugspersonen beeinträchtigen. Die Folgen sind besonders gravierend, wenn Partner ihren Beziehungsstress zu bewältigen versuchen, indem sie komplementäre Erziehungsstile praktizieren. Zum Beispiel könnte sich einer der Partner auf übertriebene Weise in das Leben des Kindes einmischen, während der andere sich vollständig heraushält. Wenn Erziehungs- und Partnerkonflikte aufeinanderprallen, sind Kinder besonders verwundbar.

> Wenn im Fürsorgebündnis der Eltern und in ihrer Bindungsbeziehung Schwierigkeiten auftauchen, die sie als Bezugspersonen des Kindes und als Partner in der erwachsenen Bindungsbeziehung beeinträchtigen, kann dieser Distress exponentiell eskalieren und die Fähigkeit der Bezugsperson, für das Kind verfügbar zu bleiben, von Grund auf gefährden.
>
> (Kobak & Mandelbaum 2004, S. 155)

4.5.3 Geschwisterassessment

Im Anschluss an die Elternsitzung wird eine abschließende Assessmentsitzung mit dem identifizierten Kind und seinen Geschwistern vereinbart. Zweck diese Sitzung sind die Stärkung des Bündnisses des Therapeuten mit jedem Kind und die Beurteilung der Sicherheit einer gemeinsamen Familientherapie sowie der Bereitschaft dazu. Die Sitzung gibt den Kindern Gelegenheit, ihre Bedenken und Fragen bezüglich der Familientherapie auszusprechen. Dem Therapeuten ermöglicht sie, das Vertrauen zu vertiefen und die Art und Weise, wie die Kinder ihre Familie erleben, besser zu verstehen. Er lernt den Umgang der Kinder mit den reaktiven Mustern, die in der Familien- und der Elternsitzung identifiziert wurden, detaillierter kennen.

Geschwistersitzungen geben den Kindern Raum, ihre Familienerfahrungen ohne Beeinflussung und Bewertung durch die Eltern zu schildern. Häufig vermitteln Kinder einzigartige Perspektiven, die Einblicke in die unausgesprochene Geschichte der Familie gewähren. Der Therapeut erkundet, wie die Kinder ihre Familie sehen, wenn sie gut miteinander auskommen, miteinander streiten, Wiedergutmachung leisten, verhandeln, sich umeinander kümmern und aufeinander eingehen. Er fragt z. B., ob die Familie offen über Gefühle spricht oder ob es Regeln bezüglich des Umgangs mit Wut oder Traurigkeit gibt.

Die Geschwistersitzung erweitert den Fokus über das anstehende Problem hinaus auf ein breiteres Verständnis der Familie. Der Therapeut verleiht der Stimme, die Kinder in ihrer Familie haben, und der Rolle, die sie spielen können, um ihre Familie stärker zu machen, Nachdruck. Die Einschätzung des Mutter- und Vaterbilds der Geschwister, ihres jeweiligen Selbstbilds und der Bilder, die sie voneinander haben, lässt weitere Stärken und Blockaden der allgemeinen Responsivität der Familie erkennbar werden. Können die Mitglieder dieser Familie beieinander Unterstützung finden? Wenn sie sich nicht an ihre Eltern wenden können: Können sie sich an Geschwister wenden oder sind sie allein? Das Bild, das die Geschwister vom Leben in ihrer Familie malen, gibt detailliert Aufschluss über die Familiendynamik und dient dem Therapeuten als Gelegenheit, die fürsorglichen Absichten der Eltern herauszuarbeiten, die sich hinter vermeintlich kontrollierendem Verhalten oder emotionaler Abwesenheit verbergen.

4.5.4 Selbstberichte als Assessmentressource

Für das Assessment der bindungsrelevanten Verhaltensweisen und Erfahrungen stehen zahlreiche Messverfahren zur Verfügung. Johnson (2020 [2019]) identifiziert zwei auf Selbstberichten beruhende Messungen, die für den mit Familien arbeitenden EFT-Therapeuten hilfreich sind. Das Inventory of Parent and Peer Attachment (IPPA; Armsden & Greenberg 1987) ermöglicht der Therapeutin zu beurteilen, wie die Jugendlichen ihre Peer- und Familienbeziehungen erleben, und fokussiert auf Kommunikation, Entfremdung und Vertrauen. Die mit dem IPPA gewonnenen Ergebnisse zeigen, dass die Werte auf der Kommunikationsskala mit der Angst der Jugendlichen vor Bindungsverlust und die Werte auf der Entfremdungsskala mit Angst vor Bindungsverlust und mit Vermeidungsverhalten zusammenhängen (Brennen, Clarke & Shaver 1998).

Das McMaster-Modell ist ein Messinstrument, das für die Beurteilung des Vertrauens der Eltern in Bindungsbeziehungen relevant ist (Dickstein 1999). Das Family Assessment Device (FAD) wurde von Epstein, Baldwin und Bishop (1983) entwickelt und ermöglicht ein Assessment des allgemeinen Funktionierens der Familie mit klinischen Cut-off-Werten. Das Instrument besteht aus sieben Skalen, die die affektive Responsivität messen, die affektive Beteiligung, die Verhaltenskontrolle, Kommunikation, Problemlösung sowie die Rollen und das allgemeine Funktionsniveau der Familie. Von besonderem Interesse für das Assessment der Ergebnisse der EFFT sind laut Johnson (2020 [2019]) die Messungen des affektiven Funktionierens.

4.6 Kontraindikationen und Schweigepflicht

Die EFFT ist nicht geeignet für Familien mit signifikantem Gewalt- und Missbrauchs- / Misshandlungsrisiko. Die Empfänglichkeit und Offenheit der Eltern gegenüber der Therapeutin ist von entscheidender Bedeutung, weil ein starkes therapeutisches Bündnis mit Eltern und Kindern die Voraussetzung dafür ist, dass die Therapeutin effektiv und erfahrungsorientiert mit den Familienbeziehungen arbeiten kann. Ausdrucksfähigkeit und Verletzlichkeit sind für den Therapieprozess von wesentlicher Bedeutung, und eine emotionsfokussierte Therapie würde Menschen, die in Familien mit Gewalt- und Missbrauchs- / Misshandlungsgeschehen leben, einem erhöhten Risiko aussetzen (Johnson & Lee 2000). Auch im Fall von Familien mit unbehandelten Substanzabhängigkeiten oder anderen psychischen Störungen ist ein zusätzliches Assessment erforderlich, um zu klären, ob die zur Unterstützung der Familientherapie notwendige Betreuung verfügbar ist. Wenn sich die Eltern von der Familie losgesagt haben oder sich aktiv feindselig verhalten, sind sie nicht motiviert, den familiären Kontakt zu verbessern, sodass es nicht möglich ist, mit der ganzen Familie zu arbeiten. Die EFT-Therapeutin behält im gesamten Behandlungsverlauf die Sicherheit im Blick, weil Vulnerabilitätsäußerungen und das Eingehen emotionaler Risiken in der Familie voraussetzen, dass sich alle Mitglieder sicher fühlen und darauf vertrauen, sich öffnen zu können, ohne mit Vergeltung oder Bestrafung rechnen zu müssen.

In der EFFT sollten Therapeuten ihre ethischen und juristischen Standards bezüglich der Schweigepflicht beachten, wenn sie mit einer Kombination von Einzel- und gemeinsamen Sitzungen arbeiten. Die Therapeutin muss den Beteiligten vor Beginn der Therapie ihre Handhabung der Schweigepflicht erläutern und deren Einverständnis einholen. Die Familienmitglieder sind über die mögliche Durchführung von Einzel-, Paar- und Familiensitzungen in der EFFT und über die Art und Weise zu informieren, wie die Therapeutin eine Kontinuität zwischen den Sitzungen herstellt, an denen nicht zwangsläufig alle Angehörigen teilnehmen. Die Klienten sind auch zu Beginn der Sitzungen daran zu erinnern, da die Anwesenheit oder Abwesenheit einzelner Familienmitglieder die Erwartungen bezüglich der Schweigepflicht und Vertraulichkeit beeinflusst.

4.7 Entscheidungsrahmen der EFFT und Therapieplanung

Im Anschluss an den Assessmentprozess organisiert die Therapeutin die Sitzungen unter besonderer Berücksichtigung der konfliktträchtigsten Beziehung in der Familie. In der Anfangsphase, die auf Deeskalation fokussiert, führt die Therapeutin bevorzugt Sitzungen mit den Angehörigen durch, die durch die familiären Schwierigkeiten am schwersten beeinträchtigt sind. Sie orientiert sich dabei am EFFT-Entscheidungsrahmen (Abb. 3.2; Seite 106), um die Zusammensetzung der Sitzungen zu modifizieren, wobei dyadische, triadische und Familiensitzungen typischerweise abwechseln. Im weiteren Verlauf kann die Therapeutin dyadische oder triadische Sitzungen durchführen, um die Fokussierung auf eine spezifische Bindungsdynamik zu schärfen und das Sicherheitsgefühl zu stärken, indem sie die persönlichen Anliegen und die Einzigartigkeit der jeweiligen Beziehungen anerkennt. So ist denkbar, dass sie eine Elternsitzung anberaumt, um einen Konflikt im Zusammenhang mit dem Fürsorgebündnis zu erforschen, oder eine Sitzung mit einer Mutter und ihrer leiblichen Tochter in einer Stieffamilie.

Dem EFFT-Entscheidungsrahmen entsprechend kann die Therapeutin dyadische oder triadische Sitzungen mit Eltern und dem identifizierten Patienten abhalten, um die Sicherheit zu verbessern, den Therapiefokus zu schärfen und individuelle Erfahrungen frei von der Beeinflussung durch andere Familienmitglieder zu vertiefen. In Situationen, in denen die Sicherheit Anlass zur Sorge gibt, muss die EFT-Therapeutin beurteilen, ob ein Elternteil gewährleisten kann, dass die Kinder geschützt sind. Falls erforderlich, muss sie mit diesem Elternteil spezifische Vereinbarungen über die Maßnahmen treffen, die zur Gewährleistung der Sicherheit zu ergreifen sind. Der Beginn einer gemeinsamen Familientherapie kann sich verzögern, bis die notwendigen Ressourcen zur Gewährleistung der Sicherheit und des Wohlergehens der Kinder zur Verfügung stehen.

Jüngere, vulnerable Geschwister werden von der Teilnahme an Familiensitzungen ausgeschlossen, wenn der Inhalt ihrem Entwicklungsstand nicht gemäß ist. Diese Maßnahme sorgt für ihre Sicherheit und setzt in der Familieneinheit angemessene Grenzen. Familienstruktur und -geschichte können die Zusammensetzung der Familientherapie beeinflussen. Besondere Aufmerksamkeit gilt den leiblichen und den stiefverwandtschaftlichen Beziehungen in Patchworkfamilien. Da sich solche Familien häufig in Übergangssituationen befinden und Verluste zu verarbeiten haben, muss die Bindung zwischen Elternteilen und ihren leiblichen Kindern im Fokus stehen und gestärkt werden, bevor die Kinder angeregt werden, ihre Beziehungen zu den neuen Familienmitgliedern, die sie sich nicht selbst ausgesucht haben, zu intensivieren. Die Kombination von Sitzungen für die leiblichen Verwandten mit Paarsitzungen ist für diese Familien häufig der optimale Behandlungsplan.

4.7.1 Nachverfolgen der Familienmuster

Die Therapeutin benutzt den Assessmentprozess, um ihr Bündnis mit der Familie zu stärken. Ausgehend von den Sitzungen mit Familie, Eltern und Geschwistern organisiert sie den Therapieprozess, um auf die negativen Muster zu fokussieren, die in der Familie vorherrschen. Dieses Endziel verschiebt den Fokus der Sitzungen vom Assessment auf die Begleitung, in der negative, mit dem anstehenden Problem assoziierte Muster identifiziert und prozessiert werden. Das Ziel der Therapeutin besteht darin, der Familie zu helfen, ein Verständnis der vorhersehbaren Sequenzen zu entwickeln, die ihre Schwierigkeiten und Unsicherheit in Gang halten.

Wenn die EFT-Therapeutin mit einem Paar arbeitet, lenkt sie die Aufmerksamkeit zumeist auf eine einzelne negative Interaktion, die um die starren Positionen der Partner organisiert ist. Diese Positionen werden gewöhnlich als Verfolgen bzw. Rückzug beschrieben und repräsentieren die sekundären Bindungsstrategien, mit denen die Partner jeweils auf die Unsicherheit der Bindung reagieren. In der EFFT sind die Muster komplexer, da mehrere Beziehungen im Spiel sind. Der Familiendistress schlägt sich im gesamten Familiensystem nieder, selbst wenn er ursprünglich in einer bestimmten Beziehung entstanden ist. Die Therapeutin folgt den Interaktionen der Angehörigen, die in der Sitzung spezifische Momente schildern, in denen die familiären Schwierigkeiten alles beherrschten. Das Ziel des Nachverfolgens dieser Interaktionssequenzen besteht darin, das absehbare Verhalten der Angehörigen in Situationen, die durch negative Emotion und Unsicherheit charakterisiert sind, herauszuarbeiten.

Betrachten wir als Beispiel Laura und Tom, die eine Familientherapie aufnahmen, weil der Therapeut, der ihren Sohn Dylan wegen seiner Depressionen und sozialen Schwierigkeiten behandelte, sie ihnen empfohlen hatte. Im Anschluss an die Assessmentsitzung lud die EFT-Therapeutin zu einer Familiensitzung mit Dylan, Laura, Tom sowie Dylans Schwestern Aimee und Angel ein. Hauptthema der Sitzung war eine aktuelle Auseinandersetzung zwischen Dylan und Laura. Laura hatte Dylan gebeten, seine Sachen aufzuräumen, weil die Familie eine Party für Aimee und ihre Freundinnen veranstaltete. Laura tat ihr Möglichstes, um Dylan zu helfen, aber er reagierte darauf defensiv und wütend. Aimee wiederum brach in Tränen aus, und Angel beklagte sich bitterlich darüber, dass Dylan jeden guten Moment, den die Familie hätte genießen können, zerstören musste. Dylan warf ihr seine Sachen vor die Füße und verzog sich in sein Zimmer. Laura machte Angel Vorwürfe und versuchte, Aimee zu trösten. Daraufhin zog sich auch Angel in ihr Zimmer zurück. Als Tom hinzukam, waren Laura und Aimee in Tränen aufgelöst, während aus Dylans Zimmer laute Musik schallte. Entsetzt über das Chaos und den emotionalen Aufruhr fragte Tom ungläubig: „Was zur Hölle ist hier los?" Laura quittierte seine Frage mit dem wütenden Vorwurf, dass dergleichen nicht passieren würde, wenn er ihr mehr helfen würde. Aimee weinte noch mehr, Laura kümmerte sich um sie, und Tom verließ entrüstet das Zimmer, um Dylan an seine Pflichten, der Familie zu helfen, zu erinnern. Das Gespräch zwischen Vater und Sohn endete in distanziertem Schweigen, nachdem Dylan konstatiert hatte, dass es der Familie ohne ihn besser gehen würde.

In dem scheinbar typischen Familienkonflikt erkennt die Therapeutin klar die spaltende Wirkung der Unsicherheit, die die Fähigkeit der Familie untergräbt, sich verbunden zu fühlen und zu kooperieren. Wenn das Familienklima von Unsicherheit beherrscht wird, verlieren die Angehörigen ihre Flexibilität und die Ressourcen, die sie brauchen, um eskalierende negative Affekte zu regulieren. Toms defensive Kritik spiegelt seine Frustration über die eigene Unfähigkeit, Dylan zu besserem Verhalten zu bewegen, und über Lauras übertrieben sensiblen Umgang mit Dylan wider. Laura fühlt sich als Mutter oft im Stich gelassen und hat das Gefühl, ganz allein mit Dylans Schwierigkeiten fertigwerden zu müssen. Lange Auseinandersetzungen zwischen Tom und Laura haben eine Distanz zwischen ihnen entstehen lassen und ihre Bereitschaft, einander beizustehen, untergraben. Aimee nimmt die familiären Spannungen sensibel wahr und bringt oft zum Ausdruck, dass die Streitigkeiten der anderen sie verletzen. Angel ist zunehmend frustriert, weil sich ihrer Meinung nach alles um Dylan dreht. Sie glaubt, dass Dylan ihre Mutter oft manipuliert und vor ihrem Vater keinen Respekt hat.

In der EFFT hilft die Therapeutin der Familie zunächst, das größere Bild ihrer Schwierigkeiten klarer zu sehen, indem sie die Interaktionssequenzen mit ihr durcharbeitet, die die tieferen Emotionen hinter den Erlebens- und Verhaltensweisen der Einzelnen widerspiegeln. In dieser Anfangsphase der Therapie werden die Schwierigkeiten der Familie durch das Prozessieren ihrer Erlebensweisen und organisierenden Interaktionen besser verständlich, und dadurch wird auch das Verhalten der anderen Angehörigen eher vorhersehbar. Die Therapeutin erläutert die spezifischen Interaktionen und negativen Muster, indem sie das Erleben eines jeden Angehörigen spiegelt und validiert. Durch die Fokussierung auf das Erleben und die zugrunde liegenden Emotionen jedes Einzelnen schafft die Therapeutin eine sichere Basis, von der aus die Familie die Unsicherheit, die sich hinter ihren Schwierigkeiten verbirgt, erforschen kann. Sie erkennt die unterschiedlichen Wahrnehmungen ein und derselben Interaktion an, identifiziert die potenziellen Blockaden der Bindungssuche und des Fürsorgeverhaltens und zeigt auf, wie sie miteinander zusammenhängen. Die Sitzung ermöglicht es den Familienmitgliedern, gesehen und gehört zu werden. Die schützenden Strategien werden ebenso wie die Schwierigkeiten benannt. Dies erleichtert es den Angehörigen, einen prototypischen schwierigen Moment mit anderen Augen zu betrachten.

4.7.2 *Fallbeispiel*

Dieses Fallbeispiel illustriert die ersten Schritte in der EFFT-Therapie einer Familie mit einer erwachsenen Tochter, bei der kurz zuvor eine affektive Störung diagnostiziert worden war. Der EFFT-Prozess wird anhand des Assessments der Familie und mit Beispielen aus ihrer ersten Sitzung beschrieben.

Hintergrund

Familie Kingston bat um einen Termin wegen der Probleme mit der jüngsten Tochter, Laura (22), bei der eine Depression diagnostiziert worden war. Kaitlyn (25) lebte mit ihrem Freund zusammen in einer eigenen Wohnung, war aber bereit, sich an der Familientherapie zu beteiligen. Laura arbeitete gemeinsam mit ihren Eltern Shirley und Les im Familiengeschäft, in dem auch Kaitlyn bis zu einer Erkrankung gearbeitet hatte. In der Familie drehte sich alles um das Geschäft. Darüber hinaus verbrachte man wenig Zeit miteinander.

Elternsitzung

Die Intensität der Frustration der Eltern und ihrer Sorge um die Sicherheit führte im Vorgespräch zur Vereinbarung einer Elternsitzung, die noch vor der ersten Familiensitzung stattfinden sollte. Shirley und Les brachten ihre Frustration über Lauras mürrisches und distanziertes Verhalten und ihre Bedenken wegen des Umfangs der finanziellen Unterstützung – einschließlich Arbeit und Wohnung – zum Ausdruck, die sie Laura gewährten. Sie waren empört über Lauras mangelnde Anerkennung ihrer Großzügigkeit und hatten Schwierigkeiten, mit Lauras Wutausbrüchen umzugehen, wenn sie sie mit diesen Realitäten konfrontierten. Laura hatte kurz zuvor eine langjährige Beziehung beendet und sich danach noch streitlustiger verhalten. Sie verbrachte die meiste Zeit in ihrem Zimmer und erschien nicht regelmäßig zur Arbeit. Les und Shirley hielten sie für „faul" und „schwierig". Wenn überhaupt Gespräche stattfanden, endeten sie zumeist in Feindseligkeit und gegenseitigen Vorwürfen.

Die Eltern waren durch Lauras Depressionsdiagnose ernüchtert und hatten das Gefühl, ihr nicht helfen zu können. Die Therapeutin unterstützte sie, indem sie betonte, wie wichtig sie für Laura seien. Sie ermutigte sie, für Laura ansprechbar zu bleiben, responsiv und emotional engagiert. In der Sitzung zeigte sie auf, wie ihre negativen Erfahrungen als Eltern durch das negative Muster, in das sie zusammen mit Laura verstrickt waren, noch verstärkt wurden, während Laura das Gefühl hatte, den Trost und die Unterstützung, auf die sie an diesem kritischen Punkt in ihrem Leben angewiesen war, nicht zu bekommen. Sowohl für Les als auch für Shirley war dies ein neuer Blickwinkel, denn sie waren bislang der Meinung gewesen, dass Laura sich zusammenreißen und im Leben vorankommen müsse. Indem die Therapeutin sich empathisch in die Eltern einfühlte und ihren Wunsch, der Tochter zu helfen, in Worte fasste, weckte sie in ihnen die Offenheit und Bereitschaft zu lernen, wie sie Laura erreichen konnten.

Geschwistersitzung

Im Anschluss an das Gespräch mit den Eltern bat die Therapeutin Laura und Kaitlyn zu einer Sitzung, um zu hören, wie sie ihre Familie erlebten. Die Therapeutin schloss ein Bündnis mit den Töchtern und bat sie, ihr einen Eindruck vom Familienleben zu vermitteln. Beide waren sich einig, dass die Familie um Konflikte zwischen Les und Laura organisiert war. Laura stritt sich auch mit ihrer Mutter, die „austeilte und nicht dazu stand", Laura kritisierte und sich dann zurückzog. Ihr Vater hingegen konfrontierte sie direkter und wurde dabei laut, sodass ihre Auseinandersetzungen zu „Schreiduellen" eskalierten. Kaitlyn mied Familienkonflikte, indem sie physisch und emotional auf Distanz blieb. Sie stand ihrer Mutter näher, während sich Laura trotz der häufigen Streitereien dem Vater näher fühlte. Laura hielt sich selbst für das Problemkind der Familie – eine Sichtweise, die sie durch eine körperliche Auseinandersetzung der beiden Schwestern während des gemeinsamen Familienurlaubs bestätigt sah. Die Töchter erzählten, dass es wegen der Aufmerksamkeit, die beide Eltern Kaitlyns gesundheitlichen Problemen widmeten, ständig zu Konflikten komme. In der Sitzung sprach Laura mit Kaitlyn offen über ihre Verletztheit und Einsamkeit, und diese erkannte ihren Schmerz an. Beide Mädchen fühlten sich infolgedessen besser, und Laura begann, Kaitlyn als ihre Verbündete in der Familie zu betrachten. Die Therapeutin bestätigte, wie wichtig es für die Schwestern sei, sich aufeinander verlassen zu können. Beide räumten ein, sich in der Familie oft isoliert und allein zu fühlen und ständig das Gefühl zu haben, in den Augen ihrer Eltern „nicht gut genug" zu sein.

Familiensitzung

Das Ziel der ersten Familiensitzung besteht darin, Offenheit und Verständnis zu fördern, indem jedes Familienmitglied Gelegenheit findet, seine Probleme und Sichtweisen der Familie zu schildern. Die vorangegangenen Sitzungen mit den Eltern und Geschwistern hatten ergeben, dass beide Eltern ein negatives Bild von Laura hatten, aber unterschiedlich darauf reagierten. Shirley verhielt sich kritisch-vermeidend, während Les die Tochter direkt und kritisch-kontrollierend anging. Weder Vater noch Mutter fühlten sich Laura positiv verbunden, und Kaitlyn war emotional von allen Angehörigen distanziert.

Die Therapeutin fokussiert konsequent auf das Prozessieren der Interaktionsmuster, indem sie zugrunde liegende Emotionen spiegelt und validiert und positive Interaktion unterstützt. Dieser Ausschnitt illustriert die ersten drei Moves des EFT-Tangos und zeigt, wie dieser Prozess gleich zu Beginn einer Familiensitzung eine Richtung aufzeigt. Die Auszüge aus dieser ersten Familiensitzung verdeutlichen, wie die Therapeutin die vorangegangenen Assessmentsitzungen in ein Familiengespräch über die gegenwärtigen Distress- und Konfliktmuster integriert.

Zu Beginn der Familiensitzung fasst die Therapeutin die Höhepunkte aus der Eltern- und der Geschwistersitzung zusammen. Sie verweist auf die Absicht der Eltern, ihren Töchtern künftig besser zuzuhören, und hebt ihren Wunsch hervor, ihnen die notwendige Unterstützung zu gewähren. Die Bemühungen der Töchter, Meinungsverschiedenheiten zu klären, werden als Zeichen gedeutet, dass die Familie bereits an positiven Veränderungen ihrer Beziehungen arbeitet. Die Therapeutin bittet die Familie, ihren Austausch und ihre Gespräche aus der vorangegangenen Woche zu erläutern.

KAITLYN: Ich kann dazu nichts sagen, weil ich nicht da war.

THERAPEUTIN: Gut, aber ich frage mich, wie es Ihnen geht und welchen Eindruck Sie haben, was Ihnen vielleicht an den dreien aufgefallen ist.

KAITLYN: Mir geht es gut. Ich blicke optimistischer in die Zukunft. Ich glaube, wir kommen voran.

MUTTER: Es wird besser, es wird besser für Laura und mich und für Kaitlyn und mich.

THERAPEUTIN: Okay, was hat sich Ihrer Meinung nach verbessert?

MUTTER: Ich habe mich bemüht, geduldiger zu sein und ihnen mehr Raum zu lassen.

THERAPEUTIN: Sie haben sich bewusst Mühe gegeben und darauf geachtet, ihnen mehr Raum zu lassen. Ist es das, was Sie sagen wollen? Hm, wie sehen Sie es, Laura?

LAURA: Ich will ihre Bemühungen nicht kleinreden, wenn sie glaubt, sie hätte sich Mühe gegeben. Ich habe keinen Unterschied bemerkt, aber das meine ich nicht negativ.

THERAPEUTIN: Sie können keinen Unterschied erkennen. Gut, wäre das etwas, was Sie sich von Ihrer Mutter wünschen? Dass sie mehr Geduld für Sie aufbringt?

LAURA *(achselzuckend)*: Ich finde sie eigentlich nicht ungeduldig.

THERAPEUTIN: Ich vermute, Sie würden nicht unbedingt merken, dass sie mehr Geduld aufbringt, weil das für Sie selbst kein Problem war. *(Therapeutin stellt sich auf Lauras zurückhaltendes Urteil ein)*

LAURA: Ja, genau! *(Rollt die Augen.)*

THERAPEUTIN *(zur Mutter)*: Aber das ist etwas, das Ihnen bewusst ist – Sie geben sich Mühe und strengen sich an, weil …

MUTTER: Ich akzeptiere einfach, dass Laura die nächste Phase in ihrem Leben in ihrem eigenen Tempo angehen muss.

THERAPEUTIN: Oh, okay, Sie möchten akzeptieren, wo sie jetzt steht.

THERAPEUTIN: Wie ist es für Sie, Les, wie erleben Sie das alles?

VATER: Ich glaube, ich kann mit den Mädchen wieder so kommunizieren wie früher, bevor sich alles so zugespitzt hat. Ich bin wahrscheinlich ein bisschen aggressiver als Shirley. Wenn Laura das Gefühl hat, dass es mit ihr aufwärts geht, versuche ich, ihr Mut zu machen, ihr beizustehen, und ich frage sie, ob es Fortschritte gibt. So etwas eben.

THERAPEUTIN: Und Sie möchten wissen, was mit Laura los ist? Es klingt, als wäre es Ihnen wirklich so wichtig zu wissen, was mit ihr los ist, dass Sie sie anspornen und anstupsen?

VATER: Anstupsen, würde ich sagen. Ich mache keine große Sache daraus, sondern stelle eine allgemeine Frage, und sie war sehr hilfsbereit und entgegenkommend und hat geantwortet: „Ich habe es gestern erledigt, Pa."

THERAPEUTIN: Sie war also offen Ihnen gegenüber?

Vater: Ich denke schon. Manches hat sich nicht wesentlich verändert. Sie hat die Tendenz, nicht allzu viel zu tun, und dann kann ich ausrasten.

Therapeutin: Richtig! Wenn Sie sehen, dass Laura nicht viel tut, dann ist das für Sie ein Trigger?

Vater: Ja, ich bedränge sie dann, und sie ignoriert mich oder bringt mich irgendwie aus der Fassung.

Therapeutin: Das ist völlig verständlich, wir alle wollen zu unseren Kindern durchdringen, ganz gleich, wie alt sie sind. Wir wollen wissen, dass wir mit ihnen reden können, dass sie uns zuhören, und wenn das nicht gelingt oder wenn es scheint, als sei es ihnen völlig gleichgültig, ist es alarmierend.

Vater: Ja, und das sind Situationen, in denen ich dann ausraste.

Die Therapeutin wendet sich Laura zu, die weiterhin einsilbige Antworten gibt. Ihre zögerlichen Reaktionen stehen im Kontrast zu der Energie und Entschlossenheit ihres Vaters. Die Therapeutin erkennt Lauras stillere Präsenz in der Familie an und äußert die Vermutung, dass Laura vielleicht „sondiert", wie ernst ihre Eltern es mit ihren Bemühungen meinen. Die Therapeutin spiegelt die Sorge des Vaters über Lauras Zurückhaltung und Wachsamkeit in der Sitzung und sein gegenwärtiges Erleben und beginnt, seine Affekte zusammenzusetzen.

Therapeutin: Sie versuchen also ganz bewusst, sich nicht gleich aufzuregen und aus der Haut zu fahren. Selbst jetzt. Sie achten darauf, sich responsiv zu verhalten, so, wie wir es in unserer letzten Sitzung besprochen haben.

Vater: Ich habe mir bewusst Mühe gegeben und mich zu ändern versucht, sowohl zu Hause als auch auf der Arbeit – ich bin ein sehr aktiver Mensch.

Therapeutin: Und wenn Sie verunsichert oder besorgt sind, wird Ihre Stimme lauter, Sie können nicht an sich halten und regen sich auf. Und das ist Ihnen vollkommen bewusst, Les, und Sie möchten sich Ihrer Familie gegenüber anders verhalten.

Vater: Okay, es hat sich zugespitzt, nicht nur mit Laura, sondern auch Kaitlyn hat mehr oder weniger zu mir gesagt, dass ich sehr einschüchternd wirke, wenn ich laut werde und so. Und Laura sagt: „Du setzt mir regelrecht zu, Pa", mit meinen Worten, meinem Gesichtsausdruck. Mit Shirley geht es ähnlich. Deshalb trete ich einen Schritt zurück, und sie sagte zu mir: „Hör auf damit", und: „Bedräng mich nicht."

Therapeutin: Sie bat Sie, ihr mehr Raum zu lassen, und Sie haben darüber nachgedacht und sich insgesamt ein wenig mehr zurückgehalten.

Vater: So verhalte ich mich gegenüber Laura, ich halte mich zurück. Ich gebe mir wirklich Mühe.

THERAPEUTIN: Ich höre, was Sie sagen, das ist wirklich wichtig. Sie wünschen sich, dass Ihre Töchter mit Ihnen reden können, und genau das hat Laura getan, als sie sagte: „Du bedrängst mich, Pa."

VATER: Aber ich halte es nicht aus, wenn sie nicht mit mir redet, und ich weiß nicht, wie es laufen würde, wenn ich keinen Druck machte. Womöglich säße sie dann nur herum und würde immer depressiver, also muss ich sie antreiben. Wenn ein Freund mit einem Schluss macht, ist das nicht das Ende der Welt.

THERAPEUTIN: Ja, sie so todunglücklich zu sehen ist schwer für einen Vater?

VATER: Ich möchte etwas ändern, damit sie wieder an andere Dinge denken kann.

Therapeutin *(sanft)*: Ja, es ist beunruhigend, sie in ihrem Schmerz zu sehen, nicht wahr? Es tut einem weh, wenn das eigene Kind so sehr leidet. Und Sie reagieren dann ganz automatisch mit dem Wunsch, alles in Ordnung zu bringen, Sie geben sich immer größere Mühe, damit sie wieder auf die Füße kommt.

VATER *(aufgeregt)*: Sie hat ein so großes Potenzial, im Büro ist sie diejenige, die auf alles die richtige Antwort weiß. *(In die Fürsorgewünsche des Vaters mischt sich Sorge um die Zukunft der Tochter.)*

THERAPEUTIN: Ja, sie ist eine begabte junge Frau, die es aber im Augenblick wirklich schwer hat. Und wenn Sie sehen, dass es mit ihr nicht vorangeht oder dass sie immer depressiver wird, schalten Sie automatisch in den Aktionsmodus. Und dann werden Sie, Laura, immer stiller und stiller, weil Sie sich bedrängt und unter Druck gesetzt fühlen.

VATER: Ich will doch nur, dass ihr nichts zustößt.

THERAPEUTIN: Ja, das ist wirklich schwer, nicht wahr? Sich vorzustellen, dass Ihrer Tochter etwas zustößt? Als Vater wollen Sie sie beschützen, und wenn Sie nicht zu ihr durchdringen, haben Sie das Gefühl, dass alles den Bach runtergeht. *(Therapeutin verstärkt die Fürsorgeintention.)*

VATER: Es macht mir Angst, und *(er wird lauter)* es macht mich wütend. Ihr Freund hätte nicht so viel Macht über sie haben dürfen.

THERAPEUTIN: Ja, da wird es schwierig, und es ist die Angst, diese Angst, die wir als Eltern alle haben, die Angst ist der Grund, weshalb Sie ihr Druck machen. *(Vater stimmt der Validierung seiner Angst durch die Therapeutin zu.)* Deshalb frage ich mich, ob Laura das weiß. Können Sie es ihr sagen, dass Sie Angst um sie bekommen, wenn Sie sehen, wie sie ganz allein in ihrem Zimmer hockt und sich zu nichts aufraffen kann? Dass diese Angst der Grund für all den Ärger ist?

VATER *(blickt Laura an, mit sanfter Stimme)*: Ja, es macht mir Angst, ich bin dein Vater, ich will nicht, dass dir etwas Schlimmes zustößt. Aber herumzuschreien und dir mit Fragen zuzusetzen ist vermutlich keine Hilfe.

In der noch verbliebenen Zeit konzentrierte sich die Sitzung auf Lauras Reaktion auf die ersten Schritte, die ihr Vater in Richtung Offenheit und Transparenz tat. Sie ermöglichten es ihr, ihre Traurigkeit und Verzweiflung über die Trennung von ihrem Freund klarer zu äußern. Die Eltern hörten sie an, ohne zu versuchen, ihr ihren Schmerz auszureden oder ihn zu bagatellisieren. Die weiteren Sitzungen konzentrierten sich auf Lauras Beziehung zu ihrer Mutter. Diese Beziehung wirkte oberflächlich weniger problematisch, barg aber größere Unsicherheit für Laura, weil sie nicht wusste, ob die Mutter sie wirklich liebenswert fand. Lauras emotionale Arbeit mit ihren Eltern erleichterte es Kaitlyn, ihre eigene emotionale Verletzlichkeit in höherem Maß zuzulassen und anzuerkennen, dass sie sich wegen der Aufmerksamkeit, die sie wegen ihrer Erkrankung beanspruchte, schämte, mit ihrem Selbstwertgefühl zu kämpfen hatte und sich vor der Zukunft fürchtete. Die Eltern lernten, sich empathisch auf ihre Töchter und aufeinander einzustimmen. Gemeinsam fanden sie neue Möglichkeiten, einander ohne die polarisierenden Aktionen von Angriff und Vermeidung zu erreichen.

4.8 Zusammenfassung

Damit Familien ihre Schwierigkeiten erforschen können, schließt die Therapeutin ein Bündnis mit den Angehörigen, das ihnen als Sicherheitsquelle dient, auf die sie sich bei der gemeinsamen Bearbeitung ihres Problems verlassen können. In den ersten Schritten der EFFT stimmen sie sich auf eine responsive und verfügbare Therapeutin ein, die ihre unterschiedlichen Erfahrungen bezüglich des anstehenden Problems anerkennt und zu verstehen versucht. Die Therapeutin informiert sich über die Art und Weise, wie die Angehörigen ihre Interaktionen als Familie, Eltern, Geschwister oder als einzelnes Kind erleben. Ihr Assessment berücksichtigt mehrere Ebenen und dient der Therapeutin als Orientierungshilfe, um ein stärkeres Bündnis mit jedem Einzelnen zu schließen und die Unterschiede, die sich aus den verschiedenen Rollen und Verantwortlichkeiten in der Familie ergeben, zu verstehen. Das Assessment berücksichtigt auch das Fürsorgebündnis der Eltern und die Art und Weise, wie die Schwierigkeiten die verschiedenen Beziehungen und das Familienklima insgesamt in Mitleidenschaft ziehen. Der Assessmentprozess dient als Grundlage dafür, dass die Therapeutin die Rolle einer Prozessberaterin übernehmen kann, die die Familie wahrnimmt und ihr dabei hilft, die negativen Emotionen und die Schwierigkeiten, die Unsicherheitsmuster entstehen lassen, in Worte zu fassen. Die Therapeutin beobachtet die Familie in Situationen akuter Negativität und beginnt, ein relationales Verständnis der vorhersehbaren Muster, die die Fürsorge- und Verbundenheitswünsche der Familie untergraben, zu erarbeiten.

EFFT-Prozesspunkte

Die folgenden Prozesspunkte unterstreichen die wichtige Aufgabe der Therapeutin, Bündnisse mit den Angehörigen zu schließen und ein Assessment der Familie vorzunehmen.

1. Die Therapeutin bittet mehrere Familienmitglieder, ihre Wahrnehmung der Familie und des anstehenden Problems zu schildern. Empathisches Spiegeln und Validieren sind Ausdruck ihrer Unterstützung der einzelnen Angehörigen und tragen zum Aufbau eines Bündnisses mit der Gesamtfamilie bei.
2. Die Therapeutin fokussiert darauf, dass die Eltern sich verbindlich auf den Beratungsprozess einlassen, indem sie spezifische Therapieziele mit ihnen vereinbart, sich auf ihre Sorgen um ihr Kind abstimmt und sie in ihrer spezifischen Rolle in der Familie bestätigt.
3. Die Therapeutin hebt die Stärken der Familie und die Bemühungen einzelner Mitglieder hervor, das Problem zu bewältigen. Sie betont frühere Erfahrungen, die zeigen, dass die Familie über die nötige Resilienz verfügt, um die aktuelle Aufgabe engagiert in Angriff zu nehmen.
4. Die Therapeutin fördert die Sicherheit, indem sie die Sichtweisen der einzelnen Familienmitglieder validiert und Assessments der verschiedenen Subsysteme der Familie vornimmt.
5. Die Therapeutin betont, dass die einzelnen Angehörigen das anstehende Problem unterschiedlich erleben. Sie lenkt die Aufmerksamkeit auf den mit dem Problem assoziierten Prozess, indem sie das Interaktionsmuster und die reaktiven Positionen nachverfolgt, die für die Bemühungen der Familie, das Problem zu bewältigen, charakteristisch sind.

4.9 Literatur

Armsden, G.C. & Greenberg, M.T. (1987). The inventory of parent and peer attachment: Individual differences and their relationship to psychological well-being in adolescence. *Journal of Youth and Adolescence* 16: 427–454.

Baumrind, D. (1978). Parental disciplinary patterns and social competence in children. *Youth and Society* 9: 239–276.

Bowlby, J. (1979). *The Making and Breaking of Affectional Bonds*. London: Tavistock.

Brennan, K.A., Clark, C.L. & Shaver, P.R. (1998). Self-report measurement of adult attachment. In: J.A. Simpson & W.S. Rholes (Hg.). *Attachment Theory and Research: New Directions and emerging Themes*. New York: Guilford, S. 46–76.

Byng-Hall, J. (1995). Creating an secure family base: Some implications of attachment theory for family therapy. *Family Process* 34: 45–58.

CUMMINGS, E. M. & DAVIES, P. (1996). Emotional security as a regulatory process in normal development and the development of psychopathology. *Development and Psychopathology* 8: 123–129.

DALLOS, R. (2006). *Attachment Narrative Therapy*. Maidenhead: McGraw-Hill Education.

DIAMOND, G. S., DIAMOND, G. M. & LEVY, S. A. (2014). *Attachment-Based Family Therapy for Depressed Adolescents*. Washington, DC: American Psychological Association.

DICKSTEIN, S. (1999). Confidence in protection: A developmental psychopathology. *Journal of Family Psychology* 13: 484–487.

EIN-DOR, T. & DORON, G. (2015). Attachment and psychopathology. In: J. A. Simpson & W. S. Rholes (Hg.). *Attachment Theory and Research: New Directions and Emerging Themes*. New York: Guilford, S. 346–373.

EPSTEIN, N. B., BALDWIN, L. M. & BISHOP, D. S. (1983). The McMaster family assessment device. *Journal of Marital and Family Therapy* 9: 171–180.

HUGHES, D. A. (2007). *Attachment-Focused Family Therapy*. New York: Norton.

JOHNSON, S. M. (2021 [2004]). *Praxis der Emotionsfokussierten Paartherapie*. Paderborn: Junfermann.

JOHNSON, S. M. (2020 [2019]). *Bindungstheorie in der Praxis. Emotionsfokussierte Therapie mit Einzelnen, Paaren und Familien*. Paderborn: Junfermann.

JOHNSON, S. M. & LEE, A. (2000). Emotionally focused family therapy: Restructuring attachment. In: C. E. Bailey (Hg.). *Children in Therapy: Using the Family as a Resource*. New York: Norton, S. 112–136.

KOBAK, R. & MANDELBAUM, T. (2003). Caring for the caregiver. An attachment approach to assessment and treatment of child problems. In: S. M. Johnson & V. Whiffen (Hg.). *Attachment Processes in Couple and Family Therapy*. New York: Guilford Press, S. 144–164.

MORRIS, A., STEINBERG, L. & SILK, J. (2007). The role of the family context in the development of emotion regulation. *Social Development* 16: 361–388.

5. Beziehungsblockaden durcharbeiten

Schritt 3. Zugrunde liegende Emotionen erschließen, die die Interaktionspositionen/ Beziehungsblockaden prägen

Schritt 4. Neudefinition des Problems im Licht der Beziehungsblockaden und negativen Muster

Der Prozess der Transformation negativer familiärer Interaktionsmuster setzt eine Ebene der emotionalen Sicherheit zwischen der Therapeutin und den Familienmitgliedern voraus, die einem wachsenden Gewahrsein dieser Muster im Alltag zuträglich ist. Emotionen ermöglichen es in der EFFT, die Erlebensweise der Familie, Bedeutungen und Verhaltensweisen zu verändern. Emotionen sind ein Ziel und ein Agens der Veränderung in der EFT (Johnson 2021 [2004]) und ein wichtiger Fokus der therapeutischen Arbeit mit fehlangepassten Beziehungsmustern. Die Therapeutin begleitet die Familie auf ihrem Weg zur Stabilisierung und zur Deeskalation reaktiver Muster, indem sie hilft, das emotionale Erleben zu erschließen, zu prozessieren und in Worte zu fassen. Durch das Zusammenfügen der Emotionen und das Sich-Einlassen auf ihre Gefühle können die Familienmitglieder die Beziehungsblockaden identifizieren, die ihren negativen Zyklus in Gang halten, und die tieferen Emotionen erforschen, die die Bindungsprozesse zwischen den Angehörigen prägen.

Dieses Kapitel beschreibt die EFFT-Schritte zur Stabilisierung der Familie und zur Deeskalation. Die Deeskalation ist das erste Veränderungsereignis in der EFFT-Therapie. Wir untersuchen, wie Beziehungsblockaden den Bindungs- und Fürsorgeprozess der Familie beeinträchtigen, und beschreiben die EFT-Interventionen, die diese Blockaden zugänglich machen und ihre Erforschung ermöglichen. Fallbeispiele illustrieren zwei prototypische Beziehungsblockaden und ihren Beitrag zur Aufrechterhaltung negativer Interaktionsmuster. Besonderes Augenmerk gilt den EFFT-Praktiken zum Durcharbeiten der Blockaden einschließlich der EFT-Interventionen, um die zugrunde liegenden Emotionen zu erschließen und zu aktivieren, die häufig mit blockierten Bindungsbedürfnissen und Fürsorgeintentionen zusammenhängen. Ein Fallbeispiel verdeutlicht die Verwendung dieser Interventionen in dieser Phase des EFFT-Prozesses.

5.1 Ziele der Schritte 3 und 4 in der EFFT

Zwei Ziele kennzeichnen den therapeutischen Fokus von Schritt 3 und 4 des EFFT-Prozesses. Zunächst erweitert die Therapeutin den Fokus von der Beobachtung der negativen Interaktionsmuster der Familie auf tiefere Emotionen, die mit dem individuellen Erleben des Musters einhergehen. In Schritt 3 und 4 konzentrieren sich die Sitzungen auf die Aktivierung und Erweiterung der zugrunde liegenden Emotionen der Familienmitglieder, um die bewusste Wahrnehmung bindungsrelevanter Emotionen und entsprechender Bedürfnisse zu schärfen. Die Anerkennung und Untersuchung der Beziehungsblockaden der Familie ermöglicht es der Therapeutin, sich besser auf die guten Gründe der Einzelnen einzustimmen, eine responsivere und vulnerablere Ebene des emotionalen Engagements in der Familie zu meiden. Die erhöhte Verletzlichkeit der Familie erfordert die Sicherheit des therapeutischen Bündnisses mit den Angehörigen sowie eine genauere Fokussierung auf das Spiegeln des gegenwärtigen Prozesses und das Zusammenfügen der Affektelemente in den Interaktionen während der Sitzung. Dies sind die beiden ersten Schritte des EFT-Tangos (Johnson 2020 [2019]).

Das zweite Ziel hängt mit den Schritten 3 und 4 zusammen und betrifft die Umdeutung des Problems der Familie und die Verschiebung des Fokus auf den zerstörerischen Einfluss des negativen Musters und der Beziehungsblockaden, die es repräsentiert. Durch das Erschließen und Prozessieren ihrer emotionalen Erfahrungen gelingt es der Familie besser, die positive Intention des Fürsorgeverhaltens der Eltern und die negativen Konsequenzen der Beziehungsblockaden zu erkennen. Der zu Beginn der Phase 1 durchlaufene Zyklus wird nun ausdrücklicher und mit spezieller Aufmerksamkeit für die tieferen emotionalen Erfahrungen nachvollzogen, die der Familie Hoffnung vermitteln und den Wunsch, das Muster zu überwinden, rechtfertigen. Da nun den primären Emotionen größere Aufmerksamkeit geschenkt wird, beginnt sich das Familienklima in Richtung responsiverer Interaktionen zu verändern. Der hemmende Einfluss negativer Emotionen und selbstschützender Strategien verliert an Bedeutung. Dies verbessert die Fähigkeit der Familie, die Blockaden zu erforschen und zu verstehen, die Bindungs- und Fürsorgereaktionen beeinträchtigen.

5.2 Zugangspunkte

Vier wesentliche Zugangspunkte organisieren die Interventionen der Therapeutin in der Behandlungsphase der Stabilisierung und Deeskalation. Die EFT-Therapeutin untersucht die Beziehungsblockaden, auf denen die Beziehungsschwierigkeiten der Familie beruhen, indem sie die zugrunde liegenden, mit diesen Mustern assoziierten

Emotionen erschließt und zusammenfügt. Das Elterngespräch zielt auf eine größere Offenheit für die Untersuchung des anstehenden Problems im Licht dieser Beziehungsblockaden.

1. Erforschung der Beziehungsblockaden

Wenn die Familienmitglieder beginnen, die maßgeblichen Beziehungsblockaden zu erkennen, die effektive Bindungsgespräche verhindern und die Unsicherheit in ihren Interaktionen verstärken, fokussiert die Therapeutin auf die Untersuchung der Art und Weise, wie sie diese Blockaden erleben. Diese Exploration prägt, wie die Angehörigen das Muster und die emotionalen Realitäten wahrnehmen, die seine Funktion bestimmen. Diese Beziehungsblockaden hängen aufs Engste mit den Kernbedürfnissen zusammen, die in der Familie häufig unausgesprochen bleiben.

2. Erschließen und Zusammenfügen zugrunde liegender Emotionen

Durch das Prozessieren dieser Muster und der Selbstschutzreaktionen der Familienmitglieder erschließt die Therapeutin tiefere Emotionen, die den Blockaden zugrunde liegen. Die Angehörigen werden aufgefordert, die Auswirkungen dieser Beziehungsblockaden auf ihr Erleben in der Familie zu erforschen und einander zu beschreiben. Die Familiengespräche verlaufen organisierter und weniger reaktiv, da die verbesserte Sicherheit die Verletzlichkeit erhöht.

3. Klärung der Fürsorgeintentionen

Während die bindungsrelevanten Emotionen und Bedürfnisse explizit herausgearbeitet werden, fokussiert die Therapeutin auf die Klärung der Fürsorgeintentionen in Reaktion auf diese Bedürfnisse. Die gemeinsame Erfahrung der Verletzlichkeit lenkt die Aufmerksamkeit auch auf die ungestillten Bindungsbedürfnisse der Angehörigen und vor allem auf solche, die mit Beziehungsblockaden zusammenhängen.

4. Förderung der Offenheit der Eltern

Der vierte Zugangspunkt ist größere Offenheit der Eltern und ihr intentionales Engagement in der Beziehung zu ihrem Kind. Hier beleuchtet und formuliert die Therapeutin das veränderte Interesse und die neue Motivation der Eltern, auf ihr Kind einzugehen. Die Eltern beschreiben ihre Intentionen, ihren Umgang mit dem Kind, vor allem im Zusammenhang mit den Blockaden in der Eltern-Kind-Beziehung, zu untersuchen.

5.3 Beziehungsblockaden und Familienmuster

In den Schritten 3 und 4 verschiebt die Therapeutin den Fokus auf spezifische Beziehungsblockaden, die das negative Interaktionsmuster maßgeblich in Gang halten. Die negativen Interaktionsmuster unterliegen dem Einfluss spezifischer Beziehungsblockaden, die sich am deutlichsten in dyadischen Beziehungen zeigen (z. B. in der Mutter-Kind-Beziehung, in der Mutter-Vater-Beziehung oder in der Paarbeziehung). In diesem Abschnitt fokussieren wir speziell auf diese Beziehungsblockaden und auf die Art und Weise, wie die Therapeutin mit ihnen arbeitet, um das reaktive Muster der Familie zu deeskalieren.

In der EFFT konzeptualisiert die Therapeutin das Familienproblem durch die Linse der Bindungstheorie, der zufolge eine blockierte Bindungskommunikation zu Trennungsschmerz führt. Die Reaktionen der Familie auf diesen Distress bilden reaktive Strategien, um die erfolglosen Bemühungen, Bindungsbedürfnisse zu stillen, zu bewältigen. Diese Reaktivität zeigt sich in einer anwachsenden Negativität und in einer Verstärkung individueller Verhaltensweisen, die spezifische Beziehungsblockaden organisieren, welche mit gescheiterten Versuchen zusammenhängen, das Bedürfnis nach Kontakt zu den Bindungspersonen und den Wunsch, Trost und Unterstützung bei ihnen zu finden, mitzuteilen und zu stillen. Die sich ausbreitende Negativität färbt die Familieninteraktionen. Individuelle Versuche, emotionale Erfahrungen zu regulieren, greifen zu kurz, weil sich die Unsicherheitsmuster in der Familie gegenseitig verstärken.

In den Schritten 3 und 4 verengt sich der Therapiefokus auf spezifische Beziehungsblockaden, die das reaktive Familienmuster in Gang halten. Diese Blockaden führen zu Unsicherheit, indem sie das Vertrauen der Kinder in die Fähigkeit ihrer Bezugsperson untergraben, effektiv auf ihre bindungsrelevanten Bedürfnisse einzugehen. Gleichzeitig wird die bindungsrelevante Kommunikation des Kindes verzerrt, weil es seine Selbstschutzstrategien in Reaktion auf diese Bedürfnisse intensiviert. Wir bezeichnen diese wechselseitige Beeinträchtigung des Bindungs- und des Fürsorgesystems als Beziehungsblockade. Diese Beziehungsblockaden sind zwar dyadisch, ziehen aber das Familiensystem insgesamt in Mitleidenschaft, weil sie negative Interaktionen nach sich ziehen, die der Flexibilität, mit der die Familie auf allgemeinere Bedürfnisse reagieren kann, abträglich sind. Die Unfähigkeit, eine sichere Basis für die gesamte Familie zu schaffen, wurzelt in dem Trennungsschmerz, der in spezifischen Bindungsbeziehungen erlebt wird.

5.3.1 *Unsicherheit in der Familie und emotionale Sackgasse*

Als dynamisches System wird die Familie von Beziehungsnetzwerken und Feedbackprozessen bestimmt. Die Bindungstheorie verweist auf den Einfluss, den Kontrollprozesse auf Beziehungsinteraktionen nehmen, die das Bedürfnis nach Sicherheit und Unterstützung zwischen denjenigen, die darauf eingehen können, signalisieren (Bowlby 1969, 1980). In Familien werden Beziehungsmuster durch Netzwerke organisiert, die aus Bindungsbeziehungen bestehen. Diese veranlassen Kinder und Eltern, auf intrapersonale, interpersonale und Umwelterfordernisse zu reagieren. Emotionen dienen als Signalsystem, das diese Erfordernisse monitoriert und entsprechend reagiert. Die Fähigkeit, solche emotionalen Signale effektiv zu regulieren, und die Fähigkeit, effektiv zu kommunizieren, erzeugen eine gefühlte Sicherheit, die das Beziehungsnetzwerk als Quelle des Gedeihens definiert und ein Gefühl des Wohlbefindens erzeugt (Mikulincer & Shaver 2015).

Wenn dieses System jedoch blockiert ist, sind die Folgen in spezifischen Beziehungen und in der Familie insgesamt spürbar. Bindungsbeziehungen stehen unter der Erwartung, dass Beistand und Hilfe verfügbar sein werden (z. B. in Mutter-Kind-Beziehungen oder in Paarbeziehungen). Wenn diese Bindungspersonen aber nicht zur Verfügung stehen und sich responsiv verhalten, kommen sekundäre Bindungsstrategien zum Einsatz, welche die mit diesen Bindungsbedürfnissen assoziierten Signale verstärken oder deaktivieren. Wenn das System versagt und negative Emotionen die Oberhand gewinnen, werden die spezifische Beziehung und die übrigen familiären Beziehungen durch den Trennungsschmerz und die sich ausbreitenden negativen Emotionen beeinträchtigt. Distress zwischen einem Vater und seinem Sohn wirken sich auf die Paarbeziehung aus, sodass sich Mutter und Vater über effektive Möglichkeiten, auf das Agieren ihres Sohnes zu reagieren, streiten. Der Paarkonflikt verstärkt die Negativität in der Familienumwelt, intensiviert die Anforderungen, die an die Geschwisterbeziehungen gestellt werden, und am Ende macht die Tochter ihren Bruder für die Zerrüttung der Familie verantwortlich. Als dynamisches System werden die negativen Emotionen in der Familie alles beherrschend. Das Ergebnis sind zunehmend negative Umgangsweisen und eine emotionale Sackgasse.

In den Schritten 1 und 2 vermittelt die Therapeutin dem Familiensystem Sicherheit und eine sichere Basis, um die negativen, mit den allgemeinen Problemmustern der Familie assoziierten Emotionen zu erforschen. Mithilfe der negativen Muster erschließt und vertieft sie das emotionale Erleben der Familienmitglieder. Damit lenkt sie die Aufmerksamkeit von problematischen Verhaltensweisen ab und konzentriert sie auf spezifische Beziehungsblockaden, die schmerzhafte Emotionen und negative Verhaltensweisen triggern. In den Schritten 3 und 4 verengt die Therapeutin ihren Fokus auf spezifische, besonders schmerzhafte und verzweifelte Interaktionen. Die

Dyade mit den gravierendsten Schwierigkeiten ist die fokale Quelle des bindungsrelevanten Distress in der Familie. Im Verlauf der Beratung erweisen sich diese Beziehungsblockaden als wichtige Interventionspunkte. Sie werden zum Ziel der reparativen effektiven Bindungs- und Fürsorgereaktionen.

Während des gesamten EFFT-Prozesses verfolgt die Therapeutin minuziös das Erleben im Hier und Jetzt, um mit den durch das gemeinsame Erleben der Familie auftauchenden Emotionen zu arbeiten. Sie stützt sich in erster Linie auf gemeinsame Sitzungen, die auf spezifische Beziehungsblockaden und deren Durcharbeiten fokussieren, um die Verfügbarkeit der Bezugspersonen zu verbessern und ihr Bewusstsein für die Bindungsbedürfnisse eines Kindes zu schärfen. Gemeinsame Paarsitzungen dienen zur Bearbeitung von Blockaden in der Paarbeziehung und im Fürsorgebündnis. Diese Sitzungen sind wesentlich für eine ausgewogene Berücksichtigung der Notwendigkeit, einerseits mit spezifischen Dyaden in der Familie zu arbeiten und andererseits deren Einfluss auf das Familiensystem zu verstehen. Einzelsitzungen können zur Stärkung des Bündnisses der Therapeutin mit einem bestimmten Familienmitglied oder zur Besprechung von Sicherheitsbedenken in der Familie dienen. Die Wahrung eines angemessenen Grades an Aufmerksamkeit für eine Paarbeziehung trägt wesentlich zur Auflösung der negativen Muster in der Familie bei.

5.3.2 *Identifizierung von Beziehungsblockaden*

Beziehungsblockaden sind ein zentraler Fokus der Schritte 3 und 4. Diese Blockaden dienen als wichtige Quellen der Unsicherheit, die negative Muster der Familienmitglieder, die mit der Beeinträchtigung ihrer Bindungsbeziehungen fertigzuwerden versuchen, verstärken. Das negative Muster zeigt sich z. B. darin, wie eine Familie interagiert, wenn allen Mitgliedern bewusst ist, dass Mutter und Sohn sich in einem chronischen Konflikt befinden. Ihre starre Interaktion ist die Beziehungsblockade. Abbildung 5.1 illustriert den Einfluss solcher Beziehungsblockaden auf Eltern-Kind-Interaktionen und die unterschiedlichen Verhaltensweisen, mit denen beide Beteiligte auf eine dieser Blockaden reagieren können. Diese Interaktionsblockaden treten in Situationen der Verzweiflung, Krise und Bedürftigkeit zutage, in denen Bindungsgespräche notwendig sind und / oder erwartet werden. Die Abbildung lehnt sich an den von Kobak et al. (2015) skizzierten „sicheren Zyklus“ an.

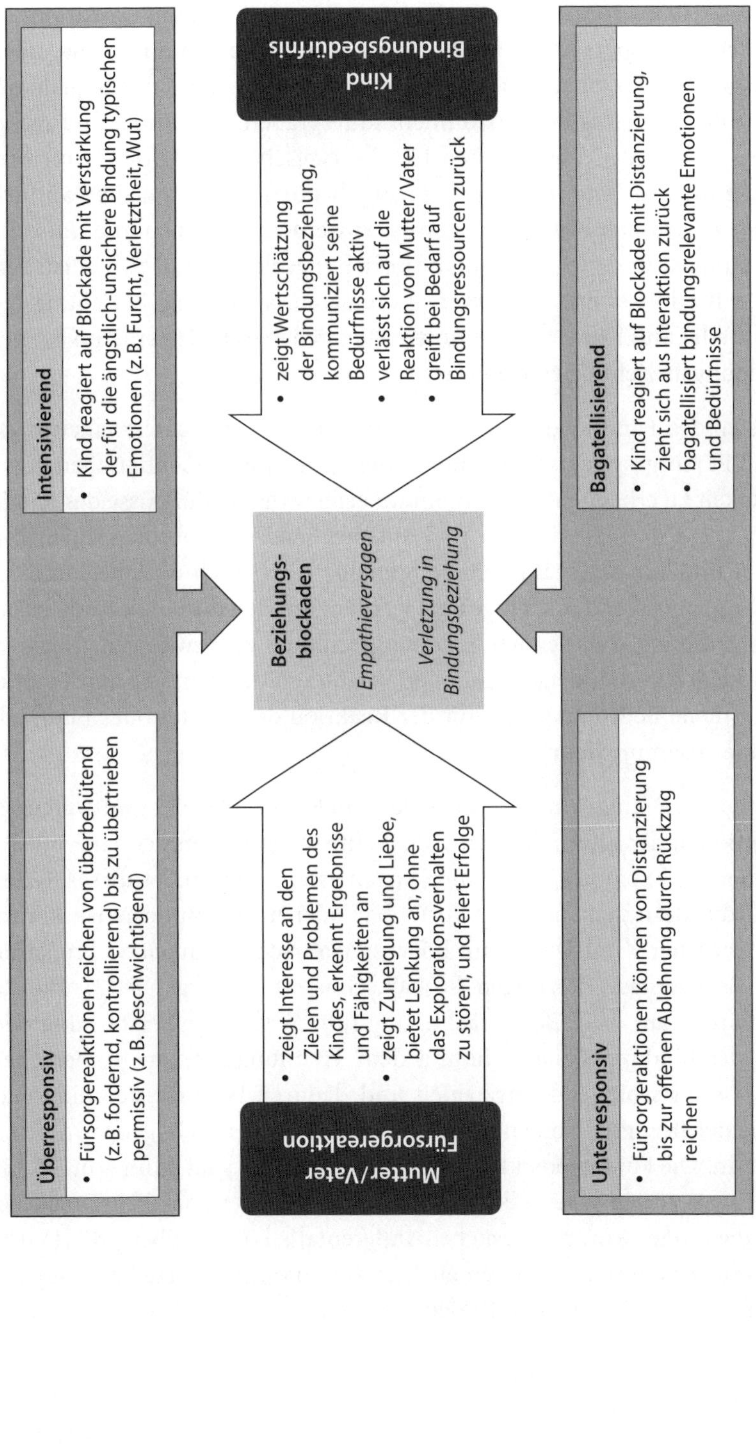

Abbildung 5.1: Beziehungsblockaden im Fürsorge- und Bindungsverhalten

In der EFFT bildet die wechselseitige Beeinflussung des Distress der Eltern und des Kindes die Grundlage des Konzepts der Beziehungsblockade. Die Blockade im Zentrum des Diagramms illustriert die Beeinträchtigung der maßgeblichen Bindungs- und Fürsorgefunktionen in der Familie. Die gemeinsame Emotionsregulation und die Reaktion der Bezugsperson auf Bindungsbedürfnisse werden durch eine unzulängliche Fähigkeit, sich empathisch und angemessen auf emotionale Signale und bindungsrelevante Bedürfnisse abzustimmen, untergraben. Die (links und rechts) auf das Zentrum zielenden Pfeile stehen für die typischen Reaktionen von Mutter/Vater und Kind auf Bindungs- und Fürsorgebedürfnisse, wenn die Familieninteraktionen von gefühlter Sicherheit organisiert werden. Die (oben und unten befindlichen) Textblöcke und Pfeile, die auf die Beziehungsblockade zeigen, illustrieren die sekundären Bindungs- und Fürsorgereaktionen auf spezifische Beziehungsblockaden. Eltern(teile) und Kinder setzen unterschiedliche Strategien ein, um auf eine blockierte Bindungsbeziehung zu reagieren.

Negative Muster des Familiendistress wurzeln in Beziehungsschwierigkeiten des Bindungs- und Fürsorgesystems. Diese Blockaden geben Beeinträchtigungen der elterlichen Fähigkeit zu erkennen, sich auf bindungsrelevante Bedürfnisse des Kindes aktiv und angemessen einzustimmen und entsprechend darauf einzugehen. Bindungsgespräche und Fürsorgereaktionen werden durch ängstlich-unsichere und vermeidende Strategien verzerrt, die eingesetzt werden, um den durch die andauernde Systembeeinträchtigung wachsenden Trennungsschmerz zu bewältigen. Negative, mit diesen Strategien verbundene Emotionen verstärken den Distress und erhöhen die wahrgenommene Bedrohung, die mit der Reaktion des Kindes oder Elternteils auf die Blockade zusammenhängt.

In einer sicheren Beziehung trifft die Suche des Kindes nach Schutz und Unterstützung auf Reaktionen der Eltern, die seine Bedürfnisse im Zusammenhang mit Bedrohungen oder mit Explorationsverhalten angemessen spiegeln. Ist dieses System blockiert, weil die Bezugsperson nicht verfügbar oder nicht responsiv ist, kommt es in der Mutter/Vater-Kind-Dyade mit höherer Wahrscheinlichkeit zu Empathieversagen und Beziehungsverletzungen (Kobak, Grassetti & Yarger 2013). Die Reaktionen des Kindes auf diese Beeinträchtigung führen zu einer Verstärkung oder Minimierung der Bindungssignale, die mit dem Trennungsschmerz einhergehen. Das Kind setzt selbstschützende Strategien und dadurch beeinflusste emotionale Signale ein, die der Bezugsperson entweder zu viele oder aber nicht genug Informationen vermitteln. Die Fürsorgereaktionen der Erwachsenen sind dann ähnlich verzerrt. Das heißt, sie zeigen Überreaktionen in Form unsicher-ängstlicher reaktiver Beschwichtigungs- oder Kontrollversuche. Anderenfalls können überforderte oder emotional distanzierte Bezugspersonen auch abweisend und unbeteiligt reagieren, um die steigende Spannung und den Beziehungsdistress zu bewältigen.

Die Abbildung 5.1 zeigt die zahlreichen möglichen Formen von Beziehungsblockaden zwischen Mutter/Vater und Kind auf vereinfachte Weise, indem sie unterschiedliche Reaktionsstrategien mischt, um zu betonen, dass diese Beziehungsblockaden von den Strategien sowohl der Bezugsperson als auch des Kindes und durch die Unfähigkeit des Systems geprägt werden, sein emotionales Gleichgewicht durch effektive Bindungsgespräche wiederherzustellen. Von Unsicherheit bestimmte Prozesse in der Familie umfassen emotionale Eigenschaften, die die Familieninteraktionen um negative Affektzustände, die in negativen Familienmustern zutage treten, organisieren.

Beziehungsblockaden sind das Resultat unzulänglicher Affektregulation. Das heißt, die fehlende emotionale Balance triggert eine Übersensibilität für Bindungssignale. Im Allgemeinen tauchen diese Blockaden in bedeutsamen Momenten auf (z. B. wenn ein Kind hilfs- oder schutzbedürftig ist). Der Bindungsappell des Kindes verschlimmert die Fehlregulation, die dann wiederum die Verletzlichkeit und den Zugang zu den zugrunde liegenden Bedürfnissen des anderen blockiert. Im weiteren Verlauf dieser Interaktion wächst die Wahrscheinlichkeit fehleingestimmter und ineffektiver Fürsorgereaktionen. Die Bezugsperson ist lediglich eingeschränkt verfügbar, weil es ihrem Verhalten mehr und mehr an Ansprechbarkeit, Responsivität und emotionalem Engagement fehlt. Dies intensiviert den Distress infolge stärkerer negativer Emotion und stärker beeinträchtigter Emotionsregulation.

Wenngleich Eltern ihre Verfügbarkeit auf bestimmten Distressebenen verbessern können, wird diese korrigierte Reaktion vom Kind u. U. abgelehnt. Es weist die Korrektur zurück und trägt dadurch zusätzlich zur Fehlregulation in der Familie bei. Diese vorhersagbaren Reaktionen, die durch über- und unterregulierte Signale der Bezugsperson organisiert sind, wurzeln in intensivierten emotionalen Zuständen oder im „emotionalen Dichtmachen", das eine eingestimmte emotionale Kommunikation zwischen Bezugsperson und Kind erschwert. Wenn solche Interaktionen die Eltern-Kind-Beziehung charakterisieren, befinden sich die Familienmitglieder in einer starren Position der emotionalen Isolation. Unter diesen Umständen sind sie nicht in der Lage, die familiären Schwierigkeiten gemeinsam zu bewältigen. Die emotionalen Ressourcen der Familie werden durch starre Muster blockiert, die durch unsicher-ängstliche, koerzitive Forderungen und durch emotionales Abblocken und Rückzug charakterisiert sind (Kobak et al. 1998).

5.3.3 *Fallbeispiel für Beziehungsblockaden*

Zwei Fallbeispiele illustrieren die Unterschiede zwischen Beziehungsblockaden mit überreaktiven bzw. unterreaktiven Fürsorgeintentionen und die daraus resultierenden negativen Familienmuster. Das erste Fallbeispiel beschreibt einen distanzierten und ablehnenden Vater, der nach einer Scheidung und dem Sorgerechtsverzicht der Kindesmutter die Verantwortung für seine Kinder übernommen hatte. Die Beziehungsblockade wird durch das schroffe, ablehnende Verhalten des Vaters und das unsicher-ambivalente Acting-out-Verhalten seiner heranwachsenden Tochter verstärkt. Der zweite Fall betrifft eine Familie, die zwischen der überresponsiven Blockade mit einem unsicher-vermeidenden Sohn und einer verkomplizierenden Beziehungsblockade zwischen den Eltern gefangen ist.

Fall 1: Familiärer Hintergrund

Pasha, 19 Jahre, wurde in einer Einrichtung des städtischen Jugendamts aufgenommen, weil sie nicht länger zu Hause mit ihrem Vater Karim und ihren zwei älteren Brüdern leben konnte. Karim arbeitete als Flugpilot und war regelmäßig über längere Zeiträume abwesend. Er erklärte, mit seiner Tochter nicht mehr fertigzuwerden, weil sie sich nicht an seine Regeln halte und er sie aufgrund seiner beruflichen Verpflichtungen nicht angemessen beaufsichtigen könne. Pasha blieb abends lange weg, konsumierte mit Freunden Drogen und ging weder arbeiten noch zur Schule. Drei Jahre zuvor hatten Pashas Eltern sich scheiden lassen, nachdem die Mutter mit einem neuen Partner ins Ausland gezogen war. Die Scheidung war für Karim ein Schock gewesen. Er hatte geglaubt, dass seine Frau zufrieden sei, ihre Rolle in der Familie genauso akzeptiere wie er die eigene und dass sie als Team kooperierten. Nach der Scheidung verbrachte Pasha viel Zeit allein. Oft weinte sie in ihrem Zimmer. Karim war beruflich ständig unterwegs, den Haushalt erledigte eine Angestellte. Der Vater hatte strenge Regeln aufgestellt, und seine Interaktionen mit Pasha drehten sich vorrangig um ihre Befolgung dieser Regeln und ihre schulischen Leistungen.

Negative Interaktionsmuster

Pasha kam durch ihre Brüder, die sie besuchten, wenn der Vater unterwegs war, mit Drogen in Kontakt. Partys und Drogenkonsum lenkten sie von ihrem einsamen Leben ein wenig ab. Als Karim dahinterkam, bestrafte er sie, indem er ihr Handy konfiszierte und ihr Hausarrest erteilte. Pasha protestierte, zumal der Vater über den Drogenkonsum und das destruktive Verhalten ihrer Brüder hinwegsah. Karim blieb ruhig, erklärte aber in strengem Tonfall, dass er darüber nicht diskutiere. Das machte Pasha noch wütender. In unnachgiebigem und zurückweisendem Ton sagte Karim zu ihr: „Aus dir wird nichts werden, du endest auf der Straße. Du bist eine Schande für unsere Familie!" Das ablehnende Verhalten ihres Vaters war für Pasha unerträglich, und so verbrachte sie mehr und mehr Zeit außer Haus und schwänzte immer öfter die Schule. Als sie eines Abends spät von einer Party heimkam, traf sie überraschend auf ihren Vater. Er explodierte: „Pack deine Sachen! Ich will dich hier nicht mehr sehen."

Im Heim bot man Pasha eine Einzel- und eine Familientherapie an. Sie verhielt sich distanziert und ablehnend, was ihre eigenen Therapieziele anging. Ihre Hauptsorge war, ob sie jemals wieder nach Hause gehen dürfe. Karim nahm gelegentlich Kontakt mit dem Heim auf und verlangte von den Mitarbeitern, seine Tochter zu bestrafen, wenn sie sich nicht an die Regeln halte. Der Versuch, ihn in eine Familientherapie einzubeziehen, scheiterte, weil er den Termin versäumte. Nach einiger Zeit konnte die Therapeutin aber mit einer Familientherapie beginnen und ein Bündnis mit Karim schließen, indem sie sich auf seine Sorgen um seine Tochter und seine Bemühungen einstimmte, sie von der, wie er meinte, schiefen Bahn abzubringen. Karim fühlte sich als alleinerziehender Vater hilflos und verließ sich auf Verwandte und Freunde, die ihm rieten, streng und konsequent zu sein. Er wollte nicht als „Weichling" dastehen. In den gemeinsamen Sitzungen begann er zu erkennen, dass seine Tochter einsam war und das Gefühl hatte, nach der Mutter nun auch den Vater verloren zu haben.

Beziehungsblockaden

Die Angst des Vaters um seine Tochter und die Scham darüber, als Vater zu versagen, bewirkten, dass Karim Konsequenzen und emotionale Distanz nicht flexibel handhaben konnte. Er glaubte, seine Autorität gegen Pashas schlechte Entscheidungen, negative Einflüsse und riskante Verhaltensweisen geltend machen zu können. Seinen strengen Erziehungsmaßnahmen lag eine verzweifelte Angst zugrunde, seine Tochter nicht retten zu können. Er war außerstande, den eskalierenden Schamgefühlen und der Überzeugung, als Vater gescheitert zu sein, zu entkommen. Der negative Zyklus aus Karims Überreaktion in Form von Ablehnung und Kontrolle verstärkte Pashas defensiven Rückzug und ihre Isolation. Karims autoritäres Verhalten und seine häufigen Abwesenheiten machten es Pasha unmöglich, sich in ihrem Leid und ihrer Isolation an den Vater zu wenden. Umgekehrt verstärkten Karims Ängste um seine Tochter und sein mangelndes Vertrauen in seine eigene Erziehungskompetenz seine strenge Unnachgiebigkeit. Er hatte das Gefühl, bei seinen erwachsenen Söhnen bereits versagt zu haben und die Tochter nun unbedingt retten zu müssen, auch wenn er glaubte, kaum einen Einfluss auf sie ausüben zu können.

In diesem Beispiel verstärkte die autoritäre und kontrollierende Einstellung des Vaters die ablehnende Haltung seiner Tochter. Die Beziehungsblockade verhärtete die Abwehrmechanismen, mit denen beide ihre Verletzlichkeit in der Familie schützten.

Fall 2: Familiärer Hintergrund

Rich ist ein Selfmademan, ein extrem intelligenter, erfolgreicher Unternehmer. Sein Sohn Elliot, 15 Jahre, leidet unter ADHS und agierendem Verhalten wie Lügen, Schulschwänzen und Wutausbrüchen. Er ist ein schlechter Schüler. Elliot verbringt viel Zeit mit Videospielen und im Internet. Rich ist mit dem Verhalten und den Leistungen seines Sohnes chronisch unzufrieden. Er pflegt Elliot wegen seiner Fehler zu kritisieren, weil er überzeugt ist, ihn auf diese Weise motivieren zu können, und reagiert auf Fehlverhalten mit Ratschlägen oder Strafen. Richs eigene Eltern waren in seiner Kindheit sehr streng. Regeln waren zu beachten, und heute ist er der Meinung, dass ebendies ihn beruflich so erfolgreich gemacht habe. Sharon, Elliots Mutter, verabscheut Richs negative Einstellung zu ihrem Sohn, doch im Laufe der Jahre ist ihr Widerstand dagegen erlahmt. Sie hat Angst, dass es mit Elliot ein schlechtes Ende nehmen wird, und sucht ständig nach kleinen Erfolgen, um ihn aufzubauen. Sharon führt Elliots schlechtes Benehmen und sein geringes Selbstwertgefühl weitgehend auf Richs Negativität und seine Strenge zurück und ist über Elliots Verhalten zutiefst verbittert. Sie schützt sich, indem sie als Friedensstifterin auftritt und sich von Rich distanziert. Sie straft ihn mit Liebesentzug und hofft, ihn dadurch motivieren zu können, Elliot besser zu behandeln. Das Paar streitet sich oft wegen unterschiedlicher Erziehungsvorstellungen. Die Kombination aus Richs wütender Kritik und Sarahs beschwichtigendem Rückzug spiegelt den Distress und das Misstrauen wider, das die Paarbeziehung und die familiären Beziehungen insgesamt prägt.

Negative Interaktionsmuster

Die Familie beschrieb ihr negatives Muster, als sie von einem Streit zwischen Sharon und Elliot berichtete. Sharon hatte vergeblich versucht, Elliot dazu zu bewegen, seine Hausaufgaben zu machen und sein Videospiel zu beenden. Rich leitete die Familiensitzung in seinem typischen autoritären Stil ein:

> Wir müssen aufhören, unseren 15-jährigen Sohn zu verhätscheln. Er scheint zu glauben, dass wir übertrieben streng, altmodisch und wirklichkeitsfern sind. Er kriegt alles, was er möchte, und nur einer von uns ist willens, die Stellung zu halten.

Elliot reagierte verächtlich: „Wenn du mich anbrüllst, mir Schimpfwörter an den Kopf wirfst, mein Handy kaputthaust – das ist also alles nicht streng, okay!“ Sarah sprang ein, um die steigende Spannung zwischen Vater und Sohn unter Kontrolle zu bringen. Angstvoll und unter Tränen erzählte sie, dass sie Elliot erlaubt hatte, Pause von seinen Hausaufgaben zu machen und Videospiele zu spielen, aber nur für eine begrenzte Zeit. Als sie ihn dann an seine Pflichten erinnerte, explodierte er. Diese Interaktion triggerte das negative Muster der Familie.

ELLIOT: Hack nicht dauernd auf mir herum. Ich habe gesagt, ich erledige meine Hausaufgaben, wenn ich so weit bin. Ich habe es satt, dauernd unter deiner Beobachtung zu stehen, lass mich in Ruhe.

SHARON: Beruhige dich. Wir haben eine Vereinbarung, und wenn du dich nicht daran hältst, hat es Konsequenzen. Ich möchte dir dein Handy nicht wegnehmen, aber es wäre deine eigene Schuld.

ELLIOT: Klar, es ist immer meine Schuld. Es hat überhaupt nichts damit zu tun, dass meine Eltern Vorstellungen haben wie vor 100 Jahren. Wach auf, Mutter, wir leben im 21. Jahrhundert.

Rich hatte den Streit mit angehört und wollte nun intervenieren.

> Wir sind zu streng? Du glaubst, du kämest mit allem davon, du verwöhnter Balg. Deine Mutter bekocht dich und sie gibt dir Zeit zu entspannen, und statt dankbar dafür zu sein, machst du sie fertig. Du stiftest Unfrieden, sobald du den Mund aufmachst. Sei einfach still und tu, was dir gesagt wird.

Elliot antwortete: „Leck mich, warum hältst du dich nicht einfach raus." Wutentbrannt stürzte Rich sich auf seinen Sohn und riss ihm das Handy aus der Hand: „Du hast eine Woche Handyverbot. Geh auf dein Zimmer und denk darüber nach, dass du diese Familie zerstörst." Sharon wollte die Situation beruhigen: „Elliot, du zerstörst die Familie nicht. Dad ist einfach frustriert, aber er meint es nicht so." Elliot wies sie ab und sagte: „Ihr könnt mich mal, ich wünschte, ich hätte eine andere Familie. Ihr glaubt, dass ich schuld bin, aber ich weiß, dass ihr als Eltern nichts taugt." Dann verließ Elliot das Haus und ging zu einem Freund.

Sharon reagiert Rich gegenüber sarkastisch: „Gut gemacht! Warum konntest du dich nicht einfach raushalten! Du machst doch alles nur noch schlimmer. Letztes Mal hast du versprochen, dich herauszuhalten, wenn wir uns zanken. Siehst du nicht, dass du ihn mit deiner Abneigung psychisch vernichtest?" Weinend wendet sie sich von ihm ab. Rich brüllt:

> Wie kannst du es wagen, mir die Schuld an diesem Fiasko zu geben? Er ist so respektlos, weil du es zulässt. Niemals hätten wir mit unseren Eltern so gesprochen, wie er es tut. Ihn immer zu verteidigen macht es nur schlimmer. Du hast recht, ja, ich kritisiere ihn ständig, aber unser Sohn ist eine Katastrophe. Jetzt streiten wir uns wieder seinetwegen. Er macht unsere Familie kaputt.

Auf der Türschwelle zum Schlafzimmer sagte Sharon zu Rich: „Ich ertrage deine Gegenwart nicht länger. Es ist mitleiderregend, dass du als Erwachsener dich aufführst wie ein Baby. Wie soll Elliot es jemals schaffen, wenn sein Vater ihm ein so schlechtes Vorbild ist?“ Sie schlug die Tür zu. Rich, allein im Flur stehend, verbarg den Kopf in beiden Händen und jammerte: „Ich halte das nicht mehr aus. Es macht mich krank, wie du ihn verhätschelst und mich zum Sündenbock machst. Wenn ich ein so schlechter Kerl bin, solltet ihr beide es vielleicht ohne mich versuchen.“ Dann ging er in sein Büro und knallte die Tür hinter sich zu.

Beziehungsblockaden

Diese Episode illustriert ein polarisierendes, hochemotionales Familienmuster, das durch Feindseligkeit und Kritik charakterisiert ist. Der eskalierende Konflikt führt zu Distanz und Isolation in allen drei Beziehungen. Zum Konfliktmuster gehören Angriff und defensiver Rückzug sowohl in den Eltern-Kind-Dyaden als auch in der Paarbeziehung. Betrachtet man die Beziehungsblockade in der Vater-Sohn-Beziehung, so eskalieren das negative Bild, das Rich von seinem Sohn hat, und sein Kontrollverhalten in Reaktion auf Elliots trotzigen Protest und Rückzug. Auch die Mutter bezieht eine unsichere Position in der Familieninteraktion, indem sie überwachsam versucht, selbst dann noch Frieden zu stiften und ihren Mann und ihren Sohn auf Kosten ihrer eigenen Interessen zu beruhigen.

5.4 Mit Beziehungsblockaden arbeiten

Die Arbeit mit Beziehungsblockaden in Schritt 3 und 4 beinhaltet auch das Erschließen und Zusammenfügen emotionaler Erfahrungen, die den sekundären Bindungsstrategien, aus denen sich diese Blockaden aufbauen, zugrunde liegen. Durch die Bearbeitung der Blockaden deutet die Therapeutin das Problem der Familie neu, und zwar unter dem Aspekt ihres negativen Musters. Dabei betont sie, dass es durch ebendiese Beziehungsblockaden aufrechterhalten wird. Das Erschließen und Erforschen der tieferen, den Blockaden zugrunde liegenden Emotionen vermittelt den Familienmitgliedern ein neues Verständnis und motiviert sie, Veränderungen anzustreben, da die Fürsorgeintentionen der Eltern und die bindungsrelevanten Emotionen und Bedürfnisse geklärt werden. Im Folgenden betrachten wir die EFT-Interventionen, die zur Bearbeitung von Beziehungsblockaden eingesetzt werden, und die fünf Moves des EFT-Tangos in Phase 1.

5.4.1 EFT-Interventionen

Die in den Schritten 3 und 4 vorrangig eingesetzten EFT-Interventionen fokussieren auf das Erschließen und Erforschen von Emotionen. Indem die Therapeutin den Beziehungsblockaden vermehrt Aufmerksamkeit widmet, konzentriert sie die Arbeit auf Interaktionen in der Sitzung, die diese Blockaden, die Eltern und Kinder in der Familie erleben, widerspiegeln. Diese Erfahrungen dienen als Gelegenheit, um neue emotionale Erfahrungen zu aktivieren und zu untersuchen und sich auf das neue Erleben einzulassen. Sie fördern die Sensibilität für die bindungsrelevanten Emotionen, die mit den Bedürfnissen des Kindes und den Fürsorgereaktionen der Eltern assoziiert sind. Die Therapeutin fokussiert u. U. auch auf das Fürsorgebündnis der Eltern und auf Beziehungsblockaden in deren Beziehung. Die zur Arbeit mit emotionalen Blockaden verwendeten EFT-Interventionen betonen die Erzeugung und Regulation tieferer emotionaler Erfahrungen.

Nachverfolgen und Spiegeln der Interaktion

Der prozessorientierte Fokus der EFT betont die gegenwärtige Erfahrung als Quelle des Zugangs zum emotionalen Erleben und seiner Erweiterung. Familieninteraktionen sind eine reiche Ressource an Erfahrungen, die mit dem negativen Muster der Familie assoziiert sind, und die Gespräche über diese schwierigen Momente illustrieren die Rolle der Emotion als Organisator der starren Positionen der Familienmitglieder. In Schritt 3 liegt der Fokus in höherem Maß auf den gravierendsten dyadischen Interaktionen der Familie, da diese Konflikte häufig auf die primäre Beziehungsblockade der Familie verweisen. Die Therapeutin spiegelt das Erleben der Angehörigen, wenn diese über relevante Ereignisse sprechen, die mit dem anstehenden Problem zusammenhängen, und folgt der Sequenz von Aktionen, Zuschreibungen und Emotionen, die sich in diesen Momenten entfaltet. Das Nachverfolgen dieser Momente lässt die Muster der Familie zutage treten.

Beispiel:

THERAPEUTIN *(zur Mutter)*: So, die Tür schlägt zu, und Sie bleiben wieder außen vor.

MUTTER: Ja, wieder einmal. Es ist furchtbar, so ausgeschlossen zu sein *(unter Tränen)*. Vom eigenen Kind so ausgeschlossen zu werden.

THERAPEUTIN: Und Sie fühlen es jetzt, in diesem Moment? Die Tränen in Ihren Augen … haben mit diesem Gefühl zu tun?

MUTTER: Es ist so schwer, dazustehen. Zu wissen, ich kann nicht hinein zu ihm … ich kann an der Situation nichts ändern.

THERAPEUTIN *(an den Sohn gewandt)*: Und du brauchst in diesen Momenten Raum und musst dich distanzieren. Du wendest dich nicht an sie, damit sie dir hilft?

SOHN: Genau. Sie begreift es nicht. Es hat mit ihr zu tun – mit der Art, wie sie mich braucht.

Die Therapeutin verfolgt einen schmerzlichen Moment in dem negativen Muster der Familie und der Mutter-Sohn-Beziehung. Sie verfolgt die Abfolge des Verhaltens von Mutter und Sohn und spiegelt deren Erleben, während sie von dieser quälenden Interaktion berichten.

Evokatives Spiegeln und evokative Fragen

Diese EFT-Intervention erleichtert das Erschließen und Erweitern des emotionalen Erlebens eines Familienmitglieds. Die Technik wird häufig genutzt, um auf eine Erfahrung, die sich im gegenwärtigen Moment entfaltet, zu fokussieren (Johnson 2009 [2004]). Durch das Erfragen von Erfahrungen und entsprechendes Spiegeln kann man das Erleben häufig erfolgreicher eruieren als durch direkte Fragen nach Gefühlen. In Reaktion auf ein bestimmtes Handeln oder eine Bemerkung formuliert die Therapeutin eine Aussage oder Frage, die das Familienmitglied anregt, sein Erleben gründlicher zu untersuchen. Wenn sie die Familieninteraktion beobachtet, können evokative Fragen eine Erfahrung im gegenwärtigen Moment hervorrufen.

Beispiel:

THERAPEUTIN: Was passiert mit Ihnen, wenn Sie vor der Tür stehen, ausgeschlossen und ohne die Chance, etwas zu verbessern?

THERAPEUTIN: Wenn du, nachdem du die Tür geschlossen hast, in deinem Zimmer sitzt, dem einzigen Ort, an dem du deine Ruhe hast – wie ist das für dich?

THERAPEUTIN: So, die Tür fällt zu, und Sie fühlen sich erneut ausgeschlossen. Das ist die Situation, die für Sie wirklich schwer zu ertragen ist. In der Sie sich als Mutter, als seine Mutter, völlig hilflos fühlen, ja?

Empathische Vermutungen

In Schritt 3 bittet die Therapeutin häufig ein Familienmitglied, sich ein wenig mehr in sein Erleben in einem Moment, in dem eine Emotion auftauchte, zu vertiefen. Empathische Vermutungen bestehen aus der Anerkennung des gegenwärtigen Erlebens eines Familienmitglieds und dem unmittelbar darauffolgenden Rückschluss auf eine tiefere, häufig bindungsrelevante Erfahrung. Diese Bindungsrückschlüsse betreffen häufig die Fürsorgeintentionen einer Bezugsperson und die Bedürfnisse, die ein Kind vielleicht in sich wahrnimmt, ohne sie gegenüber sich selbst oder anderen Familienmitgliedern benennen zu können. Empathische Vermutungen beruhen auf der Fähigkeit der Therapeutin, sich in die Lage eines Familienmitglieds zu versetzen und in einer Bindungsperspektive tentative Vermutungen über sein Erleben zu formulieren. Sie bittet die Familienmitglieder, die Vermutungen zu korrigieren, wenn sie ihrem Erleben nicht entsprechen.

Beispiel:

THERAPEUTIN: Vielleicht liege ich falsch, aber wenn du sagst, dass du nicht so bist, wie sie dich braucht, dann fällt es schwer, sich auch nur vorzustellen, dass sie dich genau so sehen möchte, wie du wirklich bist? Und dass du so, wie du bist, okay bist?

SOHN: Ja, ich glaube schon. Zu Hause ist niemand mit mir zufrieden.

THERAPEUTIN: Und das ist übel, denn es ist dein Zuhause. Wo du doch das Gefühl haben solltest, dass du dort hingehörst, wo du dich willkommen fühlen und so, wie du bist, geschätzt werden solltest. Trifft es das ungefähr?

SOHN: Niemand sieht irgendetwas an mir, ich bin fehl am Platz.

In Schritt 3 schärfen empathische Vermutungen die bewusste Wahrnehmung zugrunde liegender Bindungs- und Fürsorgereaktionen. Die Therapeutin nutzt ihr Verständnis des Trennungsschmerzes und sekundärer Bindungsstrategien, um Vermutungen über die zugrunde liegende Bedeutung einer bestimmten Erfahrung zu formulieren. Sie könnte z. B. zu einer Mutter, die auf das ablehnende Verhalten ihres Kindes reagiert, sagen:

> Es ist genau so, wie Sie es erwartet haben, Sie gehen auf sie zu und erhalten eine Abfuhr. Als ob ein Teil von Ihnen sagte: Jeder Versuch ist zwecklos, sie muss es selbst lernen. Und dann gibt es diesen anderen Teil von Ihnen, der ihre Verletzlichkeit sieht und weiß, dass es ihr wirklich wehtun könnte. Und tief in Ihrem Innern spüren Sie, wie sehr sie Ihnen am Herzen liegt, wie viel sie Ihnen bedeutet.

Validieren

Validierende Kommentare der Therapeutin sind wichtig, wenn die Familienmitglieder in Schritt 3 neue emotionale Erfahrungen erschließen und ausdrücken. Dies gilt vor allem, wenn diese Emotionen neue Ebenen der Verletzlichkeit erzeugen. Die Anerkennung und Normalisierung dieser Erfahrungen erleichtern es dem Einzelnen, seine Emotionen anzunehmen, statt ihnen auszuweichen (Johnson 2009 [2004]). Validierungen schaffen auch Raum für unterschiedliche Wahrnehmungen ein und desselben Vorgangs. Validierte Emotionen können als legitimes Erleben verstanden und anerkannt werden. Dies ist insbesondere in Familien wichtig, in denen unterschiedliche Erlebensweisen gegen die Erwartung verstoßen, dass alle Angehörigen dasselbe Verständnis oder dieselbe Wahrnehmung haben. Validierungen erleichtern die Erforschung von Emotionen, indem sie das individuelle Erleben als Ressource der Verbundenheit und gefühlten Sicherheit in der Familie würdigen und wertschätzen.

Beispiel:

THERAPEUTIN: Gut, es ist verständlich, dass du Zweifel daran hast, ob du deiner Familie wirklich willkommen bist, ob sie dich haben wollen und du wichtig für sie bist. Vor allem, wenn du die Botschaft bekommst, dass du ein anderer sein solltest.

THERAPEUTIN: Natürlich wüssten keine Mutter und kein Vater in dem Moment, was zu tun ist. Man hat das Gefühl, versagt zu haben, wenn man vom eigenen Kind ausgesperrt wird.

Die Validierung der Bemühungen der Eltern und des Misstrauens des Kindes ist wichtig, damit die Eltern die neuen Schritte bewältigen und besser verstehen können, was in ihrem Kind vorgeht. Auch die Validierung des Misstrauens, mit dem das Kind die neuen Bemühungen der Eltern betrachtet, sollte mit der Anerkennung positiver Intentionen und Bemühungen einhergehen. Das Verhalten der Eltern ist u. U. nicht auf das Bedürfnis des Kindes eingestimmt, und das Durcharbeiten einer Beziehungsblockade setzt voraus, dass Eltern und Kinder gemeinsam versuchen, aus der Sackgasse, die ihre Beziehung definiert, herauszufinden. Durch die Validierung bringt die Therapeutin zum Ausdruck, dass sie die vorhersehbaren Unterschiede, über die sich Familienmitglieder entzweien, anerkennt und versteht. So normalisiert sie, dass ein und dieselbe Situation von den Beteiligten ganz unterschiedlich erlebt werden kann.

Hervorheben

Wenn sich die Aufmerksamkeit zugunsten der Erforschung und Erweiterung des emotionalen Erlebens verschiebt, benutzt die Therapeutin die Technik des Hervorhebens, um die zugrunde liegenden Emotionen der Familienmitglieder ins Zentrum zu rücken. Sie arbeitet mit einer Kombination von Reaktionen, um das Sich-Einlassen auf das Erleben zu intensivieren. Diese Momente betonen den hohen Stellenwert einer Erfahrung durch intensives Sich-Einlassen auf die Emotion (Johnson 2009 [2004]). Die Therapeutin kann Worte, die ein Klient benutzt hat, oder ein Bild wiederholen, in dem sich eine gegenwärtige Emotion herauskristallisiert. Auch die Veränderung des Tonfalls und Tempos beim Spiegeln dieser Emotion kann die Erfahrung intensivieren und vertiefen.

Beispiel:

THERAPEUTIN *(zum Sohn)*: Manchmal sagst du zu dir selbst: „Ich bin nicht der Junge, den sie sich gewünscht haben. Eigentlich gehöre ich nicht zu dieser Familie." Ich bin isoliert, allein.

SOHN: Manchmal. *(Wendet den Blick niedergeschlagen ab.)*

THERAPEUTIN: Ja, und es ist sehr schwer, so allein zu sein. Es ist schwer, dieses Gefühl wieder loszuwerden. Dieses Gefühl, das du vielleicht gerade jetzt empfindest?

SOHN: Ja, ich hasse es. *(Hält inne und wischt sich eine Träne ab.)* Ich bin ihnen völlig egal.

THERAPEUTIN: Deshalb tut es so weh. Es tut in der Schule weh, und wenn ich dann nach Hause komme und mich noch einsamer fühle, weil sich niemand kümmert, niemand sieht, was ich durchmache, denn wenn sie hinsehen würden, könnten sie sehen, wie sehr ich leide.

Die Hervorhebung begleitet die auftauchende Erfahrung eines Familienmitglieds, vertieft sich in das Erleben und regt dazu an, sich noch intensiver darauf einzulassen. Evokatives Antworten und empathische Vermutungen fokussieren auf das emotionale Erleben, aber durch ihre Hervorhebungen intensiviert die Therapeutin das explizite Benennen der zentralen emotionalen Erfahrung (Johnson 2009 [2004]). Nonverbale Signale verweisen auf auftauchendes emotionales Erleben, und um es in den Fokus nehmen zu können, muss die Therapeutin Tempo aus der Interaktion herausnehmen. Sie benutzt eine empathische Vermutung, um das Erleben zu erschließen, und hebt es hervor, um es zu vertiefen und die Emotion zu spiegeln. Diese emotionsfokussierten Interventionen spielen in Schritt 3 eine wichtige Rolle, da die Therapeutin die Aufmerksamkeit auf die emotionalen Realitäten lenkt, die den starren Positionen, aus denen die Beziehungsblockaden bestehen, zugrunde liegen.

Umdeuten – reframen – des Problems

Ein wesentliches Ziel in Schritt 4 ist die Fokussierung auf das anstehende Problem und die entsprechenden Schwierigkeiten der Familie im Kontext ihres negativen Interaktionsmusters und der Beziehungsblockaden, auf denen es basiert. Die reaktiven Verhaltensweisen, die einen negativen Interaktionszyklus in Gang halten, sind um die defensiven, dem Selbstschutz dienenden Strategien der Familienmitglieder organisiert. In Schritt 3 erweitert die Therapeutin die Art und Weise, wie die Familie diese negativen Muster erlebt, indem sie die zugrunde liegenden Erfahrungen zugänglich macht, die ebenfalls Teil der reaktiven Interaktionen sind. Die Verschiebung des Fokus auf diese tieferen Emotionen erleichtert den Zugang zu den vulnerablen Emotionen, die für sicherere Bindungsgespräche charakteristisch sind.

Die in der gesamten Phase 1 verwendete Umdeutung stellt die Schwierigkeiten der Familie in den Kontext der starren Muster, die die Fähigkeit der Angehörigen, spezifische Herausforderungen zu bewältigen, untergraben. Durch das Beobachten und Verfolgen spezifischer Interaktionen und Erfahrungen erfasst die Therapeutin diese Verhaltensweisen in einer Zusammenfassung, die Licht auf die um die Beziehungsblockade organisierten Aktionen und Emotionen wirft. Die Zusammenfassung erweitert den Fokus auf den Einfluss, den der Zyklus auf die Familie insgesamt ausübt. Die Umdeutung lenkt die Aufmerksamkeit auf die Beziehungsmuster der Familie und die Art und Weise, wie sie ihre Fähigkeit beeinträchtigt, Schwierigkeiten effektiv zu handhaben. Diese Zusammenfassungen folgen häufig auf das Prozessieren tieferer emotionaler Erfahrungen und dienen ihnen als Kontext, in dem sie unter dem Aspekt gescheiterter Bindungs- und Fürsorgeversuche gesehen und verstanden werden können.

Beispiel:

THERAPEUTIN *(zu Mutter und Sohn)*: An genau diesem Punkt können Sie deutlich sehen, wohin das Muster führt. Aus unterschiedlichen Gründen sind Sie beide frustriert und verletzt. Jon, deine Mutter befürchtet, dass es ein Problem gibt, und sie spricht dich darauf an, und alles, was du hörst, ist ihre Enttäuschung und Sorge. Du errichtest Straßensperren, um dich abzuschotten und deine Ruhe zu haben. *(An die Mutter gerichtet:)* Und Sie sehen, dass er sich zurückzieht, und das bestätigt nur Ihre Ängste, dass er sich der Hilfe, die er braucht, verweigert. Der Zyklus ist in vollem Gang, wenn das Geschrei und Türenschlagen beginnt. Es ist schwierig, denn in diesem Moment gibt es keinen Raum mehr, um gehört zu werden oder etwas zu bewirken. Der Zyklus hat sich wieder einmal durchgesetzt.

VATER *(widerstrebend)*: Aber es gibt auch noch die Probleme in der Schule und die miserablen Noten. Jon muss sich darum kümmern, er muss seine Pflichten ernst nehmen.

THERAPEUTIN: Ja, diese Sorgen sind real. Sie sehen, welche Konsequenzen es haben wird, wenn sich Jons Situation nicht ändert. Und ich denke, wenn wir einen Moment lang innehalten, sehen wir vielleicht auch, was passiert, wenn der Zyklus greift, mit Anschreien und Türenschlagen und der alles beherrschenden Negativität. Es werden keine Hausaufgaben gemacht, es gibt keine Unterstützung mehr. Der Zyklus hat gewonnen. Verstehen Sie?

VATER: Ja, das begreife ich, aber wir können uns unserer Pflichten nicht einfach entledigen.

THERAPEUTIN: Richtig, es gibt nur eine Person, die die Hausaufgaben machen und die schulische Situation bewältigen kann, und Sie und Ihre Frau haben die Aufgabe, dabei zu helfen. Die Aufgabe, Jon beizustehen, richtig? Was passiert mit Ihnen in diesen Momenten, in denen dieses negative Muster die Oberhand gewinnt?

In diesem Beispiel stellt der Vater die Verschiebung des Fokus auf den Familienkonflikt infrage. Die Therapeutin validiert seine Sorgen und erkennt an, dass seine Erziehungsvorstellungen in puncto Verantwortung wichtig sind. Gleichzeitig fokussiert sie auf den Einfluss des negativen Familienklimas, das die Bemühungen der Eltern, Jon zu unterstützen, untergräbt. Auf diese Weise deutet sie die Sorge des Vaters als Fürsorgeintention um.

5.4.2 Beziehungsblockaden und Offenheit der Eltern

In der EFFT widmet die Therapeutin den Beziehungsblockaden in Bindungs- und Fürsorgeinteraktionen besondere Aufmerksamkeit. In diesem erfahrungsorientierten Verfahren arbeitet sie mit dem emotionalen Erleben, das diese Blockaden prägt und aus ihnen resultiert, um einen Veränderungsprozess einzuleiten und sichere Beziehungen in der Familie wiederherzustellen. Die Sicherheit im therapeutischen Prozess ist bei der Bearbeitung reaktiver Prozesse von herausragender Bedeutung. Das Arbeitsbündnis mit den einzelnen Familienmitgliedern und die Beurteilung der Sicherheit bestimmen die Verwendung von gemeinsamen und individuellen Sitzungen in der Familientherapie. Der EFFT-Entscheidungsrahmen illustriert die Entscheidungsmöglichkeiten der Therapeutin bezüglich der Zusammensetzung einer jeden Therapiesitzung. Das Assessment der Responsivität und Reaktivität der Eltern ist entscheidend, um einschätzen zu können, ob sie für gemeinsame Sitzungen bereit und den Anforderungen gewachsen sind, denn in den Familiensitzungen stehen Beziehungsblockaden im Fokus. Die Entscheidung der Therapeutin für Einzel- bzw. gemeinsame Sitzungen hängt von drei Faktoren ab, nämlich von der Offenheit, mit der die Eltern auf Fehleinstimmungen reagieren, von ihrer Ambivalenz und Abwehrhaltung und von ihrer Defensivität und Feindseligkeit.

Offenheit der Eltern bei Fehleinstimmung

Eltern sind bereit und entschlossen, auf ihr Kind einzugehen, haben aber Schwierigkeiten, sich auf sein Erleben und seine Bedürfnisse einzustimmen. Sie ignorieren die negativen Emotionen des Kindes oder bagatellisieren seine bindungsrelevanten Probleme. Gemeinsame Sitzungen, die auf ihre Wahrnehmung des kindlichen Lebens und ihre entsprechende Responsivität fokussieren, geben den Eltern Gelegenheit, ihre Aufmerksamkeit für das Kind zu schärfen. Wenn Eltern ihre engagierte Position verlassen und ihre Unterstützung verweigern oder wenn sie die Bedürfnisse des Kindes abwehren, lenkt die Therapeutin ihre Aufmerksamkeit auf den zweiten Faktor, nämlich die elterliche Ambivalenz und Defensivität.

Ambivalenz und Defensivität der Eltern

Ambivalenz und Defensivität der Eltern zeigen sich vor allem dann, wenn die Eltern auf das Misstrauen und den zornigen Protest ihres Kindes reagieren. Die Therapeutin normalisiert das reaktive Verhalten der Eltern und validiert ihre Intentionen. Sie validiert auch die negativen Reaktionen des Kindes auf eine fehlende Verfügbarkeit der Eltern. Indem sie diese Interaktionen beobachtend verfolgt, verlangsamt sie das reaktive Moment und schafft Raum, damit die Eltern in sich selbst und im Kind die Emotionen klarer sehen können, die mit diesen reaktiven Strategien einhergehen. Die Befürchtung eines Vaters, dass der Zorn des Kindes ein Ausdruck von Respektlosigkeit sei, gibt Gelegenheit anzuerkennen, wie wichtig ihm seine Fürsorge für das Kind ist und dass er in solchen Momenten fürchtet, für sein Kind keine angemessene Unterstützung zu sein. Indem die Therapeutin gleichzeitig den Protest des Kindes erschließt und prozessiert, beleuchtet sie seine Angst, dass sein Autonomiestreben vom Vater nicht anerkannt wird. Die Angst des Kindes blockiert seine Fähigkeit, den Vater um Beistand zu bitten. Seine Wut ist eine selbstschützende Reaktion auf die Defensivität des Vaters. Das Bündnis der Therapeutin erleichtert es dem Vater und seinem Kind, die tieferen Emotionen zu erschließen und den Moment durchzuarbeiten. Wenn erwachsene Bezugspersonen oder Kinder ihre defensive Reaktion und ihren Protest eskalieren lassen und mit Feindseligkeit oder vollständigem Rückzug reagieren, sollte die Therapeutin die Fähigkeit der Familie, die Beziehungsblockade in einer gemeinsamen Sitzung durchzuarbeiten, überdenken. Wir halten eine solche Situation vor allem in Situationen für unsicher, in denen die Gefahr weiterer Verletzungen besteht.

Defensivität und Feindseligkeit der Eltern

Sicherheit und Bereitschaft spielen für die Therapeutin eine vorrangige Rolle, wenn es um die Bearbeitung einer Beziehungsblockade geht. Erhöhte Grade der emotionalen Intensität (z. B. übertriebene Einmischung, Feindseligkeit und Kritik) dienen als Marker, um die Möglichkeit gemeinsamer Sitzungen in dieser Phase der EFFT zu beurteilen. Gemäß dem EFFT-Entscheidungsrahmen kann die Therapeutin getrennte Elternsitzungen und Sitzungen allein mit dem Kind durchführen, um die erhöhte Defensivität und Reaktivität zu bearbeiten. In Situationen, in denen die Reaktivität einer oder mehrerer Bezugsperson(en) oder des Kindes in gemeinsamen Sitzungen aufbricht, muss die Therapeutin die Verletzung, die in diesem Moment stattfindet, bearbeiten. In reaktiven Interaktionen in der EFT fängt sie „die Kugel" ab. Diese Intervention ist auch für die Arbeit mit Familien relevant (Johnson 2009 [2004]).

In reaktiven Situationen, in denen defensive und feindselige Reaktionen auf Verletzlichkeit vorherrschen, muss die Therapeutin intervenieren und die Bedrohung und die schädlichen Folgen dieser negativen Reaktionen auf ein Verletzlichkeitsrisiko thematisieren. Sie erkennt das vulnerable Erleben an und bekundet ihre Unterstützung für das eingegangene Risiko. Diese Intervention ist wichtig, wenn ein Kind das Risiko eingeht, sich vulnerabel zu zeigen, und zurückgewiesen wird. Ein Beispiel: Eine Tochter beginnt zu weinen, als sie berichtet, wie allein sie sich fühlt, und die Mutter reagiert mit strengen Worten: „Dein Alleinsein ist deine eigene Schuld. Du bist selbst verantwortlich dafür, dass du andere so schlecht behandelst, vor allem deine Angehörigen!“ Die Therapeutin reagiert umgehend:

> Okay, ja, hier fängt es an, schwierig zu werden. *(Zur Tochter gewandt:)* Deine Tränen machen deine Mutter offenbar wütend, und ich bin nicht sicher, was in ihr vorgeht, denke aber, dass ihre Wut es schwierig für sie macht, dich weinen zu sehen. Ich weiß, dass es für dich riskant ist, hier zu erzählen, wie allein du dich fühlst, vor allem in Momenten wie diesem, nicht wahr? Es würde jedem so gehen. *(Wendet sich an die Mutter:)* Ich frage mich, ob wir kurz innehalten und versuchen können, diesen Moment zu verstehen, weil ihre Tränen zu sehen und das, was sie über ihre Einsamkeit sagt, so schwer auszuhalten sind. Wenn es so schwer ist, sie in ihrem Leid zu sehen, wenn Sie so oft erleben, dass sie Sie oder andere zurückweist, dann ist es so, als ob Sie wollten, dass sie sieht, was sie da macht, vor allem, wenn Sie sehen, dass sie leidet, oder?

Die Therapeutin erkennt die Verletzlichkeit des Kindes und die zurückweisende Reaktion der Mutter an und validiert sie. Gleichzeitig erkennt sie die defensive Reaktion der Mutter an und formuliert eine Vermutung über die mögliche Fürsorgeintention ihrer Reaktion.

5.5 EFFT und der Prozess der Phase 1

Im Anschluss an eine Übersicht der EFFT-Schritte in Phase 1 und die EFT-Interventionen, die zum Aufbau eines Bündnisses, zur Beobachtung der Familienmuster und zur Arbeit mit Beziehungsblockaden verwendet werden, skizziert der folgende letzte Abschnitt den EFFT-Prozess in Phase 1. Wir betrachten zunächst den Metarahmen des EFT-Tangos (Johnson 2020 [2019]) als Zusammenfassung des EFT-Prozesses der Phase 1 der EFFT. Ein abschließendes Fallbeispiel illustriert diesen Prozess.

5.5.1 *EFT-Tango und Phase 1*

Die EFT-Therapeutin organisiert die Sitzungen nicht in streng linearer Weise, sondern folgt dem EFFT-Modell der Veränderung auf flexible Weise, während sich der Aufbau eines Bündnisses, die Identifizierung von Mustern, das Erschließen zugrunde liegender Emotionen und die Neudefinition der Probleme als Muster entfalten. In diesem Abschnitt beleuchten wir die Anwendung des EFT-Tangos, indem wir eine EFFT-Sitzung illustrieren.

Move 1: Spiegeln des gegenwärtigen Prozesses

In Phase 1 arbeitet die Therapeutin mit dem reaktiven Prozess, der im Zusammenhang mit dem anstehenden Problem in der Familie abläuft. Durch Beobachtung und Nachverfolgen der mit dem Problem verbundenen Familieninteraktionen organisiert sie die vorhersehbaren Sequenzen, die zu einer Intensivierung der Negativität und der Beziehungsschwierigkeiten führen. Gleichzeitig spiegelt die Therapeutin das Erleben der einzelnen Familienmitglieder inmitten dieses starren Musters. Durch das Spiegeln des gegenwärtigen Prozesses fokussiert sie speziell auf die Verhaltensweisen, Wahrnehmungen und Gefühle, die mit dem sich entfaltenden Muster zusammenhängen. EFT-Interventionen, die auf das Bündnis und auf die Interaktionen fokussieren, sind erforderlich, um die Familie zur Erforschung ihrer typischen Erfahrungen anzuregen. Die Therapeutin arbeitet mit den aktuellen Erfahrungen, die auftauchen, sobald das negative Muster der Familie in der Sitzung getriggert wird.

Move 2: Zusammenfügen und Vertiefen

Indem die Therapeutin auf diese Erfahrungen im gegenwärtigen Moment fokussiert, aktiviert und erweitert sie das emotionale Erleben, das mit diesen Familieninteraktionen assoziiert ist. Mithilfe des Zusammenfügens und Vertiefens der Emotion nutzt sie diese gegenwärtigen Momente und erschließt emotionale Erfahrungen, die auf die tieferen, in höherem Maß adaptiven, mit Bindung und Fürsorge zusammenhängenden Emotionen fokussieren. Sie begleitet den Weg der Familienmitglieder von ihren reaktiven, defensiven Positionen hin zu besser angepassten und verletzlicheren Erfahrungen. Evokative EFT-Interventionen werden häufig benutzt, um die Aufmerksamkeit zu schärfen und das Erleben und Verstehen des zugrunde liegenden Emotions-/Bindungsdramas, das sich in ihren Konflikten und ihrer Distanziertheit abspielt, zu vertiefen. Zu diesen Interventionen zählen evokatives Antworten, empathisches Vermuten und Hervorheben. Das Spiegeln und Validieren gegenwärtiger Erfahrungen durch die Therapeutin ermöglicht es den Familienmitgliedern, auftauchende emotionale Erfahrungen zu untersuchen, die den selbstschützenden Verhaltensweisen, die in Familienzyklen und Beziehungsblockaden zu beobachten sind, zugrunde liegen.

Move 3: Choreografieren engagierter Begegnungen

Während die Therapeutin die Familienmitglieder beim Erschließen und Zusammenfügen ihrer emotionalen Erfahrung anleitet, ermöglicht sie es ihnen, in einem besser regulierten und organisierten Zustand über diese Erfahrungen miteinander zu sprechen. Diese Enactments können mit dem Beschreiben des gegenwärtigen Erlebens einhergehen, um die Anerkennung und bewusste Wahrnehmung des negativen Einflusses des reaktiven Familienmusters zu verbessern. Häufiger fokussieren diese engagierten Begegnungen allerdings auf das tiefere emotionale Erleben und Verstehen eines einzelnen Familienmitglieds. Aktiv unterstützt die Therapeutin einzelne Familienmitglieder, damit sie diese Erfahrungen als eigenes, legitimes Erleben annehmen und in der Sitzung mit ihren Angehörigen darüber sprechen können. Mithilfe evokativer Interventionen behält die Therapeutin die vulnerableren Emotionen im Fokus, die erlebt und dann mitgeteilt werden. Die Verwendung von Enactments zur Bearbeitung dieser emotionalen Erfahrungen ist typisch für den Fokus von Schritt 3 des EFFT-Prozesses der Veränderung.

Move 4: Prozessieren der Begegnung

Die Therapeutin beobachtet, welchen Einfluss diese emotionale Begegnung mit anderen Familienmitgliedern ausübt. In Phase 1 kann das Sprechen über vulnerable Emotionen bewirken, dass andere diese Verletzlichkeit anerkennen und teilen oder aber Gegenreaktionen zeigen. Eltern kommen u. U. mit ihrer Traurigkeit in Berührung, wenn ihnen bewusst wird, wie negativ sich ihre strengen Erziehungsstrategien auf das Kind und die Familie auswirken. Auf die Traurigkeit, Verletzlichkeit und Einstimmung eines Vaters reagieren seine Kinder, die unter seiner Wut zu leiden haben, aber womöglich misstrauisch. Seine sanftere emotionale Haltung triggert ihr Misstrauen und ihren Zweifel an der Authentizität seiner Emotion. Die Therapeutin verwendet Spiegeln und Validierung, um den Familienmitgliedern zu helfen, diese neuen Begegnungen zu verstehen. Das Umdeuten – Reframing – strenger oder ablehnender Verhaltensweisen kann auch erforderlich sein, wenn ein anderes Familienmitglied durch eine Äußerung der Verletzlichkeit getriggert wird. Die Therapeutin prüft das Bündnis, um den Familienmitgliedern dabei zu helfen, präsent zu bleiben und eine Reaktion auf diese Begegnung zu organisieren.

Move 5: Integrieren und Validieren

In Phase 1 bestehen die vorrangigen Ziele der Therapeutin in der Stabilisierung der Familie und in der Deeskalation ihres reaktiven Zyklus. Diese Zyklen basieren auf Beziehungsblockaden, die die Bindungsgespräche und effektive Fürsorgereaktionen untergraben. In der gesamten Phase 1 hilft die Therapeutin der Familie, ihre Aufmerksamkeit nicht auf ein spezifisches, mit einem bestimmten Kind zusammenhängendes Problem zu richten, sondern auf die Interaktionsmuster, die das Symptomverhalten entweder verstärken oder dem Familiendistress direkt zugrunde liegen. Dieser letzte Move im Tangoprozess kommt der Erzeugung von Bedeutung zugute und fördert das gefühlte Verständnis in Reaktion auf das Zusammenfügen und Beschreiben von Emotionen. Prozessierende Interventionen wie Validierung, Spiegeln und Reframing helfen den Familienmitgliedern, das emotionale Erleben in der Familie zu untersuchen und zu verstehen. Die Therapeutin fördert die Kohärenz und das gemeinsame Verständnis, indem sie auf das gegenwärtige Erleben und die Art und Weise fokussiert, wie der Umgang mit Trennungsschmerz in Familien zu Unverbundenheit auf individueller und relationaler Ebene führen kann.

5.5.2 *Fallbeispiel – Phase 1*

Das folgende Beispiel für die Arbeit in Phase 1 ist eine Übersicht des Therapieprozesses und illustriert die Schritte 3 und 4 des Durcharbeitens einer primären Beziehungsblockade zwischen einer Mutter und ihrem Sohn. Eine Zusammenfassung der Therapie beschreibt den Fortschritt, den die Familie in Phase 1 erzielt. Auszüge aus einer Therapiesitzung demonstrieren die Veränderungen, die möglich werden, sobald sich die Familie gemeinsam mit einer spezifischen Beziehungsblockade auseinandersetzt. An der Sitzung nehmen der Sohn sowie die Mutter und der Vater teil.

Familiärer Hintergrund

Carl (16) wurde von seinem Schultherapeuten überwiesen, nachdem seine schulischen Leistungen eingebrochen waren und er immer häufiger den Unterricht schwänzte. Der einst erfolgreiche Schüler versagte nun in den meisten Fächern. Carl wohnte zusammen mit seiner Schwester Angela (13) bei seinen Eltern Sarah und George. Angela litt unter einer Entwicklungsstörung und besuchte eine Förderschule. Da George aus beruflichen Gründen an mehreren Tagen pro Woche verreisen musste, war in erster Linie Sarah für die Erziehung verantwortlich. Bei ihr war fünf Jahre zuvor eine chronische Erkrankung diagnostiziert worden, deren Symptome sie die meiste Zeit über gut unter Kontrolle hatte. Zu Beginn der Erkrankung hatte sie sich wegen Georges Abwesenheiten in hohem Maß auf Carl verlassen, was Angelas Betreuung und die Haushaltsführung generell anging. Beide Eltern waren in schwierigen Familienverhältnissen aufgewachsen und hatten sich mit 16 bzw. 18 Jahren in die Ehe geflüchtet. Sie wünschten sich für ihre Familie und vor allem für Carl ein besseres Leben, zumal Angela durch ihre Entwicklungsstörung gehandicapt war.

Die Missbrauchsmuster in der Familie tauchten kurz nach Sarahs Diagnose auf. Es kam häufig zu Auseinandersetzungen zwischen Carl und seinen Eltern, weil der Junge sich dem Druck, Verantwortung für seine Mutter und seine Schwester zu übernehmen, zu widersetzen versuchte. Nach einer Intervention seitens des Jugendamtes erhielt Sarah mehr allgemeine Unterstützung und eine Erziehungsberatung, und George fand eine andere Arbeit, die es ihm ermöglichte, häufiger in der Familie anwesend zu sein. Der Missbrauch ließ nach, nicht jedoch die emotionalen Auseinandersetzungen. Carls schulische Schwierigkeiten triggerten Sarahs Angst, die sie zu bewältigen versuchte, indem sie Carls Tun und Lassen überwachsam kontrollierte, auch wenn sie es vermied, in die früheren Missbrauchsmuster zurückzufallen.

Negative Interaktionsmuster

Sarah fiel es schwer, Carl zum Lernen zu motivieren. Sie nutzte die Abendessen, um ihn über seine Zukunft und seine Prioritäten in der Schule auszufragen. Diese einseitigen Gespräche verliefen in hoher Anspannung. Sarah bemühte sich, ihre Frustration über Carls Frechheit und Passivität unter Kontrolle zu halten. Als Carl ihre immer dringlicheren Appelle, sich aufzuraffen und für die Schule zu arbeiten, an sich abprallen ließ, verlangte sie: „Sprich mit mir! Ich kann dir nicht helfen, wenn du nicht mit mir redest." Georg blieb stumm. Er wusste nicht, was er tun konnte, um eine Explosion zu verhindern. Sarah fühlte sich alleingelassen, reagierte auf das Schweigen am Tisch und feuerte eine Salve verzweifelter Bitten um eine Reaktion in Richtung Carl ab, der den Tisch mittlerweile verlassen hatte. Weinend folgte sie ihm mit den Worten: „Es tut mir leid. Ich muss mit dir reden! Was kann ich tun, damit sich etwas ändert?" Sarahs Tränen machten Carl Angst. Er wollte nur noch weg, weil er sich dafür schämte, dass es seiner Mutter schlecht ging. Er schloss sich in seinem Zimmer ein und schrie: „Lass mich in Ruhe." Sarah flehte ihn an, bis ihre Stimme zu zittern begann und sie nur noch wimmerte. Carl wurde wütend, weil er sich nun ganz und gar verantwortlich fühlte für den schlimmen emotionalen Zustand der Mutter. Wütend brüllte er: „Lass mich in Ruhe!" Nun intervenierte George, zog Sarah von der Tür fort und schrie Carl zu, er solle aufhören, seine Mutter zu attackieren. Carl brach auf seinem Bett zusammen und sagte zu sich selbst: „Ich hasse sie, ich hasse mein Leben, an allem geben sie mir die Schuld." Sarah und George zogen sich getrennt voneinander zurück. Irgendwann versuchte Sarah erneut, zu Carl durchzudringen, und der Zyklus ihrer Angebote und seiner Ablehnung kam erneut in Gang. Die Negativität und Hilflosigkeit der Familie, die das Gefühl hatte, an diesem Muster nichts ändern zu können, wuchsen mit jeder Wiederholung.

Beziehungsblockaden

Trotz Sarahs guter Absichten und zahlreicher Versuche, die Ruhe zu bewahren, brachte sie immer wieder dieselbe negative, angstgetriebene Interaktion mit Carl in Gang. Ihr negatives Selbstbild („Ich bin eine schlechte Mutter") und ihr negatives Bild anderer („Niemand ist für mich da") blockierten ihre Fähigkeit, ihren Sohn und seine Bedürfnisse klar zu sehen. Sie war getrieben von einem inneren Bedürfnis, Zugang zu Carl zu finden, sich zu vergewissern, dass sie eine gute Mutter sei und dass ihr Sohn sie brauchte. Für Carl war die Unsicherheit und Angst seiner Mutter belastend, sodass er sich weiter distanzierte und sich dann allein und niedergeschlagen fühlte und frustriert war. George fühlte sich gedrängt, seine Frau und seinen Sohn zu schützen, und intervenierte lediglich in Krisenmomenten, wenn ihre Interaktion außer Kontrolle geriet. Er wusste sich keinen Rat, wie er seine Frau hätte beruhigen und trösten können, war in seinen Fürsorgeintentionen blockiert und reagierte auf diese Blockaden mit Vermeidung. Er hielt es für das Beste, seiner Frau beizustehen. Dies und seine Passivität gegenüber seinem Sohn bewirkten, dass Carl sich allein fühlte und weder in sich selbst noch in seiner Familie etwas Gutes sehen konnte.

5.5.3 Assessment und Bündnis

An die erste Familiensitzung schlossen zwei Einzelsitzungen mit Carl an, in denen es um seine persönlichen Schwierigkeiten ging. Carl war zurückgezogen und leicht depressiv. Er berichtete, in der Schule keine Freunde zu haben und nicht zu wissen, was er mit seinem Leben anfangen solle. Carl reagierte auf die Fragen der Therapeutin vorsichtig und zögernd, sprach langsam und überlegte sich jedes Wort. Als sich das Gespräch der häuslichen Situation zuwandte, wurde er lebhafter und sagte, dass er seine Eltern „hasse" und so schnell wie möglich ausziehen wolle. Er hatte die familiären Konflikte satt. „Wir tun nichts als streiten", sagte er und schimpfte über seine Mutter, die sich in alles einmische: „Sie kann mich einfach nicht in Ruhe lassen." Carl lehnte den Vorschlag gemeinsamer Familiensitzungen ab, weil er sich nicht vorstellen konnte, dass so etwas gut gehen würde. Er berichtete, dass er seine Eltern manchmal mit Körpereinsatz von sich habe fernhalten müssen, damit sie ihm nicht weiter zusetzten. Als die Therapeutin anerkannte, wie schwer es für ihn sei, sich in der Familie einsam und ungeschützt zu fühlen, reagierte er sichtbar traurig. Die Therapeutin überlegte laut, ob er seine Eltern nicht vielleicht doch noch liebe und sich für die Zukunft ein anderes Familienleben wünsche, auch wenn er es jetzt so schwer habe. Jedem anderen an seiner Stelle würde es genauso gehen. Carl stimmte ihr zu, und die Therapeutin schlug vor, Einzelsitzungen und Familientherapie zu kombinieren. Sie versicherte ihm, dass ihm in den Gesprächen mit der Familie keinerlei Gefahr drohe, und so wurden gemeinsame Familiensitzungen vereinbart.

In der Assessmentsitzung mit den Eltern beherrschte Sarah das Gespräch. Sie sprach schnell und berichtete von Carls Schulversagen und dass er sich tagsüber zumeist in sein Zimmer verkrieche. Während die Therapeutin verlangsamte, indem sie sagte, dass sie Sarahs Geschichte sehr gern hören wolle, erzählte diese, welch große Mühe sie sich gegeben habe, um ihrem Sohn zu helfen. Auch Nachhilfelehrer seien engagiert worden, und immer wieder sei sie zur Schule gefahren, um mit den Lehrern über Carl zu sprechen und ihn zu den verschiedensten extracurricularen Aktivitäten anzumelden. Bei der Untersuchung von Sarahs Frustration und Wut erklärte sie, es ärgere sie, einen „körperlich absolut gesunden Sohn" zu Hause zu haben, der sich weigere, ihre Hilfsangebote anzunehmen, und es darüber hinaus ablehne, im Haushalt mitzuhelfen. Sie erzählte, wie schwer es ihr gefallen sei, nicht mehr arbeiten gehen zu können. Es sei ihr unbegreiflich, dass Carl nicht nur nicht zur Schule gehe, sondern auch ihr, obwohl sie krankheitsbedingt eingeschränkt sei, nicht helfen wolle. An diesem Punkt sprang George ihr zur Seite und sagte, er erwarte von seinem Sohn, „der Mann im Haus" zu sein, wenn er selbst verreisen müsse. Es mache ihn wütend, hart zu arbeiten, damit es der Familie gut gehe, und dann zu sehen, dass Carl all die Vorteile, die er ihm biete, ungenutzt lasse. Die Therapeutin spiegelte und validierte die Erlebensweisen beider Eltern und begann dann, deren Position im Familienmuster zu identifizieren.

George und Sarah bestätigten ihre Bereitschaft zu einem festen Fürsorgebündnis, doch Georges häufige Abwesenheiten und seine unsicher-ängstlichen Bemühungen, Sarah zu unterstützen, wiesen darauf hin, dass eine laufende Einschätzung dieses Bündnisses erforderlich sein würde. Beide Eltern sagten, sie seien „ein Team", wenn es um Carls Erziehung ginge, wüssten aber nicht, wie sie ihn wirklich unterstützen könnten. George hatte das Gefühl, zwischen Sarah und Carl die Funktion der „United Nations" erfüllen zu müssen, wenn die Lage eskalierte, und trat als Vermittler auf, wenn er zu Hause war. Die Therapeutin untersuchte das Risiko physischer und verbaler Aggression in der Familie, und Sarah gestand ein, Carl in der Vergangenheit misshandelt zu haben, sodass sich das Jugendamt eingeschaltet hatte. Die Therapeutin validierte Sarahs Stärke und ihren Mut, sich mit diesen Problemen in einer Einzeltherapie auseinanderzusetzen, und Sarah bekannte, sich nach wie vor zu schämen. George hingegen wollte die Sache mit dem Hinweis, es sei doch alles schon „so lange her“ und jeder habe sich mittlerweile verändert, abtun. Carl habe all die Vorteile, die er selbst als Kind nie gehabt hätte. Als die Therapeutin Georges Bemühungen, die Situation zwischen Carl und Sarah zu entspannen, spiegelte, sagte George schmunzelnd: „Ich bin eben die United Nations!“ Beide Eltern lachten und teilten einen Moment unbelasteter Verbundenheit.

Gegen Ende der Elternsitzung wurde die Aufmerksamkeit auf die Bindungsgeschichten von George und Sarah gelenkt. Sarah beschrieb ihre Eltern als „Meister der Manipulation“. Sie habe zurzeit keinerlei Kontakt zu ihnen. Sie befürchtete, dass Carl einen ähnlichen Schnitt machen würde, und tat deshalb ihrer Meinung nach alles, um dies zu verhindern. George erklärte, er habe schon sehr früh für sich selbst sorgen müssen, weil seine Mutter mit den jüngeren Geschwistern beschäftigt gewesen sei. Sein Vater war abwesend. George verließ sein Elternhaus mit 16, lernte, auf eigenen Füßen zu stehen, und war schon sehr früh in Vollzeit berufstätig. Die Elternsitzung endete mit der Identifizierung eines gemeinsamen Therapieziels. Unter anderem vereinbarte die Therapeutin mit George und Sarah, ihnen dabei zu helfen, ihre Beziehung zu Carl zu stärken, da ihre bisherigen Erziehungs- und Disziplinarmaßnahmen sich als ineffektiv erwiesen hatten. Beide Eltern erkannten an, dass sie einen besseren Weg finden mussten, um mit ihrem Sohn, den sie liebten, zu kommunizieren. Die Therapeutin verstärkte diese positive Fürsorgeintention der Eltern und ihren Wunsch, für Carl da zu sein. Sie validierte und normalisierte, wie schwer es sei, an sein eigenes Kind nicht mehr heranzukommen, vor allem wenn es offenkundig Schwierigkeiten habe. Die Benennung der Offenheit und Intention beider Eltern unterstrich ihre Bündnisverpflichtung und gab der Therapeutin Gelegenheit, der Hoffnung, ihrem Sohn einen besseren Start ins Erwachsenenleben zu ermöglichen, als sie selbst gehabt hatten, Nachdruck zu verleihen.

Erste Familiensitzung

Carl leitete die Familiensitzung mit Klagen darüber ein, dass er sich zu Hause „gestresst“ fühle und sich in sein Zimmer verziehe, um Ruhe und Frieden zu haben und Gitarre zu spielen. Die Therapeutin griff seine Klagen auf und fragte die Familie, was geschehe, wenn Carl sich in sein Zimmer zurückziehe. Damit lenkte sie den Fokus auf das familiäre Interaktionsmuster in schwierigen Momenten. Sarah berichtete, dass sie hinter Carl herlaufe und ihn auffordere, sein Zimmer zu verlassen und zu reden. Fokussiert auf Sarahs Erleben, fragte die Therapeutin sie, was sie sich selbst in solchen Situationen sage. „Drei Dinge. Erstens, er will nicht mit mir zusammen sein. Zweitens, ich muss etwas falsch gemacht haben, und drittens, ich muss es in Ordnung bringen.“ Carl reagierte darauf mit den Worten, er habe in solchen Situationen das Gefühl „zu ersticken“. Seiner Meinung nach drehe sich alles um ihre Wünsche und nicht um das, was er von ihr brauche. Sarah erklärte nun, wie die Situationen eskalierten, wenn sie Carl anflehte, mit ihr zu reden, und immer verzweifelter klang. Wenn Carl ihre sich überschlagende Stimme hörte, versank er entweder in Schweigen oder fluchte und brüllte sie an, ihn in Ruhe zu lassen. An diesem Punkt pflegte George zu intervenieren, indem er Carl wegen seines Gebrülls zurechtwies und Frau und Sohn aufforderte, getrennte Wege zu gehen.

Sobald die Therapeutin die Beziehungsblockaden besser verstand, wandte sie sich der Dyade mit den gravierendsten Schwierigkeiten zu und erkundigte sich nach den Situationen, in denen Carl sich entweder passiv verweigerte oder angriffslustig reagierte. Sarah beschrieb, wie sehr es sie dränge, die Sache zwischen sich und Carl in Ordnung zu bringen. Carls negative Emotionen bedeuteten für Sarah, dass er ihr „aus dem Weg" ging, dass er nicht mit ihr zusammen sein wollte und sie als Mutter versagt hatte. Sie räumte ein, ihn, als er jünger war, geschlagen zu haben. „Das war falsch, es war nicht schön", sagte sie und fügte rasch hinzu: „Aber es ist lange her, und ich finde, er sollte es hinter sich lassen." Die Therapeutin lenkte Sarahs Aufmerksamkeit auf diesen Moment des Bedauerns und erkannte an, dass es ein Zeichen ihrer Stärke sei, über diese schwierige Zeit sprechen zu können. Der folgende Ausschnitt illustriert eine Schritt-3-Intervention, die auf das Erschließen und Zusammenfügen zugrunde liegender Emotionen fokussiert:

THERAPEUTIN: Lassen wir es langsam angehen, Schritt für Schritt, denn es ist für Sie alle schmerzhaft, sehr schmerzhaft, das höre ich, und wir springen ins tiefe Wasser. Ich möchte sicherstellen, dass jeder von uns schwimmen kann, denn wir werden dort herumschwimmen, wo es langsam aufbrodelt *(Bild des Vaters)*, wie Sie es beschrieben haben. *(An Sarah gewandt)* Wenn ich Sie richtig verstanden habe, sagen Sie: „Ich weiß, was ich getan habe. Und ich kenne die Gründe." Zum Beispiel Ihre eigene psychische Gesundheit.

MUTTER: Und meine Kindheit.

THERAPEUTIN: Ja, Ihre Kindheit hat Sie verletzlich gemacht und bewirkt, dass Sie diesem wunderbaren kleinen Kerl *(auf Carl deutend)* wehtun. *(Sarah nickt, blickt zu Boden.)*

THERAPEUTIN: Und wenn Sie heute darüber nachdenken?

MUTTER: Mir wird übel dabei.

THERAPEUTIN: Mir wird übel, es rührt an etwas ganz Tiefes und macht Sie richtig, richtig traurig. *(Pause)* Ist „traurig" das richtige Wort? *(Therapeutin spiegelt den Schmerz, der über das Gesicht der Mutter huscht.)*

MUTTER: Ich kann gar nicht beschreiben, wie es sich anfühlt, weil ich selbst weiß, wie weh es tut, so aufzuwachsen.

THERAPEUTIN: Ja, Sie wissen selbst, wie es sich anfühlt.

MUTTER: Aber ich denke, dass ich es Gott sei Dank rechtzeitig bremsen konnte, bevor es zur Routine wurde.

THERAPEUTIN: Ja, ein Teil von Ihnen hat als Beobachter zugesehen, und er konnte Sie zurückhalten. Aber da ist auch dieser Schmerz, der in Ihnen aufsteigt, wenn Sie an die Verletzung denken, die er erlitten hat. *(Therapeutin fokussiert Sarah auf ihren zugrunde liegenden Schmerz.)*

MUTTER: Ich habe das nie tun wollen, nie *(streckt die Hand nach Carl aus).*

THERAPEUTIN: Wenn Sie ihn jetzt berühren und ihm über die Schulter streicheln, was sagen Sie dabei? *(Therapeutin spiegelt den nonverbalen Prozess.)*

MUTTER: Ich möchte ihn immer berühren, ich möchte ihm immer nahe sein.

THERAPEUTIN: Was sagen Sie zu ihm über das, was passiert ist? *(Therapeutin lenkt Sarahs Aufmerksamkeit auf den gegenwärtigen Moment.)*

MUTTER *(Carl anblickend, unter Tränen)*: Es tut mir so leid.

THERAPEUTIN: Sie sagen, es tut mir leid. Ich weiß, was ich getan habe. *(Therapeutin verstärkt die Intention der Mutter, vertieft ihre Responsivität, indem sie mit Stellvertreterstimme spricht.)*

Mutter *(von Scham überwältigt)*: Und ich hasse mich für all das.

THERAPEUTIN: Es ist so schwer für Sie, dieses Gefühl „Ich hasse mich selbst“. *(Sarah nickt, ihr fehlen die Worte.)*

THERAPEUTIN: Aber was Sie gerade jetzt sagen, setzt einen enormen Mut voraus, und ich sehe Ihren Ehemann direkt neben Ihnen, er hat Ihnen den Arm umgelegt. *(Therapeutin verstärkt die fürsorgliche Unterstützung.)*

MUTTER *(schluchzend)*: George weiß, was ich als Kind durchgemacht habe.

THERAPEUTIN: Und deshalb unterstützt er Sie jetzt. *(Therapeutin refokussiert auf den gegenwärtigen Moment.)*

MUTTER: Ich sollte mich zusammennehmen.

THERAPEUTIN: Es ist okay, es ist okay, es ist okay. *(Therapeutin beruhigt und validiert Sarah.)*

MUTTER *(auf Carl blickend)*: Aber ich liebe ihn über alles.

THERAPEUTIN: Ja, ich weiß, als Mutter weiß ich das.

MUTTER *(erregt)*: Er ist so ein wunderbarer Mensch, und ich habe ihm das angetan *(schluchzend).*

THERAPEUTIN *(rückt näher an sie heran und beugt sich zu ihr vor)*: Gut, wir sollten hier langsam machen, okay? Denn Sie beweisen hier gerade sehr, sehr großen Mut. Und das ist ein großer, großer Schritt. Sie sagen zu Carl: „Ich habe dir wehgetan, und es tut mir leid, es tut mir leid, dich verletzt zu haben.“ Er war klein, allein, und er hatte Angst. *(Therapeutin validiert Sarahs Mut und unterstreicht ihr fürsorgliches Bedauern.)*

MUTTER: Ich kann mir nicht vorstellen, dieses Monster zu sehen, aber ich sehe es, das ist es.

Therapeutin: Das macht es noch schwerer, nicht wahr? Ja, aber Sie möchten, dass er weiß, dass Sie seinen Schmerz sehen, richtig? Das erfordert so viel Mut und Stärke, Sarah. Sie beweisen eine unglaubliche Stärke, indem Sie das laut aussprechen, es laut zu Carl sagen, der hier neben Ihnen sitzt.

Mutter *(zurückweichend)*: Und wenn er wütend auf mich wird?

Therapeutin *(hebt eine Hand, bremst Sarah)*: Gut, Lassen Sie uns … *(Sarah will unterbrechen)* in der Gegenwart bleiben.

Therapeutin: Ja, lassen Sie uns in diesem Moment bleiben, weil Sie gerade etwas Großes leisten. Lassen Sie uns einmal tief durchatmen. *(Therapeutin verlangsamt das Gespräch und reguliert die Mutter durch langsames Einatmen.)* Sie berühren hier eine Stelle, die wirklich wehtut, an die Sie am liebsten nicht mehr denken würden und die Teil der Panik ist, die in Ihrer Stimme anklingt, in Ihrem schnellen Sprechen, Ihren Bemühungen um eine Verbindung mit Carl, wenn er sich abwendet.

Mutter: Ja, ich möchte die Ruhe bewahren und wünsche mir, dass alles gut ist.

Therapeutin: Ja, es soll gut sein. Aber gerade jetzt sagen Sie, dass Sie wissen, dass Sie ihn verletzt haben, ihm wehgetan haben?

Mutter: Ja *(sieht Carl an)*. Ich weiß, dass es wehtut, und ich weiß, wie schwer es ist, mir zu verzeihen.

Therapeutin: Lassen Sie uns langsam machen. Sie sagen: „Ich sehe dich, Carl, ich sehe dich als kleinen Jungen." Sie haben mir unten erzählt, wie es war, als er noch klein war, und Sie, George, haben erzählt, wie Sie ihn als kleines Kerlchen auf dem Arm umhergetragen haben, und *(blickt Carl an)* er war ein kleiner Junge. *(Therapeutin ruft das Bild von Carl als kleinem, verletzlichem Jungen wach.)*

Mutter: Junge, du warst so ein cleveres Kerlchen!

Therapeutin: Und Sie haben sich an diese Zeit erinnert, und heute sind Sie hier als Familie und sprechen darüber, dass Sie eine Familie sind, und lassen Carl heute und dieses clevere Kerlchen von gestern wissen, dass Sie heute sehen, wie er leidet. *(Therapeutin wendet sich an Carl:)* Deine Mutter spricht jetzt aus, was sie im Innersten fühlt. Wie ist es für dich zu hören, dass sie weiß, dass sie dir wehgetan hat *(stellt sich neben Carl)*, wie fühlt es sich für dich an, das jetzt zu hören?

Carl: Ich kann das Gefühl nicht beschreiben, weil es mich gleichzeitig erleichtert und traurig macht. Ich weiß nicht, wie ich es beschreiben soll.

Therapeutin: Es ist wunderbar, was du gerade gesagt hast, es ist erleichternd und es macht mich traurig. Es ist einerseits erleichternd, dass deine Mutter dich sieht und dass sie sieht, was dir angetan wurde. Ist das die erleichternde Seite?

Carl: Erleichternd, ja.

Therapeutin: Und was ist die traurige Seite?

Carl: Sie so zu sehen.

Mutter: Ich verkrafte es, Carl. *(Mutter unterbricht ängstlich.)*

THERAPEUTIN: Es ist in Ordnung, dass er sich um Sie sorgt und Ihre Traurigkeit ihn traurig macht. Ja? Aber Sie sagen auch zu Ihrem Sohn *(Therapeutin breitet, aufrecht sitzend, beide Arme aus)*: „Ich bin deine Mutter, ich verkrafte es, ich lebe schon viel länger als du, Carl, und ich habe schon vieles erlebt und stehe mit beiden Füßen fest auf dem Boden, mit mir ist alles in Ordnung." Ist es das, was Sie sagen?

MUTTER: Ja, ich kann damit umgehen. Ich kann mit meinen Emotionen umgehen, viel besser mittlerweile. Besser als damals, als ich 16 war *(wendet sich Carl zu)*, und du bist 16, und es ist schwer, alles allein verarbeiten zu müssen, wenn man 16 ist, und 16 zu sein ist ohnehin schwierig, sogar ohne dieses emotionale Trauma. *(Sarah spricht in sicherem, reguliertem Ton.)*

THERAPEUTIN: Sarah, in diesem Moment sehen Sie Carl, und es ist so anders als Ihr typisches Muster, wenn Sie ihn bedrängen und er sich zurückzieht oder Sie angreift. Dieses Muster macht es so schwierig, weil es so schnell abläuft und so emotionsgeladen ist. Aber wir wollen es langsam angehen lassen, und Sie beide sprechen nun auf andere Weise. Carl äußert sich sehr klar, was seine Gefühle angeht.

MUTTER: Und das befreit mich von einem Teil der Panik.

THERAPEUTIN: Diese Art, miteinander zu sprechen, beruhigt die Panik. Sie können sich diese Panik ansehen? *(Sarah nickt.)* Sie haben sie angesehen, Sie haben sie genau untersucht und den Schmerz erkannt, der ihr zugrunde liegt, und Sie haben etwas dagegen getan. *(Sarah antwortet: „Ja", in ruhigem Ton.)* Sie konnten zu Carl sagen: „Ich weiß, dass ich dir wehgetan habe, ich weiß, dass ich dich habe leiden lassen", aber Sie sagen auch, dass Sie wissen, dass Carl sein eigenes Erleben hat, seinen eigenen Schmerz, der sich von Ihrem unterscheidet. Das ist etwas, das Sie sehen und verstehen möchten, nicht wahr?

Zusammenfassung der Sitzung

Zu Beginn der Sitzung fokussierte die Therapeutin auf das negative Interaktionsmuster, das mit der Sorge der Familie um Carls Zukunft zusammenhing. Die Therapeutin konzentrierte sich auf die Beziehungsblockade zwischen Sarah und ihrem Sohn. Obgleich George in diesem reaktiven Muster als Vermittler auftrat, verengte die Therapeutin die Aufmerksamkeit auf die Dyade mit den gravierendsten Schwierigkeiten. Sie erschloss das Erleben der Mutter, indem sie ihr einen sicheren Raum anbot, in dem sie ihren tiefen Emotionen im gegenwärtigen Moment nachspüren konnte. Von Panik überwältigt, empfand Sarah in Reaktion auf Carls Rückzug intensive Scham- und Reuegefühle, wenn sie sich daran erinnerte, dass sie sich ihm gegenüber „wie ein Monster" verhalten hatte. Sarah reagierte auf diese schmerzlichen Gefühle, indem sie auf Normalität drängte und die Auswirkungen der Misshandlung auf Carl zu bagatellisieren versuchte. Ihre Selbstschutzreaktionen bewirkten, dass Carl sich verantwortlich und in seinem Schmerz alleingelassen fühlte. Er glaubte, seine Mutter sähe diesen Schmerz nicht. Er konnte nicht darauf vertrauen, dass sie für ihn da sein würde. Seiner Meinung nach sah sie nur ihre eigenen Bedürfnisse. Die Sitzung illustriert, wie die Therapeutin eine größere Offenheit und ein intensiveres Engagement der Mutter ermöglicht, indem sie eine Beziehungsblockade durcharbeitet. Damit ist die Beziehung aber nicht geheilt. Das Prozessieren der angstgetriebenen Fürsorgeblockade der Mutter beginnt lediglich, die Art und Weise zu verändern, wie Fürsorglichkeit zwischen dieser Mutter und ihrem Sohn erlebt wird.

Die Therapeutin folgt den fünf Moves des EFT-Tangos. Sie fokussiert zunächst auf das „Spiegeln des gegenwärtigen Prozesses" und regt Sarah zur Untersuchung der Art und Weise an, wie sie die Blockade in ihrer Beziehung zu Carl erlebt. Dabei verlangsamt die Therapeutin das Tempo des Prozesses, um die Aufmerksamkeit auf Sarahs zugrunde liegende Emotionen zu lenken, die auftauchen, während sie erzählt, was sie fühlt, wenn Carl sie ausschließt und sich ihrer Hilfe verweigert. Die Therapeutin geht dann zum „Zusammenfügen und Vertiefen" von Sarahs Erleben über, indem sie auf deren Erfahrung fokussiert, von Carl gemieden zu werden. Als Sarah mit ihren schmerzenden Schamgefühlen in Berührung kam, versuchte sie sofort, ihr Erleben zu bagatellisieren und abzutun und den Fokus auf Carl zu lenken. Die Therapeutin brachte die Aufmerksamkeit zurück auf ihren Schmerz, indem sie ihre positive Fürsorgeintention validierte und stärkte. Auf diese Weise verschaffte sie Sarah festeren Boden unter den Füßen, um zu verhindern, dass die Mutter von ihren Schamgefühlen überwältigt wurde. Indem sie Sarah auf diese Erfahrung refokussierte, unterstützte sie ihre Fähigkeit, sich auf diesen Selbstanteil, den sie nicht sehen wollte, zu konzentrieren. Dies war „das Monster", das ihr Kind verletzt hatte, und das Monster, das sie kannte, weil sie als Kind selbst misshandelt worden war.

Dank des Beistands und der Präsenz der Therapeutin und des Bewusstseins, von ihrem Ehemann unterstützt zu werden, konnte Sarah sich auf ihre Reuegefühle einlassen und auf liebevollere Weise ausdrücken, wie sehr ihr Carl am Herzen lag. Diese „engagierte Begegnung" geschah spontaner, und die Therapeutin arbeitete dieses Enactment durch, indem sie die Fürsorgethemen in Sarahs Antworten herausstellte. Das heißt, sie lenkte den Fokus von den Schamgefühlen ab und rückte Sarahs Schuld- und Trauergefühle ins Zentrum. Sarah konnte beginnen, die Beziehung zu ihrem Sohn zu heilen, indem sie ihm ihr Bedauern und ihre Traurigkeit direkt mitteilte. Die Therapeutin ging zum „Prozessieren der Begegnung" mit Carl über, der seine Erleichterung und seine Traurigkeit in Worte fassen konnte. Sarah war verfügbar und responsiv und zeigte auf Carls Traurigkeit eine andere Reaktion als die verzweifelte Panik, die er erwartete. Durch „Integrieren und Validieren" bestätigte die

Therapeutin die Unterschiede, die in diesem Familiengespräch zutage kamen. Sarah konnte sehen, dass ihre Panik in dem Zyklus mit ihren Schamgefühlen zusammenhing, und dass ein responsiveres Gespräch, an dem er sich beteiligte, möglich war.

5.6 Zusammenfassung

In Phase 1 definiert die Therapeutin das anstehende Problem neu, und zwar im Kontext der negativen Muster, die aus Beziehungsblockaden im Fürsorge- und Bindungssystem resultieren. In den Schritten 3 und 4, dem Prozessieren der Beziehungsblockaden, bearbeitet die Therapeutin neue Ebenen der Verletzlichkeit, die mit Brüchen in Bindung und Fürsorge zusammenhängen. Durch das Erschließen und Prozessieren dieser zugrunde liegenden Emotionen werden neue Begegnungen zwischen diesen blockierten Beziehungen möglich, die einer größeren Offenheit und Bereitschaft, die bindungsrelevanten Schwierigkeiten der Familie zu erforschen, zugutekommen. Die Fokussierung der Therapeutin auf negative Muster und Beziehungsblockaden ermöglicht es den Eltern und ihrem Kind, die Auswirkungen des Trennungsschmerzes und der damit einhergehenden negativen Emotion auf die Fähigkeit der Familie zu erkennen, den elementaren Bedürfnissen jedes Einzelnen gerecht zu werden.

EFFT-Prozesspunkte

Die folgenden Prozesspunkte unterstreichen die wichtige Rolle des Bündnisses und des Assessments in dieser ersten Phase der EFFT.

1. Die Identifizierung der negativen Interaktion der Familie ermöglicht es der Therapeutin, den Fokus der Behandlung auf blockierte Bindungs- und Fürsorgemuster zu verengen.
2. Die Therapeutin untersucht Beziehungsblockaden und die Emotionen, die den erfolglosen Bemühungen der Familie, ihre Schwierigkeiten zu bewältigen, zugrunde liegen. Negative Emotionen und Symptomverhalten werden im Lichte des Trennungsschmerzes betrachtet, der aus den beeinträchtigten Bindungs- und Fürsorgeprozessen resultieren könnte.
3. Die Therapeutin folgt den Moves des EFT-Tangos und bearbeitet Beziehungsblockaden, einhergehend mit dem Erschließen und Erforschen der Emotionen, die mit den für diese Blockaden charakteristischen starren Positionen zusammenhängen. Die Erforschung der zugrunde liegenden Emotionen erleichtert die adaptiven Reaktionen zwischen Familienmitgliedern und kommt einer Deeskalation der reaktiveren Interaktionen zugute.

4. Die positive Intention seitens eines Elternteils wird hervorgehoben und validiert, um die Offenheit der Eltern und die mit der Fürsorge verbundenen primären elterlichen Emotionen weiter zu fördern. Die Therapeutin weckt die tieferen Emotionen des Kindes, die seinen Selbstschutzreaktionen auf Beziehungsblockaden zugrunde liegen.
5. Der Familiendistress wird durch die Identifizierung der vorhersehbaren Muster und das Erschließen der vulnerableren Emotionen reduziert, die effektiveren Bindungs- und Fürsorgereaktionen zuträglich sind.

5.7 Literatur

Bowlby, J. (1975 [1969]). *Bindung*. München: Ernst Reinhardt.

Bowlby, J. (1983 [1980]). *Verlust, Trauer und Depression*. Frankfurt am Main: Fischer.

Johnson, S.M. (2021 [2004]). *Praxis der Emotionsfokussierten Paartherapie*. Paderborn: Junfermann.

Johnson, S.M. (2020 [2019]). *Bindungstheorie in der Praxis. Emotionsfokussierte Therapie mit Einzelnen, Paaren und Familien*. Paderborn: Junfermann.

Kobak, R., Grassetti, S.N. & Yarger, H.A. (2013). Attachent based treatment for adolescents: Repairing attachment injuries and empathic failures. In: K.H. Brisch (Hg.). *Attachment and Adolescence*. Stuttgart: Klett-Cotta, S. 93–111.

Kobak, R., Duemmler, S., Burland, A. & Youngstrom, E. (1998). Attachment and negative absorption states: Implications for treating distressed families. *Journal of Systemic Therapies* 17: 80–92.

Mikulincer, M. & Shaver, P.R. (2015). Boosting attachment security in adulthood: The „broaden-and-build"-effects of security-enhancing mental representations and interpersonal contexts. In: J.A. Simpson & W.S. Rholes (Hg.). *Attachment Theory and Research: New Directions and Emerging Themes*. New York: Guilford, S. 124–144.

6. Die Arbeit mit der Verletzlichkeit der Familie

Schritt 5. Erschließen und Vertiefen der verleugneten Selbstaspekte und Bindungsbedürfnisse eines Kindes

Schritt 6. Förderung der Akzeptanz einer neuen Erfahrung des Kindes und seiner Bindungsbedürfnisse

Im Veränderungsprozess der EFFT ergeben sich mit der Stabilisierung der Familie und der Deeskalation neue Gelegenheiten, um einen Heilungsprozess der Familie einzuleiten. In Phase 1 wurde das Bewusstsein der Angehörigen für die vorhersehbaren Konfliktmuster geschärft, die die Familie in schwierigen Situationen beherrschen. Die Aufmerksamkeit konzentrierte sich vermehrt auf spezifische Beziehungsblockaden, die der Fähigkeit der Familie, gefühlte Sicherheit und emotionale Balance aufrechtzuerhalten, Abbruch tun. Die Offenheit der Eltern und ihre bewusste Wahrnehmung der zugrunde liegenden Emotionen, die für die Beziehungsblockade prägend sind, bereiten die Familie auf Phase 2 des EFFT-Prozesses vor.

In diesem Kapitel beschreiben wir EFFT-Strategien zur Untersuchung der bindungsrelevanten Emotionen und Bedürfnisse des Kindes. Die Prozesse der Phase 2, die auf die Verbesserung der Akzeptanz und des Engagements der Eltern fokussieren, werden anhand von Fallbeispielen illustriert. Sie veranschaulichen die Beeinträchtigung von Bindungs- und Fürsorgeprozessen durch Empathieversagen und Beziehungsverletzungen. Dieses Kapitel beleuchtet auch die Anwendung von EFT-Interventionen, mit denen die Therapeutin die neuen Schritte der Familienmitglieder in Verletzlichkeit und Akzeptanz begleitet.

6.1 Ziele der Schritte 5 und 6

In der EFFT besteht das vorrangige Ziel der Phase 2 darin, positive Bindungserfahrungen zwischen Eltern und Kindern durch das Sich-Einlassen auf die kindliche Verletzlichkeit und die Verfügbarkeit der Bezugspersonen zu fördern. Vier Ziele dienen dem Fokus der Therapeutin in den Schritten 5 und 6 als Kompass und sind für die Umstrukturierung der Bindungs- und Fürsorgebeziehungen unverzichtbaren. Erstens werden die nicht anerkannten Bindungsbedürfnisse des Kindes sowie sein Selbstbild und sein Bild der Bezugspersonen identifiziert. Angst- und Wutgefühle des Kindes, die mit der Beziehungsblockade zusammenhängen, werden erforscht, und die vulnerableren, mit den unausgesprochenen Bedürfnissen des Kindes einhergehenden Emotionen werden explizit herausgearbeitet.

Ein zweites, damit zusammenhängendes Ziel ist die Benennung und Neudefinition des Selbstmodells des Kindes und seiner Modelle anderer Menschen (z. B. der Eltern) im Kontext einer besseren Verfügbarkeit der Eltern. Ein Kind, das sich nicht sicher ist, ob es in der Welt seiner Mutter etwas zählt, kann diese Befürchtungen und seine Sehnsucht, Interesse und Aufmerksamkeit der Mutter zu finden, nun benennen. Seine Fähigkeit, diese Erfahrung für sich anzunehmen und gegenüber der Mutter zu benennen, ermöglicht es ihm, das tiefere Gefühl, nicht gewollt zu sein und abgelehnt zu werden, auszudrücken. Dank dieser Erfahrungen ist es besser in der Lage, sein Bedürfnis nach Fürsorge und Trost zu benennen. Sein gewachsenes Vertrauen in die Verfügbarkeit der Mutter wird zusätzlich dadurch gefördert, dass die Mutter die neue Erfahrung des Kindes und seine Bemühungen, seine Verletzlichkeit zu offenbaren, anerkennt. Später, in Schritt 7, verschiebt sich der Fokus auf ein Enactment, in dem das Kind der Mutter seine Bedürfnisse direkt schildert. Die responsive Verfügbarkeit der Mutter vermittelt ihm nicht nur Unterstützung, sondern hilft ihm auch, die Berechtigung seines Bedürfnisses anzuerkennen (Selbstbild) und die Offenheit seiner Eltern für seine Verletzlichkeit wahrzunehmen (Bild der anderen). Die therapeutische Arbeit in den Schritten 5 und 6 ist zur Vorbereitung auf diese korrigierende Erfahrung unverzichtbar.

Ein drittes Ziel betrifft die aktive Äußerung der Akzeptanz der vom Kind ausgedrückten Verletzlichkeit durch die erwachsenen Bezugspersonen. Das Engagement der Eltern und ihre Einstimmung auf das Kind tragen wesentlich dazu bei, dass es die Verfügbarkeit der Eltern auf andere Weise wahrnehmen kann. Zum Beispiel regt die Therapeutin einen Vater an, seine Unterstützung des Kindes und sein Interesse an dessen neuer Erfahrung, nicht gesehen zu werden und sich nach einer Bestätigung seiner Wichtigkeit zu sehnen, auszudrücken. Die Therapeutin arbeitet mit dem Vater, um die Signale seiner Akzeptanz deutlich, kohärent und emotional zugänglich zu machen.

Das letzte Ziel antizipiert die Art und Weise, wie die neuen Verletzlichkeitserfahrungen eines Kindes die negativen Selbstbilder der Eltern oder ihr negatives Bild vom Kind triggern können. Daher betrifft das vierte Ziel das Durcharbeiten bestehender oder wiederkehrender Akzeptanzblockaden der Eltern. Dies kann bedeuten, dass die Therapeutin einen Schritt zurückgeht, um den Einfluss der in Schritt 3 benannten Blockaden auf das Selbstbild der Eltern und ihr Bild des Kindes zu erforschen. Diese Beziehungsblockaden können auch die mit der eigenen Bindungsgeschichte der Eltern zusammenhängenden Schwierigkeiten und ihre in der Vergangenheit ungestillten Bedürfnisse widerspiegeln. Das vierte Ziel verlangt zunehmende Unterstützung der Bemühungen und Bedürfnisse, die die Eltern in ihrer Rolle als Bindungspersonen haben, durch die Stärkung ihrer Präsenz als stärkerer, klügerer anderer des Kindes.

6.2 Zugangspunkte

Die therapeutischen Zugangspunkte der Interventionen in den Schritten 5 und 6 priorisieren das Erschließen der bindungsrelevanten Emotionen und Bedürfnisse des Kindes und die Verbesserung der elterlichen Unterstützung seiner neuen Erfahrung. In der Sitzung orientiert sich der EFFT-Prozess expliziter am EFT-Tango, wobei dem Zusammenfügen und Vertiefen des Affekts, dem Sich-Einlassen auf neue Begegnungen mit vulnerableren Erfahrungen und dem Prozessieren des Einflusses dieser intensiveren emotionalen Momente größere Aufmerksamkeit gewidmet wird. Vier Zugangspunkte beleuchten spezifische Veränderungen, die die Therapeutin beim Durcharbeiten blockierter Bindungs- und Fürsorgereaktionen vornimmt.

1. Erschließen der mit Beziehungsblockaden zusammenhängenden zugrunde liegenden Emotionen eines Kindes

Die Therapeutin arbeitet heraus, wie das Kind die in Phase 1 identifizierte Beziehungsblockade erlebt. Sie beobachtet insbesondere den gegenwärtigen Prozess und achtet auf verbale und nonverbale Hinweise in den emotionalen Reaktionen eines Kindes auf Signale der Aufgeschlossenheit der Bezugspersonen im Kontext früherer elterlicher Blockaden. Die neue Erfahrung des Kindes kann residuale Wutgefühle und Verletztheit im Zusammenhang mit Empathieversagen oder bindungsrelevanten Verletzungen widerspiegeln, die das Vertrauen des Kindes in die Offenheit der Bezugsperson untergraben haben. Durch Zusammenfügen und Vertiefen des Affekts fördert die Therapeutin das Erforschen und Benennen der nicht anerkannten Emotionen des Kindes und verleiht dabei seinem Schmerz und seiner Angst eine Stimme. Die Therapeutin validiert auch seine gewohnte Reaktion auf diese Gefühle und die aus ihnen resultierenden Verhaltensweisen (d. h. die Reaktion des Kindes auf die Beziehungsblockade). Sie kann z. B. die verächtliche Reaktion einer Tochter auf die Bemühungen ihres Vaters aufgreifen, ihr Fürsorge und Trost entgegenzubringen, und die Intensität der Reaktion als Zugangspunkt zu ihrer Angst vor seiner Zurückweisung nutzen.

2. Durcharbeiten des Selbstbildes eines Kindes und seines Vater- bzw. Mutterbildes

Das Erschließen und Untersuchen tieferer Emotionen lässt Themen, die mit dem Selbst- und Elternbild eines Kindes zusammenhängen, zutage treten. Typischerweise hängen die intensivsten und dramatischsten Emotionen, die in Phase 2 auftauchen, mit diesen spezifischen Themen zusammen. Die Therapeutin validiert diese Emotionen und bestätigt dem Kind, dass seine Ängste und die Wünsche, die sie repräsentieren, berechtigt sind. Indem sie diese Erfahrungen mit dem Kind durcharbeitet, fügt sie das Erleben des Kindes zusammen; in der Regel können dann die Bindungsbedürfnisse identifiziert werden. Die Benennung dieser Bedürfnisse kann in den früheren Schritten der Phase 1 erfolgen, doch wenn der Fokus in Phase 2 auf der Vertiefung der Emotionen liegt, können diese Bedürfnisse intensiver erlebt werden. Die Validierung der auftauchenden Bedürfnisse durch die Therapeutin ist eine Anerkennung ihrer Bedeutsamkeit und regt das Kind an, eine neue Position in der Beziehung zu seinen Eltern einzunehmen. Diese Arbeit bereitet das Kind auf den Prozess des Enactments der Bedürfnisse in Schritt 7 vor.

Gleichzeitig kann die Fokussierung auf das Erleben des Kindes auch Ängste und Verletzungen umfassen, die mit einer strengen Behandlung und ablehnendem Verhalten der Eltern zusammenhängen. Unter Umständen widerstrebt es Kindern, die Ängste, die sie infolge eines negativen Elternbildes erleben, von einer vulnerableren Position aus zu benennen. Die Therapeutin arbeitet mit Validieren, Spiegeln und empathischem Vermuten, um dem Kind die Benennung und Äußerung der Folgen zu erleichtern, die die Verletzungen durch die strenge Behandlung seitens der Eltern nach sich ziehen. Diese Brüche in der Beziehung verunsichern Kinder, sodass sie der positiven Intention der Eltern und ihren Bemühungen um Korrektur und Wiedergutmachung nicht trauen können. Deshalb fällt es ihnen schwer, die Fürsorglichkeit von Familienmitgliedern, die in höherem Maß verfügbar sind, anzunehmen. Die Benennung der Ängste und Verletzungen, die mit dem Misstrauen des Kindes und seinem Sicherheitsbedürfnis zusammenhängen, dient der Therapeutin als Grundlage, um die Aufmerksamkeit nach und nach auf die Identifizierung der für die Verletzung in der Beziehung spezifischen Bedürfnisse zu lenken. Die besonders vulnerablen Emotionen des Kindes wecken gewöhnlich Fürsorgereaktionen und Reuegefühle in den Bezugspersonen. Andere Eltern empfinden sie jedoch als Schuldvorwürfe und reagieren abwehrend. Die Therapeutin nutzt ihr Bündnis mit den Eltern, um ihre Distress zu verstehen und ihre defensiven Reaktionen umzulenken, indem sie selbst „die Kugel abfängt". Einzelsitzungen mit Eltern(teilen) ergeben u. U., dass die eigenen Verletzungen der Eltern gründlicher verarbeitet werden müssen und an ihrer Ansprechbarkeit für die Klagen des Kindes gearbeitet werden muss. Die Ziele und die Unterstützungsfähigkeit der Eltern können auf weitere Hilfe angewiesen sein, um den Prozess der Phase 2 durchlaufen zu können.

3. Förderung der Akzeptanz der Eltern und Erforschung ihrer Blockaden

Wenngleich die Blockaden, die Eltern in ihrer Verfügbarkeit einschränken, in Phase 1 identifiziert und erforscht worden sind, kann die Untersuchung der Vulnerabilität eines Kindes in Phase 2 diese Blockaden triggern. Eine wichtige Aufgabe der Therapeutin sind die Validierung und Anerkennung der Anstrengungen der Eltern, die vulnerable Offenlegung bindungsrelevanter Affekte und Bedürfnisse seitens des Kindes anzunehmen. Es ist wichtig zu sehen, dass sich bei Vater oder Mutter eine Blockade in Reaktion auf die Verletzlichkeit und die Bindungsbedürfnisse des Kindes einstellt, die sich von den Selbstschutzreaktionen, die elterliche Blockaden in Phase 1 triggerten, unterscheidet. Manche Eltern erstarren vor Angst und wissen nicht, wie sie auf die klaren Signale ihres Kindes, die dessen Furcht, Verletztheit und Traurigkeit im Zusammenhang mit seiner Wahrnehmung der Beziehungsblockade vermitteln, reagieren sollen. Ihre Angst, sich als inkompetent zu erweisen, kann ihre Abstimmung und Empathie gegenüber dem Erleben und den Bedürfnissen des Kindes blockieren. In ähnlicher Weise können Eltern durch ihre Schamgefühle zu ablehnenden Reaktionen veranlasst werden, wenn sie das Gesicht zu wahren versuchen, indem sie die Probleme des Kindes bagatellisieren. Anderen Eltern fehlt das Vertrauen, überhaupt effektiv auf die Bedürftigkeit ihres Kindes eingehen zu können.

Die Unterstützung der Therapeutin und ihre Validierung der Schwierigkeiten der Eltern ermöglichen es diesen, ihr emotionales Gleichgewicht wiederherzustellen und ihrem zugrunde liegenden Erleben ihre Aufmerksamkeit zu widmen. Das Erschließen der Verletzlichkeit einer Mutter / eines Vaters ermöglicht es der Bezugsperson, sich besser auf das, was das Kind in Bezug auf ihre / seine Fürsorgeintention erlebt, einzustimmen. Wenn eine Mutter z. B. in Reaktion auf die Verletztheit ihres Sohnes und seinen wütenden Protest gegen ihre Nichtverfügbarkeit erstarrt, validiert die Therapeutin die Angst der Mutter und erweitert die Aufmerksamkeit auf deren Fürsorgeintention. Die Therapeutin formuliert eine empathische Vermutung, um die Angst der Mutter zu halten und ihre Intention zu würdigen.

> Es ist so schwer, seine Wut zu hören. Sie erstarren in diesen Momenten und wissen nicht, wie Sie reagieren sollen, dabei ist Ihnen bewusst, dass er etwas von Ihnen erwartet und dass es wichtig ist, wie Sie nun reagieren. Sie wissen, wie wichtig er Ihnen ist und dass dieser Moment wirklich wichtig ist, aber Ihnen ist nicht klar, wie Sie ihm das vermitteln können, vor allem angesichts seiner Wut. Wenn Sie also auf den Teil von Ihnen hören, der von Herzen kommt und der Ihnen sagt, dass es wirklich wichtig ist, weil es um Ihren Sohn geht – was würde dieser innere Teil sagen?

Die Therapeutin prozessiert eine Blockade der Mutter, indem sie deren sekundäre Reaktion validiert und auf die zugrunde liegende Fürsorgeintention fokussiert, die in diesen Momenten ebenfalls im Spiel ist. Indem sie Momente einer besonderen Verletzlichkeit der Bezugsperson durcharbeitet, widmet sie deren Ängsten und Verletzungen Aufmerksamkeit, ohne diese Emotionen jedoch für das Kind in einem Enactment zu veranschaulichen. Diese wäre dem Verantwortungsbewusstsein der Eltern als Bezugsperson abträglich und würde das Kind womöglich zu weiterer Parentifizierung anregen. Stattdessen stellt die Therapeutin den Eltern ihr Bündnis als sichere Basis und sicheren Hafen zur Verfügung und unterstützt sie dabei, die Emotionen zu untersuchen, die ihr Fürsorgeverhalten blockieren. Das Durcharbeiten dieser Blockaden dient Bezugspersonen als wichtige Ressource, um sich auf ihr Kind einzustimmen, und ihre eigene Verletzlichkeit fördert ihr empathisches Verständnis des kindlichen Erlebens. Wenn sie in der Lage sind, ihre eigenen Emotionen zu regulieren, können sie dieses bewusste Affekterleben nutzen und für ihr Kind präsenter sein. Wenn eine Bezugsperson nicht in der Lage ist, ihre Blockade in Gegenwart des Kindes durchzuarbeiten, wird die Therapeutin eine Einzelsitzung empfehlen.

4. Stärkung des Vertrauens in die elterliche Responsivität

Ein vierter Zugangspunkt ist die Stärkung des Vertrauens der Eltern in ihre Fähigkeit, für ihr Kind da zu sein – vor allem auf einer emotionalen Ebene. Das Beispiel oben illustriert, wie die Therapeutin einer Mutter hilft, ihr emotionales Gleichgewicht wiederherzustellen und empathisch und eingestimmt auf den Kummer ihres Sohnes einzugehen. Kobak und Mandelbaum (2003) zufolge gehen Veränderungen in einer Familie – vor allem in Familien mit Trennungsschmerz – zumeist mit einer gestärkten Zuversicht der Bezugsperson einher, die sich der Unterstützung durch einen anderen Erwachsenen verdankt. Die Autoren weisen auch darauf hin, dass die Therapeutin mit der Bezugsperson ein Bündnis für das Kind schließen kann. Die Therapeutin betont die Wichtigkeit des Kindes für die Mutter, regt diese an, die Sorgen des Kindes klarer zu sehen, und erforscht aktiv, wie die Mutter in solchen Momenten effektiver reagieren kann.

In Familien mit zwei Elternteilen sucht die Therapeutin in solchen Momenten u. U. die Hilfe des zweiten Elternteils und fokussiert auf die partnerschaftliche Unterstützung. Das Fürsorgebündnis kann als Quelle von Empathie und Beistand für den mit Schwierigkeiten kämpfenden Elternteil dienen und eine bessere Einstimmung und Empathie gegenüber dem Kind fördern. Wenn der andere Elternteil jedoch durch die Blockade des Partners / der Partnerin getriggert wird und mit Kritik und Ablehnung reagiert, wird die Therapeutin die Aufmerksamkeit erneut auf das therapeutische Bündnis mit dem sich mühenden Elternteil lenken und das blockierte Fürsorgebündnis des Paares in einer separaten Paarsitzung bearbeiten.

6.3 Erforschen der Verletzlichkeit des Kindes und Förderung der elterlichen Akzeptanz

In diesem Abschnitt beschreiben wir die Fokussierung der Therapeutin auf die Vertiefung der bindungsrelevanten Emotionen des Kindes, die in Interaktionen mit den Eltern blockiert sind. Im Übergang zu Phase 2 hebt die Therapeutin hervor, wie wichtig die Offenheit der Bezugspersonen ist, ihre neuen Reaktionen auf die Beziehungsschwierigkeiten zu erforschen, die effektive Bindungs- und Fürsorgeintentionen blockiert haben. Die Verletzlichkeit des Kindes wird zum Fokus des EFFT-Prozesses, und die Therapeutin fördert die Akzeptanz der Eltern und ihr Sich-Einlassen auf die nun erstmals geäußerten Erfahrungen und Bedürfnisse des Kindes. In diesem Abschnitt beschreiben wir das Durcharbeiten von Beziehungsblockaden in den Schritten 5 und 6 sowie die in Phase 2 üblicherweise eingesetzten Interventionen. Zwei Fallbeispiele illustrieren den Umgang der Therapeutin mit Beziehungsblockaden, die auf Empathieversagen und Verletzungen in Bindungsbeziehungen beruhen.

6.3.1 Übergang zu Phase 2

Der Übergang zur zweiten Phase der EFFT schließt sich der Deeskalation des negativen Musters der Familie an. Diese erfolgt durch die Identifizierung und Bearbeitung der Beziehungsblockaden, die spezifische Familienbeziehungen untergraben und die Angehörigen in ihrer Fähigkeit, flexibel und effektiv auf Bedürfnisse einzugehen, beeinträchtigen. Diesen Blockaden liegen tiefere Emotionen zugrunde, die klarer mit den Fürsorgeintentionen der Eltern und ihrer bewussten Wahrnehmung der emotionalen Auswirkungen, die solche Blockaden auf die Kinder haben, zusammenhängen. Die Eltern entwickeln eine neue Offenheit und beginnen, sich vor allem für die zugrunde liegenden Bedürfnisse des Kindes zu interessieren. Deshalb markieren Offenheit der Eltern und Deeskalation den Übergang von der EFFT-Phase 1 zur Phase 2.

Der Prozess der emotionalen Veränderung verläuft selten linear, denn Eltern und Kinder gehen Risiken ein, wenn sie sich zu einer höheren Verletzlichkeit bekennen und womöglich erleben, dass andere Familienmitglieder nicht auf derselben Ebene reagieren können. Die Therapeutin beeinflusst das Tempo, in dem die Familie sich diesem tiefen Engagement annähert, indem sie sich auf das allmählich wachsende Vertrauen der Kinder in ihre Unterstützung und in die neue Verfügbarkeit ihrer Eltern einstimmt. Die Offenheit der Eltern ist somit entscheidend dafür, dass die Therapeutin die Aufmerksamkeit in Schritt 5 auf die Bindungsemotionen und -bedürfnisse des Kindes lenken und die Ansprechbarkeit der Eltern für seine intensivierte

Verletzlichkeit und die damit zusammenhängenden Bedürfnisse fördern kann. Zusammen bereiten die Schritte 5 und 6 der EFFT die Eltern und das Kind darauf vor, die Bindungs- und Fürsorgepositionen zu reaktivieren, die zuvor blockiert gewesen sind. Dies setzt voraus, dass sie sich auf tiefere emotionale Erfahrungen einlassen, sich darüber austauschen und auf diese Weise interpersonale und intrapersonale Veränderungen erzielen.

Die Sitzungen der Phase 2 fördern den tieferen Zugang zu den Emotionen, mit deren Hilfe Bindungsbedürfnisse und Fürsorgereaktionen geklärt werden können. Ähnlich wie in der EFT für Paare werden die Familienmitglieder gebeten, neue Positionen der Verletzlichkeit und Responsivität zu entwickeln, indem sie sich auf diese bindungsrelevanten Emotionen und Bedürfnisse einlassen. Johnson (2020 [2019]) beschreibt zwei wesentliche Unterschiede zwischen den Familien- und den Paarsitzungen in Phase 2. Erstens ist die Bindungsdynamik zwischen Eltern und Kind weniger wechselseitig als in einer Liebesbeziehung. Die EFFT-Therapeutin fördert aktiv die Rolle der erwachsenen Bezugsperson als „stärkere, klügere andere" und als Urheber der Sicherheit in der Familie. Statt auf zwischen zwei Partnern wechselnde Positionen des Verfolgers und Rückziehers zu fokussieren, richtet die EFFT-Therapeutin die Aufmerksamkeit darauf, Kindern ihre Verletzlichkeit näherzubringen und die Verfügbarkeit und Responsivität der Eltern gegenüber bindungsrelevanten Emotions- und Bedürfnisäußerungen des Kindes zu unterstützen. Johnson ist auch der Ansicht, dass die emotionale Intensität der Arbeit in Phase 2 in der Familientherapie niedriger sei als in der EFT-Phase 2 mit Liebespartnern. Der zweite Unterschied verweist auf die wichtige Fähigkeit der Therapeutin, sich auf die Ebene der von Kindern und Jugendlichen ausgedrückten Intensität einzustimmen, indem sie evokative Strategien und kognitive Reflexion in einem ausgewogenen, der Fähigkeit des Kindes, Emotionen zu prozessieren und zu tolerieren, angepassten Verhältnis handhabt.

Familien neigen in Phase 2 weniger zu reaktiven Eskalationen ihrer negativen Muster. Die größere Offenheit der Eltern und die höhere emotionale Sicherheit in der Familie erleichtern der Therapeutin das Erschließen bindungsrelevanter Emotionen und Bedürfnisse, die zuvor durch die sekundären Reaktionen des Kindes auf Trennungsschmerz verzerrt wurden. Klare Bindungsbotschaften sind in negativen Mustern einer Familie einschließlich bedrohlicher, aggressiver und gefährlicher Verhaltensweisen nur schwierig zu erkennen (Moretti & Craig 2013). Die Therapeutin erkennt die Verzweiflung an, mit der die Familienmitglieder destruktive Eskalationen und ihre schmerzhaften Konsequenzen unter Kontrolle zu bringen versuchen. Durch die normalisierende Beschreibung des ungestillten kindlichen Bindungsbedürfnisses gibt sie dem Kind Gelegenheit, seine zugrunde liegende Verletztheit, Angst und Traurigkeit, die häufig das Resultat dieser negativen Muster sind, gegenüber seiner Familie mitzuteilen. Oft kehrt die Therapeutin in Schritt 3 zu den vulnerablen Emotionen des Kindes zurück und vertieft deren Wahrnehmung, indem sie auf das Selbstbild des Kindes und sein Bild anderer Menschen, gewöhnlich der Bezugspersonen, fokussiert.

6.3.2 Förderung der Offenheit der Eltern

Die Familiensitzungen in Phase 2 betonten die Fürsorgeintentionen der Eltern und ihre Offenheit und Bereitschaft zu verstärkter Verfügbarkeit. Die Therapeutin untersucht Aspekte der Fürsorgeintention und des Wunsches der Eltern, die Beziehungsblockaden aufzulösen, die ihre Interaktionen mit dem Kind zuvor belastet haben. Mit der Anerkennung und Validierung dieser Intentionen fasst die Therapeutin die Position der Eltern und ihre erstmals in Phase 1 thematisierte Bereitschaft in Worte, mehr über das Erleben ihres Kindes zu erfahren. Die Therapeutin erläutert u. U. auch die Neugier der Eltern auf das kindliche Erleben oder ihre Sorge, es nicht zu verstehen. Im folgenden Beispiel verwendet sie eine empathische Vermutung, um die wachsende empathische Anteilnahme eines Vaters an seinem Sohn zu validieren und auszudrücken.

THERAPEUTIN: *(Spiegeln und Umdeuten)* Ihre Sorge um Ihren Sohn war von Beginn an deutlich, und die Konflikte, die sein Verhalten Ihnen bereitet, haben Ihre Kräfte überfordert.

VATER: Ich sehe das jetzt klarer. Die Situation wurde immer schlimmer, je stärker ich versuchte, sie zu verbessern. Es ist furchtbar, was das mit uns beiden gemacht hat.

THERAPEUTIN: *(Spiegeln, empathisches Vermuten)* Ja, es war für Sie beide schmerzhaft, wenn auch auf unterschiedliche Weise. Der Unterschied ist Ihnen jetzt klar, nicht wahr? Es scheint, als hätten Sie monatelang Alarm geschlagen, damit er Notiz von Ihnen nimmt und sein Verhalten ändert, weil Gefahr drohte – das war alles, was Sie sehen konnten. Und jetzt sagt ein anderer Teil in Ihnen: „Ich will ihn beschützen. Er ist mein Sohn, darauf kommt es an. Ich sehe nicht lediglich die Gefahr, ich sehe, dass er mein Sohn ist, und ich möchte so, wie er es braucht, für ihn da sein. Ich will ihn damit nicht alleinlassen."

Die Therapeutin validiert die Fürsorgeintention des Vaters und lenkt seine Aufmerksamkeit erneut auf das Bedürfnis des Sohnes, gesehen und verstanden zu werden. Manche Eltern reagieren auf ihre Sorgen um ihr Kind, indem sie eine defensive Position beziehen. In diesem Fall validiert die Therapeutin die Intentionen der Eltern, arbeitet aber auch deren defensive Haltung durch. Dies stärkt das Vertrauen des Kindes in die Offenheit der Mutter und/oder des Vaters, weil es die Veränderung in der Sitzung direkt miterlebt. Selbst in dieser Vermutung spricht die Therapeutin die

Bedürfnisse nach Schutz (Bindung) und die Bedürfnisse nach Unterstützung (Exploration) an. Die Verbesserung und Anerkennung des elterlichen Gewahrseins der Ausgewogenheit von Bindungs- und Autonomiebedürfnissen erhöhen die Sicherheit und erleichtern die Untersuchung der Bedürfnisse des Kindes (Moretti & Obsuth 2009). Der Prozess des Durcharbeitens der rivalisierenden Ziele von Verbundenheit und Autonomie ist in der gesamten Adoleszenz der Weg zur Aufrechterhaltung einer stabilen gefühlten Sicherheit (Allen 2008).

6.3.3 Verschiebung des Fokus auf die Verletzlichkeit des Kindes

Die Therapeutin spiegelt den gegenwärtigen Prozess und verwendet evokative Interventionen, um die bindungsrelevanten Emotionen des Kindes herauszuarbeiten – sei es durch Förderung der Offenheit einer Bezugsperson oder durch Validierung des Protests, mit dem das Kind oder der Jugendliche auf die Fürsorge der Eltern reagiert. Die Therapeutin validiert die defensive Position des Kindes, indem sie ihr Verständnis der Rolle selbstschützender Verhaltensweisen in Reaktion auf Verletzungen durch die Eltern und deren Empathieversagen kommuniziert. Durch die Anwendung evokativer Strategien werden die bewusste Wahrnehmung der kindlichen Bindungsemotionen und -bedürfnisse geschärft und diese Gefühle explizit herausgearbeitet, sodass sie in der Sitzung aufleben (Kobak et al. 1998). In der EFT umfassen diese evokativen Strategien: empathische Vermutungen, Hervorhebungen und evokative Antworten. Wie von Johnson (2020 [2019]) beschrieben, dienen das Spiegeln und Validieren einer kognitiven Reflexion, die Kindern hilft, ihr Erleben zu organisieren.

Im Anschluss an die oben geschilderte Szene arbeitet die Therapeutin heraus, wie der Sohn die engagiertere Reaktion seines Vaters erlebt.

VATER *(antwortet auf die empathische Vermutung der Therapeutin)*: Das ist richtig. Ich glaube, ich habe das nicht richtig vermittelt. Wahrscheinlich glaubt er mir nicht, dass mir wirklich etwas daran liegt … und es mir nicht nur um die Schwierigkeiten geht, die er verursacht hat. Für ihn bin ich nur eine weitere Person, die gegen ihn ist, statt jemand, der auf seiner Seite steht. Das ist für mich schwer …

THERAPEUTIN: *(empathisches Vermuten)* Nicht der Vater zu sein, der Sie sein wollen, der Vater, den Sie in Ihrem Herzen haben.

VATER: Genau.

THERAPEUTIN *(zum Sohn)*: *(evokatives Antworten)* Wie ist es für dich, deinen Vater sagen zu hören, dass er auf der Ebene des Herzens weiß, dass er dich nicht gesehen hat?

SOHN *(defensiv)*: Das kommt ein bisschen spät …

Therapeutin: *(Spiegeln und empathisches Vermuten)* Es ist schwer zu vertrauen, wenn er lediglich meine Worte bestätigt. So, als würde ein Teil von dir sagen: „Wie kann ich darauf vertrauen, dass er mich wirklich sieht, nach allem, was geschehen ist?" Aber ich frage mich, ob es nicht doch auch einen Teil gibt, der hofft, dass er dich besser versteht und sieht, wirklich mit dem Herzen sieht, wie es für dich gewesen ist?

Sohn: Kann sein.

Therapeutin: *(Validieren, evokatives Fragen)* Es ist völlig verständlich, dass es dir schwerfällt zu glauben, dass dein Vater jetzt für dich da ist, zumal auf diese Weise. Du hast in deiner Wachsamkeit ein wenig nachgelassen, und in dieser Situation wurdest du in der Vergangenheit verletzt. Aber jetzt, wenn du deinen Vater hier sitzen siehst und sagen hörst, dass er nicht gesehen und nicht verstanden hat, wie es für dich ist, dann hörst du auch, wie traurig es ihn macht, dich mit all dem alleingelassen zu haben ... Wie fühlt es sich an, ihn sagen zu hören, dass er wissen möchte, wie es für dich war?

Sohn: Es ist schwer. Ich weiß nicht ... Ich habe das Gefühl, ihn auch enttäuscht zu haben.

Therapeutin: *(Validieren, Umdeuten, evokatives Fragen)* Sicher. Keiner von euch beiden hat es sich vorgestellt. Weder du noch dein Vater. Richtig? Als ob eure Auseinandersetzung erst diese Distanz zwischen euch erzeugt hat. Und es so schwer gemacht hat, über das, was wirklich wichtig ist, zu sprechen ... Darüber, wie schwer das alles für dich war?

In dieser Sequenz bleibt die Therapeutin auf die auftauchende Verletzlichkeit des Sohnes fokussiert. Sie benutzt evokative Interventionen, um die Schwierigkeiten des Sohnes und seine Einsamkeitsgefühle herauszustellen, und hilft ihm so, dieses Erleben in Worte zu fassen. Das Spiegeln und Validieren dieser auftauchenden Erfahrungen erleichtert es dem Kind, mit seiner Verletztheit und dem Gefühl, abgelehnt zu werden, in Berührung zu kommen.

Sohn *(niedergeschlagen)*: Es ist, als ob man in den Spiegel blickt und nichts sieht. Einfach nichts. Niemand, der an einen denkt, man wird nicht gesehen. Niemand will mit dir etwas zu tun haben, du bist nur ein Problem, zu viele Fehler.

Therapeutin: *(Spiegeln, Validieren, Enactment)* Bei deinen Worten sehe ich den Schmerz auf deinem Gesicht. Jeder würde sich allein fühlen, unsichtbar, unerwünscht ... Glaubst du, du könntest deinem Vater erklären, wie schlimm es ist, sich so ungewollt zu fühlen?

Die Therapeutin hilft dem Sohn, die bindungsrelevanten Themen und zugrunde liegenden Emotionen herauszukristallisieren, die aus der Isolation resultieren, die er in den negativen Zyklen erlebte, wenn er agierte. Diese schmerzvolle Isolation wird vergegenwärtigt und kann in der Gegenwart eines Vaters verstanden werden, der seine Intention, für den Sohn verfügbar zu sein, bekräftigt hat. Die Therapeutin verwendet ein Enactment, um den Sohn anzuregen, sein Erleben mit seinem Vater zu teilen, und einen allmählichen Prozess der Bearbeitung ihrer beider Beziehungsblockade in Angriff zu nehmen. Dieser Prozess setzt voraus, dass der Vater auf das zugrunde liegende Erleben des Sohnes eingeht und es anerkennt.

6.3.4 Die Akzeptanz der Eltern fördern

Die Verbesserung der Akzeptanz der kindlichen Verletzlichkeit durch die Eltern setzt voraus, dass sich diese dem Kind gegenüber zugänglicher und responsiver verhalten. Wenn ihre Offenheit eine Voraussetzung für die Fokussierung der Therapeutin auf die Vertiefung der Verletzlichkeit des Kindes ist, so ist die elterliche Akzeptanz dieser Verletzlichkeit das entscheidende Resultat, das den Aufbau neuer Bindungsbeziehungen zwischen Eltern und Kind ermöglicht – das Ziel von Schritt 7. Wenngleich die bindungsrelevanten Emotionen häufig besser eingestimmte Fürsorgereaktionen seitens der Eltern aktivieren, können die Ängste des Kindes und seine Verletzungen auch Blockaden in den Eltern auslösen, die ihre Akzeptanz hemmen. In Schritt 6 fokussieren wir exklusiv auf diese Blockade, erkennen ihre Funktion an und erforschen die tieferen Emotionen, die eine besser eingestimmte Fürsorgereaktion und Verfügbarkeit erleichtern.

Die Therapeutin verwendet evokative und prozessierende Interventionen, um die Fürsorgereaktion der Bezugsperson auf die Offenbarung zugrundliegender Erfahrungen und bindungsrelevanter Bedürfnisse durch das Kind zu fördern und zu klären. Evokatives Antworten und empathisches Vermuten können Eltern den Weg zu den schmerzlichsten bindungsrelevanten Themen weisen, die ihr Kind offenlegt. Die Therapeutin kann sich z. B. bei einer Mutter erkundigen, wie es sich für sie anfühlt, wenn ihre Tochter bekennt, sich von ihr abgelehnt zu fühlen: „Wenn Sie dies hören und auch die Angst spüren, mit der Ihre Tochter über diese Situationen spricht, in denen sie sich abgelehnt und übersehen fühlte – was passiert, wenn Sie Ihre Angst jetzt, in diesem Moment, hören?“

In Schritt 6 fokussiert die Therapeutin auf die Erweiterung und Organisation der Reaktion der Mutter auf diesen Augenblick. Durch das therapeutische Bündnis oder das Fürsorgebündnis mit einer anderen Bezugsperson unterstützt die Therapeutin die Untersuchung der Verletzlichkeit, die die Mutter selbst in ihrer Rolle als Bezugsperson empfindet. Diese Verletzlichkeit erweist sich als Ressource, die die Einstimmung auf das Kind durch aktives Eingehen auf die emotionalen Hinweise im

Hier und Jetzt erleichtert. Hier besteht ein entscheidender Unterschied zur EFT mit Paaren, die nach wechselseitiger Ansprechbarkeit, Responsivität und Engagement strebt. In der EFFT steht die Verletzlichkeit der Bezugsperson im Fokus, weil deren Akzeptanz und Fürsorgereaktion gestärkt werden soll.

Prozessierende Interventionen erweitern die bewusste Wahrnehmung und die Akzeptanz der Eltern. Die Therapeutin verwendet Validierung und Umdeutung, um die Aufmerksamkeit der Eltern auf die Bindungsthemen und Emotionen zu lenken, die das Kind offenlegt. Sie erkennt z. B. die Enttäuschung einer Mutter an, indem sie auf deren Reuegefühle fokussiert, die durch die Angst der Tochter in ihr geweckt werden.

> Sie sehen ihre Angst und in Ihrem Innern Ihre eigene Angst. Es ist verständlich, dass Sie Angst haben, wenn Sie sehen, wie Ihre Tochter sich abwendet. „Wird sie mir wieder vertrauen?" In der Vergangenheit haben Sie alles versucht, um sie zurückzugewinnen, gleichzeitig aber, wenn Sie jetzt auf Ihre Angst hören, ist sie auch ein Zeichen dafür, wie wichtig Ihre Tochter für Sie ist und wie sehr sie Ihnen am Herzen liegt.

Die Therapeutin arbeitet aktiv an der Seite der Mutter, um deren Verletzlichkeit als Bindungsperson verständlich zu machen und ihr zu helfen, Selbstvertrauen als stärkere, klügere andere aufzubauen. Die Therapeutin kann die Mutter auch ermutigen, in solchen Momenten, in denen sie sich ängstigt, Unterstützung bei ihrem Partner zu suchen. Indem sie die Akzeptanz und Unterstützung der Mutter anerkennt, fordert sie sie auf, dies auch der Tochter direkt zu vermitteln, sofern sie sich noch nicht spontan an ihr Kind gewandt hat.

Bearbeiten der Blockaden gegen Akzeptanz

Wenn sich ein Kind in Schritt 5 einer vulnerableren Position annähert, kann auch dies die Eltern in ihrer Akzeptanz blockieren. Diese Blockaden können aus einer Unsicherheit herrühren, die mit Angst oder Scham zusammenhängt. Sie fokussieren in höherem Maß auf die inneren Kämpfe der Eltern in der Elternrolle als die Interaktionsblockaden, die in Schritt 3 erforscht wurden. Deshalb können Einzelsitzungen mit den Bezugspersonen hilfreich sein, um ein negatives Selbstbild und seine nachteiligen Auswirkungen auf die Einstimmungsfähigkeit und die Verfügbarkeit durchzuarbeiten. Auch gemeinsame Elternsitzungen tragen dazu bei, das Fürsorgebündnis zu stärken und eine Blockade aufzulösen.

Angst und Unzulänglichkeitsgefühle der Eltern

Die bindungsrelevanten Emotionen und Bedürfnisse eines Kindes können verunsichernd wirken und seine Eltern an ihrer Fähigkeit zweifeln lassen, effektiv auf seine Bedürfnisse einzugehen. Möglich ist auch, dass die Eltern fürchten, einen Fehler zu machen und in das schmerzliche negative Muster zurückzufallen. Das negative Selbstbild einer Mutter / eines Vaters nährt die Angst, nicht klug genug oder fähig zu sein, die Bedürfnisse des eigenen Kindes zu stillen. Diese Blockaden werden durch die Selbstschutzstrategien verstärkt, die Eltern u. U. errichten, um diese Ängste zu bewältigen. Statt bei anderen Erwachsenen Unterstützung und Beistand zu suchen, verlieren sie ihr emotionales Gleichgewicht. Infolgedessen zeigen sie Überreaktionen oder ignorieren die Bedürfnisse des Kindes.

In der EFFT fokussiert die Therapeutin unmittelbar auf den Moment, in dem solche Blockaden auftauchen, und regt die Mutter / den Vater zum Durcharbeiten ihrer Angst an. Die Therapeutin stellt die sichere Basis zur Verfügung, von der aus Eltern ihre Sorgen erforschen und ihr emotionales Erleben als Ressource der Einstimmung auf die Bindungsbedürfnisse des Kindes organisieren können. Durch das gemeinsame Erschließen, Prozessieren und Benennen dieser Angst mit der Therapeutin oder einem anderen Erwachsenen wird es einfacher für die Eltern, zuversichtlich zu einer Position zurückzukehren, von der aus sie auf das Kind eingehen können. Ihr Selbstvertrauen wächst, wenn sie gemeinsam mit der Therapeutin effektiv auf die Verletzlichkeit des Kindes antworten können.

Schamgefühle der Eltern

Mutter: Ich habe versagt. Ich weiß, dass ich ihr zu hart zugesetzt habe, und jetzt hat sie nur noch Angst vor mir. Ich wollte nur, dass sie mich respektiert, stattdessen hasst sie mich.

Therapeutin: Die Angst Ihrer Tochter ist für Sie eine schwer erträgliche Botschaft. Es ist hart zu hören, dass sie so sehr zu kämpfen hat. Sie sagen, dass Sie versagt haben. „Sie lehnt mich in diesen Momenten ab.“ Richtig?

Mutter *(aufgeregt)*: Ja, es gibt nichts, was ich tun könnte, um sie zurückzugewinnen.

Therapeutin: Und man weiß in diesen Momenten nicht aus noch ein, mit dem Gefühl, die eigene Tochter verloren zu haben. Es ist dermaßen überwältigend, furchterregend. Können wir einmal tief durchatmen? Bleiben wir bei diesem Moment. Es ist verständlich, dass Sie Panik bekommen, wenn Sie ihre Angst hören, und dann fühlen Sie sich ungewollt und als schlechte Mutter. Aber wenn wir bei diesem Moment verweilen – ich sehe, dass Sie hier in der Sitzung für sie da sein und ihr eine andere Botschaft senden möchten. Ist das richtig?

MUTTER: Ja, aber ich glaube nicht, dass sie mich anhören möchte.

THERAPEUTIN: Ja, das ist die Angst, die Sie hier überkommt. Vielleicht können wir die Angst eine Minute lang gemeinsam halten. Ich frage mich, ob wir uns dem Teil in Ihnen zuwenden können, der Ihre Tochter sieht, allein und verängstigt, wie sie ist. Dem Teil, der sagt: „Du bist mir wichtig, ich bin hier. Ich bin deine Mutter." Was würden Sie zu ihrer Angst sagen?

Die Therapeutin hilft der Mutter, den Trigger ihrer Schamgefühle anzuerkennen und ihr emotionales Gleichgewicht zurückzugewinnen, indem sie ihre reaktive Antwort und ihr Verharren in der Gegenwart anerkennt. Sie normalisiert die Angst und Scham der Mutter und die Funktion dieser Gefühle und lenkt die Aufmerksamkeit dann auf die Angst der Tochter. Die Therapeutin formuliert die zugrunde liegende Angst der Mutter als Ressource, die ihr die Einstimmung auf die Tochter erleichtert, bevor sie den Fokus der Sitzung auf die Tochter zurücklenkt. Indem sie der Mutter hilft, responsiv auf die Tochter einzugehen, ermöglicht sie es ihr, ihre Emotion auf andere Weise zu benutzen. Hartnäckige elterliche Blockaden erfordern u. U. Einzelsitzungen zur Bearbeitung von Angst- und Schamgefühlen. Diese Sitzungen sollen Eltern helfen, schwierige Gefühle zu regulieren und negative Selbstbilder durchzuarbeiten sowie die Art und Weise, wie diese ihre Fähigkeiten, präsent zu bleiben und den emotionalen Bedürfnissen ihres Kindes gerecht zu werden, beeinflussen.

6.4 EFT-Interventionen in den Schritten 5 und 6

In den Sitzungen der Phase 2 werden bindungsrelevante Emotionen und Fürsorgeintentionen explizit herausgearbeitet, indem die emotionalen Erfahrungen, die den Beziehungsblockaden der Familie zugrunde liegen, untersucht werden. Das Erschließen und Erweitern dieser tieferen Erfahrungen klärt die bindungsrelevanten Bedürfnisse, die die Selbstschutzreaktionen des Kindes auf ineffektive oder schädigende Verhaltensweisen der Bindungsperson prägen. Die Anwendung des empathischen Spiegelns, der Validierung und Bündnisbeobachtung durch die Therapeutin ist die Voraussetzung dafür, dass die Familie das Risiko eingehen kann, vulnerablere, mit Verletzungen und fehlangepassten Bindungsreaktionen zusammenhängende Erfahrungen miteinander zu teilen.

Das Bündnis der Therapeutin mit den Bezugspersonen erleichtert es den Eltern, offen zu bleiben für die Erforschung von Blockaden und negativen Auswirkungen von Verletzungen oder fehlender Empathie. Die Bindungsemotionen und -bedürfnisse des Kindes werden nach und nach im Kontext des aktiven Durcharbeitens der Akzeptanz der Eltern erforscht. Diese neuen Bindungsbegegnungen stellen das Vertrauen in die Verfügbarkeit – eine notwendige Voraussetzung für das Enactment der kindlichen Bindungsbedürfnisse in Schritt 7 – wieder her. Tiefere Emotionen können durch Enactments zwischen Kindern und Eltern erlebt und untersucht werden, um die Verfügbarkeit und Akzeptanz der Eltern unmittelbar zu fördern.

6.4.1 Evokative Interventionen

Die Therapeutin bittet die Familienmitglieder, ihre Aufmerksamkeit dem inneren Erleben zu widmen, sobald eine höhere Sicherheit im therapeutischen Prozess eine tiefer gehende Untersuchung mithilfe evokativer Interventionen ermöglicht. Evokative Interventionen umfassen evokative Antworten, Hervorhebungen und empathische Vermutungen.

Die Therapeutin kombiniert evokative Aussagen und Fragen durch Spiegeln und Validieren gegenwärtiger Erfahrungen. Evokative Fragen betonen das Erleben im gegenwärtigen Moment. Evokative Antworten regen ein Familienmitglied zur Erforschung und Erweiterung seiner Erfahrung an, die aus einem tieferen Verständnis der Verhaltensweisen und Intentionen resultiert, die den für spezifische Familieninteraktionen maßgeblichen Beziehungsblockaden zugrunde liegen. Evokative Fragen schärfen die Wahrnehmung und das Verständnis der gefühlten Erfahrung eines anderen Familienmitglieds, wenn die Familie insgesamt direkter mit den emotionalen Realitäten in Berührung kommt, die ihren Schwierigkeiten und ihrer Distanz zugrunde liegen. Diese auftauchenden Erfahrungen werden vertieft, indem die Therapeutin sie durch Hervorhebung intensiviert.

Hervorhebungen umfassen auch Aussagen und empathisches Spiegeln, die den Kern einer gefühlten Erfahrung erfassen und diese Reaktionen nutzen, um die Aufmerksamkeit für die Emotion zu schärfen. Die Therapeutin greift Worte oder Bilder der Familienmitglieder auf, die eine gefühlte Erfahrung besonders treffend ausdrücken, verlangsamt das Sprechtempo und beruhigt den Tonfall, um den Gefühlszustand zu kommunizieren, den diese Worte repräsentieren. Die Wiederholung bindungsrelevanter Themen kann auch durch Betonung der Bindungssignifikanz einer Interaktionserfahrung hervorgehoben werden: „Sie möchten ihn nicht in seiner Verzweiflung allein lassen. Alles in Ihnen sagt, dass das nicht gut wäre. ‚Ich will ihn nicht allein lassen.‘“

Empathische Vermutungen ermutigen Klienten, die auftauchende emotionale Erfahrung zu erforschen und sich auf sie einzulassen. Im Anschluss an eine bindungsrelevante Erkenntnis formuliert die Therapeutin vorsichtige Vermutungen über Bindungs- oder Fürsorgereaktionen. Sie bietet den Klienten eine Orientierungshilfe an, indem sie mögliche Reaktionen oder Erlebensweisen vorhersagt, die im Hier und Jetzt der Sitzung auftauchen können.

> Es ist fast so, als würde ein Teil von dir sagen: „Du darfst ihnen nicht trauen, ihrer Fürsorglichkeit ist nicht zu trauen." Aber ich frage mich, ob es noch einen anderen Teil gibt, der hofft, dass es anders ist, dass sie vertrauenswürdig sind und dich wirklich lieben?

6.4.2 Prozessierende Interventionen

In Phase 2 stehen neue Erfahrungen im Zentrum der EFFT-Sitzungen. Prozessierende Interventionen ermöglichen den Familienmitgliedern, dieses neu gewonnene Verständnis und seine Akzeptanz zu integrieren. Ebenso wie das empathische Spiegeln die emotionale Verfügbarkeit und Responsivität der Therapeutin gegenüber der ausgedrückten Verletzlichkeit kommuniziert, sind ihre Spiegelungen auch eine Möglichkeit, die sich entfaltende Erfahrung eines Klienten zu begleiten. Sie erweitern die Einstimmung der Therapeutin auf den gegenwärtigen Moment um eine Ebene der Intentionalität. Die Therapeutin kann beispielsweise das reaktive Verhalten einer Mutter verlangsamen, indem sie das Spiegeln einsetzt: „Ich würde mich gern vergewissern, ob ich das, was Sie hier sagen, richtig verstanden habe. Es ist frustrierend zu hören, dass Ihre Bemühungen, Ihre Fürsorglichkeit zu zeigen, offenbar nicht zur Kenntnis genommen werden." Das Spiegeln schärft auf verständnisvolle Weise die Aufmerksamkeit für die defensive Reaktion der Mutter.

Durch die Intervention des Validierens fördert die Therapeutin die Akzeptanz einer Erfahrung, und zwar sowohl einer eigenen Erfahrung als auch der Erlebensweise eines anderen Familienmitglieds. Da in Phase 2 stärker auf zugrunde liegende Emotionen fokussiert wird, ist es wichtig, die je individuelle Erlebensweise der Familienmitglieder zu validieren und ihnen zu vermitteln, dass es sich um legitime, wenn auch häufig nicht ausgedrückte oder nicht anerkannte Erfahrungen handelt. Durch das Validieren werden Erfahrungen normalisiert und Emotionen, die in Familien üblicherweise auftauchen, aber nicht immer zur Sprache kommen, anerkannt. Validierungen helfen den Einzelnen, in Momenten „das Gesicht zu wahren", die womöglich als beschämend empfunden werden könnten. Sie dienen als Ressource des Mitgefühls für sich selbst und erkennen diese Erfahrungen als universal an. Eine Therapeutin könnte z. B. auf die Schamgefühle einer Mutter mit folgenden Worten eingehen:

> Für eine Mutter sind solche Momente schwer zu ertragen. Es ist klar ersichtlich, was Sie eigentlich tun wollten, doch was am Ende herauskam, war genau das, was

> Sie vermeiden wollten. Als Mutter alles richtig zu machen ist, wie wenn man ein bewegliches Ziel zu treffen versucht. Wir verfehlen es immer wieder.

Die Therapeutin verwendet Umdeutungen in Phase 2 auf unterschiedliche Weise. Sie kann eine gegenwärtige Erfahrung im Kontext der Beziehungsblockade oder des negativen Familienmusters umdeuten und die Aufmerksamkeit der Familie damit auf Beziehungsrealitäten lenken, die ihre Bemühungen erschweren, Einfluss zu nehmen und zu kommunizieren. Zum Beispiel kann sie einer Mutter vorschlagen, den Zorn ihrer Tochter auch als einen verzweifelten Versuch zu verstehen, die Beziehungsblockade zu durchbrechen: „Es ist entmutigend, nun wieder ihre zornigen Worte zu hören, vor allem nach all den Fortschritten, die ihr gemacht habt. Das ist genau der Punkt, an dem der Zyklus euch aufgrund ihrer Wut und Ihrer eigenen Angst wieder überwältigen könnte.“ Häufiger fokussieren Umdeutungen in Phase 2 auf bindungsrelevante Themen, d. h. zugrunde liegende Emotionen werden mit Blick auf die Bindung umgedeutet. So charakterisiert die Therapeutin den wütenden Protest einer Tochter z. B. folgendermaßen:

> Sie hören, wie wütend sie ist, und in der Vergangenheit hat sie Sie durch diese Wut auf Distanz gehalten. Aber jetzt hat diese Wut damit zu tun, dass sie sich von Ihnen nicht gesehen fühlt, obwohl es so wichtig wäre und sie darauf angewiesen ist.

In der EFFT betreffen Umdeutungen unter dem Bindungsaspekt auch die Beziehungen der Eltern in ihren Herkunftsfamilien. Die Therapeutin kann das gegenwärtige Erleben einer Mutter z. B. mit Blick auf ihr eigenes Aufwachsen deuten: „Sie hören, dass Ihre Tochter sich einsam fühlt, und ein Teil von Ihnen leidet mit ihr, aber dieser Schmerz ist auch ein Schmerz, den Sie als kleines Kind selbst kennengelernt haben, und Sie waren auch ganz allein.“

Prozessierende Interventionen erleichtern es, neuen Erfahrungen Bedeutung zuzuschreiben. Neue Verständnisweisen und neue emotionale Erfahrungen wirken zusammen und erleichtern neue Begegnungen in der Beziehung – ein zentrales Element der Veränderungsereignisse in der EFFT. In der Phase 2 verwendet die Therapeutin Enactments, um das Mitteilen neuer emotionaler Erlebensweisen zu vertiefen und den aktiven Austausch der bindungsrelevanten Emotionen des Kindes und der Fürsorgereaktionen seiner Bezugsperson zu erleichtern. In der EFT bewirken Enactments, dass die Beteiligten sich sowohl auf emotionaler als auch auf relationaler Ebene einander zuwenden. In der Phase 2 erarbeiten sich die Bezugspersonen und das Kind eine besser eingestimmte Bindungskommunikation und effektivere Fürsorgereaktionen.

6.5 Fallbeispiele

Die beiden folgenden Fälle illustrieren die Anwendung evokativer und prozessierender Interventionen im Kontext des Durcharbeitens der Art und Weise, wie das Kind eine Beziehungsblockade erlebt. Eines der Beispiele fokussiert auf eine Blockade, die das Kind in Reaktion auf das Empathieversagen der Mutter entwickelt hat. Das zweite illustriert, wie die Therapeutin eine Familie bei der Bearbeitung einer spezifischen Beziehungsverletzung unterstützt. Beide Fälle werfen Licht auf die Anwendung der fünf Moves des EFT-Tangos im EFT-Prozess.

6.5.1 *Fallbeispiel – Durcharbeiten des Empathieversagens*

Das folgende Beispiel illustriert das Empathieversagen einer Mutter und eines Großvaters, das die Fähigkeit des Kindes, über seine Schwierigkeiten und sein Scheitern zu sprechen, blockiert. Das Fallbeispiel demonstriert die Fokussierung der Therapeutin auf die Verletzlichkeit des Kindes und das Prozessieren der Akzeptanz der Bezugspersonen mithilfe der fünf Moves des EFT-Tangos (Johnson 2020 [2019]). Die Sitzung wirft Licht auf die Veränderungen, die sich vollziehen, während die tieferen bindungsrelevanten Emotionen des Kindes erschlossen, untersucht und angenommen werden. Dies ermöglicht es den beiden primären Bindungspersonen, ihre eigene blockierte Verfügbarkeit durchzuarbeiten und ein besseres emotionales Gleichgewicht in der Familie anzustreben.

Jack ist ein aufgeweckter, hochintelligenter 17-Jähriger, der seit drei Jahren den Schulbesuch verweigert. Er ist Einzelkind und lebt bei seiner Mutter Sonya und seinem Vater Greg. Sonya ist Pädagogin, Greg ist seit mehreren Jahren arbeitslos. Sonya und Greg haben sich nach Jahren der Entfremdung vor nicht allzu langer Zeit getrennt. Jacks Großvater Sid wohnt in der Nähe. Er hat sich aus den schulischen Problemen seines Enkels und den Eheproblemen seiner Eltern herausgehalten, aber Jack hat viel Zeit bei ihm verbracht. Für seine Eltern hingegen war seine Schulverweigerung ein Dauerthema. Sie haben mit den Lehrern zusammengearbeitet, um Jacks Rückkehr in die Schule vorzubereiten. Greg hat gegen diese Bemühungen protestiert und behauptet, dass Jacks chronischer Stress und seine Panikattacken auf die schulische Umwelt zurückzuführen seien. Er ermutigte Jack, außerschulische Interessen zu entwickeln. Sonya hatte das Gefühl, in Jacks Leben keine große Rolle zu spielen, und scheiterte mit wiederholten Versuchen, ihn zur Rückkehr in die Schule zu motivieren. Die Familie wurde zur Familientherapie überwiesen, nachdem mehrere verhaltenstherapeutische Interventionen mit dem Ziel, Jack in die Schule zurückzubringen, gescheitert waren. Die Therapie fokussierte auf gemeinsame Sitzungen mit Jack und seiner Mutter. Greg weigerte sich, an Familiensitzungen teilzunehmen. Sonyas Scham- und Unzulänglichkeitsgefühle hielten sie häufig davon ab, sich auf Jack einzulassen. Sie versuchte ihre Unsicherheit zu bewältigen, indem sie viel Zeit in ihre Karriere investierte und ihren Sohn sich selbst überließ. Er war meistens allein.

In Phase 1 der EFFT begann Sonya, sich Jack bewusst wiederanzunähern. Sie erkundigte sich z. B. nach seinen Träumen und seinen Ängsten. Jack begann, in seiner unterrichtsbezogenen Arbeit mehr Initiative zu zeigen, und äußerte sich besorgt über die Zukunft seines Vaters. Gemeinsame Gespräche über Erfolg und Misserfolg pflegten das negative Muster der Familie zu triggern. Jack fühlte sich durch Sonyas ängstliche Versuche, ihn zum Schulbesuch zu bewegen, unter Druck gesetzt und zog sich auf sein Zimmer zurück oder ging zu seinem Großvater. Sonya bemühte sich mit größtem Nachdruck, ihn von seinem Potenzial zu überzeugen, erinnerte an frühere Erfolge und entschuldigte sich dafür, ihm nicht besser helfen zu können. Schließlich wurde das Thema Schulbesuch fallen gelassen, bis die Schule die Familie kontaktierte und das Muster sich abermals abspielte. In der im Folgenden geschilderten Sitzung diskutieren Jack, Sonya und Sid einen Plan für die Rückkehr zur Schule, und Sonyas Befürwortung triggert erneut die Blockade in der Beziehung zu ihrem Sohn. Schlüsselmomente aus der Sitzung werfen Licht auf den EFT-Prozess, der sich in Phase 2 mithilfe des EFT-Tangos entfaltet.

Move 1: Spiegeln des gegenwärtigen Prozesses

Die Therapeutin verschiebt den Fokus von der Diskussion über den vorgeschlagenen Plan für Jacks Rückkehr zur Schule, nachdem Sonya ihre Hoffnung und Zuversicht ausgedrückt hat, dass Jack es schaffen wird. Sonyas Unsicherheit und Angst färben ihre positiven Bemerkungen über Jacks Erfolgsaussichten. Jack zieht sich aus dem Gespräch zurück, und die Therapeutin wendet sich ihm zu.

Therapeutin: Wie fühlt es sich für dich, Jack, jetzt an, wenn du deine Mutter sagen hörst: „Ich bin stolz auf dich“? Was geht dann in dir vor? Ich habe beobachtet, wie du … *(windet sich im Sessel, um Jacks Verhalten zu veranschaulichen).*

Jack: Ich mag keine Komplimente.

Therapeutin: Kannst du mir helfen? Was passiert, wenn sie sagt, sie sei stolz auf dich?

Jack: Ich fühle mich unbehaglich … Weil ich das Gefühl bekomme, es nicht verdient zu haben.

Therapeutin: Du verdienst es nicht?

Jack: Ich mache nichts Besonderes, also wenn dann jemand behauptet, er sei stolz darauf oder ich mache es gut … das zählt doch überhaupt nicht.

THERAPEUTIN: Okay, du nimmst es also nicht ernst?

JACK: Ich will nur nicht gelobt werden. Es ist keine große Sache.

THERAPEUTIN: Du sagst also in etwa: „Ich habe es nicht verdient. Ich verdiene es nicht, was ich gemacht habe, ist nichts Besonderes, du sagst es nur so dahin." Fast so, als meinten sie es gar nicht so, sondern wollten dich nur zufriedenstellen?

JACK: Ja, wie man so etwas eben sagt, um freundlich zu sein. Wie Großvater, der ständig sagt: „Du bist so intelligent", und ich weiß wirklich nicht, wie er darauf kommt.

GROSSVATER: Ja, aber wir müssen anerkennen, wer wir sind.

JACK: Nun, ich glaube diese Sachen noch immer nicht, Opa. Ich glaube nicht, dass ich irgendetwas von dem, was ihr alle sagt, bin, denn wenn es so wäre, dann hätte ich nicht all diese Schwierigkeiten am Hals *(seufzt).*

GROSSVATER: Das sagst du immer.

JACK *(defensiv)*: Ich sage es immer, weil es meine Überzeugung ist.

THERAPEUTIN: Gut, gut, du kannst das Lob nicht annehmen oder zulassen, dass man etwas Gutes an dir sieht, weil die Realität zurzeit, die Art und Weise, wie du dich jetzt siehst, ist …

JACK: Sechs oder sieben Jahre chronisches Versagen.

Move 2: Affekte zusammenfügen und vertiefen

Der Fokus der Sitzung verschiebt sich auf Jack, der die Tendenz seiner Angehörigen, positive Botschaften zu vermitteln und die negative Seite zu ignorieren, hinterfragt. Für Jack besteht die negative Seite aus dem Schmerz und der Angst wegen seines Schulversagens. Das Vertrauen seiner Mutter und seines Großvaters in seine Fähigkeiten wirft lediglich Licht auf seine Scham darüber, die Familie enttäuscht zu haben, und diese Schamgefühle werden noch verstärkt durch die unausgesprochene Verachtung für seinen Vater, der auf ähnliche Weise versagt hat und kein Geld nach Hause bringt. In dem folgenden Ausschnitt erkennt die Therapeutin Jacks Frustration an und fokussiert auf die zutage tretende Traurigkeit und Enttäuschung, die seine Angehörigen selten sehen, weil er sich in diesen Momenten oft zurückzieht. Die Offenheit der Bezugspersonen ist entscheidend für das Sicherheitsgefühl, auf das Jack angewiesen ist, um sich intensiver auf seine zugrunde liegende Traurigkeit, Scham und Furcht einlassen zu können.

THERAPEUTIN *(in sanfterem Ton und Jack zugewandt)*: Und das ist wirklich hart. Das ist ein massives Scheitern.

JACK: Ich habe seit Langem nichts Vernünftiges mehr auf die Beine gestellt. Dies sollte mein erstes Jahr an der Universität sein, aber ich bin nicht dort. Ich habe wahrscheinlich noch zwei Highschooljahre vor mir, folglich macht all das „Du machst dies und das so großartig und du bist so begabt“ überhaupt keinen Sinn. *(Frustriert und mit den Tränen kämpfend.)*

THERAPEUTIN: Du kannst dir nicht vorstellen, dass deine Mutter wirklich stolz auf dich ist. Stattdessen sagst du: „Ich bin ein Versager, in meinen Augen bin ich ein Versager. Ich mache nicht das, was ich machen sollte. Ich bin gescheitert.“

JACK: Ja. *(Blickt zu Boden.)*

THERAPEUTIN: Und wenn du einmal versuchst, etwas darüber zu sagen, was jetzt, hier, in dir vorgeht?

JACK *(blickt seine Mutter und den Großvater an)*: Ich akzeptiere, dass das eure Gefühle sind, und ich freue mich darüber, dass ihr so über mich denkt, aber ich glaube es nicht wirklich.

THERAPEUTIN: *(Stellvertreterstimme)* Es ist, als würdest du sagen: „Aber ich kann es nicht glauben. Nein, es fällt mir wirklich sehr, sehr schwer, es mir auch nur vorzustellen.“ Richtig?

JACK: Ja, ich freue mich darüber, Mutter, dass du stolz auf mich bist und dass du, Großvater, mir so viele Talente zutraust, aber für mich bedeutet das nichts. Ich bin ein Versager, eine dauernde Enttäuschung.

THERAPEUTIN: Das sind also deine Gefühle … in den Augen deiner Mutter, deines Großvaters … in den Augen deines Vaters … du fühlst dich als Versager. Und gleichzeitig fühlst du dich damit alleingelassen, denn in den vergangenen Jahren musstest du deine Gefühle unterdrücken, ganze sechs Jahre lang.

JACK: Ich habe meine Wut in mich reingefressen, genauso wie das Gefühl, ein Versager zu sein. Ich will niemanden enttäuschen. Ich will niemanden enttäuschen, indem ich ein Versager bin. Sieh dir an, was in ihnen vorgeht, wenn ich sage, dass ich ein Versager bin, wenn ich darüber spreche. *(Mutter in Tränen aufgelöst.)*

THERAPEUTIN: Gut, gut, das ist jetzt für dich eine Riesenchance zu sagen, so und so fühle ich mich. Ich kann euer Lob nicht annehmen, weil ich mich innerlich als Versager fühle.

JACK: Ich habe das Gefühl, es zusammenzuhalten. Wie das Kind in der Geschichte, das mit seinem Finger im Deich die Flut abhält.

THERAPEUTIN: Du hältst alles zusammen, du allein musst diese Flut zurückhalten, und wenn du dich hier öffnest, dann … *(Therapeutin hebt Jacks Erleben hervor, indem sie seine Worte und Bilder benutzt.)*

JACK: Dann gibt es keinen Halt mehr, meine Gefühle, mein Scheitern, alles bricht sich Bahn. Ich habe panische Angst davor, was passieren wird. Ich werde untergehen … es ist einfach zu viel.

THERAPEUTIN: Ich habe panische Angst … Ich werde ertrinken. *(Spiegelt die katastrophische Angst.)*

JACK: Es wird mich überfluten, es wird euch überfluten. Ich mache mir mehr Angst um meine Leute, nicht um mich selbst.

THERAPEUTIN: Du hast Angst, deine Mutter zu ertränken und mit deinen Gefühlen zu überwältigen. Womöglich wäre sie dem nicht gewachsen. *(Therapeutin hebt die Angst hervor, die mit Jacks Befürchtungen zusammenhängt, dass die Mutter nicht verfügbar sein wird – Vertrauensverlust.)*

JACK: Ja, um mich selbst mache ich mir die geringsten Sorgen *(negatives Selbstbild).*

THERAPEUTIN *(sanft)*: Und das ist hart, denn gerade jetzt geht es hier um dich.

JACK: Und genau das hasse ich.

Move 3: Choreografieren engagierter Begegnungen

Jacks negatives Selbstbild und seine Überzeugung, ein Versager zu sein, werden explizit herausgearbeitet. Die zentrale Bedeutung seiner gefühlten Unsicherheit kommt in seinem Bemühen zum Ausdruck, die eigene Traurigkeit und Angst anzuerkennen und gleichzeitig andere Menschen vor diesen negativen Gefühlen zu schützen. Die Therapeutin regt ihn an, dieses vertiefte emotionale Erleben mit seiner Mutter und seinem Großvater zu teilen. Sie steht ihm bei, während er sein Gefühlsleben offenbart, das er andernfalls verschweigen würde.

THERAPEUTIN: Aber ich frage mich jetzt, ob du die Chance nutzen kannst und deine Mutter ansehen und zu ihr sagen kannst, wie du dich tief in deinem Innern fühlst: „Ich fühle mich wie ein Versager."

JACK *(zu seiner Mutter)*: Tief in meinem Innern fühle ich mich als Versager, auch wenn du mich lobst. *(An den Großvater gewandt)* Und dir gegenüber fühle ich genauso. Jeder von euch will mir den Rücken stärken, und manchmal tut es mir gut, aber meistens fühle ich mich als Versager. Trotz all des Positiven, ich fühle mich als Versager …

THERAPEUTIN: Und das ist wirklich schwer, das ist das Letzte, was du willst, nicht wahr, sie zu enttäuschen? *(Therapeutin spiegelt die Intention, die Jacks Rückzugstendenz steuert.)*

JACK: Und es ist schwer für mich, weil ich euch enttäusche. Ich will euch nicht verletzen, ich will euch nicht wehtun, wirklich nicht … Das ist das Letzte … Eher würde ich vor einen Zug springen, als euch zu enttäuschen.

THERAPEUTIN: Richtig, genau das passiert gerade … du könntest sie enttäuschen, sogar dadurch, dass du all dies jetzt sagst?

JACK: So ist es, ich halte mich zurück … ich springe nicht vor den Zug.

Move 4: Die Begegnung prozessieren

Die Therapeutin verschiebt den Fokus auf Sonya und ermutigt sie, sich mit dem Risiko auseinanderzusetzen, das Jack eingeht, indem er über seine Angst spricht, als Versager gesehen zu werden. Seine Angst, die Mutter zu enttäuschen, und sein Gefühl, ein Versager zu sein, regen die Mutter und den Großvater an, Jacks auftauchende Verletzlichkeit zu tolerieren. Die Therapeutin verwendet das Enactment von Jacks Furcht als Gelegenheit für Sonya, eine eingestimmte Fürsorgereaktion auf Jack zu entwickeln. Die empathische Gegenwart der Mutter wirkt Jacks fehlendem Vertrauen in ihre Fürsorgebereitschaft entgegen.

THERAPEUTIN: Jack, gerade jetzt ist es so, als ob du vor einen Zug springen würdest, du ergreifst eine Chance. *(Zur Mutter gewandt)* Wenn er Ihnen sagt, dass er sich innerlich wie ein Versager fühlt, können Sie sich vorstellen, wie sich das anfühlt?

MUTTER *(mit tiefem Seufzer)*: Ja, wahrscheinlich, ich kann es mir vorstellen. Auch ich kann mit Fehlschlägen nicht gut umgehen.

THERAPEUTIN: Ja, denn ganz gleich, wie sehr Sie sich bemüht haben – Ihre Ehe ist gescheitert, und mit Jacks Schule, als Mutter …

MUTTER *(unterbricht)*: Genau, genau. Ich verstehe … aber ich verstehe es noch nicht richtig, ich will Jack verstehen.

THERAPEUTIN: Sie möchten es verstehen, aber Sie begreifen nicht alles, natürlich. Sie können nur auf Ihre eigene Erfahrung zurückgreifen, aber Sie wollen verstehen, wie es für Jack ist.

MUTTER: Ja, ich weiß, seit der ersten Klasse hat Jack sich immer bemüht, alles richtig zu machen, alles perfekt zu machen. Und hat oft das Gefühl gehabt, dass es nicht genug ist.

THERAPEUTIN: Sie haben gesehen, wie er mit sich gerungen hat?

MUTTER: Ja, aber es schmerzt mich zu hören, dass er seine Gefühle in sich reinfrisst. Ich weiß, dass er es in der Schule schwer hat, aber ich will nicht, dass er sich als Versager fühlt.

THERAPEUTIN: Als würde er sich selbst nicht richtig sehen.

MUTTER: Ich sehe ihn wie meine Mutter – sie war in unserer Familie diejenige, die liebevoll war und jeden in den Arm nahm. Und Jack *(sieht ihn an)*, er ist genauso. „Mama, ich brauche eine Umarmung." Er gibt, was er nicht bekommt. Was er braucht.

THERAPEUTIN: Das kann er sehr gut. Und für Sie ist es unerträglich, dass er diesen Teil seiner selbst nicht würdigen kann und nicht anerkennt, wie sehr er in dieser Familie gebraucht wird.

MUTTER *(weint)*: Das hat er mich gelehrt, aber ich habe es nicht anerkannt.

THERAPEUTIN: Ja, diese „Jack-heit" ist ein so besonderer Teil von ihm. *(Mutter nickt.)*

MUTTER: Und der Teil von mir, der leidet *(fasst sich ans Herz)*, ist, dass Umarmungen und Wut gleichermaßen Sinn ergeben, und *(weinend)* ich glaube nicht, dass mir das bisher überhaupt bewusst war. *(Jack sieht sie aufmerksam an.)*

THERAPEUTIN: *(Stellvertreterstimme)* Ich habe es nicht gewusst. *(Jack reicht seiner Mutter ein Taschentuch.)*

MUTTER *(wendet sich an Jack)*: Ich habe es nicht gewusst. Wenn du so liebevoll bist und ausdrucksvoll ... dass du alles ausdrücken musst. Mit war nicht klar, dass du deine Gefühle in dich reinfrisst. *(Jack nickt.)*

THERAPEUTIN: Alle seine Teile.

MUTTER: Alle Teile, die guten und die schlechten. Die Stärken und die Schwächen.

THERAPEUTIN: Als ob Sie sagten *(wechselt in die Stellvertreterstimme)*, es tut weh, das zu sehen. Es macht mich traurig, dass ich es nicht gesehen habe, ich habe nicht wirklich gesehen, was Jack durchmacht. Er erinnert Sie so sehr an Ihre Kindheit, und in Ihnen öffnet sich etwas. Wie fühlt sich das an?

MUTTER: Es ist richtig, richtig gut ... es fühlt sich an wie ein Geschenk.

THERAPEUTIN: Ja, denn auch Sie haben Gefühle in sich reingefressen und sich bewegt, als gingen Sie auf rohen Eiern, und mussten alles mit sich allein ausmachen.

MUTTER: Es ist so komisch, wenn man ein Baby bekommt, dann lässt man alles raus, man lacht und weint, und irgendwann später fängt man an, sich zu kontrollieren, und das will ich nicht mehr.

JACK: Ich habe es satt, ständig die Luft anzuhalten.

GROSSVATER *(zur Therapeutin)*: Wenn Jack in der Lage wäre, sich Luft zu machen – ich weiß, er hat Angst davor, aber es wäre so befreiend für ihn. Besser, als es in sich reinzufressen und den Deckel draufzuhalten. Rauslassen und sehen, wie die Dinge laufen.

JACK: Aber wenn ich alles ruiniere?

GROSSVATER: Das ist unmöglich. Das ist in dieser Familie nicht möglich, Jack.

THERAPEUTIN: Ja, hier spricht wieder die Angst aus Jack. Und sagt etwas so Wichtiges: „Wenn ich mich schon jetzt wie ein Versager fühle, wenn ich euch enttäusche und euch wehtue, warum soll ich mir dann auch noch Luft machen?"

JACK: Warum soll ich es unverblümt sagen und erwarten, dass mir jemand zustimmt?

THERAPEUTIN: Sicher, wenn du am Ende Enttäuschung in IHREN Augen siehst.

JACK: Dann bist du ein Versager!

THERAPEUTIN: Den Mund zu halten schützt dich und schützt andere. Und du hast es entweder in dich hineingefressen oder bist weggegangen, um des lieben Friedens willen. So wie gegenüber deinem Vater.

JACK: Und meiner Mutter, bis heute. *(Lächelt.)*

Move 5: Integrieren und validieren

Die Therapeutin fasst die Risiken zusammen, die die Familienmitglieder beim Durcharbeiten von Jacks Ängsten eingegangen sind, und die Veränderungen, die sie durchlaufen haben. Diesen neuen Erfahrungen wird Bedeutung zugeschrieben, und die Therapeutin validiert den Mut, die Risiken und die neue Offenheit bei der Auseinandersetzung mit den Beziehungsblockaden. Sie validiert auch die Emotionen, die häufig durch positive Worte und gute Absichten maskiert wurden. Der folgende Auszug illustriert die Fragilität der Veränderungen der Familienmitglieder, die deutlich wird, wenn das alte Muster in Momenten der Verunsicherung erneut zu greifen droht.

THERAPEUTIN: Es beginnt sich etwas zu verändern, und es gibt mehr Raum. Es wird eine große Veränderung stattfinden, an der jeder beteiligt sein wird, und Sie werden das alles gemeinsam durchmachen. Was deine Mutter gerade gesagt hat, ist, dass sie nicht möchte, dass du dich isolierst. Sie kennt so etwas aus eigener Erfahrung, und deshalb sagt sie nun zu dir: „Ich bin es so leid."

JACK: Ich bin so erschöpft. *(Bringt zur Sprache, dass er das Problem ist.)*

THERAPEUTIN: Lasst uns verlangsamen. Wenn du deine Mutter und deinen Großvater siehst, dieses großartige Unterstützerteam, das dir den Rücken stärkt, dann findest du es manchmal schwierig, weil du glaubst, es nicht zu verdienen. *(Therapeutin refokussiert auf den gegenwärtigen Moment.)*

JACK: Es ist schwer, Hilfe anzunehmen, wenn man sie nicht verdient, selbst wenn man sie braucht. Ich möchte nicht ihre Zeit verschwenden.

THERAPEUTIN: Ja, und dann verkriechst du dich lieber in deinem Zimmer. Aber heute hast du dein Zimmer verlassen. Und was du hier getan hast, Jack, ist bahnbrechend. Du bist einen großen Schritt gegangen, und deine Mutter und dein Großvater wissen genau, wie du dich innerlich fühlst. Wenn sie sagen, sie seien stolz, dann kannst du es nicht annehmen, weil du dich als Versager fühlst. Und es ist schwer, ihnen zu sagen, wie du dich fühlst, denn du willst sie nicht enttäuschen. Diese beiden Menschen zu enttäuschen ist ungeheuerlich. *(An die Mutter gewandt)* Sie sagen, Sie können von Jack etwas lernen, über alle Emotionen, dass sie okay sind, und das ist befreiend. *(An den Großvater gerichtet)* Sie sagen: „Nur Mut, Jack, in dieser Familie kann Jack nichts ruinieren. Wir lieben dich, egal, was passiert." Jack, du bist noch einen Schritt gegangen, den viele Erwachsene nicht gehen, als du gesagt hast, dass deine Überzeugung, versagt zu haben, auch ein Schutz sei, denn dann musst du es nicht von anderen hören – du hast es zuerst gesagt. *(Jack beginnt zu lächeln.)*

THERAPEUTIN: Darf ich fragen, warum du lächelst?

JACK: Eigentlich fühle ich mich nicht als Versager. *(Mutter lacht, jubelt, umarmt Jack.)*

6.5.2 *Fallbeispiel – Durcharbeiten einer Bindungsverletzung*

Die EFT versteht Bindungsverletzungen als fundamentalen Vertrauensbruch in einer Paarbeziehung, der die Fähigkeit des Paares untergräbt, die für die Umstrukturierung der Bindungsbeziehung erforderliche Verletzlichkeit durchzuarbeiten (Johnson, Makinen & Millikin 2001; Makinen & Johnson 2006). Auch in der EFFT stellen Verletzungen in Bindungsbeziehungen zwischen Eltern und Kindern eine signifikante Blockade der Verletzlichkeit dar. Diese Verletzungen können die Fähigkeit eines Kindes, seine Bindungsbedürfnisse zu äußern, erheblich beeinträchtigen. Weitere Unzulänglichkeiten der Bindungspersonen wecken oft Schamgefühle, die es ihnen erschweren, für das Kind emotional präsent zu sein. Die Therapeutin muss auf die Verletzung fokussieren, ohne dass die Verfügbarkeit der Bindungsperson durch deren innere Kämpfe mit Versagens- oder Schuldgefühlen in Mitleidenschaft gezogen wird. Das folgende Fallbeispiel illustriert das Durcharbeiten einer Verletzung bei gleichzeitiger Unterstützung der Verfügbarkeit der Eltern. Es ist die Fortsetzung der im vorangegangenen Kapitel beschriebenen Arbeit mit Carl und seiner Familie.

Carl ist ein 16-jähriger Junge, der seine Angehörigen als „feindselig und ablehnend" bezeichnet und überzeugt ist, dass alles, was in der Familie schiefläuft, allein ihm angelastet wird. In den Sitzungen der Phase 1 beobachtete die Therapeutin das Familienmuster, demzufolge Carl das Familienproblem ist, und verschob den Fokus auf ein vorhersehbares Interaktionsmuster, zu dem u. a. die Überresponsivität und die Kontrollbemühungen der Mutter gehören, die Carls Rückzüge aus der Familie mit aller Macht zu verhindern versucht. Im folgenden Ausschnitt bringen Carls Eltern ihr Bedauern wegen früherer Eskalationen zum Ausdruck, die schließlich zu einer körperlichen Misshandlung Carls geführt hatten. Die Folgen dieser Verletzung traten zutage, als Carl daran erinnerte, dass er „um sein Leben kämpfen" musste.

Move 1: Spiegeln des gegenwärtigen Prozesses

Diese Bemerkung veranlasste seine Mutter, Carls Erfahrung zu bagatellisieren und zu betonen, was sie damals selbst durchzumachen hatte. Dem EFT-Tango gemäß lenkte die Therapeutin den Prozess zurück auf den gegenwärtigen Moment und regte die Familie an, langsam zu machen, um Carls Erlebensweise und seinen Erinnerungen an diese schweren Momente in der Familie Raum zu geben. Die Therapeutin validierte das Risiko, das Carl einging, indem er über ein Thema sprach, das er bislang gemieden hatte. Sie schließt sich der an Carl gerichteten Bitte des Vaters an, sich ausführlicher über sein Erleben zu äußern.

THERAPEUTIN: Sie wollen, dass er weiß, dass er gefahrlos sagen kann, was ihm auf der Seele liegt. Das Gute, das Böse, sogar das Hässliche? *(Vater nickt empathisch.)* Und außerdem geht es um Carls Gefühl, dass er an allem schuld ist. *(Vater antwortet in bereuendem Tonfall: „Ja", und die Therapeutin wendet sich an Carl, der wegschaut.)* Manchmal machen sie dir Vorwürfe, und das stresst dich, und du wirst dieses schreckliche Gefühl nur los, wenn du dich in dein Zimmer verziehst. *(Carl nickt, blickt zu Boden, vermeidet den Blickkontakt.)* Und was passiert in deinem Zimmer? *(Sanft)* Kannst du es mir sagen?

CARL: Ich starre die Wand an. Sitze einfach da, manchmal stundenlang.

THERAPEUTIN: Wie fühlst du dich in deinem Zimmer? Kannst du es beschreiben?

CARL: Ich fühle mich schrecklich.

Move 2: Affekte zusammenfügen und vertiefen

Der Fokus der Sitzung verschiebt sich auf die Untersuchung von Carls tieferen Emotionen, die ihn zum Rückzug veranlassen. Die Therapeutin verwendet evokative Interventionen und Validierungen, um Carls Erleben, das durch sein Vermeidungsverhalten so häufig verdeckt wird, zu vertiefen.

THERAPEUTIN *(langsam und sanft)*: Das ist wirklich schlimm. *(Hält inne.)* Kannst du das schreckliche Gefühl näher beschreiben?

CARL *(schweigt zunächst. Dann sagt er)*: Ich will weg *(schweigt erneut, Therapeutin antwortet sanft: „Ja, natürlich")* und nie wieder zurückkommen. *(Tränen laufen ihm übers Gesicht, sein Vater reicht ihm ein Taschentuch.)*

THERAPEUTIN: Glaubst du denn, dass irgendjemand das möchte?

CARL: Ja. *(Von Gefühlen überwältigt, bricht ihm die Stimme.)*

THERAPEUTIN: Also, wenn du nicht da wärest, gäbe es auch keine Probleme?

CARL *(nickt)*: Ich habe das Gefühl, ihr Leben wäre ohne mich leichter.

THERAPEUTIN: Das ist hart. *(Hält inne, um der Anerkennung des Schmerzes Raum zu geben.)* Wenn du deine Eltern weinen siehst und hörst, wie sehr sie dich lieben und wie schlecht sie sich fühlen, weil sie dich so sehr verletzt haben – wie verstehst du das?

CARL: Ich verstehe es gar nicht. Es ist mir zu viel.

THERAPEUTIN: Es ist viel, und ich möchte versuchen, dir zu helfen, weil es so viel ist. Es ist viel, und so, wie ich ihre Emotionen verstehe *(Carl blickt die Therapeutin nun an)*, bedeuten sie, wie wichtig du für sie bist. *(Spricht liebevoll und beinahe flüsternd.)* Du bist etwas ganz Besonderes für sie. *(Macht eine Pause.)* Das ist der Grund, weshalb deine Mutter weint und weshalb dein Vater weint. Okay? *(Carl nickt zustimmend.)* Aber es gibt auch diese Situationen, in denen du Angst hattest, dich gefürchtet hast, allein warst. Niemand war für dich da. *(Carl seufzt tief.)*

Und deine Eltern wissen nichts darüber. Sie wissen nicht, dass du dich gefürchtet hast und dass du damit allein zurechtkommen musstest. Das hast du vorhin gesagt. Wie geht es dir jetzt damit, dass du es laut ausgesprochen hast? *(Therapeutin schiebt ihren Sessel neben Carls.)* Wie geht es dir damit? *(Therapeutin fokussiert auf Carls Angst, sein Erleben zu schildern und seine Eltern an seiner schmerzlichen Einsamkeit und Isolation teilnehmen zu lassen. Die Therapeutin verwendet Hervorhebung, Validierung und empathisches Antworten, um die Aufmerksamkeit auf seine bindungsrelevanten Ängste und auftauchenden Bedürfnisse zu lenken.)*

CARL: Ich fühle mich schlecht, weil ich es gesagt habe.

MUTTER *(sanft und beruhigend)*: Es ist in Ordnung. Das sind deine Gefühle.

THERAPEUTIN *(zur Mutter)*: Es ist in Ordnung, dass er so empfindet.

MUTTER: Es ist in Ordnung, dass er sagt, wie er empfindet. Dann können wir ihm helfen. Es ist gut, Carl. Wir wollen es wissen.

THERAPEUTIN: Sie lassen ihm also den Raum, zu fühlen, wie er fühlt?

MUTTER *(distanzierter, emotionsloser)*: Was auch immer er fühlt, meine Aufgabe ist es, ihn zu beruhigen.

THERAPEUTIN: Ja, und wir sollten ihm auch jetzt Raum geben. *(Wendet sich erneut Carl zu.)* Du fühlst dich also nicht wohl dabei, es gesagt zu haben?

CARL: Ja, ich fühle mich schlecht, und ich will nicht, dass sie meinetwegen traurig sind.

THERAPEUTIN *(an die Eltern gewandt)*: Macht Carl Sie traurig?

VATER *(blickt Carl an)*: Meine Reue macht mich traurig, du machst mich nicht traurig. *(Zur Therapeutin)* Ich bin traurig, weil er traurig ist.

THERAPEUTIN: Das ist das Verrückte in Familien. Wir stecken einander an. Unsere Emotionen sind wichtig, und was Sie zu Ihrem Sohn sagen, ist, dass Ihre Reue und Ihre Traurigkeit nicht seine Schuld sind. *(Therapeutin validiert den Vater und lenkt dessen Aufmerksamkeit zurück auf den Sohn.)*

VATER: Überhaupt nicht.

THERAPEUTIN *(zu Carl)*: Hast du das gehört? *(Carl nickt zustimmend.)* Ja, gut. Wie fühlt es sich jetzt an, das zu hören?

CARL: Es ist eine Erleichterung, aber ich fühle mich noch immer schlecht dabei, all dieses Bedauern und Bereuen in Gang gebracht zu haben. *(Schämt sich nach wie vor.)*

MUTTER *(zu Carl gewandt, zuversichtlich)*: Aber du musst das hören, und ich möchte auf dich so eingehen, dass du merkst, es geht um dich und nicht um mich.

Move 3: Choreografieren engagierter Begegnungen

Therapeutin: Sie wollen Carl sagen, dass es Ihr Problem ist und nicht seins. In dem Teufelskreis, in den Ihre Familie hineingerät *(sieht Carl an)*, bekommst du die gegenteilige Botschaft, du bekommst die Botschaft, dass du das Problem bist. Alles ist deine Schuld, und wenn deine Mutter Panik bekommt, sagt sie zwar, es sei ihre Sache, und wenn dein Vater frustriert ist und verschwindet, sagt er auch, es sei seine Angelegenheit, aber in deinen Augen sieht es anders aus. Und hier geht es jetzt darum, dir Raum zu geben, damit zu sagen kannst, wie es für dich aussieht. Du hast den Mut gehabt, offen zu sprechen und zu sagen: „Ich habe das Gefühl, alles ist meine Schuld. Ich habe das Gefühl, dass ich allein damit klarkommen musste." Es ist unglaublich, dass du das hast sagen können, *(zu den Eltern gewandt)* dass er das sagen konnte. Das sagt eine Menge über diese Familie. Es sagt eine Menge über seine emotionale Reife. *(Zu Carl)* Glaubst du denn, dass sie dich wirklich verstanden haben? *(Therapeutin prozessiert die Begegnung, indem sie die auftauchende Verletzlichkeit und Responsivität der Familie spiegelt und validiert.)*

Carl: Ich weiß es nicht. *(Blickt seine Eltern an.)* Habt ihr es verstanden?

Mutter *(eindringlich)*: Ich versuche, dir zu helfen, ich sage dir ständig, dass ich nicht denke, dass du schuld bist …

Therapeutin: Lasst uns langsam machen. *(Zu Carl)* Was könnte dich davon überzeugen, dass deine Eltern wirklich verstanden haben, wie es für dich ist? *(Refokussiert auf Carls Bindungsbedürfnis.)*

Mutter: Das ist eine gute Frage.

Therapeutin: Carl, hören deine Eltern dich, wenn du sagst: „Ich habe das Gefühl, alles ist meine Schuld, und ich musste selbst damit klarkommen"? Denkst du, du könntest es ihnen direkt sagen? Kannst du sie ansehen und es sagen? *(Therapeutin leitet ein Enactment seiner auftauchenden Bindungsängste ein.)*

Carl *(zur Therapeutin)*: Dass ich das Gefühl habe, dass alles meine Schuld ist?

Therapeutin: Das ist der schwierige Teil, der Teil, dessentwegen du dich schrecklich fühlst, der Teil, weswegen du für immer weggehen möchtest, weil du dich so elend und so allein fühlst. Wenn ich deine Tränen sehe, frage ich mich, ob du dich vielleicht jetzt, in diesem Moment, so fühlst? Kannst du sie ansehen? Jetzt?

Carl *(wendet sich den Eltern zu)*: Ich habe das Gefühl, es ist alles meine Schuld. *(Schweigen.)*

Mutter *(fasst Carl am Arm und spricht liebevoll)*: Das Einzige, woran du schuld bist, ist die Tatsache, dass du uns zu einer Familie gemacht hast. Alles andere ist nicht deine Schuld. Bevor wir dich bekamen, waren wir keine Familie.

Move 4: Prozessieren der emotionalen Begegnung

Die Therapeutin unterstützt die Familie beim Prozessieren dieser emotionalen Begegnung. Sie spiegelt und validiert die unterschiedlichen Erfahrungen der Mutter und des Vaters bei ihrer direkten Begegnung mit Carls Angst und Scham. Mit dem Prozessieren seines Enactments führt die Therapeutin das Erweitern dieser Begegnung fort und verschiebt den Fokus auf Carls Beziehung zu seinem Vater.

THERAPEUTIN: Oh, das ist etwas Besonderes. Es ist nicht nur nicht deine Schuld, sondern du, Carl, hast diese Familie gemacht? Wie hört sich das an?

CARL: Klingt gut.

THERAPEUTIN: Es tut gut, deine Mutter sagen zu hören: „Es ist nicht deine Schuld. Tatsächlich bist du für diese Familie sehr wichtig, du nimmst hier einen besonderen Platz ein." Richtig?

MUTTER: Und du warst ein Wunschkind, Carl, dein Vater und ich, wir haben uns dich so sehr gewünscht.

THERAPEUTIN *(an den Vater gewandt)*: Wie ist es für Sie, dass Ihr Sohn direkt zu Ihnen sagt, er habe das Gefühl, alles sei seine Schuld.

VATER *(weinend)*: Ich fühle mich so elend.

THERAPEUTIN: Können Sie ihn hören? Können Sie Ihren Sohn hören?

VATER: Ja. Aber was kann ich tun, was kann ich tun, um das wieder in Ordnung zu bringen? *(Therapeutin bedeutet ihm, sich an den Sohn zu wenden.)*

VATER: Was brauchst du von mir?

CARL: Ich weiß nicht.

THERAPEUTIN: Das ist eine wichtige Frage, eine wichtige Frage. Wenn du sagst: „Alles ist meine Schuld", und deine Mutter sagt, das Einzige, woran du schuld seist, ist die Tatsache, dass du die beiden zu einer Familie gemacht hast – und du sagst, das klingt gut, was ist der gute Teil? *(Therapeutin refokussiert Carl auf die beruhigenden Worte der Mutter und verwendet eine evokative Frage, um Carls Erleben zu klären.)*

CARL: Es gibt mir das Gefühl, erwünscht zu sein.

THERAPEUTIN: Ja, es gibt dir das Gefühl, erwünscht zu sein, als Teil dieser Familie. Hier gehörst du hin, und wie fühlt sich das an?

CARL: Erleichternd und befreiend.

THERAPEUTIN: Erleichternd und befreiend. Wow, kannst du es irgendwo in deinem Körper spüren?

CARL: Es fühlt sich an, als sei die Spannung in der Brust verschwunden.

THERAPEUTIN: Ja, ein Teil der Spannung ist verschwunden, jetzt, wo du weißt, dass du erwünscht bist, dass deine Eltern dich wollen, denn das ist für dich wichtig, nicht wahr? Es ist dir wichtig, dass sie dich sehen? Dass sie sich für dich entscheiden?

Carl: Es ist mir wichtig, dass sie mich wollen, dass ich weiß, wo ich hingehöre.

Therapeutin: Und was sollen sie sehen?

Carl: Ich wünsche mir, dass sie Hoffnung in mich setzen, mich nicht aufgeben.

Mutter *(hektisch)*: Wir sehen dich, Carl, wir …

Therapeutin: Okay, wir verlangsamen hier, er sagt nämlich etwas sehr Wichtiges. Carl beantwortet diese Frage nach dem, was er braucht. *(Zu Carl)* Du hast gesagt: „Ich wünsche mir, dass sie Hoffnung in mich setzen, Ich wünsche mir, dass sie Hoffnung in mich setzen." Denken wir mal darüber nach: „Ich wünsche mir, dass sie Hoffnung in mich setzen, dass sie mich ansehen und Hoffnung haben."

Mutter *(ruhig)*: Worauf sollen wir hoffen, Carl?

Carl: Ich wünsche mir, dass ihr glaubt, ich könnte erfolgreich sein. Dass ich erfolgreich sein möchte. Ich bemühe mich, sosehr ich kann, doch vielleicht ist es in euren Augen nicht genug. Aber ich arbeite daran und versuche, besser zu werden und alles zu geben.

Therapeutin: Du wünschst dir, dass sie daran glauben, darauf vertrauen? An dich glauben?

Carl: Ich bemühe mich, ein guter Schüler zu sein, und ich wünsche mir eine gute Zukunft.

Therapeutin: Das sind deine Wünsche, und du möchtest, dass sie das wissen?

Carl: Genau!

Therapeutin: Gut gemacht, Carl, das spüre ich. Gut gemacht!

Carl: Danke.

Move 5: Integrieren und validieren

Die Therapeutin geht dazu über, die Art und Weise, wie die Familie Carls Verletzlichkeit erlebt, zu integrieren und zu validieren. In diesem abschließenden Beispiel beginnt die Familie zu verstehen, welches Risiko Carl eingeht, indem er über sein inneres Erleben und sein Gefühl, für das Leid der Familie verantwortlich zu sein, spricht. Weiterhin arbeitet die Therapeutin auch die Tendenz der Mutter, Überreaktionen auf Carls Erleben zu zeigen, durch, indem sie Carls Bedürfnis validiert und die Aufmerksamkeit der Mutter auf ihren Sohn und dessen Wunsch und Potenzial lenkt, eine gute Zukunft zu haben.

Therapeutin *(an die Eltern gewandt)*: Es ist erstaunlich, wie er Sie in seinen Raum hineinsehen lässt, in sein Inneres hineinsehen lässt. *(Vater nickt zustimmend und nachdrücklich.)*

Mutter: Mich drängt es, ihm all das Gute zu sagen, das ich sehe. Ich möchte, dass er es weiß.

THERAPEUTIN *(zur Mutter)*: Ich verstehe, aber jetzt, im Moment, ist es nicht nötig, zu hart zu arbeiten. Hören Sie einfach zu. Er sagt es Ihnen. Er sagt Ihnen etwas über sich. Was er denkt und fühlt und was in seinem Innern vorgeht. Wie fühlt es sich für Sie an, das einfach aufzunehmen? Ihr Sohn lässt Sie in sein Inneres sehen. Seine Gefühle, wenn Sie das in sich aufnehmen, was macht es mit Ihnen?

MUTTER: Es zerreißt mir das Herz, dass ich meine Sache als Mutter nicht wirklich gut gemacht habe.

THERAPEUTIN: Okay, vielleicht kann ich Ihnen hier helfen? *(Mutter nickt weinend.)* Ihr Sohn berichtet Ihnen, was er innerlich denkt. Er sagt Ihnen, was er von Ihnen braucht. Dass er das fertigbringt, alle Achtung. Ich habe selbst Kinder, und ich weiß nicht, ob sie sich so klar hätten ausdrücken können.

MUTTER: Es tut gut, dass er mir vertraut, er ist sehr tapfer.

THERAPEUTIN: Ja, und das sagt eine Menge über ihn, aber auch über Sie beide.

MUTTER: Ich möchte ihm von all den wunderbaren Dingen berichten, die ich sehe.

THERAPEUTIN: Und Carl sagt zu Ihnen: „Ich weiß das, Mutter, ich fühle das, Mutter, und ich möchte, dass du es mir glaubst, Mutter. Es gibt nichts, was du besser machen müsstest, du sollst mich nur sehen.“ *(Therapeutin benutzt die Stellvertreterstimme und verwendet eine empathische Vermutung.)*

MUTTER: Gut.

THERAPEUTIN: Gut? Sind Sie sicher?

MUTTER: Ja, gut, ich werde es versuchen.

THERAPEUTIN: Halten Sie diesen Moment fest, er ist so wichtig. Halten Sie daran fest, dass er sich eine gute Zukunft wünscht und dass er sich wünscht, dass Sie an ihn glauben. Hören Sie das, George?

VATER: Ja.

THERAPEUTIN: Das, was jetzt gerade hier passiert, ist etwas ganz anderes als Ihr Zyklus, Ihr Teufelskreis, der Momente wie diese verhindert hat. Wir sind ihm entkommen. *(Zu den Eltern)* Sie haben Ihrem Sohn klar gesagt, was Ihr Anteil war, und Sie konnten offen und ehrlich sagen, dass Sie ihn verletzt haben. *(Wendet sich Carl zu)* Das war nicht einfach, denn es war sehr emotional und als ob, als ob … Ach, es ist alles meine Schuld. Und Sie, Sarah, haben gesagt: „Deine einzige Schuld ist, dass du uns zu einer Familie gemacht hast“, und das war wunderbar, oder? *(Zu Carl)* So konntest du dich ein wenig mehr öffnen und deinen Eltern sagen: „Am Ende habe ich das Gefühl, es ist alles meine Schuld, und dann will ich nur noch verschwinden.“ Denn das tut so weh. Deine Eltern haben deinen Schmerz gehört, und sie wollten wissen, wie sie dir helfen können. Dann hast du gesagt: „Ich wünsche mir, dass sie Hoffnung in mich setzen und dass sie an mich glauben. Sie sollen sehen, dass ich erfolgreich sein möchte und dass ich mein Bestes gebe. Dieses Gefühl spüre ich in mir.“ Deine Eltern sollen an dich glauben, an deine innere Stärke glauben. Richtig? *(Carl lächelt und nickt zustimmend.)*

In diesem Ausschnitt konnte Carl die Schamgefühle erschließen und untersuchen, die in den Interaktionen mit seinen Eltern in ihm geweckt werden. Sie wurzeln in der körperlichen Misshandlung, die er als kleiner Junge erlitten hat und die ihn glauben ließ, böse zu sein und die Verantwortung für alles, was in der Familie schieflief, zu tragen. Aufgrund jener Verletzung fürchteten Sarah und George, als Eltern versagt zu haben. Ihre Angst wegen der Fehler, die sie gemacht hatten, veranlasste sie zu Überreaktionen, die Carl die Botschaft vermittelten, dass er ein Problem darstellte. Seine Strategie, sich zurückzuziehen, um den Sorgen und Bedenken seiner Eltern aus dem Weg zu gehen, verstärkte den negativen Zyklus und intensivierte sein Gefühl, dass mit ihm etwas nicht stimmte (Selbstbild) und es allen besser ginge, wenn es ihn nicht gäbe (Bild des anderen).

In dieser Sitzung verließ Carl seinen Rückzugsort, um klar und unmissverständlich zu erklären, dass ihn seine tiefe Verzweiflung und sein Gefühl, für alles, was in der Familie schieflief, verantwortlich zu sein, überforderten. Als Sarah und George ihrem Sohn zuhören und sein emotionales Leid sehen konnten, gelang es ihnen, ihr emotionales Gleichgewicht zu wahren und Carl von dieser Position aus zu trösten und seine Sorgen zu beruhigen. Carl konnte dies annehmen und seine Eltern durch den Selbstanteil, der sich gut und liebenswert fühlte, bitten, ihm zu vertrauen und an ihn zu glauben. Die verletzende psychische Misshandlung wurde von allen Familienmitgliedern durchgearbeitet. Zuerst erkannten die Eltern Carl gegenüber an, was geschehen war, und brachten ihr Bedauern zum Ausdruck. Danach schilderte Carl ihnen die Auswirkungen der Misshandlung auf sein Selbstwert- und Zugehörigkeitsgefühl in der Familieneinheit. Die Sitzung endete damit, dass Carl, der bislang den Kopf hatte hängen lassen und auf den Boden gestarrt hatte, sich aufrichtete, die Brust herausstreckte und übers ganze Gesicht strahlte.

6.6 Zusammenfassung

Im gesamten EFT-Prozess dient das Bündnis mit der Therapeutin als sichere Basis, von der aus die Familienmitglieder die emotionalen Erfahrungen untersuchen können, die durch ihre negativen Interaktionsmuster blockiert werden. In Phase 2 arbeitet die Therapeutin von dieser Plattform aus, um die – gewöhnlich in Phase 1 identifizierten – zugrunde liegenden Emotionen und Bedürfnisse des Kindes zu erschließen und zu erweitern. Die Therapeutin vertieft das vulnerable Erleben des Kindes und unterstützt es dabei, die bindungsrelevanten Emotionen zu erforschen und der Bezugsperson mitzuteilen. In den Schritten 5 und 6 lenkt die Therapeutin die Aufmerksamkeit der Eltern auf diese bindungsrelevanten Signale und regt sie an, das auftauchende Erleben des Kindes anzuerkennen und zu unterstützen. Die neue Ebene der Verletzlichkeit ermöglicht es Eltern und Kindern, ihre negativen Erfahrungen als Resultat ihrer Beziehungsblockaden zu verstehen. Die Fallbeispiele in diesem Kapitel illustrieren, wie neue Schritte der Verletzlichkeit Akzeptanzblockaden der Bindungspersonen triggern können. Sie veranschaulichen auch, wie die Therapeutin ihnen hilft, ihre eigene Verletzlichkeit bewusster wahrzunehmen. Indem die Familie es wagt, sich auf die Emotionen, die Bindungs- und Fürsorgereaktionen signalisieren, einzulassen, beginnen Eltern und Kinder, ihre Beziehung von neuen Positionen aus, die das Sicherheitsgefühl stärken und zum Explorieren anregen, umzustrukturieren.

EFFT-Prozesspunkte

Der folgende Prozess beleuchtet die Fokussierung der EFT-Therapeutin auf das Vertiefen der Emotion und die Förderung der Akzeptanz der bindungsrelevanten Emotionen und Bedürfnisse eines Kindes.

1. Die Deeskalation des negativen Interaktionsmusters der Familie und die Offenheit der Eltern signalisieren der Therapeutin, dass sie zur Vertiefung der Verletzlichkeit des Kindes und zur Förderung der elterlichen Akzeptanz übergehen kann.
2. Die Therapeutin hebt die Offenheit der Eltern hervor und vergewissert sich ihrer Bereitschaft, sich eine neue Reaktion auf die zugrunde liegenden Emotionen ihres Kindes und seine Bindungsbedürfnisse zu erarbeiten.
3. Die Therapeutin vertieft das Erschließen und Erforschen der bindungsrelevanten Emotionen und Bedürfnisse des Kindes. Diese neuen Erfahrungen können in den Bindungspersonen neue Motivationen wecken und sie zu Verhaltensweisen anregen, die eine verbesserte Ansprechbarkeit und Responsivität sowie ein höheres Engagement zum Ausdruck bringen.
4. Die tieferen emotionalen Erfahrungen eines Kindes triggern in den Eltern häufig Akzeptanzblockaden einschließlich Scham und Furcht. Die Therapeutin begleitet die Eltern beim Durcharbeiten dieser Blockaden (z. B. Selbstbild und Bild des Kindes) und der Annäherung an höhere Responsivität und Akzeptanz der Verletzlichkeit, die das Kind nun ausdrücken kann.
5. Die Schritte 5 und 6 bereiten die Familie auf die Umstrukturierung neuer, durch Bindungs- und Fürsorgereaktionen organisierter Ebenen des Engagements vor. Das vertiefte Durcharbeiten der Beziehungsblockaden der Familie fördert das Vertrauen in die Verfügbarkeit der Eltern und eine besser eingestimmte Wahrnehmung der Bedürfnisse des Kindes nach Verbundenheit und Unterstützung.

6.7 Literatur

ALLEN, J. A. (2008). The attachment system in adolescence. In: J. Cassidy & P. R. Shaver (Hg.). *Handbook of Attachment Theory Research, and Clinical Applications*. New York: Guilford, S. 419–435.

JOHNSON, S. M. (2020 [2019]). *Bindungstheorie in der Praxis. Emotionsfokussierte Therapie mit Einzelnen, Paaren und Familien*. Paderborn: Junfermann.

JOHNSON, S. M., MAKINEN, J. A. & MILLIKIN, J. W. (2001). Attachment injuries in couple relationships: A new perspective on impasses in couples therapy. *Journal of Marital and Familiy Therapy* 27: 145–155.

KOBAK, R. & MANDELBAUM, T. (2003). Caring for the caregiver: An attachment approach to assessment and treatment of child problems. In: S. M. Johnson & V. E. Whiffen (Hg.). *Attachment Processes in Couple and Family Therapy*. New York: Guilford, S. 144–164.

KOBAK, R., DUEMMLER, S., BURLAND, A. & YOUNGSTROM, E. (1998). Attachment and negative absorption states: Implications for treating distressed families. *Journal of Systemic Therapies* 17: 80–92.

KOBAK, R., ZAJAC, K., HERRES, J. & KRAUTHAMER EWING, E. S. (2015). Attachment based treatments for adolescents. *Attachment & Human Development* 17: 220–239.

MAKINEN, J. & JOHNSON, S. M. (2006). Resolving attachment insecurity in couples using EFT: Steps towards forgiveness and reconciliation. *Journal of Consulting and Clinical Psychology* 74: 1055–1064.

MORETTI, M. M. & CRAIG, S. (2013). Maternal versus paternal physical and emotional abuse, affect regulation and risk for depression from adolescence to early adulthood. *Child Abuse and Neglect* 37: 4–13.

MORETTI, M. M. & OBSUTH, I. (2009). Effectiveness of an attachment-focused manualized intervention for parents of teens at risk for aggressive behaviour: The Connect Program. *Journal of Adolescence* 32: 1347–1357.

7. Umstrukturieren der Bindungs- und Fürsorgereaktionen

Schritt 7. Umstrukturieren der Familieninteraktionen unter Betonung des Mitteilens von Bindungsbedürfnissen und Fürsorgereaktionen

Ziel- und Höhepunkt der Phase 2 ist die Umstrukturierung der Eltern-Kind-Interaktionen, damit das Kind seine Bindungsbedürfnisse äußern kann und die Verfügbarkeit der Eltern durch zugängliche und responsive Fürsorge gewährleistet ist (Johnson & Lee 2000). Schritt 7 ist daher das maßgebliche Veränderungsereignis in einer erfolgreichen EFFT-Therapie. Das Enactment des fürsorglichen Eingehens auf ausgedrückte Bindungsbedürfnisse vermittelt eine korrigierende emotionale Erfahrung, die verändernd auf die Erwartungen einwirkt, die für die Eltern-Kind-Beziehung prägend sind, und auf diese Weise auch das emotionale Klima in der Familie verändert. Die veränderte Ebene des positiven Affekts und der Ausdrucksfähigkeit erhöht die Wahrscheinlichkeit, dass andere Beziehungen in der Familie auf ähnliche Weise durch die Umstrukturierung einer Beziehungsblockade bearbeitet werden können.

In diesem Kapitel beschreiben wir, wie die Therapeutin den Familienmitgliedern eine korrigierende emotionale Erfahrung ermöglicht, in der das Kind seine Bindungsbedürfnisse mit einer verfügbaren Bezugsperson teilen kann, die effektiv darauf einzugehen vermag. Dieser Erfolg macht es der Familie leichter, auch andere Beziehungsblockaden zu bearbeiten, die im Laufe der Beratung keine vorrangige Rolle gespielt haben, und die positiven Auswirkungen auf die Wiederherstellung sicherer innerfamiliärer Bindungen zu untersuchen.

Fallbeispiele illustrieren die EFT-Interventionen, die in Phase 2 eingesetzt werden, um Enactments von Bindungsbedürfnissen zu erleichtern und diese für alle Familienmitglieder neuen Erfahrungen zu prozessieren. Diese abschließenden Schritte sind die Voraussetzung für eine effektive Lösung der Distress, die das negative Muster der Familie in Gang halten, und für die gefühlte Sicherheit in den verschiedenen familiären Beziehungen.

7.1 Ziele des 7. Schritts

Vier Ziele dienen der Therapeutin in Phase 2 als Kompass. Erstens werden die Bindungsbedürfnisse des Kindes geklärt und mit einer responsiven Bezugsperson geteilt. Häufig offenbart das Kind seine Bedürfnisse im Anschluss auf eine direkte Erklärung der Verfügbarkeit der Bezugsperson oder in Reaktion auf eine direkte Aufforderung. Zweitens reagiert die Bezugsperson mit einer eingestimmten und effektiven Reaktion auf das geäußerte Bedürfnis des Kindes. Die Therapeutin unterstützt ihr Engagement, indem sie seine Auswirkungen prozessiert und erläutert sowie sicherstellt, dass das Bindungsbedürfnis des Kindes klar verstanden wurde. Drittens arbeitet die Therapeutin mit dem Kind zusammen und hilft ihm, die besser eingestimmte Fürsorgereaktion seiner Bezugsperson zu verarbeiten. Das vierte Ziel betrifft die Erweiterung der positiven Folgen des umstrukturierenden Enactments mit anderen Familienmitgliedern.

Ein verbessertes Sicherheitsgefühl ermöglicht häufig das Mitteilen höherer Verletzlichkeit in anderen Familienbeziehungen. Diese sich nach und nach ausbreitende Wirkung kann auch eine Identifizierung weiterer unsicherer Bindungen ermöglichen. Daraufhin kann die Therapeutin die gleichen Phase-2-Schritte einsetzen, um diese neu aufgetauchten Beziehungsblockaden durchzuarbeiten. Indem die Erfolge der Familie beim Durcharbeiten dieser Blockaden prozessiert und Enactments der neuen vulnerablen und verfügbaren Positionen von der Therapeutin eingeleitet werden, deutet sie diese neuen positiven Zyklen als Heilmittel für die ursprünglichen negativen Interaktionsmuster. Sie hebt die positiven Emotionen hervor, die aus neuen Mustern der Bindungskommunikation und der Verfügbarkeit der Bindungspersonen resultieren.

7.2 Zugangspunkte

In Schritt 7 geht die Therapeutin direktiver vor, indem sie die Familienmitglieder auf neue Positionen in ihren Bindungs- und Fürsorgeinteraktionen orientiert. Sie interveniert in der Sitzung gemäß diesen zentralen Zugangspunkten.

1. **Kohärentes Signalisieren eines ungestillten Bindungsbedürfnisses.** In den Schritten 5 und 6 wird die spezifische Bindung eines Kindes auf bewegende Weise geäußert. Während die Bezugsperson sich einer engagierteren und in höherem Maß akzeptierenden Position annähert, lenkt die Therapeutin das Enactment des kindlichen Bindungsbedürfnisses. Im breiten Sinn verstanden, hängen diese Bindungsbedürfnisse mit Unterstützung (sicherer Basis) und Sicherheit (sicherer

Hafen) zusammen. Diese Bedürfnisse und ihre Äußerungsweise unterscheiden sich je nach Entwicklungsphase. Deshalb müssen die Bezugspersonen über Sensibilität und Responsivität verfügen, um insbesondere im Fall Adoleszenter die Balance zwischen Unterstützung und Sicherheit wahren zu können. Ein Jugendlicher bringt seine Wut u. U. als Autonomiebedürfnis zum Ausdruck, und wenn die Eltern den Konflikt als unerwünschte oder inakzeptable Reaktion erleben, kommt es zur Fehleinstimmung mit dem Heranwachsenden und im Laufe der Zeit zu einer Beziehungsblockade, sofern keine rechtzeitige Korrektur erfolgt. Die Therapeutin verwendet evokative Strategien, um sich auf die Erlebensweise des Kindes einzustimmen und ihm zu helfen, sein Bindungsbedürfnis explizit zu äußern. Dieses zeigt sich häufig besonders deutlich in einem Zustand erhöhter Verletzlichkeit, sodass die naheliegende Frage lautet: „Was brauchst du in diesem Moment von deinem Vater / deiner Mutter?“

2. **Enactment der Responsivität und des Engagements der Bezugsperson.** In Schritt 7 leitet die Therapeutin das Kind und die Eltern zum Teilen von Bindungsbedürfnissen bzw. Fürsorgereaktionen an, indem sie Validierung, evokative Antworten und Hervorhebungen benutzt, um die Reaktion zu vertiefen und ihre Kohärenz zu verbessern. Sie gibt das Tempo des Enactments vor und fokussiert auf die Einstimmung und Responsivität der Bezugspersonen auf das geteilte Bedürfnis des Kindes. Auf diese Weise erleichtert sie klare Reaktionssignale zwischen den Eltern und dem Kind. Aktiv refokussiert sie die Interaktion auf die Äußerung des kindlichen Bedürfnisses und die Spezifität und Sensibilität der mütterlichen / väterlichen Reaktion auf diese emotionalen Signale.
3. **Das Kind geht auf Fürsorgereaktionen ein.** Die Therapeutin arbeitet die Akzeptanz der Fürsorgereaktion durch das Kind durch. Anfangs nehmen Kinder die elterliche Unterstützung u. U. direkt an oder reagieren misstrauisch und ängstlich. Die Therapeutin verstärkt die positive Veränderung und vertieft das kindliche Sich-Einlassen auf die Fürsorge der Bezugsperson. Wenn ein Kind hingegen unsicher oder misstrauisch reagiert, kehrt die Therapeutin zum Durcharbeiten seiner Beziehungsblockade zurück, indem sie auf sein unmittelbares Misstrauen fokussiert, das durch das spezifische Bemühen der Bezugsperson um Fürsorglichkeit getriggert wurde. Indem sie die Auswirkungen der Unterstützung und Fürsorge mit dem Kind prozessiert, erforscht die Therapeutin, wie diese neuen Momente der Verbundenheit dem Kind als Gelegenheit dienen könnten, sein Selbstbild und sein Mutter- / Vaterbild zu überprüfen.
4. **Auswirkungen auf die Mutter- / Vater-Kind-Beziehung.** Im Anschluss an das Enactment untersucht die Therapeutin die Auswirkungen der emotionalen Mutter- / Vater-Kind-Begegnung. Identifiziert werden spezifische Erfahrungen, vor allem wenn sie mit dem Selbstbild des Kindes und seinem Bild der Bezugspersonen zusammenhängen. Ähnliche Aufmerksamkeit wird dem Bild gewidmet, das

die Erwachsenen vom Kind und von sich selbst als Mutter / Vater haben. Wenn an der Sitzung ein zweiter Elternteil teilnimmt, prozessiert die Therapeutin auch die Auswirkungen des Enactments auf das Fürsorgebündnis und unterstützt die Reflexionen beider Bindungspersonen bezüglich des Kindes. Das erfolgreiche Enactment dient Eltern und Kindern als Basis, um das Vertrauen in die Verfügbarkeit der Eltern zu stärken und das Verständnis der Bedürfnisse des Kindes zu vertiefen.

5. **Erweiterung der Auswirkungen auf andere Familienmitglieder.** Die positiven Wirkungen eines heilenden Enactments breiten sich in der gesamten Familie und ihrem Selbstverständnis aus. Die Therapeutin untersucht den Einfluss auf Familienwerte und unterstreicht, dass die Familie dank dieser neuen Begegnungen besser in der Lage ist, die angestrebte Sicherheit herzustellen. Durch Fokussierung auf diese neuen Interaktionen hebt sie den positiven Einfluss umstrukturierter Beziehungsmuster hervor, indem sie auf neue Interaktionen verweist, die an die Stelle früherer Beziehungsblockaden getreten sind. Sie bezieht auch andere Familienmitglieder in die Beobachtung der Veränderungen und Erfahrungen mit ein. Betont werden die positiven Emotionen (z. B. Stolz, Freude, Liebe), die mit sicheren Reaktionen in der Familie einhergehen, und die positiven Interaktionszyklen als Heilmittel für die ursprünglichen negativen Interaktionsmuster.
6. **Weitere Beziehungsblockaden.** Das Prozessieren der Auswirkungen von Veränderungen in der Familie kann zur Identifizierung weiterer Beziehungsblockaden führen. Ungestillte Familienbedürfnisse können zutage treten, nachdem die Beziehung mit den gravierendsten Schwierigkeiten geheilt wurde. Typischerweise bereiten die Fortschritte, die durch die Auflösung der ursprünglichen Beziehungsblockade erzielt wurden, die Eltern darauf vor, responsiver auf diese neu auftauchenden Blockaden einzugehen. Die Therapeutin verschiebt ihren Fokus auf die neue Blockade und vollzieht dieselben Phase-2-Schritte, um sie zu bearbeiten.

7.3 Umstrukturierende Interaktionen

Dieser Abschnitt untersucht die umstrukturierenden Interaktionen, die von der Therapeutin um erfolgreiche Enactments des kindlichen Bindungsbedürfnisses und der Fürsorgereaktion der Eltern organisiert werden. Besondere Aufmerksamkeit gilt der EFT-Arbeit mit Enactments und deren Aufgabe, Eltern und Kindern das Finden neuer Positionen zu erleichtern, die das Sicherheitsgefühl in der Familie verbessern. Die EFT-Interventionen werden mit Blick auf ihre Verwendung zur Umstrukturierung der Positionen der Familienmitglieder erläutert. Eine Fallstudie illustriert den

Umstrukturierungsprozess, der auf die Phasen eines Enactments fokussiert und den Schritten des EFT-Tangos folgt.

Minuchin (1974) hat die Verwendung von Enactments in der Familientherapie eingeführt und dabei mit Direktiven gearbeitet, um die Familienmitglieder für Gespräche unter der Leitung des Therapeuten zu gewinnen. Enactments können in der Familientherapie effektiver zum Einsatz kommen, wenn sie auf spezifische Sackgassen in den Interaktionen fokussieren (Friedlander et al. 1994). In der EFFT sowie in anderen bindungsbasierten Familientherapien werden Verletzungen und Empathieversagen geheilt, indem aktiv responsive Bezugspersonen direkt mit den zugrunde liegenden Bedürfnissen der Kinder konfrontiert werden (Kobak, Grassetti & Yarger 2013).

Laut Johnson (2020 [2019]) sind Begegnungen dieser Art als Bindungsereignisse zu verstehen, da das sichere Bindungsverhalten des Kindes gegenüber einer Bindungsperson transformative Interaktionen ermöglicht.

> Erlebnisse dieser Art werden vom menschlichen Gehirn als dermaßen wichtig kodiert, dass ihr Affekt die Qualität der Beziehungen innerhalb der Familie *überproportional beeinflusst*. In gleicher Weise ist der familiäre Zusammenhalt für die gesunde Entwicklung *unverhältnismäßig wichtig*. Diese Art zielgerichteter, systematischer Gestaltung oder Choreografie zentraler definierender Bindungsinteraktionen bedeutet für die Praxis der Familientherapie einen ganz entscheidenden Fortschritt.
>
> (S. 234)

In der EFFT bringt die Therapeutin das zugrunde liegende Leid und die Furcht ans Licht, die das Kind mit einer blockierten Beziehung zur Bindungsperson empfindet. Durch das richtungweisende Validieren dieser Erfahrungen hebt sie die Verletzlichkeit der Bindungsbedürfnisse des Kindes hervor und regt die Eltern zu einer aktiven Reaktion auf diese Bedürfnisse in einer Reihe von Enactments an. So entwickelt sich ein Veränderungsprozess sicherheitsstiftender Interaktionen, der die Erwartungen transformiert, die Kinder bezüglich ihres Wertes und der Verfügbarkeit ihrer Eltern hegen. Damit einhergehend verändern sich die Wertschätzung des Kindes durch die Eltern und deren eigenes Verständnis ihrer Wichtigkeit als Bezugsperson. Enactments positiver Zyklen der Verletzlichkeit und sicherer Fürsorgereaktionen erweitern die gefühlte Sicherheit in der Familie, die den gemeinsamen und den individuellen Bedürfnissen nach Verbundenheit und Exploration zuträglich ist.

Das Ziel eines EFT-Enactments besteht darin, das Sicherheitsgefühl der Familienmitglieder durch das konkrete Erleben emotionalen Engagements und empathischen Reagierens zu stärken. Enactments ermöglichen auch Interaktionen, die bestehende Blockaden des Sicherheitsgefühls ans Licht bringen. Ähnlich wie Enactments in der emotionsfokussierten Paartherapie umfassen sie drei Phasen (Tilley & Palmer 2013).

1. Die Bühne bereiten. Enactments in Schritt 7 fokussieren auf die Kommunikation der kindlichen Bindungsbedürfnisse von einer vulnerablen Position aus. Schritte 5 und 6 erzeugen einen Kontext, in dem diese Bedürfnisse einer responsiven und zugänglichen Bindungsperson mitgeteilt werden. Deren Fürsorgeintentionen werden explizit formuliert, wobei die Therapeutin auf die Klärung der bewussten Wahrnehmung des kindlichen Erlebens und die Einstimmung darauf fokussiert. Häufig geschieht dies im Kontext des Durcharbeitens verbliebener Blockaden der Bedürfnisäußerung. Die Therapeutin verwendet evokative Interventionen einschließlich Hervorhebungen und empathischer Vermutungen, um das gefühlte Bedürfnis des Kindes und seine Sehnsüchte klar herauszuarbeiten.

Im folgenden Beispiel choreografiert die Therapeutin ein Enactment, indem sie gegenüber Charissa, die unter Tränen sagt, dass sie sich in ihrer Familie häufig unerwünscht fühle und für ihren Vater eine Enttäuschung sei, folgende Vermutung äußert:

> Wäre es zu schwer für dich, dich jetzt direkt, mit Tränen in den Augen, an deinen Vater zu wenden und ihm zu sagen, was du brauchst? Zu schwer, ihm zu sagen, dass du auf seinen Trost angewiesen bist und wissen musst, dass du wichtig bist, dass du ihm wichtig bist?

Die Therapeutin regt Charissas Bindungswünsche in Gegenwart des Vaters an, der sein distanziertes Verhältnis zu seiner Tochter soeben bereut und zutiefst bedauert und das Bedürfnis geäußert hat, sie in ihrem Leid, das er in der Sitzung so deutlich sieht, zu trösten. Die Therapeutin bereitet die Bühne, indem sie die responsive Position des Vaters in Worte fasst und hervorhebt und die Bindungswünsche der Tochter aktiviert.

2. Anleitung des Enactments. Ein kritischer Schritt im Enactmentprozess ist die Verwendung einer Direktive für das Kind oder seine Bezugsperson. In manchen Familien finden Enactments spontan statt, wenn der Erwachsene und das Kind den emotionalen Hinweisen folgen, die im Framing des Enactments durch die Therapeutin enthalten sind. Auch im Fall spontaner Enactments sind die Anleitungen und Refokussierungen der Therapeutin u. U. weiterhin erforderlich in dem Prozess des Teilens von und Reagierens auf Botschaften zwischen den Beteiligten. Die Therapeutin kann die Bezugsperson oder das Kind z. B. bitten, eine Fürsorgereaktion oder einen Bindungsappell besonders zu betonen, vor allem wenn das Enactment seine emotionale Salienz zu verlieren beginnt. Bei spontanen Enactments wird die Therapeutin künftige Gelegenheiten suchen, ein kohärent geteiltes Bindungsbedürfnis des Kindes und eine klare Fürsorgereaktion der Mutter / des Vaters in ein Enactment umzusetzen. Das gezielte Mitteilen eines Bindungsbedürfnisses und entsprechendes

Reagieren darauf sind unmissverständliche Marker der Veränderung hin zu einer sicheren Bindung.

In anderen Situationen kann die Therapeutin eine Direktive benutzen, um eine Bezugsperson aufzufordern, das Kind zur Mitteilung seines Bedürfnisses zu ermuntern. Mit dieser Situation ist zu rechnen, wenn die Erwachsene soeben eine Fürsorgeblockade durchgearbeitet hat und das kindliche Bindungsbedürfnis klar artikuliert wurde. Denkbar ist aber auch, dass die Therapeutin das Kind bittet, sich in einem Moment erhöhter Verletzlichkeit an die Eltern zu wenden. Dieser Fall tritt vor allem dann ein, wenn das Kind seine Angst oder sein fehlendes Vertrauen in Anwesenheit eines vorbehaltlos akzeptierenden Elternteils prozessiert, nachdem die Verfügbarkeit der Erwachsenen sichergestellt wurde. In beiden Situationen erkennt die Therapeutin das Risiko an, dass die Bezugsperson bzw. das Kind eingehen, und ist darauf vorbereitet, unterstützend einzugreifen, wenn einer der Beteiligten Schwierigkeiten hat, auf ein Enactment zu reagieren.

In Schritt 7 fokussiert das Enactment auf das Engagement des Bindungs- und Fürsorgesystem, in dem affektive Einstimmung und empathische Präsenz für die Herstellung einer emotionalen Bindung unerlässlich sind. Deshalb leitet die Therapeutin den Austausch zwischen Bezugsperson und Kind an und refokussiert die Aufmerksamkeit auf das zutage tretende persönliche Erleben beider Beteiligten, vor allem wenn Bindungsbedürfnisse klar geteilt und fürsorgliche Unterstützung unmissverständlich gewährt wird.

3. Prozessieren des individuellen Erlebens. Die Abschlussphase eines Enactments ist der Exploration des individuellen Erlebens der Beteiligten einschließlich der emotionalen Auswirkungen des Enactments gewidmet. Die Therapeutin kombiniert evokative Fragen und Validierung, um die Erforschung des Erlebens in der Gegenwart zu unterstützen, und verweist dabei immer wieder auf die bindungsrelevanten Themen (z.B. Fürsorge, Trost, Beruhigung) und Fürsorgeintentionen (z.B. Sehen, Wertschätzen, Unterstützen). Sie erläutert, wie die Selbstbilder und die Bilder vom anderen diese Themen widerspiegeln. Dieses Spiegeln stiftet die Bindungsbedeutung der Interaktion und bietet Gelegenheiten, frühere Erwartungen im Zusammenhang mit negativen Selbstbildern (z.B. dem Gefühl der Wertlosigkeit) und negativen Bildern von anderen (z.B. gleichgültig, ablehnend) zu überprüfen. Die Therapeutin kann auch diese Interaktion den Beziehungsblockaden gegenüberstellen, die es der Bezugsperson und dem Kind zuvor schwer gemacht haben, auf dieser direkten Ebene miteinander zu kommunizieren.

In dem oben geschilderten Beispiel benutzt die Therapeutin eine evokative Frage, um zu erkunden, wie der Vater die Annahme seiner Fürsorgereaktion durch Charissa erlebt. „Wie fühlt es sich für Sie an, wenn Charissa sich Ihre Worte zu Herzen nimmt und Sie bittet, sie in den Arm zu nehmen?“ Der Vater antwortete, dass er nun glaube, der Vater sein zu können, der er sein wolle: „Sie soll wissen, dass ich für sie da bin und dass ich immer bereit bin, wann immer sie meine Unterstützung, meine Umarmung braucht. Ich bin bereit!“ Die Therapeutin spiegelt die Fürsorgeintention des Vaters und hebt seine Bereitschaft zur Verfügbarkeit hervor. Daraufhin erklärt der Vater seine Intention genauer: „Ich verstehe es jetzt besser. Eine Umarmung ist jederzeit möglich, aber Charissa muss es auch wollen. Es geht um ihre Bedürfnisse.“ Durch das Prozessieren seines Erlebens kann sich der Vater genauer auf die Bedürfnisse seiner Tochter einstimmen, statt sich allein auf seine Intention zu stützen. Die Therapeutin kann an diesem Punkt ein Enactment verwenden, um den Prozess erneut zu durchlaufen und diesmal auf die Intention des Vaters, seine Tochter so, wie diese es braucht, zu unterstützen, zu fokussieren.

Zusammenfassend können wir festhalten, dass Schritt 7 im EFFT-Prozess der Veränderung eine maßgebliche Rolle spielt, da die Familienmitglieder aufgefordert sind, ihre Beziehungsblockaden anzuerkennen und durch das Mitteilen ihrer Verletzlichkeit Sicherheit aufzubauen. Diese Momente der Verletzlichkeit führen zu neuen Beziehungsmustern, die sich von den negativen Zyklen unterscheiden, die den Selbstschutz und die Reaktivität in den Interaktionen der Familie verstärkten. Die korrigierenden emotionalen Erfahrungen in Schritt 7 lenken die Familie in Richtung Sicherheit. Tiefere Emotionen können in Worte gefasst und benutzt werden, um die Bedürfnisse und Ressourcen zu prägen, die Familien zur Wiederherstellung ihrer emotionalen Balance einsetzen. Erfolgreiche Enactments, die die Bindungsgespräche und die Fürsorgereaktionen unterstützen, verbessern das Sicherheitsgefühl in der Familie. Dadurch verbessert sich, wie das folgende Fallbeispiel zeigt, auch die Resilienz angesichts von Herausforderungen.

7.4 EFT-Interventionen in Schritt 7

Evokative und prozessierende Interventionen spielen in den Veränderungsereignissen der EFT eine entscheidende Rolle. Evokative Fragen, Vermutungen und Hervorhebungen fördern das emotionale Engagement, das für den EFFT-Prozess der Veränderung ausschlaggebend ist. Gemäß den Grundsätzen der Bindungstheorie (2. Kapitel) nutzt die Therapeutin Emotionen als Ziel und Agens der Veränderung in Beziehungen und als Sprache der Verbundenheit. Emotionen sind zentral für die Veränderung von Bindungsbeziehungen. Prozessierende Interventionen fokussieren auf die Zuschreibung gemeinsamer Bedeutung an neue Familienerfahrungen. Die

Therapeutin benutzt evokative Strategien in einem ausgewogenen Verhältnis mit Spiegeln und Validieren, um ein neues Verständnis der in Phase 2 stattfindenden Veränderungen zu konsolidieren. Umdeutende Interventionen kontrastieren die neuen korrigierenden Erfahrungen mit den früheren negativen Distressmustern, die den Bemühungen um Verbundenheit und Erziehung zuwiderliefen. Die Verwendung von Enactments ist entscheidend, um Beziehungspositionen in Phase 2 umzustrukturieren. Der folgende Abschnitt beleuchtet auch den Prozess umstrukturierender Enactments.

7.4.1 Evokative Interventionen

Evokative Strategien spielen in den Schritten 7 und 8 eine wichtige Rolle bei der Untersuchung des emotionalen Erlebens im gegenwärtigen Moment. Evokative Fragen helfen, das auftauchende Erleben eines Familienmitglieds, insbesondere bezogen auf Bindungs- und Fürsorgethemen, herauszuarbeiten. So könnte die Therapeutin einen Jugendlichen beispielsweise fragen: „Was geht jetzt in dir vor, wenn du die Tränen deiner Mutter siehst und hörst, wie leid es ihr tut, nicht für dich da gewesen zu sein?" Die Therapeutin kann zwischen die evokativen Fragen Hervorhebungen einstreuen, um die Fokussierung auf das Mitteilen der zugrunde liegenden Bindungsemotion zu schärfen. Zum Beispiel könnte sie zu einem Klienten, dem in Reaktion auf die Verfügbarkeit seiner Bezugsperson die Tränen kommen, sagen: „Das ist nun ganz neu für dich, nicht wahr? Deine Mutter an deiner Seite zu wissen, zu hören, wie wichtig du für sie bist. Was geht in dir vor, wenn du jetzt, in diesem Moment, ihre Anteilnahme spürst?" Auch empathische Vermutungen intensivieren die Aufmerksamkeit für den gegenwärtigen Moment, indem sie den Klienten taktvoll auffordern, sich einen Schritt weiter in sein inneres Erleben vorzuwagen. Die Einstimmung der Therapeutin auf Bindungs- und Fürsorgethemen trägt durch eine empathische Vermutung zur Vertiefung des Erlebens bei.

Häufig fokussieren diese Vermutungen in Schritt 6 auf bindungsbezogene Ängste und das Enactment. So könnte die Therapeutin zu einer Jugendlichen, die Schwierigkeiten hat, ihre Bedürfnisse gegenüber der Mutter zu äußern, sagen:

> Du kommst also an einen Punkt, an dem du dir wünschst, dass deine Mutter dich versteht, dich sieht. Es wäre aber eine ganz und gar andere Sache, auf sie zuzugehen und ihr zu sagen, wie es für dich ist. Fast so, als ob ein Teil von dir sagt, halt dich fern, sage nichts, erzähle ihr nichts. Ein anderer Teil aber sehnt sich nach ihrem Trost und ihrer Fürsorge, nicht wahr? Hilfst du mir, zu verstehen, was jetzt, in diesem Moment, passiert?

Dieselben Interventionen werden benutzt, um das Bewusstsein einer Bezugsperson für ihre Fürsorgeintentionen zu schärfen. So könnte die Therapeutin fragen: „Wie ist es jetzt für Sie, als Mutter, zu hören, dass sie Angst davor hat, andere zu enttäuschen, Sie zu enttäuschen?" Die Therapeutin lenkt die Aufmerksamkeit auf die Fürsorgereaktion der Mutter.

Diese Interventionen fördern auch die positiven Auswirkungen einer bindungsstiftenden Interaktion in der Familie. Die Therapeutin kann empathische Vermutungen formulieren, um das Bewusstsein einer Bezugsperson für die Folgen einer Heilung der Beziehung zwischen ihrem Partner und dem gemeinsamen Kind zu schärfen.

> Es ist, als ob ein Teil von Ihnen sehr erleichtert darüber ist, dass die beiden sich miteinander verständigen, nachdem es in Ihrer Familie zu dieser Spaltung gekommen ist. Ich frage mich, ob ein anderer Teil von Ihnen in diesem Moment auch die Besorgnis Ihres Partners, seine Stärke und Liebe sehen kann. Wie ist es für Sie, sein Mitgefühl zu erleben?

Die Vermutung fordert die Familie auf, positivere Emotionen zuzulassen und über Möglichkeiten einer höheren gemeinsamen Sicherheit nachzudenken.

7.4.2 Prozessierende Interventionen

In Schritt 7 ermöglichen prozessierende Interventionen ein neues, auf neuen Erfahrungen beruhendes Verständnis, sobald die Beziehungsblockaden durch bindungsstiftende Interaktionen ersetzt wurden. Mithilfe von Spiegeln und Validieren verlangsamt die Therapeutin den Prozess, damit die Familienmitglieder ihrer sich entfaltenden Erfahrung Bedeutung zuschreiben können. Dies ist besonders wichtig, wenn diese neuen Erfahrungen zeigen, dass die gewohnten Erwartungen bezüglich elterlicher Fürsorge und Verfügbarkeit oder bezüglich des Unterstützungsbedürfnisses und der Verletzlichkeit des Kindes überprüft werden müssen. Die Therapeutin könnte ein Kind im Anschluss an eine bindungsstiftende Interaktion mit einem zuvor distanzierten Elternteil fragen: „Welche Worte fallen dir ein, wenn du die Hand deiner Mutter auf deiner Schulter spürst und sie nun dicht an deiner Seite ist?" Die Therapeutin hilft dem Kind, sich in sein Erleben zu vertiefen und die Fürsorge, die es im Moment erlebt, in Worte zu fassen.

Umdeutungen tragen zur Schaffung eines Kontextes bei, in dem Familien das Risiko, sich mit ihrer Verletzlichkeit auseinanderzusetzen, eingehen können. Die Therapeutin deutet die augenblicklichen Ängste der Familie vor den neuen Schritten im Lichte der Geschichte ihres negativen Zyklus und der Muster enttäuschender Erfahrungen.

Sie benutzt die Umdeutung, um den Bezugspersonen zu helfen, sich auf die in einem Enactment zutage getretene Angst ihres Kindes besser einzustimmen.

> Ja, es ist schwer zu verstehen, weshalb sie der Fürsorge, die Sie ihr gerade jetzt anbieten, nicht über den Weg traut. Als ob die Geschichte Ihres Familienmusters, die Distanz und Verletztheit, lauter klänge als die tröstenden Worte, die Sie hier und jetzt zu ihr sagen. Wir sollten uns Zeit lassen.

Die Fähigkeit, die Angst der Tochter, ein Bindungsbedürfnis zu äußern, zu sehen, wird im Licht früherer Muster nachvollziehbar. Diese Umdeutung normalisiert die Angst und schafft Raum, um sie anzuerkennen und zu verstehen.

Das folgende Fallbeispiel illustriert diese EFT-Interventionen zur Umstrukturierung von Interaktionen. Besondere Aufmerksamkeit gilt der Funktion von Enactments, Positionen innerhalb einer Beziehungsblockade zu verändern.

7.4.3 Schritt 7 – *Fallbeispiel*

Illustriert wird ein Veränderungsereignis in Schritt 7. In dem Beispiel wendet sich eine Tochter an ihren Vater, um sich seiner Unterstützung zu vergewissern. Zuvor hatte sie Distanz zu ihm gewahrt, weil sie fürchtete, dass er verschwinden oder sie an die Mutter verweisen würde, was ihre Position zwischen den sich bekriegenden Eltern noch prekärer gemacht hätte. Der Auszug illustriert, wie die Therapeutin das Engagement des Vaters und seine Bereitschaft, die Tochter zu unterstützen, konsolidiert und das Bindungsbedürfnis der Tochter klärt. Ein Enactment folgt den EFT-Tango-Moves dieses Veränderungsereignisses.

Laura (16) war auf Veranlassung ihres Vaters, Ray, zur Therapie überwiesen worden. Er fürchtete, dass sie unter seiner Trennung von Lauras Mutter Shelley leiden würde. Laura berichtete, sich zwischen ihren Eltern „gefangen" zu fühlen, und zwar vor allem in Situationen, in denen die Mutter sich ihr nach Auseinandersetzungen mit Ray anvertraue. Laura brachte zwar Interesse an der Beratung zum Ausdruck, wollte aber ihre Eltern nicht miteinbeziehen. Als ihr Vertrauen in die Therapeutin wuchs, stimmte sie gemeinsamen Sitzungen zu, aber die Eltern weigerten sich, zu zweit zu erscheinen. Die Behandlung wurde deshalb mit der Mutter-Kind- und der Vater-Kind-Dyade fortgeführt. Der folgende Auszug stammt aus einer Sitzung mit Laura und ihrem Vater.

Die Therapeutin identifizierte die Beziehungsblockade, die sich auf Rays Bemühungen konzentrierte, seine Tochter durch Ratschläge und übergriffige Kontrolle zu „managen". Laura pflegte seine Befürchtungen zu beschwichtigen, indem sie ihm sagte, was er gern hörte, und sich ansonsten nicht weiter äußerte. In Phase 1 validierte die Therapeutin Rays Sorge um seine Tochter. Der Vater gestand nun seine Angst ein, dass Laura womöglich Drogen konsumieren und abhängig werden würde. Seine Sorgen wurzelten in seiner Erfahrung mit Lauras älterer Schwester Jody, die trotz eines Entzugsprogramms weiterhin mit Drogenproblemen kämpfte. Lauras Zurückhaltung und ihre beschwichtigenden Reaktionen alarmierten Ray, zumal Jody sich genauso verhalten hatte. Das folgende Beispiel illustriert, wie die Therapeutin Rays Sorge um Laura durcharbeitete, nachdem Laura beschrieben hatte, wie belastend sein Verhalten für sie war. Es veranschaulicht die drei Phasen eines Enactments sowie die Anwendung des EFT-Tangoprozesses durch die Therapeutin.

Die Bühne bereiten

Die Therapeutin spiegelt den gegenwärtigen Prozess, indem sie darauf fokussiert, wie der Vater auf Lauras Wunsch, ihr zu vertrauen und ihr beizustehen, reagiert. Sie benutzt den gegenwärtigen Moment, um die Aufmerksamkeit auf eine neue Ebene des Engagements zu lenken, und benutzt diese emotionale Erfahrung als Ressource und Fokus dieser neuen Möglichkeit. In dem folgenden Ausschnitt sehen wir, wie die Therapeutin mithilfe von Affektzusammenfügung und -vertiefung die Bühne für ein Enactment bereitet. Sie fokussiert auf Rays tiefere Emotionen und organisiert seine Ängste, indem sie seine früheren Schwierigkeiten mit Lauras älterer Schwester Jody spiegelt und validiert. Ihr ist bewusst, dass Ray in diesem Prozess von seinen Ängsten überwältigt werden und den Kontakt zu Laura verlieren kann. Indem sie den Fokus weiterhin auf Laura und Rays Sorgen um die Tochter lenkt, benutzt die Therapeutin die tiefere emotionale Reaktion des Vaters, um seine Fürsorgeintention zu betonen und zu klären. Damit bereitet sie die Bühne für Lauras Enactment ihres Appells an ihren Vater. Nach gemeinsamer Klärung dieses emotionalen Signals kann Laura auf die vulnerable Verfügbarkeit ihres Vaters eingehen und ihre Sorge um seine Gesundheit in Worte fassen.

THERAPEUTIN: Sie ist Ihre jüngste Tochter, und es ist verständlich, dass Sie um sie besorgt sind. Vor allem wenn sie Signale sendet, die Sie an Jody erinnern. Sie bekommen Angst und versuchen, Laura zu kontrollieren. Wenn sie dann zu Ihnen sagt: „Ich wünsche mir, dass du mir vertraust", stehen Ihre Ängste Ihnen im Weg?

RAY *(flapsig)*: Ja, aber ich weiß nicht, ob „Vertrauen" allein genügt. Sie ist erst 16!

THERAPEUTIN *(freundlich und langsam)*: Und das ist wirklich schwer. Sie ist Ihre Jüngste, und Sie wissen aus erster Hand, was passieren kann. Dass Ihre schlimmsten Befürchtungen sich bewahrheiten können und ihr etwas Schlimmes zustößt. *(Ray sieht die Therapeutin an, ihm kommen die Tränen.)* Es darf einfach nicht wahr sein, man gibt sich solche Mühe, um sie dann doch zu verlieren?

RAY *(unter Tränen)*: Ich könnte es nicht ertragen, nicht noch einmal, nicht mit Laura.

Therapeutin *(zu Laura)*: Es macht dir Angst, deinen Vater so beunruhigt zu sehen, so sehr in Sorge? Du musst dich um ihn kümmern, ja? Was passiert, wenn du eine allzu große Belastung für ihn bist und er krank wird?

LAURA: Ich will nicht, dass er meinetwegen Stress hat. Ich werde mich bessern, ich habe unmittelbar, bevor wir herkamen, meine Hausaufgaben gemacht. *(Reaktive Antwort, die ihrem Versuch, den Vater zu beruhigen, Nachdruck verleiht.)*

RAY: Ja, sie hat sich wirklich Mühe gegeben, und alle Lehrer, mit denen ich gesprochen habe, sagen, dass sie eine sehr gute Schülerin ist. *(Vater löst sich nach den beruhigenden Worten von seinen Ängsten.)*

Therapeutin *(refokussierend)*: Gut, Laura, ich sehe, dass du deinem Vater eine Freude machen möchtest, natürlich, aber wenn du seine Tränen siehst, wie vorhin, bekommst du Schuldgefühle?

RAY: Sie muss sich um mich keine Sorgen machen.

THERAPEUTIN: Ja, Sie wollen nicht, dass sie wegen Ihrer Gesundheit besorgt ist, aber sie liebt Sie, und deshalb ist es verständlich, dass sie sich Sorgen macht. *(Normalisiert die Reaktion der Tochter.)* Aber Laura, wenn dein Vater Angst um dich hat und sagt, dass dir nichts zustoßen darf, dann sagt er es, weil er dich liebt, nicht weil er von dir enttäuscht ist. Er will dich beschützen. *(Therapeutin deutet die emotionale Reaktion des Vaters als Ausdruck seiner Fürsorgeintention um.)*

RAY: Und vielleicht stelle ich mich dabei oft ungeschickt an mit meinen Vorträgen.

THERAPEUTIN: Aber wenn Sie ihr Vorträge halten, dann liegt das an Ihrer Angst um sie, und das können Sie ihr jetzt sagen. Sie haben Angst um sie, weil sie Ihnen so viel bedeutet. Ist es das, was Sie ihr sagen wollen?

RAY: Natürlich!!! *(Wendet sich an Laura, ergreift ihre Hand.)* Das weißt du doch, oder? Du bist mein kleiner Liebling, ich will für dich da sein.

THERAPEUTIN: Sie sagen jetzt ganz klar: „Ich will für dich da sein, Laura", nicht wahr?

RAY *(sieht Laura an)*: Ich bin hier, wann immer du mich brauchst. *(Laura windet sich und blickt zur Seite.)*

Die Therapeutin fügt die Fürsorge und Anteilnahme des Vaters zusammen. Prozessierende Interventionen validieren die Besorgnis des Vaters und deuten sie mit Blick auf seine zugrunde liegenden Ängste um die Tochter um. Die Therapeutin vertieft und klärt seine emotionale Erfahrung und ermöglicht es ihm dadurch, seine Verfügbarkeit, Unterstützung und Fürsorge klar und kohärent zu signalisieren. Weiterhin bereitet sie die Bühne, indem sie Lauras Angst durcharbeitet und auf ihre ausdrückliche Sorge um die Gesundheit des Vaters fokussiert.

Anleitung des Enactments

Im folgenden Abschnitt leitet die Therapeutin den dritten EFT-Tango-Move an, die Choreografie engagierter Begegnungen. Sie lenkt und unterstützt Laura bei der Kommunikation ihres Bedürfnisses, vom Vater wahrgenommen zu werden, sein Vertrauen und seine Anteilnahme zu spüren.

THERAPEUTIN: Wie ist es nun für dich, Laura? Wie fühlt es sich an, dass dein Vater für dich da sein will? Das ist neu? Du hast für dich selbst sorgen müssen und hattest eine Menge damit zu tun, weil so vieles passiert ist, und du bist auf dich allein gestellt, Jody ist nicht da, dein Bruder ist verheiratet und hat eine eigene Familie, du bist ganz allein und musst mit all dem fertigwerden. Die Ehe deiner Eltern, die Gesundheit deines Vaters, seine Sorgen … *(Laura nickt zustimmend, vermeidet weiterhin den Blickkontakt.)* Und es ist schwer, offen zu sprechen, so, wie du es früher getan hast … deinem Vater zu sagen, dass er dir vertrauen kann, an dich glauben soll. Es ist auch schwer, weil du nicht willst, dass er sich Sorgen macht, du willst ihn nicht belasten. Du siehst seinen Stress und hältst dich zurück. Gibt es wirklich keine Möglichkeit, über das, was du brauchst, mit ihm zu sprechen?

LAURA *(flüsternd)*: Ich kann nicht.

THERAPEUTIN *(beugt sich zu ihr vor)*: Du kannst es nicht? Es ist zu schwer? Was wird passieren, kannst du mir helfen? Was würde passieren, wenn du mit ihm sprichst? *(Hebt die Blockade hervor, die Laura erlebt, und aktiviert ihre Bindungswünsche.)*

LAURA *(zu Boden blickend)*: Er wird fortgehen.

THERAPEUTIN: Oh, wenn du offen sprichst, wird er fortgehen? Er wäre von dir enttäuscht und ginge deshalb fort? Und du wärst dann ganz allein.

LAURA: So hat er es ja schon mal gemacht. *(Zornig aufblickend, in herausforderndem Ton.)* Ist es nicht so? Wenn dir eine Situation nicht gefällt, haust du ab.

RAY *(abrupt)*: Das war eine andere Situation, da ging es um deine Mutter und mich, und um deine Schwester, du weißt, dass sie zum Äußerten gehen muss.

THERAPEUTIN *(umlenkend)*: Langsam, Ray, langsam. Ich möchte sicherstellen, dass Sie Laura anhören, weil ich weiß, dass Sie ihr zuhören möchten. Sie wollen für sie da sein – vielleicht wäre es hier möglich? Weil sie hier reden kann und Sie ihr zuhören können? Laura spricht mit Ihnen. Sie sagt, dass sie mit Ihnen nicht reden kann, weil sie Angst hat, dass Sie dann fortgehen. Sie hat auch Angst. *(Therapeutin hält Blickkontakt mit Ray.)* Wenn sie sich wirklich öffnet, gefällt Ihnen womöglich nicht, was Sie sehen. Aber sie nutzt die Chance, hier und jetzt, und Sie sehen, dass sie Angst hat, Angst, wieder allein zu sein? *(Therapeutin refokussiert den Vater auf die bindungsrelevanten Emotionen seiner Tochter, die im gegenwärtigen Moment zutage treten.)*

RAY *(milder)*: Ja, ich sehe es, *(zu Laura)* es tut mir leid, Schätzchen.

THERAPEUTIN: Sie hören sie. Sie sehen, wie schwer sie es hatte?

RAY: Sie hat einiges durchgemacht. Das war nicht gut.

THERAPEUTIN: Können Sie es ihr direkt sagen?

RAY: Ich wünsche mir, dass du zu mir kommen kannst. Ich verstehe, was dir Angst macht. Aber hier geht es um dich und mich. Wir sind zusammen, eine Familie. *(Klärt seine Fürsorgeintention und appelliert an Laura.)*

THERAPEUTIN: Und eine Familie hält zusammen, nicht wahr? *(Empathische Vermutung, worauf Ray mit „Absolut!" reagiert.)* Wie fühlt es sich an, Laura, wenn dein Vater sagt: „Wir sind zusammen, wir sind eine Familie"?

LAURA *(lächelnd)*: Gut.

THERAPEUTIN: Ja, es fühlt sich gut an zu wissen, wo man hingehört, dass man eine Familie hat. Und du bist 14, und es dauert noch, bis du erwachsen sein wirst, und auf dem Weg wird es noch einige Höhen und Tiefen geben, nicht wahr?

RAY *(zu Laura)*: Du kannst über alles mit mir sprechen, über alles.

LAURA: Ich hätte Angst, dich anzurufen.

THERAPEUTIN: Es fiele dir schwer, deinen Vater anzurufen? Auch wenn etwas passiert? Wenn etwas schiefgeht?

LAURA: Ich will nicht, dass es wieder Krach gibt.

THERAPEUTIN: Zwischen deinen Eltern? Das ist schwierig, denn es könnte ja sein, dass bei deiner Mutter irgendetwas passiert, was für dich zum Problem wird, und das wäre dann schwierig für dich, nicht wahr? Du willst nicht, dass deine Eltern sich streiten, und steckst deshalb in einer Zwickmühle. Das ist schwierig. Wie kann dein Vater dir helfen? Er ist hier, und er will für dich da sein.

LAURA: Er soll mir zuhören. Ich muss wissen, dass er wegen meiner Mutter nicht ausrastet.

THERAPEUTIN: Richtig, die beiden haben Schwierigkeiten miteinander. Aber du brauchst einen Platz, an dem du dich sicher fühlst. Es ist sehr mutig von dir, es deinem Vater gegenüber hier laut auszusprechen. Meinst du, du könntest ihm sagen, was du wirklich von ihm brauchst?

LAURA *(freundlich lächelnd, zögerlich)*: Ich muss mit dir reden können, ohne dass du anfängst, über Mutter zu sprechen.

THERAPEUTIN: Du willst, dass dein Vater dich hört? Hört, was für dich wichtig ist?

LAURA *(zum Vater)*: Du weißt, dass ich mich auf Mutter nicht verlassen kann, sie hat selbst zu viele Probleme.

RAY: Aber ich möchte wissen, wie ich für dich da sein kann, wie ich dir helfen kann.

LAURA: Hör mir einfach zu. Denk über mich nach und nicht über Mutter. Es ist wichtig, dass du mich ernst nimmst, ich muss wissen, dass ich dir etwas bedeute. *(Kohärente Formulierung eines Bündnisbedürfnisses.)*

Prozessieren der Begegnung

Im Anschluss an die positiven Veränderungen, die Laura und ihr Vater mit ihren neuen Positionen der Verletzlichkeit und Unterstützung erzielten, untersucht die Therapeutin diese Erfahrung mit Blick auf die Verhaltensweisen und Reaktionen von Vater und Tochter, um die Verletzlichkeit und die Bedürfnisse zu testen, die durch die Anerkennung der Angst, die die Bindungsbedürfnisse und die Fürsorgereaktionen zuvor blockierte, ausgedrückt wurden. Die Therapeutin wiederholt die Erfahrung und betont dabei insbesondere das darin enthaltene Selbstbild und die Sicht auf andere.

THERAPEUTIN: Laura, du hast diese große Chance genutzt, um mit deinem Vater zu sprechen. Es ist so wichtig, dass er dich hört, sich anhört, was du brauchst und wie er dir helfen kann. So fühlt es sich an, eine Familie zu sein, nicht wahr? *(Therapeutin regt die Verfügbarkeit des Vaters an und hebt Lauras Bindungsbedürfnis hervor. Ray schließt seine Tochter in die Arme.)*

THERAPEUTIN: Ray, was sagen Sie Ihrer Tochter mit dieser Umarmung? *(Therapeutin fasst die Fürsorgereaktion des Vaters in Worte, symbolisiert die Bedeutsamkeit seines Verhaltens.)*

RAY *(lächelt)*: Dass ich stolz auf sie bin, weil sie gesagt hat, was sie denkt, sich an mich gewandt hat.

THERAPEUTIN: Und wie ist es für dich, Laura? Wie ergeht es dir damit? Du hast deinem Vater gesagt, was du brauchst. Hört er dir jetzt, in diesem Moment, zu? *(Laura nickt und sagt mit sanfter Stimme: „Ja.")* Und wie ist es, die Umarmung deines Vaters zu fühlen und zu hören, dass er stolz auf dich ist?

LAURA: Hmmm … gut?

THERAPEUTIN: Gut. Es fällt schwer, das alles zu glauben, denn schließlich ist es brandneu, nicht wahr. Für gewöhnlich sind Sie, Ray, derjenige, der redet, und Laura hört zu. Aber du hast hier etwas Großartiges geleistet, Laura. Du hast deinem Vater gesagt, dass du Angst davor hast, dass er fortgeht, wenn du ihn enttäuschst. Und Sie, Ray, haben Laura gesagt, dass Sie für sie da sein möchten, durch dick und dünn. *(Therapeutin spiegelt das Bindungs- und das Fürsorgeverhalten und die damit verbundenen Emotionen.)*

RAY: Absolut.

THERAPEUTIN: Und dann, Laura, bist du noch einen großen Schritt weiter gegangen und hast deinem Vater gesagt, dass er dir zuhören soll, statt über deine Mutter zu reden. Du hast ihm anvertraut, was du wirklich brauchst. Du hast angenommen, was er dir geben wollte. Er wollte wissen, was du brauchst. Gut gemacht, du warst heute sehr mutig. *(Therapeutin wirft Licht auf das Vaterbild der Tochter.)*

LAURA *(lächelnd)*: Ich hätte nicht gedacht, dass ich es schaffe.

THERAPEUTIN: Ja, das verstehe ich. *(Laura lächelt zustimmend.)* Ihr habt also beide etwas Wichtiges geschafft. Ihr habt etwas Wichtiges für euch und eure Familie geleistet. Ray, Sie haben Laura mitgeteilt, dass Sie ihr aus Angst um sie Vorträge halten und streng mit ihr umgehen – aus Angst, dass ihr etwas Schlimmes zustoßen könnte. Und das Letzte, was du willst, Laura, ist, deinen Vater zu stressen, aber du hast auch deine Probleme, und du hast deinem Vater sagen können, dass du Angst hast, mit ihm darüber zu sprechen, weil er dann womöglich fortgeht oder es wieder Streit mit deiner Mutter gibt. Deshalb schweigst du lieber. Du hast deinem Vater gesagt, wie wichtig es für dich ist, dass er dir zuhört. Und das hat er getan! *(Lächelnd)* Ich freue mich so sehr für euch beide.

RAY *(lächelt zurück)*: Danke, ich bin so stolz auf Laura.

THERAPEUTIN: Ja, Laura war wirklich mutig und hat sich geöffnet. Was sie sich zuerst gar nicht zugetraut hat. Können Sie ihr jetzt, in diesem Moment, sagen, wie stolz Sie sind? Was Sie jetzt in ihr sehen? *(Therapeutin fordert den Vater auf, die positive Emotion in Verhalten umzusetzen, und hebt dessen Bild von seiner Tochter hervor.)*

RAY: Klar. *(Ergreift Lauras Hand.)* Laura, du bist bewundernswert. Ich bin so stolz auf dich. Ich muss all das von dir hören, denn du bist so wichtig für mich.

LAURA *(spaßend)*: Das klingt viel besser, als wenn man glaubt, für andere eine Enttäuschung zu sein.

THERAPEUTIN: Ja, ganz anders als die üblichen Gefühle. Es ist merkwürdig, weil deine Ängste sich nicht bewahrheitet haben, und es ist erleichternd und unheimlich gut zu wissen, dass dein Vater ein offenes Ohr für dich hat und in diesem Moment für dich da ist.

Durch das Prozessieren dieser Spiegelungen schafft die Therapeutin für Laura und ihren Vater Gelegenheiten, ihrer Erfahrung Bedeutung zuzuschreiben und das Enactment in ihre Beziehung als Vater und Tochter in einer Phase signifikanter Bedürfnis nach Bindung zu integrieren. Die Therapeutin nutzt den Erfolg des Enactments, um die positiven Emotionen, die mit der Auflösung der Beziehungsblockade einhergehen, zu intensivieren.

Positive Auswirkungen fördern

Das erfolgreiche Durcharbeiten von Beziehungsblockaden wirkt sich auf das Familienklima positiv aus, weil in den Beziehungen, die für die Familie mit den größten Schwierigkeiten verbunden waren, neue, sichere Wege erschlossen werden. Die Therapeutin nutzt die positiven Emotionen, die aus dem auftauchenden Vertrauen und der erwachenden Zuversicht resultieren, mit der sich die Beteiligten auf sichere Interaktionen einlassen, um die Auswirkungen dieser Veränderungen in der Eltern-Kind-Beziehung zu prozessieren. Diese positiven Emotionen und entsprechenden

Reaktionen zeigen ihr, dass der Prozess sich in Richtung einer Heilung und Erneuerung der Bindungsbeziehungen entwickelt.

Die Anwendung evokativer EFT-Interventionen zur Förderung der Berührung mit positiven Emotionen und ihrer Kommunikation kommt der Zufriedenheit zugute, die die Familienmitglieder aus diesen Veränderungen beziehen, erhöht aber auch die Wahrscheinlichkeit, dass sie sich geliebt und umsorgt fühlen können. Ähnlich wie Paare aus dem Austausch über positive Emotionen Nutzen ziehen, verstärkt das Teilen positiver Erfahrungen deren Einfluss und Bedeutung auf der Beziehungsebene der Familie (Gable, Gonzaga & Strachman 2006).

Das gemeinsame Gespräch über diese positiven Erfahrungen wird den Familienmitgliedern größere Zufriedenheit nicht nur mit diesen Veränderungen, sondern auch mit ihren Beziehungen generell vermitteln. Sie profitieren nicht allein von dem positiven Affekt (vgl. z. B. Fredericksen 2001). Vielmehr fördern die mit einer Wiederherstellung verbundenen positiven Emotionen auch die positiven Erwartungen an die Verlässlichkeit und Responsivität anderer Menschen sowie das Gefühl der Zuversicht und Effektivität (Fosha 2000). So wird der Einfluss von Beziehungsheilungen durch die positiven Emotionen spürbar, die direkt erlebt und im Familiengespräch zusätzlich intensiviert werden.

Der positive, durch korrigierende emotionale Erfahrungen erzeugte Affekt ermutigt zum Explorieren und schafft neue Erwartungen an Fürsorge und Unterstützung. Diese Veränderungen fördern einen Zyklus der Erweiterung und des Aufbaus von Sicherheit, der durch positive, mit Stolz, Erleichterung und Zuversicht assoziierte Gefühle in Gang gehalten wird (Mikulincer & Shaver 2016). Diese positiven Zyklen intensivieren das emotionale Engagement, fördern Wachstumsaktivitäten und verstärken den positiven Blick auf das Selbst und auf andere. Von diesen Ressourcen, die wie ein „entwicklungsfördernder psychologischer Katalysator" wirken (S. 67), profitiert die persönliche und soziale Entwicklung der Familienmitglieder.

7.5 Erweiterung des Einflusses auf die Familie

Im Anschluss an die Integration und Validierung der für Schritt 7 charakteristischen umstrukturierenden Ereignisse erweitert die Therapeutin den Fokus von einer spezifischen Beziehungsblockade auf die Familie insgesamt, indem sie weitere Angehörige miteinbezieht. Die positiven Folgen einer korrigierenden Erfahrung können sich in alle familiären Beziehungen hinein ausbreiten und neue Möglichkeiten eröffnen, die Familienbande zu verbessern und zu erneuern. Veränderungen in spezifischen Beziehungen können andere aus dem Gleichgewicht bringen und weitere

Beziehungsblockaden zutage fördern. Als Netzwerk von Bindungsbeziehungen kann die gesamte Familie durch Veränderungen in einer Beziehung beeinflusst werden. In Schritt 7 verstärkt die Therapeutin die positiven Auswirkungen der spezifischen korrigierenden Erfahrungen. Gleichzeitig beobachtet sie, ob die Reaktionen der Familienmitglieder weitere Beziehungsblockaden zu erkennen geben.

Miguels Eltern hatten gedroht, ihn entweder stationär behandeln zu lassen oder in einem Internat unterzubringen, weil er die Schule schwänzte und sich mit anderen Jungen prügelte. Die Eltern waren wegen seines trotzigen und destruktiven Verhaltens verzweifelt. Der Familie war Miguels Verhalten in der Öffentlichkeit peinlich, zumal beide Eltern als Angestellte der Schulbehörde arbeiteten. An den Assessmentsitzungen der Phase 1 nahmen alle fünf Familienmitglieder teil. Das identifizierte negative Muster der Familie hing mit der Beziehungsblockade zwischen Miguel und seinem Vater zusammen. Die kritische und fordernde Haltung des Vaters hatte Miguel veranlasst, dichtzumachen und sich zurückzuziehen. Er versuchte, Konflikte zu vermeiden, war aber ein schlechter Schüler und wurde von seinen Mitschülern gelegentlich gemobbt. Vor einer Sitzung in Phase 2 bat Miguel darum, zu den nächsten Sitzungen lediglich seine Eltern einzuladen, weil es ihm schwerfiel, seine Ängste und Sorgen vor seinen älteren Brüdern zu besprechen, die ihn wegen seiner Schwäche aufziehen würden. Danach bekannte Miguel sein Bedürfnis, vom Vater unterstützt zu werden. Beide Eltern beurteilten die Fähigkeit der Familie, seine Schwierigkeiten in der Schule als Team bewältigen zu können, nun zuversichtlicher als zuvor. Sobald Miguel das Risiko wagte, seinen Eltern und vor allem seinem Vater seine Ängste offen zu zeigen, erkannten sie seine Verletzlichkeit, die er vorher durch vermeintliche Respektlosigkeit maskiert hatte. Miguels Mut, sich zu seinen Ängsten zu bekennen, inspirierte seinen Vater, sich vermehrt zu bemühen, den Sohn direkter zu unterstützen.

Die Therapeutin beraumte eine Familiensitzung an, zu der auch Miguels ältere Brüder erschienen, um die Auswirkungen der Veränderungen, die Miguel und seine Eltern erzielt hatten, zu erweitern. Die Mutter erläuterte die Fortschritte, die sie in der Familie insgesamt, aber auch in der Partnerbeziehung sah. Miguels ältere Brüder begannen, ihn aufzuziehen und als „Baby“ zu bezeichnen. Statt jeder Konfrontation aus dem Weg zu gehen, wehrte Miguel sich: „Ich bin kein Baby. Ich wusste nur einfach nicht, was ich tun sollte. Ich habe mich versteckt und zurückgezogen. Es ist nichts Falsches daran, sich zu fürchten.“ Sein Vater stand ihm bei und sagte zu seinen Brüdern:

> Miguel hat recht. Ich war euch kein gutes Vorbild, denn ich habe den Mut, den Miguel gezeigt hat, nicht aufgebracht. Ich habe euch gelehrt, eure Gefühle zu verstecken. Miguel hat mich daran erinnert, dass wahrer Mut bedeutet, sich seiner Angst zu stellen, statt vor ihr wegzulaufen. Ich bin stolz auf dich, Miguel.

Beide Brüder blickten überrascht und verwirrt, während Miguel ein Lächeln zu verbergen suchte. Die Therapeutin half ihm, seine Freude und Zufriedenheit über die Zustimmung seines Vaters in Worte zu fassen. Als der Vater Miguel in die Arme nahm, begannen beide Brüder zu lächeln. Nun wandte sich die Therapeutin deren Reaktionen auf die Worte des Vaters und den Mut ihres Bruders zu.

Die Therapeutin bat die Anwesenden, die Unterschiede zu benennen, die sie in der Familie insgesamt infolge der Veränderungen in der Beziehung zwischen Miguel und seinem Vater beobachteten. Ihre evokativen Interventionen fokussierten auf das Erschließen und Erweitern der positiven Emotionen gegenüber Miguel und seinen Bemühungen, in der Schule besser zu werden. Die Therapeutin stellte die Erfahrung, die die Familie in der Sitzung machte, dem negativen Zyklus gegenüber, der in den frühen Familiensitzungen beherrschend gewesen war. Sie bat die Familie: „Was fällt Ihnen vor allem auf an unserem heutigen Gespräch, wenn Sie es mit der Vergangenheit und dem Muster vergleichen, in das Sie sich regelmäßig verstrickten? Was ist jetzt anders für Sie?“ Ähnlich wie in den frühen Assessmentsitzungen regte die Therapeutin die Familienmitglieder an, über ihr Erleben in der Familie und über die Frage nachzudenken, was diese Veränderungen für sie bedeuten. Abschließend benutzte sie reflektierende Fragen, um herauszuarbeiten, inwiefern Vater und Sohn sich infolge des Durcharbeitens ihres negativen Beziehungsmusters nun anders sahen. In der EFFT arbeitet die Therapeutin aktiv mit positiven Emotionen, die mit den Veränderungen der Familie in Richtung Sicherheit einhergehen, und fördert reflektierende Gespräche, die auf das Selbstbild jedes Einzelnen und sein Bild der anderen fokussieren.

Durcharbeiten weiterer Beziehungsblockaden

Die Therapeutin erweitert die Untersuchung der Auflösung einer Beziehungsblockade im Kontext des breiteren Familiensystems. In der Regel wird sie mit Unterstützung der Eltern die Familienmitglieder, die an den vorangegangenen Sitzungen teilgenommen haben, erneut einladen, um gemeinsam die neuen Erfahrungen und die Veränderungen zu betrachten, die sich im Zuge des Durcharbeitens einer Blockade ergeben haben. Diese Erweiterung des Fokus ermöglicht es anderen Familienmitgliedern, über ihre Erfahrungen zu sprechen, die der Veränderung u. U. Nachdruck verleihen, und auf andere, noch nicht bewältige Beziehungsblockaden hinzuweisen. Die Therapeutin nutzt die Sitzung, um die Auswirkungen der Verletzlichkeit auf andere Familienmitglieder zu erkunden. Auf diese Weise können weitere Beziehungsblockaden in der Familie aufgedeckt werden.

Alissa (24) begab sich wegen ihrer affektiven Störungen in Therapie. Sie hatte nach dem Ende einer langjährigen Beziehung ihr Selbstvertrauen verloren. Nach der Trennung von ihrem Partner war sie erneut bei ihrer Familie eingezogen. Nachdem es zu Konflikten mit den Eltern gekommen war, empfahl die Therapeutin Familiensitzungen. Diese fokussierten auf das Durcharbeiten von Alissas Abwehrverhalten gegenüber ihrer verunsicherten und übergriffigen Mutter. Die Mutter sorgte sich um Alissas Gesundheit, nachdem die Tochter sich erst kurz zuvor von einer depressiven Episode erholt hatte. Verstärkt wurden ihre Ängste durch den Suizid von Alissas Schwester, die in ihren 20ern aus dem Leben geschieden war. An den EFFT-Sitzungen nahmen auch der Vater und der jüngere Bruder Sean (14) teil. Alissa hatten die anfänglichen Einzelsitzungen dabei geholfen, ihren Verlust und ihre Hoffnungslosigkeit zu bearbeiten, sie war aber außerstande, die Ängste ihrer Mutter zu lindern. In Phase 1 fokussierte die Therapeutin auf das Fürsorgebündnis zwischen den Eltern und förderte die Unterstützungsbereitschaft des Vaters, der sich bislang aus dem Mutter-Tochter-Konflikt herausgehalten hatte und außerdem beruflich oft unterwegs war. Verstärkt wurde die Beziehungsblockade zwischen Alissa und ihrer Mutter durch den rationalen Umgang des Vaters mit beiden Frauen und seine implizite Kritik an dem, was er als „Überreaktion“ seiner Frau auf Alissas „Wachstumsschmerzen“ bezeichnete.

In Phase 2 brachte Alissa ihre Angst zum Ausdruck, sich in der Welt der Erwachsenen nicht behaupten zu können, weil ihr nach der Beendigung ihrer langjährigen Beziehung das Selbstvertrauen fehle. Ihre Mutter und ihr Vater reagierten verständnisvoll und versicherten ihr, dass sie an sie glaubten. Die Therapeutin geleitete Alissa durch das Enactment ihres Bedürfnisses, in dieser Phase Unterstützung und Zuspruch von ihren Eltern zu erfahren, ohne dass diese sich in ihre persönlichen Angelegenheiten einmischten. Alissa bereitete sich auf den Umzug in eine eigene Wohnung vor und bat ihre Familie aber darum, sich weiterhin zu treffen, auch wenn sie Raum brauche und selbstständig werden wolle. Als die Auswirkungen, die diese Veränderungen für die Familie bedeuteten, in der Sitzung prozessiert wurden, zog sich Alissas jüngerer Bruder Sean zurück.

Seans stummer Protest veranlasste seine Angehörigen, ihn zu drängen, sich ebenfalls über den Erfolg der Familie zu freuen. Daraufhin blockte er vollständig ab. Die Therapeutin prozessierte die wachsende Spannung zusammen mit Sean und den Eltern. Im Anschluss an die liebevollen Momente, die die Eltern mit Alissa geteilt hatten, gingen sie nun offen und responsiv auf Sean ein. Ihm machten die häufigen Abwesenheiten des Vaters zu schaffen, die aber hinter der Aufmerksamkeit für Alissas „Probleme“ in den Hintergrund getreten waren. Die Therapeutin kehrte zu den Phase-2-Schritten zurück und begann, Seans zugrunde liegende Emotionen und Bindungsbedürfnisse zu erkunden. Zuerst äußerte Sean seinen wütenden Protest als direkte Herausforderung an den Vater, der die Schwierigkeiten des Sohnes aber als ein „Heischen nach Aufmerksamkeit" abtun wollte. Die Therapeutin fokussierte beim Durcharbeiten dieser Blockade darauf, dass Sean seinen Vater bei Sportveranstaltungen vermisste. Sie unterstützte Sean und regte ihn an, seinen Schmerz über das Fehlen des Vaters bei einem Bankett anlässlich der Verleihung einer sportlichen Auszeichnung in einem Enactment auszudrücken. Sean hatte seinen Vater bei dieser Preisverleihung, aber auch bei anderen Gelegenheiten, die für die Familie wichtig waren, schmerzlich vermisst, und brachte seine Befürchtung zum Ausdruck, dass dieser seine Arbeit wichtiger nähme als die Familie. Der Vater entschuldigte sich bei Sean, umarmte ihn und versicherte ihm, sich seine Sorge zu Herzen nehmen zu wollen. Danach sprach die Familie über Möglichkeiten, künftig ganz gezielt gemeinsame Erlebnisse zu organisieren. Der Vater versprach, einmal im Monat zusammen auszugehen und seine beruflichen Verpflichtungen mit Ereignissen, die für die Familie und insbesondere für Sean wichtig waren, zu koordinieren.

Diese Familie hat ihre schwierigste Beziehungsblockade erfolgreich durchgearbeitet. Das erfolgreiche Enactment der Verletzlichkeit und der Bindungs- und Fürsorgereaktionen verbessert die Flexibilität und den Zugang zu bindungsrelevanten Emotionen. In diesem Beispiel gelingt es der Therapeutin dank der Fortschritte, die die Familie bereits erzielt hat, die zweite Beziehungsblockade rasch durchzuarbeiten. Ihre Aufmerksamkeit beim Prozessieren der Auswirkungen des ersten Enactments gab der Familie abermals Gelegenheit, sich mit Beziehungsblockaden zu konfrontieren und ungestillte Bindungsbedürfnisse zu klären.

7.6 Zusammenfassung

In den abschließenden Schritten der Phase 2 leitet die Therapeutin die Familie zur Umstrukturierung reaktiver Positionen an, denen die Beziehungsblockaden zugrunde liegen, welche sowohl die Bindungsgespräche als auch effektive Fürsorgereaktionen beeinträchtigen. Beziehungsblockaden werden durch ein von der Therapeutin angeleitetes Enactment korrigierender emotionaler Erfahrungen aufgelöst, in dem die Bindungsbedürfnisse des Kindes geklärt und geäußert und von einer responsiven Bezugsperson empathisch beantwortet werden. Der EFFT-Prozess erschließt tiefere Emotionen im Kontext gemeinsam geteilter Verletzlichkeit, die den Familienangehörigen als neue Grundlage für die Erkundung ihrer Bindungs- und Fürsorgeannahmen (Selbstbild und Bild von anderen) dienen, die zuvor durch negative Interaktionsmuster und spezifische Beziehungsblockaden organisiert waren. Die Therapeutin nutzt diese korrigierenden emotionalen Erfahrungen, um die Verbesserungen der Sicherheit in einer spezifischen Beziehung auf das breitere Netzwerk der Familienbeziehungen zu erweitern und diesen durch positive emotionale Erfahrungen neue Bedeutung zuzuschreiben. Die Betrachtung der positiven Auswirkungen der Sicherheit fördert u. U. weitere Beziehungsblockaden zutage, die dann gemäß dem Phase-2-Prozess durchgearbeitet werden können. Familien, die ihre Beziehungsbrüche und empathischen Unzulänglichkeiten korrigieren können, sind besser in der Lage, sich mit praktischen Erziehungsfragen und -entscheidungen auseinanderzusetzen, weil sie nicht länger durch die reaktiven Muster negativer Affekte beeinträchtigt werden. Das Durcharbeiten dieser Beziehungsblockaden und die Anerkennung und Annahme der Verletzlichkeit fördern ein sicheres Familiensystem, das Ressourcen für eine gesunde familiäre Entwicklung mehrt und entwickelt.

EFFT-Prozesspunkte

Die folgenden Prozesspunkte markieren die wesentlichen therapeutischen Strategien bei der Anleitung des primären Veränderungsereignisses in Phase 2 der EFFT. Die Positionen der Bezugsperson(en) und des Kindes werden umstrukturiert, indem die Therapeutin das Kind auffordert, sich mit einer kohärenten und klaren Formulierung seines Bindungsbedürfnisses an die Eltern zu wenden.

1. Die Therapeutin choreografiert das umstrukturierende Veränderungsereignis, indem sie es Eltern und Kindern ermöglicht, die Beziehungsblockaden in ihren Fürsorge- und Bindungsreaktionen zu überwinden.
2. Die Therapeutin leitet das Enactment an, indem sie die Verfügbarkeit der Eltern für das Kind und ihre Offenheit für das Teilen seiner Verletzlichkeit anregt.
3. Die Therapeutin spielt eine aktive Rolle bei der Anleitung des Enactments und der Refokussierung der Reaktionen von Eltern und Kindern auf Bindungs- und Fürsorgeemotionen und -themen.
4. Die Therapeutin prozessiert die bindungsrelevanten Auswirkungen des Enactments auf die Eltern-Kind-Beziehung sowie auf das Selbstbild und das Bild von anderen.
5. Die Therapeutin stärkt das Vertrauen des Kindes in die Verfügbarkeit seiner Bezugspersonen und misst dem Erleben des Kindes durch die Eltern und ihrem Selbstverständnis als Eltern einen höheren Wert bei.
6. Die Therapeutin untersucht die positiven Auswirkungen der Auflösung von Beziehungsblockaden mit anderen Familienmitgliedern. Diese Auswirkungen können neue Schritte in Richtung familiärer Sicherheit und elterlicher Verfügbarkeit unterstützen oder weitere Beziehungsblockaden aufdecken. Die Therapeutin kehrt bei neuen Blockaden zu den Schritten 5 und 6 zurück, um die Sicherheit im Familiensystem durch ihre Auflösung zu stärken.

7.7 Literatur

Fosha, D. (2000). *The Transforming Power of Affect.* New York: Basic Books.

Frederickson, B. L. (2001). The role of positive emotions in positive psychology: The broaden and build theory of positive emotions. *American Psychologist* 56: 218–226.

Friedlander, J. L., Heatherington, L., Johnson, B. & Skowron, E. A. (1994). Sustaining engagement: A change event in family therapy. *Journal of Counseling* 41: 438–448.

Gable, S. L., Gonzaga, G. & Strachman, A. (2006). Will you be there for me when things go right? Social Support for Positive Events. *Journal of Personality and Social Psychology* 91: 904–917.

Johnson, S. M. (2020 [2019]). *Bindungstheorie in der Praxis. Emotionsfokussierte Therapie mit Einzelnen, Paaren und Familien.* Paderborn: Junfermann.

Johnson, S. M. & Lee, A. (2000). Emotionally focused family therapy: Restructuring attachment. In: C. E. Bailey (Hg.). *Children in Therapy: Using the Family as a Resource.* New York: Norton, S. 112–136.

Kobak, R., Grassetti, S. N. & Yarger, H. A. (2013). Attachment based treatment for adolescents: Repairing attachment injuries and empathic failures. In: K. H. Brisch (Hg.). *Attachment and Adolescence.* Stuttgart: Klett-Cotta, S. 93–111.

Mikulincer, M. & Shaver, P. R. (2016). *Attachment in Adulthood: Structure, Dynamics and Change* (2. Auflage). New York: Guilford Press.

Minuchin, S. (1974). *Families and Family Therapy.* Cambridge, MA: Harvard University Press.

Tilley, D. & Palmer, G. (2013). Enactments in emotionally focused couple therapy: Shaping moments of contact and change. *Journal of Marital and Family Therapy* 39: 299–313.

8. Konsolidierung der Sicherheit im Familiensystem

Schritt 8. Erforschen neuer Lösungen für alte Probleme von sicheren Positionen aus
Schritt 9. Konsolidierung neuer Positionen und Verfestigung positiver Muster

Die letzte EFFT-Phase konzentriert sich auf die Konsolidierung und Integration der maßgeblichen Veränderungen, die von der Familie in zweierlei wichtiger Hinsicht erreicht wurden. Erstens sind die Angehörigen nun dank neuer Beziehungsressourcen besser in der Lage, sich mit früheren Problemen auseinanderzusetzen. In der EFFT hat sich die Beziehung der Familie zu ihrem Problem oder zu ihren Symptomen gewandelt, während frühere Anforderungen häufig einen Keil zwischen Familienmitglieder getrieben haben. Solche Spaltungen wurden durch negative Muster zusätzlich verstärkt. Nun können sicherere Beziehungsformen die Fähigkeit der Familie unterstützen, alte Probleme gemeinsam, auf neue Weise, anzugehen. Zweitens leitet die Therapeutin die Familie zur Konsolidierung der erzielten Veränderungen an und fördert Gelegenheiten, ihre Erfahrung als Familie auf neue Weise zu verstehen. Dies geschieht, sobald die Familie in der Lage ist, aktiv zu formulieren, wie sie die Veränderungen versteht, die ein jedes Mitglied erreicht hat, um die Familie aus ihren früheren negativen Mustern herauszulösen und zu neuen Mustern des Vertrauens, der Sicherheit und Geborgenheit hinzuführen. Angesichts des nahenden Therapieendes besteht das Ziel der Therapeutin darin, eine neue Richtung des Erforschens und Wachsens aufzuzeigen, damit neue Muster der Verfügbarkeit und Sicherheit einer höheren Resilienz zugutekommen können.

In diesem Kapitel konzentrieren wir uns auf die charakteristischen Methoden, mit deren Hilfe der EFT-Therapeut das Vertrauen der Familienmitglieder in ihre gefühlte Sicherheit stärkt. Er identifiziert spezifische Ziele und Interventionsmarker, die die Konsolidierung in dieser abschließenden EFFT-Phase unterstützen. Kurze Fallbeschreibungen illustrieren, wie der EFT-Therapeut Familien hilft, verbleibende problematische Aspekte erneut zu betrachten und diese Probleme oder Stressoren auf neue Weise anzugehen. Mit Beendigung der Beratung regt der Therapeut die Aufmerksamkeit der Familie zur Vertiefung der Bedeutung und Bedeutsamkeit ihrer Veränderungen einschließlich ihrer erworbenen neuen Familienidentität an. Auch die Anwendung von Bindungsritualen und die Nutzung edukativer Ressourcen wird empfohlen.

8.1 Ziele in Phase 3

In der Abschlussphase der EFFT-Therapie stehen zwei primäre Ziele im Mittelpunkt der Sitzungen. Das erste Ziel besteht darin, der Familie zu helfen, noch verbliebene Probleme zu bearbeiten. Der Therapeut fordert die Familie auf, die neuen, in der Therapie erworbenen relationalen Ressourcen zu nutzen, um sich Problemen zu widmen, die in der Vergangenheit ihre negativen Interaktionsmuster getriggert haben. In dieser Phase lenkt der Therapeut die Familie hin zu vulnerableren und responsiveren Gesprächen über diese Probleme. Das bedeutet u. U., dass er einzelne Familienmitglieder zu responsiveren, aufgeschlosseneren und emotional engagierteren Positionen anregt. Der Prozess des Bearbeitens und Durcharbeitens alter Probleme stärkt das Vertrauen in die gefühlte Sicherheit der Familienmitglieder, wenn sie sich den Herausforderungen gemeinsam stellen.

Ein zweites Therapieziel fokussiert auf die Konsolidierung der Fortschritte, die die Familie erzielt hat, indem sie ihre Beziehungen und ihre Familienidentität auf neue Weise zu verstehen lernte. Der EFT-Therapeut konzentriert sich darauf, der Familie zu helfen, ihr neu erworbenes Vertrauen in Bindungsbeziehungen in Worte zu fassen und Schritte zu unternehmen, um diese gefühlte Sicherheit zu verstärken. Dieses letzte Ziel markiert die Veränderungen, die die Familie in Richtung einer verbesserten Sicherheit im Umgang miteinander erzielt hat. Der Therapeut hält die Familienmitglieder an, sich diese Veränderungen zu erklären und zu formulieren, inwieweit sie sich selbst, ihre gesamte Familie und die gemeinsame Zukunft nun anders sehen.

8.2 Zugangspunkte

In Phase 3 leitet der Therapeut die Familie an, ihre neuen Beziehungsressourcen zu nutzen, um konkrete Probleme anzusprechen, die den Angehörigen weiterhin zu schaffen machen, und im Lichte dieser neuen Erfahrungen zu verstehen, was es für sie bedeutet, dieser Familie anzugehören. In diesen letzten Sitzungen orientiert sich der Therapeut an spezifischen Zugangspunkten, um zu intervenieren und die Familie in ihrer Fähigkeit zu unterstützen, das erreichte Wachstum zu nutzen, darüber nachzudenken und es weiterhin zu fördern.

1. **Wiederaufgreifen eines vorrangigen oder alten Problems.** Der Therapeut folgt dem Gespräch der Familie über ein altes Problem oder ihrer Wiederaufnahme der Diskussion über ein spezifisches, damit zusammenhängendes Problem. Er lenkt die Familie auf die Muster höherer Sicherheit hin, die sie dank des Durcharbeitens früherer Beziehungsblockaden entwickelt haben. Der Therapeut verfolgt

die Familieninteraktion und fokussiert die Angehörigen mittels evokativer und prozessbezogener Interventionen auf Ansprechbarkeit, Responsivität und gemeinsame Verletzlichkeit.

2. **Familieninteraktionen, die Positionen verbesserter Sicherheit demonstrieren.** Der Therapeut hebt positive Zyklen der Sicherheit hervor, in denen Familienmitglieder Ansprechbarkeit, Responsivität und emotionales Engagement zu erkennen geben. Schlüsselmomente der Verbundenheit werden betont und besprochen. Der Therapeut hilft der Familie, ein neues Narrativ zu entwickeln, das die Familie als sicheren Hafen und sichere Basis hervorhebt (Byng-Hall 1995; Dallos 2008). Die Familienmitglieder können ein kohärentes Narrativ erzählen, das die Entwicklung der Fähigkeit der Angehörigen, einander zu unterstützen und zu umsorgen, zum Thema hat.
3. **Übergang zur Beendigung.** Wenn Familienmitglieder Bedenken wegen des Therapieendes oder ihrer Fähigkeit äußern, am Erreichten festhalten zu können, erkennt der Therapeut diese Sorge an und validiert sie. Er schafft Raum, um diese im Licht des Werts, den die neuen Sicherheitsmuster den Angehörigen vermitteln, neu zu formulieren.

8.3 Schritt 8 – neue Lösungen finden

Im Anschluss an die Umstrukturierung der Familienpositionen und die Auflösung der Beziehungsblockaden, die der Fürsorge und Bindungskommunikation im Wege standen, können Familien ihre Probleme einfacher lösen und ihre Erziehungspraktiken besser anpassen, sodass diese nicht länger von den negativen emotionalen Zuständen und Stressmustern beherrscht werden. Eltern, die zu positiven Zyklen der Sicherheit zurückgefunden haben, sind besser in der Lage, die unterschiedlichen Bedürfnisse nach Verbundenheit abzuwägen und durch präziser angepasste Kommunikation zu unterstützen. Eltern von Jugendlichen sehen sich u. U. mit intensiveren negativen Emotionen konfrontiert, wenn ihre Kinder auf ineffektive Bindungsreaktionen und ungestillte Bedürfnisse frustriert reagieren. Die Eltern wiederum werden die emotionalen Signale ihres Kindes wahrscheinlich falsch interpretieren und auf deren Hilfsbedürftigkeit entweder über- oder unterreagieren (Kobak, Greassetti & Yarger 2013). In sichereren Familienbeziehungen sind emotionale Konflikte weniger bedrohlich, und den Eltern gelingt es besser, rivalisierende emotionale Spannungen, Grenzen, Kontrolle sowie persönliche Verantwortung und Entscheidungsfähigkeit in ein ausgewogenes Verhältnis zu bringen. Für Familien mit Adoleszenten ist der Prozess des Durcharbeitens unterschiedlicher Zielvorstellungen bezüglich der Autonomie tatsächlich von entscheidender Bedeutung für den Erhalt einer sicheren Eltern-Kind-Bindung (Allen 2008).

In Schritt 8 begleitet der Therapeut die Familie beim Durcharbeiten von Problemen oder schwierigen Fragen, die sie in der Vergangenheit aufgrund der Unsicherheitsmuster und Blockaden, die den Familienprozess definierten, nicht hat lösen können. Die Aufmerksamkeit gilt der Normalisierung von Fehltritten und Triggern, die in der Vergangenheit vor allem im Kontext von Angst und Verunsicherung die Selbstschutzreaktionen ausgelöst haben. Der Therapeut führt die Familie durch diese Situationen hindurch, indem er hilft, die Beziehungsblockaden sowie die neuen Ressourcen zu identifizieren, die sich der Familie beim gemeinsamen Durcharbeiten solcher Blockaden erschließen. Rollenspiele und Enactments können die Vorbereitung der Familienmitglieder auf eine frühere Beziehungsblockade erleichtern, wenn der Therapeut gemeinsam mit ihnen ihre Befürchtungen durcharbeitet. Schließlich fasst er das Engagement der Familie für weiteres Wachstum in Worte und normalisiert die Wahrscheinlichkeit, dass frühere Trigger reaktiviert werden. Die Fähigkeit der Familie, solche Momente der Fehleinstimmung zu erkennen, erleichtert es ihr, das emotionale Gleichgewicht zurückzugewinnen und dem früheren Muster gemeinsam etwas entgegenzusetzen. Die Erziehungspraktiken sind flexibler, und die Fähigkeit der Familie, auf Fürsorge- und Unterstützungsbedürfnissen einzugehen, wird durch das verbesserte emotionale Gleichgewicht gestärkt. Elternbündnisse werden bestätigt, und gemeinsame Anstrengungen, sich für die Aufrechterhaltung und Intensivierung des Strebens nach vermehrter Sicherheit einzusetzen, werden ermutigt.

Im Fallbeispiel von Laura und ihrem Vater Ray (7. Kapitel) fasste Laura nach und nach Vertrauen in die Verfügbarkeit ihres Vaters, als die Therapeutin das erneuerte Vertrauensbündnis der beiden zur Grundlage der weiteren Therapie machte. In der Sitzung vertraute Laura dem Vater an, dass sie mit Marihuana experimentiert hatte. Sie berichtete von dem Druck, den ihre Freunde auf sie ausübten, und sagte, dass sie sich deren Erwartungen habe anpassen wollen. Dann erklärte sie, dass sie in der Wohnung ihrer Mutter Cannabis ausprobiert habe, weil es dort erlaubt war. Laura fürchtete, damit einen Schritt zu weit gegangen zu sein, denn es erinnerte sie an die ständigen Schwierigkeiten, die ihre Schwester mit dem Drogenkonsum hatte. Sie bekam Schuldgefühle und fürchtete, dass ihre Mutter sie in einer künftigen Auseinandersetzung verraten würde. Vater und Tochter besprachen, welche Möglichkeiten Laura hatte, diese Situation zu verhindern, und Ray bot ihr an, sie jederzeit, wann immer sie wolle, bei der Mutter abzuholen. Sie vereinbarten einen Plan, um sich über den Druck, unter dem Laura stand, auf dem Laufenden zu halten. Laura willigte auch ein, sich nach Möglichkeiten umzuschauen, um ihren Freundeskreis zu erweitern. Ray war erleichtert über ihre Ehrlichkeit und zollte ihrem Mut, sich Hilfe zu suchen, Respekt. Laura sah sich in der Hoffnung bestätigt, mit ihrem Vater reden zu können, ohne dass er sich abwendete oder auf intrusive, verurteilende Weise reagierte.

Eine Anpassung an die Erwartungen und Anleitungen der Eltern stellt sich oft ein, nachdem Familien sich aus dem negativen emotionalen Klima ihrer starren Muster und blockierten Interaktionen gelöst haben. Neue Familieninteraktionen, die auf Ansprechbarkeit, Responsivität und emotionales Engagement fokussieren, machen es u. U. notwendig, dass die Eltern ihre Reaktionen auf spezifische Situationen und die Strategien, die sie in ihnen einsetzen, kritisch überdenken. James und Camille verkörperten z. B. eingespielte Rollen gegenüber ihren Töchtern. James war im Allgemeinen lax und distanziert. Wenn Konflikte zwischen Camille und den Mädchen auftauchten, intervenierte er mit strenger Kritik und Forderungen, um sich dann wieder zurückzuziehen. Angela (13) bekam den Großteil seiner Kritik ab und entwickelte Symptome einer affektiven Störung, die ihre sozialen und schulischen Aktivitäten beeinträchtigten. In der ersten Phase der EFFT identifizierte die Familie den negativen Zyklus, der eine unsichere und unberechenbare Atmosphäre erzeugte. Die Beziehungsblockaden zwischen Angela und James sowie zwischen den Eltern wurden identifiziert. Dyadische Sitzungen fokussierten auf das Fürsorgebündnis und ermöglichte es Camille und James, sich Angela gegenüber responsiver zu verhalten. In der zweiten Phase erforschte Angela ihre Verletztheit und ihre Angst, die ihr Verhältnis zum Vater mehr und mehr prägten. Sie untersuchte ihr Bedürfnis, von beiden Eltern, insbesondere aber von James, unterstützt zu werden. Sie hatte ihr Vertrauen, bei ihm Trost oder Hilfe zu finden, verloren. Die Therapeutin half James und Angela, ihre auf mangelnder Responsivität und Bagatellisierung beruhende Beziehungsblockade zu lösen und ein neues Muster zu entwickeln, das es Angela ermöglichte, über ihre Ängste mit dem Vater zu sprechen, der tröstend und beruhigend darauf reagierte. Durch die Stärkung des Fürsorgebündnisses und die Auflösung der Blockade zwischen James und Angela gewann die Familie ihr emotionales Gleichgewicht zurück.

James Neigung, sich gegenüber den Töchtern eher nachlässig zu verhalten, war für Camille belastend. Seine Laxheit führte oft zu Chaos oder stellte sie vor übergebührliche Anforderungen. Erziehungsfragen rückten ins Zentrum der Aufmerksamkeit, als Angelas Symptome verschwanden und die Familie sich darüber einig war, dass das Chaos vor allem angesichts prall gefüllter Terminkalender aller Angehörigen schwierig zu meistern war. Die Mädchen nutzten die Laxheit ihres Vaters häufig aus. James sah ein, dass er konsequenter auftreten musste, wollte seine Töchter aber nicht ängstigen. Camille bot ihm Unterstützung in solchen Momenten an, weil sie wusste, dass James die Familie vor seiner kontrollierenden Seite schützen wollte. In einer Familiensitzung sprachen beide Eltern mit ihren Töchtern darüber, künftig als Team kooperieren zu wollen. Sie kündigten an, dass James häufiger Nein sagen und auf die Regeln verweisen werde, um zur Bewältigung des Chaos beizutragen. Sie alle müssten über Schwierigkeiten und Probleme sprechen, statt davon auszugehen, dass es „Mutters Sache“ sei, das Familienleben zu managen. Die Töchter rissen in der Sitzung Witze darüber, ob der „neue Papa“ genauso streng sein würde wie die Mutter, und James sagte lachend: „Das klingt nach einer Herausforderung, ihr solltet euch besser in Acht nehmen. Die Stadt hat einen neuen Sheriff!“

8.4 Schritt 9 – Konsolidierung sicherer Zyklen

Durch die EFFT können Familien ihr emotionales Gleichgewicht wiederfinden und sich auf emotionaler Ebene neue Ressourcen erschließen. Ihre Interaktionen sind nicht nur durch größere Sicherheit charakterisiert, sondern auch durch verstärktes emotionales Engagement, bessere Verfügbarkeit der Eltern und durch die Verletzlichkeit der Kinder. Familien, die diesen Prozess durchlaufen, werden mit höherer Wahrscheinlichkeit eine Veränderung der emotionalen Atmosphäre berichten, weil die chronische Defensivität oder Distanziertheit neuen Ebenen des positiven, warmherzigen Engagements weicht. Die Familien laufen nicht länger Gefahr, durch negative Interaktionen augenblicklich getriggert zu werden oder sich von ihnen beherrschen zu lassen. Stattdessen können sie sich um positive Interaktionen herum organisieren, und diese neuen Ebenen der Sicherheit erleichtern die Erforschung und Lösung von Problemen. In Schritt 9 lenkt der Therapeut die Aufmerksamkeit auf neue Bedeutungen in der Familie, die sich infolge des veränderten emotionalen Klimas, der neu erworbenen Familienidentität und der neuen Intentionspraktiken, die das Bindungsverhalten fördern, einstellen.

8.4.1 Veränderungen des Familienklimas

Die verbesserte Sicherheit in der Familie kommt auch dem emotionalen Familienklima zugute. Der Therapeut unterstützt positive Affektzyklen, die der emotionalen Balance und Verbundenheit zuträglich sind (Johnson 2019). Eltern, die sich gegenseitig unterstützen und sich sicherer fühlen, werden sich z. B. auch gegenüber ihren Kindern sensibler und responsiver verhalten (Cowan et al. 1992). Ihre Hilfe und Warmherzigkeit erleichtern die Emotionsregulation der Kinder, und Kinder, die Nähe und Warmherzigkeit erleben, werden ihre Gefühle mit höherer Wahrscheinlichkeit mitteilen. Dies wiederum fördert ihre sozio-emotionale Entwicklung (Morris et al. 2007). Der EFFT-Therapeut fokussiert auf das emotionale Erleben als Ressource, um Veränderungen in der Familie und deren Wohlergeben zu unterstützen. In Schritt 9 stimuliert und erweitert er positive Affekte, die mit den erzielten Veränderungen und der neu gewonnenen Sicherheit der Familie zusammenhängen.

8.4.2 *Veränderung der Familienidentität*

Wie John Byng-Hall (1995) feststellte, wird die familiäre Umwelt als umso sicherer erlebt, je größer die gefühlte Sicherheit der einzelnen Familienmitglieder ist. Bindungsbasierte Familientherapien betonen Bindungsnarrative als prognostische Indikatoren der Bindungssicherheit (Kobak et al. 2013). Wenn ein Jugendlicher sich z. B. auf seine Eltern verlassen kann und bei Bedarf von ihnen unterstützt wird, sodass er sich gehalten und sicher fühlt, hat er ein Bindungsnarrativ der Sicherheit. In der Konsolidierungsphase der EFFT leitet der Therapeut die Familie an, ein „sicheres Skript" für die Familie auszuarbeiten.

In der EFT (Johnson 2009 [2004]) hilft der Therapeut dem Paar, ein kohärentes Narrativ zu erzählten, das auch der Behandlungserfahrung und dem neu gewonnenen Verständnis ihrer Beziehung Rechnung trägt. Die Fähigkeit, ein kohärentes Narrativ der eigenen Bindungserfahrung zu erzählen, ist ein Zeichen der Sicherheit und ein wahrscheinlicher Indikator der Fähigkeit, sich auf das Erleben anderer Menschen einzustimmen (Hesse 1999). Dickstein (2004) beobachtete, dass die Qualität der Bindungsbeziehung verheirateter Eltern Aufschluss über das Gesamtfunktionieren der Familie gab. Er stellte insbesondere fest, dass die Bindungsnarrative von Paaren mit starker Bindung kohärente Geschichten über die langjährige Beziehungsentwicklung waren. Sichere Paare dachten auch darüber nach, wie sich ihre individuelle Weiterentwicklung im Kontext ihrer Beziehungen vollzogen hatte. Auch wenn es in ihren Interaktionen nicht an negativen Vorkommnissen fehlte, wurden sie durch solche Erfahrungen selten oder nie organisiert.

Diese Ergebnisse zeigen, wie wichtig es ist, dass der EFT-Therapeut die Familie anhält, ihre neuen Sicherheitserfahrungen als Familie in Worte zu fassen. Er formuliert die Weiterentwicklung der Familie als erfolgreiche Überwindung eines starren negativen Musters, das den Mitgliedern das, was sie am meisten brauchten, verwehrte. Positive Zyklen werden als Gegensatz zu den früheren negativen Mustern hervorgehoben, um das sichere Skript, das auf Ansprechbarkeit, Responsivität und emotionales Engagement abhebt, weiter anzuregen. Und schließlich arbeitet der Therapeut gemeinsam mit Paaren und Familien darauf hin, Veränderungen und Entwicklungen zu identifizieren, die sich während des Durcharbeitens emotionaler Blockaden vollzogen und das Bild der Eltern, Partner und Kinder von sich selbst und ihren Angehörigen verändert haben. Das Wachstum der Familie gibt die Antwort auf die grundlegende EFT-Frage: „Wirst du für mich da sein, wenn ich dich am meisten brauche?"

8.4.3 Bindungsrituale

Beziehungsrituale sind eine Quelle der inszenierten Bedeutung und vermitteln ein Gefühl der Zugehörigkeit und Wertschätzung. In der EFT werden Bindungsrituale genutzt, um Paaren zu helfen, ihren Einsatz für die Wahrung und Vertiefung der gefühlten Sicherheit ihrer Beziehung zu symbolisieren (Johnson 2009 [2004]; Johnson et al. 2005). Solche Rituale sind vorhersehbare, verlässliche Aktivitäten, welche die gemeinsame Sicherheit des Paares feiern. Die Bedeutung eines Rituals bestimmt seinen Wert in höherem Maß als die Aktivität an sich oder der Zeitpunkt seiner Durchführung. Die Durchführung dieser Rituale hilft Familien gezielt, ihre Bindungsbeziehungen zu bewahren und zu vertiefen.

Familienrituale dienen als Ressourcen, die der lebenslangen gesunden Weiterentwicklung zugutekommen. Wolin und Bennett (1984) haben die wichtige Rolle beschrieben, die Rituale für die Definition der Familienidentität spielen, indem sie dazu beitragen, Grenzen zu klären sowie Rollen und familiäre Regeln zu artikulieren. Rituale tragen maßgeblich dazu bei, ein Gefühl der Zugehörigkeit, der gemeinsamen Identität und Unterstützung zu schaffen, das den Erhalt der Bindungen fördert (Crespo et al. 2008; Eakers & Walters 2002; Fiese 1992, 2006; Fiese, Tomcho, Douglas et al. 2002). Crespo et al. (2011) beobachteten, dass Familienrituale das Selbstwert- und Zugehörigkeitsgefühl von Jugendlichen sowie deren Wohlbefinden stärken. Familienrituale sind somit aktive Maßnahmen, um die Bedeutung darzustellen, die der Familiengeschichte innewohnt (Crespo 2012). Rituale dienen in der EFFT als reiche Ressource, um den Wert von Bindungsbeziehungen zu symbolisieren.

In der EFFT arbeitet die Therapeutin mit der Familie darauf hin, Aktivitäten, die mit Verbundenheit zusammenhängen, zu identifizieren. Dabei kann es um Situationen des Übergangs gehen (z. B. Begrüßungen, Abschiede), um Anerkennung und Ehrung oder um Beistand und Fürsorge. Der Zweck oder die Bedeutung des Rituals sollte ausdrücklich klar sein, um es von routinemäßigen Alltagsaktivitäten zu unterscheiden (Fiese et al. 2002). Die Einflusskraft eines Rituals ergibt sich aus der unverwechselbaren Bedeutung, die es für die Familie besitzt. In der Sitzung gemeinsam über mögliche Rituale zu sprechen setzt voraus, dass die Familienmitglieder Werte identifizieren und Unterschiede anerkennen (Johnson et al. 2005). Die Fokussierung der EFT-Therapeutin auf die Symbolisierung von bindungsrelevanter Bedeutung ist ein wichtiger Bestandteil des EFT-Tangos und prägt das Verständnis des Einflusses von Selbst und System (Johnson 2019).

8.5 EFT-Interventionen und Konsolidierung

In der Konsolidierungsphase fokussieren die EFT-Interventionen in erster Linie auf die Verarbeitung des Erlebens der Klienten und auf die Lenkung der Familiengespräche in der Therapiesitzung. Die Therapeutin gibt den Familienmitgliedern Gelegenheit, ihre Weiterentwicklung zu erforschen, während sie sich mit früheren Problemen auseinandersetzen, und durch die neuen Erfahrungen, die sie als Familie machen, neue Bedeutung zu finden. Evokative Interventionen sind notwendig, um das gegenwärtige Erleben zu beleuchten und das Gewahrsein der Familie für die positiven Emotionen und ihre Bedeutungen zu schärfen. Diese werden häufig zum Fokus positiver Muster des emotionalen Engagements, wenn sich die Familienmitglieder dank ihrer verbesserten Sicherheit gestärkt und in ihrem Selbstwertgefühl bestätigt fühlen.

8.5.1 Evokative Interventionen

Evokative Interventionen werden seltener benutzt, wenn die Therapeutin auf die Verarbeitung der neuen Interaktionsmuster der Familie und das Herausarbeiten ihrer Bedeutung fokussiert. Sie kommen zum Einsatz, wenn die Therapeutin neue Erfahrungen hervorheben und die positiven Emotionen erweitern möchte, die aus den sichereren Interaktionen hervorgehen. Sie kann beispielsweise das Tempo eines Familiengesprächs verlangsamen, um die Aufmerksamkeit auf die vulnerablere Reaktion eines Kindes zu lenken.

THERAPEUTIN: Wie fühlte es sich an, als Ihre Tochter Ihnen von ihrer Angst erzählte, die sie in der Vergangenheit vor Ihnen versteckt hat?

VATER: Um ehrlich zu sein, es fühlte sich richtig an. Ganz natürlich, fast so, als wäre es mir gar nicht aufgefallen, bevor Sie darauf hinwiesen.

THERAPEUTIN: Wenn sie sich in diesem vulnerablen Moment an Sie wendet, sucht sie bei Ihnen Halt. Was passiert, wenn Sie das erleben, wie empfinden Sie es als ihr Vater?

VATER: Ich bin stolz. Ich fühle mich als ihr Vater, und ich liebe dieses Gefühl. Ich kann in ihrem Leben etwas bewirken – zumindest in diesem Moment. Ich bin stolz auf sie, und ich bin stolz darauf, ihr Vater zu sein.

Die Therapeutin erforscht die Wirkung des Bindungsappells der Tochter und vergleicht deren neue Reaktion mit ihrem früheren selbstschützenden Verhalten. Die evokativen Nachfragen helfen, das Bewusstsein des Vaters für sein eigenes Erleben einschließlich seines Selbstbildes und des Bildes, das er von seiner Tochter hat, zu schärfen. Die Therapeutin könnte den Moment zusätzlich konsolidieren, indem sie den Vater zu einem Enactment anregt, in dem er sein Erleben der Tochter mitteilt. Dies fördert seine Fähigkeit, seine Tochter zu sehen, und stärkt deren Vertrauen in die Verfügbarkeit des Vaters. Diese neuen Erfahrungen dienen der Therapeutin als Grundlage, um die mit diesen Interaktionen einhergehenden positiven Emotionen herauszustreichen. Sie schaffen auch Gelegenheit für weitere reflektierende Gespräche über die Selbstbilder der Familienmitglieder und ihr Bild, das sie von anderen haben.

8.5.2 Prozessierende Interventionen

Ein primärer Fokus der Konsolidierung ist die Erarbeitung einer Metaperspektive auf die Veränderungen, die sich die Familie erarbeitet hat. Prozessierende Interventionen regen die Familienmitglieder dazu an, ihre unterschiedlichen Wahrnehmungen von Vertrauen, Fürsorge und Unterstützung zu identifizieren. Die Therapeutin nutzt Spiegeln und Validieren, um die Aufmerksamkeit für neue Erfahrungen zu schärfen und deren Wichtigkeit für die Familie zu betonen. Sie kann beispielsweise den Stolz der Angehörigen auf die erzielten Fortschritte spiegeln: „Es ist so wichtig, dass Sie sehen können, was Sie geleistet haben. Es hat Mut gekostet, an Ihrer Beziehung zu arbeiten, und nun können Sie stolz darauf sein." Die Therapeutin stimuliert positive Emotionen, indem sie den Erfolg der Familie spiegelt und wertschätzt. Auf ähnliche Weise nutzt sie umdeutende Interventionen, um Licht auf Veränderungen zu werfen, die durch die Bearbeitung bindungsrelevanter Emotionen und Bedürfnisse eingeleitet wurden.

Therapeutin: In der Vergangenheit gab es keine Gespräche, es gab nur Brüllerei und anschließendes Schweigen. Was Sie heute berichten, klingt völlig anders. Der Trigger wäre ja durchaus vorhanden gewesen, aber der Zyklus ist nicht in Gang gekommen.

Mutter: Ja, ich habe Schlimmes befürchtet und ihre Defensivität wahrgenommen. Dann ist mir wieder eingefallen, dass sie vielleicht Angst hat. Sie könnte Angst haben. Das habe ich mir im Stillen gesagt, und deshalb bin ich ruhig geblieben und habe zugehört, und ihre Wut löste sich in Tränen auf.

Therapeutin: Richtig. Nach dem alten Muster hätten Sie ihre Forderungen abgelehnt und sie als respektlos bezeichnet. Aber diesmal haben Sie etwas anderes gesehen. Das ist neu. Sie konnten ihre Angst sehen, auch wenn es wütende Angst war. Das alte Muster hat nicht gegriffen, und Sie konnten für sie da sein. Sie waren auf andere Weise stark, so, wie sie es brauchte.

Indem die Therapeutin die neue Reaktion der Mutter beschreibt und ihre Verfügbarkeit mit ihrer defensiveren früheren Position vergleicht, betont sie die Weiterentwicklung und deren Auswirkungen. Sie könnte die Mutter auch zu weiterem Nachdenken anregen, indem sie Vermutungen darüber anstellt, wie sie sich in diesem fürsorglichen Moment, in dem sie die Angst der Tochter sah, gefühlt haben mag. Sie könnte Mutter und Tochter auch fragen: „Was sagt es über Ihre Beziehung, dass Sie beide in der Lage waren, diese Angst anzuerkennen?"

In diesem Beispiel erkennt die Therapeutin an, dass Trigger wiederkehren können und dass Selbstschutzreaktionen typisch sind. Wenn eine Familie aber eine Möglichkeit gefunden hat, diese Triggermomente als weniger gefährlich anzusehen und stattdessen zu erkennen, was in diesen Momenten auf einer tieferen Ebene passiert, wird sie ihr emotionales Gleichgewicht nicht so leicht verlieren. Das folgende Fallbeispiel illustriert, wie die Therapeutin auf Bedeutung und auf das aktive Engagement der Familienmitglieder fokussiert, indem sie evokative und prozessierende Interventionen benutzt, um den Behandlungsprozess abzuschließen und der Familie neue Blickwinkel zu eröffnen.

8.6 Schritt 9 – Fallbeispiel

Familie Park nahm eine Familientherapie auf, nachdem sich herausgestellt hatte, dass Emily (16), die älteste Tochter, sich selbst verletzte. Sie war deprimiert und verhielt sich zu Hause aggressiv. Die Familie nahm an sieben EFFT-Sitzungen teil, einschließlich Sitzungen mit den Eltern, Emily und ihren drei Geschwistern Kevin (13), Alice (11) und David (7). Ursprünglich hatten die Eltern an eine Einzeltherapie für Emily gedacht, aber dem Vorschlag einer gemeinsamen Therapie zugestimmt, nachdem die schwierige Situation der Familie insgesamt besprochen worden war. Die Familie war in ihren Aktivitäten gut strukturiert und legte Wert auf Ordnung und familiäre Loyalität.

Die Assessmentsitzung warf Licht auf die negative Interaktion, die sich auf Emilys Wutausbrüche konzentrierte. Anlass waren häufig intrusive oder kontrollierende Verhaltensweisen der Mutter. Der Vater pflegte einzugreifen, um Ruhe und Frieden wiederherzustellen. Familiäre Spannungen gab es auch im Zusammenhang mit Schulwechseln der beiden älteren Kinder, die darauf gegensätzlich reagierten. Emily protestierte gegen die Entscheidungen und die Einstellung ihrer Eltern, während Kevin es ruhiger angehen ließ und unemotional und logisch argumentierte. Letztlich brachte keines der Kinder seine Angst oder Verletzlichkeit direkt zum Ausdruck. Die daraus resultierenden negativen Interaktionsmuster stifteten Zwietracht und sorgten für eine chronisch angespannte Atmosphäre in der Familie.

Angesichts der nicht allzu großen Schwierigkeiten dieser Familie schritt die Therapie rasch voran. Emilys Mutter brachte ihre Angst zum Ausdruck, Emilys Urteilsfähigkeit zu vertrauen. Sie berichtete auch, dass es sie traurig mache, auf Emilys Bedürfnisse nicht wirklich eingehen zu können, obwohl sie eigentlich wolle. Emily reagierte darauf, indem sie betonte, dass sie auf das Vertrauen ihrer Mutter angewiesen sei. Die Mutter könne sich darauf verlassen, dass sie sich, wenn es nötig sei, an sie wenden würde. Die Aufmerksamkeit der Eltern wandte sich daraufhin Kevins isolierter Position in der Familie und den gescheiterten Bemühungen zu, zu ihm durchzudringen und ihn bei seinem geplanten Schulwechsel zu unterstützen. In den Sitzungen mit Kevin gingen beide Eltern auf seine Befürchtungen im Zusammenhang mit seinen sozialen Schwierigkeiten und dem Wechsel auf die neue Schule ein. Zum Beispiel berichtete der Vater, in diesem Alter ähnliche Schwierigkeiten gehabt zu haben, und dies stärkte eine vulnerablere Bindung zwischen dem Vater und seinem Sohn, der zwar häufig interagierte, sich aber selten auf einer tieferen Ebene auf Beziehungen einließ. Im Laufe der Therapie fand eine Paarsitzung statt, in der die Eltern über ihre Konflikte in Erziehungsfragen und ihre häufigen Meinungsunterschiede auf diesem Gebiet sprachen. Die persönlichen Schwierigkeiten des Paares, die auf ihre Überforderung durch Erziehungspflichten, Unterricht und Beruf zurückzuführen waren, bewirkten, dass beide Partner verunsichert waren und Nähe vermissten, doch keiner von ihnen hatte dies ausgesprochen. Der EFT-Tango in der Therapie ermöglichte es dem Paar, in ihrem Einsatz füreinander und für die Kinder wieder zusammenzufinden.

An der letzten Sitzung nahmen beide Eltern sowie Emily und Kevin teil. Die Spannung, die in der ersten Familiensitzung geherrscht hatte, war wie weggeblasen. Die Eltern saßen nebeneinander auf der Couch, Emily und Kevin zu ihrer Seite. In lockerer Atmosphäre versuchten die Eltern, die Veränderungen, die sich in der Familie vollzogen hatten, zu beschreiben. Emily berichtete, ihrer Mutter „stärker zu vertrauen“. Sie habe auch das Gefühl, ihre Verletzlichkeit nun eher zulassen zu können. Als sie sagte, dass es „der Familie viel besser“ gehe, zog ihr Bruder Kevin sie auf und meinte, ihre Antwort sei genau das, was die Therapeutin hören wolle. Die Mutter unterbrach ihn und sagte, sie habe gemerkt, dass Emily sich vermehrt öffne. Ihre gemeinsamen Gespräche hätten ihr geholfen, ihre Tochter besser zu verstehen, und dies sei eine Erleichterung.

Die Therapeutin hob diese Veränderungen hervor und fokussierte auf das gestärkte Vertrauen zwischen Mutter und Tochter. Emily habe nun das Gefühl, dass die Mutter sich für sie interessiere und sie unterstütze. Emily tippte ihrer Mutter auf die

Schulter und sagte: „Ich spüre, dass ich mich an sie wenden kann … Sie ist für mich da." Dann regte die Therapeutin die Mutter an, ihre Reaktion auf die Veränderung zu erläutern, und forderte sie auf, direkt zu ihrer Tochter zu sprechen: „Ich liebe dich, Emily. Und ich akzeptiere dich so, wie du bist, und hoffe, dass du immer auf meine Liebe zu dir zählen wirst." Die Therapeutin verglich die Unterstützungsbereitschaft der Mutter mit den Zeiten, in denen Emily sich unerwünscht gefühlt und geglaubt hatte, in den Augen der Mutter nichts wert zu sein. Nun schaltete sich der Vater ein und sagte, dass Kevin ihm geholfen habe, ihn und seine Bedürfnisse besser zu verstehen, und er wisse dies zu schätzen. Die Therapeutin formulierte die Anerkennung des Vaters als Anregung, die vulnerablen Gespräche fortzusetzen, statt den Schulwechsel des Sohnes wie in der Vergangenheit „geschäftsmäßig" abzuhandeln.

Gegen Ende der Sitzung fasste die Mutter unter Tränen in Worte, was sie von ihrer Familie gelernt hatte:

> „Wir müssen wieder lernen, eine Familie zu sein … Eine Familie ist keine Meute. Wir müssen anfangen, auch getrennte Wege zu gehen … und gerade das fällt mir schwer, weil ich es liebe, wenn wir einfach alle zusammen sind."

Für ihre Traurigkeit über die Veränderungen, die die mittlere Adoleszenz der Kinder für die Familie mit sich brachte, fand die Mutter Worte der Liebe und Verbundenheit. Sie brachte ihre Sorge zum Ausdruck, dass die Familie aufgrund all der Veränderungen vergessen würde, was Familie bedeutete. Ihr Mann tröstete sie mit beruhigenden Worten und nahm sie in den Arm. Er erinnerte sie daran, dass sie als Eltern einander nahe sein würden, auch wenn die Kinder eigene Wege gingen. Die Therapeutin beendete die Therapie, indem sie die Veränderungen hin zu größerer Verletzlichkeit und besserer Verfügbarkeit hervorhob, die in Zukunft als sichere Basis dienen würden.

8.7 Beendigung

Die EFFT ist in der Regel eine Kurzzeittherapie mit weniger als zehn Sitzungen. Infolgedessen gestalten sich die Beendigungsprozesse weniger komplex. Dennoch bereitet es den Teilnehmern mitunter Sorge, sich künftig nicht länger auf die Unterstützung und die Struktur des EFFT-Prozesses verlassen zu können. Die Therapeutin regt die Familie an, den Übergang zu erörtern. Evokative Strategien helfen, die Befürchtungen der Familienmitglieder zu benennen, und schaffen einen Raum, in dem sie diese Fragen gemeinsam bearbeiten können. Die Therapeutin ermutigt sie, über ihre Ängste und über mögliche Situationen, in denen sie Unterstützung benötigen werden, zu sprechen.

Die Beendigung einer Familientherapie kann als Auftakt zu einer Paartherapie dienen, wenn sich Schwierigkeiten in der Paarbeziehung nicht auf die familiären Konflikte beschränken. Es ist wichtig, dass die Therapeutin den Therapievertrag und den künftigen Prozess klar beschreibt. In der EFFT haben die Eltern gelernt, Blockaden des Bindungsverhaltens durchzuarbeiten, die auch ihre Paarbeziehung beeinträchtigen. So gesehen, kann der EFFT-Prozess dem Paar erleichtern, rascher zur Umstrukturierungsphase der Emotionsfokussierten Paartherapie überzugehen.

Unter Umständen suchen Eltern dauerhaften Beistand, um ihre Fortschritte beim Aufbau einer höheren Bindungssicherheit zu bewahren. Die Therapeutin kann ihnen zusätzliche, auf die Bindung fokussierende Ressourcen empfehlen (z. B. Neufeld & Mate 204; Siegel 2014; Siegel & Hartzell 2003).

8.7.1 EFT-bezogene Bereicherungsprogramme

Paare und Familien können auch von EFT-bezogenen Bereicherungsprogrammen profitieren, die die Bindungsbeziehungen von Paaren und Familien stärken. *Halt mich fest* (Johnson 2019 [2008]) wurde als praktische edukative Ressource für Paare entwickelt und enthält Gespräche und Übungen, die den EFT-Prozess spiegeln. Halt-mich-fest-Paarseminare wurden entwickelt, um gemeindebasierte psychoedukative Programme anbieten zu können, die ihre Effizienz als Verbesserung der Zufriedenheit in Paarbeziehungen unter Beweis gestellt haben (Conradi et al. 2017; Wong, Greenman & Beaudoin 2018).

Gestützt auf Johnsons Halt-mich-fest-Programm dient *Hold me tight: Let me go* (HMT / LMG; Aiken & Aiken 2017) als strukturiertes Programm für Familien mit heranwachsenden Kindern, das die Teilnehmer durch eine Reihe von Sitzungen, Diskussionen und Gesprächsübungen geleitet, die die Ziele der EFFT widerspiegeln. Zu den Programmzielen gehört die Vertiefung des Verständnisses der überragenden Bedeutung, die der Bindung als Organisationsprinzip in Familienbeziehungen zukommt. Ein zweites Ziel fokussiert darauf, das individuelle Verständnis der emotionalen Reaktionen und der Familienerfahrungen zu verbessern. Das dritte Programmziel besteht darin, Licht auf die negativen Interaktionsmuster der Familie zu werfen. Ein letztes Ziel ist die aktive Teilnahme der Eltern und der Jugendlichen an Erfahrungen, die das Sicherheitsgefühl durch Ansprechbarkeit, Responsivität und emotionales Engagement fördern. Das folgende Fallbeispiel stammt von Paul und Nancy Aiken.

8.7.2 HMT / LMG-Fallbeispiel

Jessicas Mutter Claire schlug vor, gemeinsam an einem HMT / LMG-Workshop teilzunehmen, nachdem sie festgestellt hatte, dass Gespräche über Jessicas schulische Leistungen und ihre Prioritäten zu Konflikten führten. Jessica (18) kam regelmäßig zu dem Schluss, dass ihre Mutter ihr Leben nicht verstehen könne und dass sie unrealistische Anforderungen und Erwartungen habe. Im Großen und Ganzen war Jessica in der Schule und im Sport erfolgreich gewesen, in letzter Zeit aber hatte sie immer wieder schlechte Noten bekommen. Drew, ihr Vater, nahm ebenfalls an dem Workshop teil.

Das Programm begann mit einer Elternsitzung, in deren Mittelpunkt die Fürsorglichkeit und das Fürsorgebündnis von Claire und Drew standen. Claire erkannte dank des Gesprächs und der Übungen, dass sie und Jessica in einem negativen Muster gefangen waren, das sie Drew anhand eines aktuellen Beispiels erklärte:

Claire: Ich habe eine E-Mail von der Schule bekommen, weil Jessica in mehreren Fächern nachgelassen hat. Ich bekam Panik und habe Jessica zur Rede gestellt und mit ihr geschimpft. Sie hat sich dann stundenlang in ihrem Zimmer eingeschlossen. Ich habe mich als Mutter furchtbar gefühlt und versucht, es wieder zu regeln, aber Jess hält mich weiterhin auf Distanz.

In der Elternsitzung sprachen Claire und Drew über ihre Absicht, sich responsiver und hilfreicher gegenüber Jessica zu verhalten. Zudem wollte Drew Claire unterstützen, wenn ihr Selbstzweifel kamen. Die beiden sprachen über Möglichkeiten, sich als Eltern gegenseitig beizustehen. Sie identifizierten ein Muster, das sich häufig zwischen Claire und Jessica abspielte. Clair sah ganz klar, dass ihre Angst sie zu ihrem reaktiven Verhalten gegenüber Jessica veranlasste und ihr Ärger in Kritik umschlug, wenn Jessica sich zurückzog. Claires Selbstzweifel und ihre Schamgefühle drängten sie, Jessica zuzusetzen, wenn diese allein sein wollte.

An der folgenden Sitzung nahmen die Eltern und ihre Kinder teil. Im Anschluss an mehrere Übungen zum „Warmwerden“ forderte die Therapeutin die Jugendlichen auf, ein Gespräch über einen aktuellen Konflikt in der Familie in Gang zu bringen. Daraufhin brachte Jessica „Mamas Dramamoment“ wegen ihrer Noten zur Sprache. Eine strukturierte Diskussion half Jessica, ihren Trigger zu identifizieren und zu erkennen, weshalb sie auf ihr Zimmer gegangen war.

Jessica: Ich habe ja gesehen, dass du dich aufgeregt hast, als ich nach Hause kam. Bevor ich auch nur ein Wort sagen konnte, hast du schon losgelegt: „Was ist los mit dir?“ „Warum muss sich die Schule an mich wenden?“ „Du hättest mit uns reden müssen!“ „Was verheimlichst du uns sonst noch?“

Gemeinsam arbeiteten Jessica und ihre Eltern den Vorfall durch, um die Verhaltensweisen, Wahrnehmungen und Emotionen zu verstehen. Jessica sagte, sie wisse, dass ihre Mutter besorgt sei, aber in jenem Moment habe sie das Gefühl gehabt, von ihr kleingemacht zu werden. Angesichts ihrer Kritik und Vorwürfe habe sie sich wie ein kleines Kind gefühlt und sich deshalb zurückgezogen. Jessica erklärte: „Bitte frag nach, stell mir Fragen, rede mit mir über das, was ich empfinde. Ich bin 18, können wir uns vielleicht wie Erwachsene unterhalten?“ Claire hörte aufmerksam zu und räumte ein, dass sie überreagiert und Jessica mit ihren Vorwürfen überfallen hatte. Sie entschuldigte sich und sagte, dass auch sie sich andere Gespräche wünsche. Drew äußerte sich anerkennend darüber, dass Mutter und Tochter sich Zeit genommen hatten, um über diesen heiklen Punkt zu sprechen. Alle drei waren erleichtert und fühlten sich einander näher, nachdem sie den Konflikt durchgesprochen hatten.

Im HMT / LMG-Workshop regt eine abschließende Übung die Familienmitglieder an, das vorangegangene Gespräch nun noch einmal von einer Position größerer Verletzlichkeit aus zu betrachten. In dieser Übung wird Jessica gebeten, den Moment zu erläutern, in dem sie sich ängstlich oder verletzlich gefühlt hatte. Sie sagte: „Ich hatte das Gefühl, meiner Mutter gleichgültig zu sein.“ In einer angeleiteten Übung identifizierte sie das schmerzvolle Gefühl, von ihrer Mutter nicht gesehen zu werden. Die Therapeutin bat sie zu schildern, wie sich dieser Moment angefühlt hatte, und Jessica formulierte eine spezifische, klare, bindungsbezogene Erklärung ihres Bedürfnisses:

Jessica *(sanft, aber zuversichtlich)*: Bitte stell beim nächsten Mal keine Vermutungen darüber an, was mit mir los ist – ich möchte keine Kritik oder Vorwürfe hören – sei einfach neugierig – frage mich, was ich denke – frage mich direkt, was mit mir los ist, und vertraue darauf, dass ich dir eine ehrliche Antwort geben werde.

Claire brachte ihr Bedauern darüber zum Ausdruck, Jessica mit ihren Verurteilungen und Befürchtungen verletzt zu haben. Jessica ging auf beide Eltern zu und bestätigte die Verbundenheit, zu der sie durch die gemeinsame vulnerable Bearbeitung eines Beziehungsbruchs zurückgefunden hatten.

HMT / LMG dient Familien als Gelegenheit, Beziehungsschwierigkeiten zu bearbeiten, die in den Beziehungen zwischen Eltern und heranwachsenden Kindern häufig auftreten, wenn Selbstständigkeit und Sicherheit auszuhandeln und gegeneinander abzuwägen sind. Dem EFFT-Modell folgend, hilft das Programm den Familienmitgliedern, die negativen Muster und Beziehungsblockaden zu identifizieren, die ihre Bindungsgespräche verzerren, und fokussiert dann auf die Fürsorgeressourcen und bindungsrelevanten Emotionen, um verpasste Gelegenheiten der Fürsorge, Verbundenheit und Unterstützung zu erforschen. Die Fokussierung auf die Fürsorge- und Bindungsressourcen hält die Familienmitglieder dazu an, nach Wiedergutmachung zu streben und ein sichereres Beziehungsmuster zu entwickeln.

8.8 Zusammenfassung

Die Konsolidierungsphase der EFFT gibt Familien Gelegenheit, sich gezielt auf die erreichte Stärkung ihrer gemeinsamen Verbundenheit zu konzentrieren. Aktiv fördert die Therapeutin die Bearbeitung positiver Erfahrungen, damit der Einfluss und die Bedeutsamkeit der neuen sicheren Muster in Worte gefasst werden können. In diesem Prozess formulieren die Familienmitglieder die erzielten Veränderungen und die Schritte, die sie unternehmen, um ihre gefühlte Sicherheit aufrechtzuerhalten und zu vertiefen. Der EFFT-Prozess fokussiert schließlich auch auf die Auflösung von Beziehungsblockaden und negativen Familienmustern und fördert so die Zukunftsorientierung der Beteiligten, insbesondere auf der Ebene ihrer künftigen Weiterentwicklung. Das heißt, der EFFT-Prozess bringt die Familie auf einen neuen Kurs. In der Konsolidierungsphase hilft die EFT-Therapeutin der Familie anzuerkennen, was sie gemeinsam erreicht hat und was künftig zu tun bleibt.

EFFT-Prozesspunkte

Die folgenden Prozesspunkte beleuchten die letzten Schritte im Veränderungsprozess der EFFT. Die Therapeutin stärkt die Verbindungen, die die Familienmitglieder geschmiedet haben, indem sie frühere Probleme von neuen, sichereren Positionen aus thematisiert und die Veränderungen konsolidiert, die zu der neu erworbenen Sicherheit geführt haben.

1. Die Therapeutin fordert die Familie auf, bestehende Probleme zu untersuchen, indem sie die Blockaden durcharbeitet, die einer Lösung dieser Probleme entgegenstehen.
2. Die Therapeutin nutzt das neue Gewahrsein und Vertrauen von Kindern und Eltern, um neue Lösungen zu erforschen.
3. Die Therapeutin unterstützt Familienaktivitäten, die neuen Ebenen der Sicherheit zuträglich sind. Enactments und Bindungsrituale fördern die Bemühungen, die durch die EFFT gestärkten Bindungen weiter zu intensivieren.
4. Die Therapeutin leitet die Familie an, die erreichten Veränderungen mit Blick auf die erworbene höhere Flexibilität und die vertiefte Einsicht in die Bedürfnisse und Ressourcen der Familienmitglieder zu verstehen.

8.9 Literatur

Aiken, N. & Aiken, P. (2017). *The Hold Me Tight® – Let Me Go Program: Conversations For Connection. A Relationship Education and Enhancement Program For Families With Teens.* Ottawa/Ontario: International Centre for Excellence in Emotionally Focused Therapy.

Allen, J. A. (2008). The attachment system in adolescence. In: J. Cassidy & P. R. Shaver (Hg.). *Handbook of Attachment Theory Research, and Clinical Applications.* New York: Guilford, S. 419–435.

Byng-Hall, J. (1995). Creating an secure family base: Some implications of attachment theory for family therapy. *Family Process* 34: 45–58.

Conradi, H. J., Dingemanse, P., Noordhof, A. & Finkenauer, C. (2017). Effectiveness of the „Hold me Tight" relationship enhancement program in a self-referred and a clinician-referred sample: An emotionally focused couples therapy-based approach. *Family Process* 57, 613–628.

Cowan, P. A., Cohn, D. A., Cowan, C. P. & Pearson, J. L. (1996). Parents' attachment histories and childrens's externalizing and internalizing behaviors: Exploring family systems models of linkage. *Journal of Consulting and Clinical Psychology* 64: 53–63.

Crespo, C. (2012). Families as contexts for attachment: Reflections on theory, research, and the role of family rituals. *Journal of Family Theory Review* 4: 290–298.

Crespo C., Davide, I. N., Costa, M. E. & Fletcher, G. J. O. (2008). Family rituals in married couples: Links with attachment, relationship quality, and closeness. *Journal of Personal Relationships* 15: 191–203.

Crespo, C., Kielpikowski, M., Pryor, J. & Jose, P. E. (2011). Family rituals in New Zealand families: Links to family cohesion and adolescents' well-being. *Journal of Family Psychology* 25: 184–193.

Dallos, R. (2006). *Attachment Narrative Therapy.* Maidenhead: McGraw-Hill Education.

Dickstein, S. (2004). Marital attachment and family functioning: Use of narrative methodology. In: M. Pratt & B. Fiese (Hg.). *Family Stories and the Life Course.* Mahwah, NJ: Lawrence Erlbaum, S. 213–234.

Eakers, D. G. & Walters, L. H. (2002). Adolescent satisfaction in family rituals and psychosocial development: A developmental systems theory perspective. *Journal of Family Psychology* 16: 406–414.

Fiese, B. H. (1992). Dimensions of family rituals across two generations: Relation to adolescent identity. *Family Process* 31: 151–162.

Fiese, B. H. (2006). *Family Routines and Rituals.* New Haven, CT: Yale University Press.

Fiese, B. H., Tomcho, T. J., Douglas, M., Josephs, K., Poltrock, S. & Baker, T. (2002). A review of 50 years of research on naturally occurring family routines and rituals: Cause for celebration? *Journal of Family Psychology* 16: 381–390.

Hesse, E. (1999). The adult attachment interview. In: J. Cassidy & P. R. Shaver (Hg.). *Handbook of Attachment Theory Research, and Clinical Applications.* New York: Guilford, S. 395–433.

Johnson, S. M. (2021 [2004]). *Praxis der Emotionsfokussierten Paartherapie.* Paderborn: Junfermann.

Johnson, S. M. (2019 [2008]). *Halt mich fest. Sieben Gespräche über lebenslange Liebe.* Paderborn: Junfermann.

Johnson, S. M., Bradley, B., Furrow, J., Lee, A., Palmer, G., Tilley, D. & Woolley, S. (2005). *Becoming an Emotionally Focused Couple Therapist: The Workbook.* New York: Brunner-Routledge.

KOBAK, R., GRASSETTI, S. N. & YARGER, H. A. (2013). Attachment based treatment for adolescents: Repairing attachment injuries and empathic failures. In: K. H. Brisch (Hg.). *Attachment and Adolescence*. Stuttgart: Klett-Cotta, S. 93–111.

MORRIS, A. S., SILK, J. S., STEINBERG, L., MYERS, S. S. & ROBINSON, R. L. (2007). The role of the family context in the development of emotion regulation. *Social Development* 16: 361–388.

NEUFELD, G. & MATE, G. (2004). *Hold on to Your Kids: Why Parents Need to Matter More than Peers*. New York: Ballentine Books.

SIEGEL, D. J. (2014). *Brainstorm: The Power and Purpose of the Teenage Brain*. New York: Penguin.

SIEGEL, D. J. & HARTZELL, M. (2003). *Parenting from the Inside Out: How a Deeper Self-Understanding Can Help You Raise Children Who Thrive*. New York: Penguin Books.

WOLIN, S. J. & BENNETT, L. A. (1984). Family rituals. *Family Process* 23: 401–420.

WONG, T. Y., GREENMAN, P. S. & BEAUDOIN, V. (2018). „Hold Me Tight“: The generalizability of an attachment-based group intervention to Chinese Canadian couples. *Journal of Couple and Relationship Therapy* 17: 42–60.

Teil III

Die klinische Realität erforschen

9. Fallbeispiel – EFFT und die Therapie einer internalisierenden Störung

Internalisierende Probleme in der Kindheit und Adoleszenz sind sehr ernst zu nehmen, weil sie, wenn sie unbehandelt bleiben, Angst- und depressive Störungen nach sich ziehen können. Unter Umständen bleiben diese Probleme für Außenstehende unsichtbar, die leidenden Kinder oder Jugendlichen aber kämpfen mit unangemessenen Schuldgefühlen, negativen Kernüberzeugungen und Selbstbildern und glauben oft, nichts zu taugen oder nicht liebenswert zu sein (Reinecke, Dattilo & Freeman 2003). Wenn diese Angst und Depression nicht ernst genommen werden, entwickeln sie sich zu fixen negativen inneren Selbstbildern. Diese Negativität greift auf Beziehungen zu anderen Menschen und auf die Fähigkeit der Jugendlichen, in Schule und Arbeit erfolgreich zu funktionieren, über und kann im schlimmsten Fall den Willen zu leben beeinträchtigen.

Die familiären Beziehungen eines Kindes sind für das Verständnis der Bedeutung von negativen Emotionen und der Fähigkeit des Kindes, mit ihnen fertigzuwerden, unverzichtbar. Internalisierende Probleme sind definiert als „Probleme der Emotion oder der Stimmung, die durch Schwierigkeiten mit der Regulation negativer Emotionen hervorgerufen werden" (Graber 2004). Die familiären Beziehungen dienen dem Kind als unverzichtbarer Rückhalt und tragen wesentlich zur Entwicklung der Emotionsregulation bei. Diese taucht in erster Linie im Kontext der Beziehung des Kindes zu seinen Eltern auf, sodass es im Fall einer Behandlung entsprechender Probleme sinnvoll ist, die ganze Familie in die Therapie einzubeziehen (Southam-Gerow 2007). Die Therapieergebnisse fallen bislang unterschiedlich aus. Cartwright-Hatton und Murray (2008) berichten, dass „selbst in ausreichend finanzierten Studien bei weniger als der Hälfte der Fälle eine Remission zu verzeichnen" sei. Im typischen Fall stützen sich die Therapieprotokolle auf kognitiv-verhaltenstherapeutische Interventionen für Kinder und Jugendliche, ohne direkte Beteiligung der Eltern (Compton et al. 2014). EFFT fokussiert auf die wichtigste Ressource, die Kinder haben, nämlich die Familie, und hilft, die Schwierigkeiten sichtbar und hörbar zu machen, die sie in den Beziehungen zu den für sie wichtigsten Menschen erleben. Die Stärkung der Bindungsbeziehungen und Öffnung des Fürsorgesystems lindern die Isolation des Kindes und reduzieren die familiären Konflikte, die zu den Symptomen beitragen. Das Kind erlebt, dass es sich auf die Liebe und Fürsorge seiner Eltern verlassen kann.

Die Emotionsfokussierte Familientherapie beruht auf der Annahme, dass Jugendliche ihre Umwelt umso selbstständiger und zuversichtlicher erforschen können, je sicherer ihre Beziehungen mit Angehörigen sind (Johnson, Maddeaux & Blouin 1998; Johnson 2009 [2004]). Die Forschung hat nachgewiesen, dass eine unsichere Bindung an sich nicht zwangsläufig Angst und Depression hervorruft. Die Beziehungsumwelt eines Jugendlichen ist aber ein vermittelnder Faktor, den eine beziehungsfokussierte Therapie wie die EFFT beeinflussen kann (Brumariu & Kerns 2010; Siegel 2013). Die EFT-Therapeutin ist bestrebt, eine therapeutische Umwelt zu schaffen, die sicher ist und die emotionalen Gespräche, die transparent, klar und reguliert geführt werden, stützt. Durch die Bearbeitung der Beziehungsblockaden, die die Interaktionen zwischen Eltern und Kindern erschweren, öffnet die EFT-Therapeutin das Fürsorgesystem und schafft Gelegenheiten, die der Heilung leidender Jugendlicher zuträglich sind. Das folgende Fallbeispiel stammt von Gail Palmer.

9.1 Tina Baxter und ihre Familie: „Wir sind nicht auf derselben Wellenlänge"

Tina, 17 Jahre alt, kam nach einem ernsthaften Suizidversuch auf Veranlassung ihrer Eltern Mike und Deb Baxter in Therapie. Mike und Deb waren seit mehr als 25 Jahren verheiratet. Tina besuchte seit Kurzem das College und wohnte noch zu Hause. Ihr älterer Bruder Josh hatte ein Studium abgeschlossen, aber keine Arbeitsstelle gefunden. Am Familienleben nahm er nicht teil. Tina wollte denselben Beruf ergreifen wie ihr Vater.

9.1.1 *Phase 1 – Assessment*

An der ersten Sitzung nahmen lediglich die Eltern teil, weil sie sicherstellen wollten, dass die Therapeutin über Tinas frühe Geschichte im Bilde war und weil sie über die traumatische Erfahrung des Suizidversuchs ihrer Tochter sprechen wollten. Dass sie ihre Tochter wegen einer Drogenüberdosis beinahe verloren hätten, hatte Mike und Deb in panische Angst versetzt. Tina hatte eine Nacht im Krankenhaus verbracht und sich danach geweigert, über das Geschehen zu sprechen. Sie verlangte von ihren Eltern, „nach vorn" zu schauen. Die Therapeutin unterstützte Deb und Mike, während sie die Geschichte erzählten, und validierte ihren Mut und ihre Fähigkeit, einander in all ihrer Angst und ihren Schuldgefühlen beizustehen. Deb und Mike hatten das Gefühl, als Eltern gegenüber Tina und ihrem älteren Bruder versagt zu haben.

Nach Tinas Entlassung aus dem Krankenhaus waren die Eltern verzweifelt und traumatisiert. Sie fürchteten, dass Tina eine Einzeltherapie ablehnen würde. Sie berichteten auch, dass Tina im Alter von acht Jahren von einem ferneren Verwandten sexuell belästigt worden war. Beide wussten nicht genau, was damals passiert war, obwohl eine Anzeige erstattet worden war. Sie sagten: „Tina hat sich danach verändert. Sie hat sich von ihrem Vater distanziert, weil sie alle Männer hasste." Im Alter von zwölf Jahren war Tina wegen einer schweren Essstörung stationär behandelt worden.

Deb befand sich derzeit in psychotherapeutischer Einzeltherapie. Die Familientherapie war ihr von ihrem Therapeuten empfohlen worden. Beide Eltern waren für eine Familienintervention offen und wollten lernen, mit ihren adoleszenten Kindern zu sprechen. Sie waren nicht sicher, ob Josh an der Therapie teilnehmen würde. Vor Jahren hatte er sich an der Familientherapie im Zusammenhang mit Tinas Essstörung beteiligt, aber danach erklärt, kein weiteres Mal dazu bereit zu sein. Mikes und Debs Fürsorgebündnis war spannungsreich. Sie seien „auf unterschiedlichen Wellenlängen", seit Tina acht Jahre war, erklärten sie. Damals hatte Mike seine Familienangehörigen unterstützt statt seine Tochter. Es war allein Debs Aufgabe gewesen, Tina zu helfen. Sie hatte versucht, Mike dazu zu bewegen, die Krise mit ihr gemeinsam anzugehen, aber er hatte sich geweigert, mit ihr darüber zu sprechen. Immer wieder kam es zu Streitigkeiten zwischen dem Paar. Deb berichtete, dass sie „Mike anschrie und anbrüllte", ihn attackierte und ihm einen schlechten Charakter vorwarf. Mike blieb gewöhnlich ruhig und blockte ab. Deb erklärte, dass sie nicht länger wütend auf Mike sei und Schuldgefühle wegen der Auseinandersetzungen empfinde, zu denen es nach Tinas Missbrauchserlebnis gekommen war. Auch Mike bedauerte sein damaliges Verhalten und war bereit, nach Möglichkeiten zu suchen, um mit Tina über die Vergangenheit zu sprechen.

Josh lehnte es ab, an der Geschwistersitzung teilzunehmen, und so erschien Tina allein zur Assessmentsitzung. Sie erklärte, dass sie nicht über sich selbst sprechen wolle und nur deshalb erschienen sei, weil ihre Eltern sie darum gebeten hätten. Sie sei „fertig" mit „Psychos" und wolle nur noch nach vorn blicken. Sie berichtete, dass es ihr seit dem Suizidversuch besser gehe und dass die Krämpfe ihr vielleicht geholfen hätten, einen klaren Kopf zu bekommen. Sie habe nicht vorgehabt, sich umzubringen, sondern aus einem Impuls heraus gehandelt, getrieben von einem verzweifelten Bedürfnis, von ihren Eltern gehört zu werden. Ihre Eltern, so erklärte sie, würden sie nicht hören und nur an sich denken und sich über ihre Bedürfnisse hinwegsetzen. Tina wirkte die gesamte Sitzung über sehr gefasst und distanziert und erklärte, sie habe sich vorgenommen, sich nicht mehr aufzuregen, sondern sich auf sich selbst zu konzentrieren.

Die Therapeutin fokussierte auf die Anerkennung der äußeren Umwelt Tinas, betonte ihre Stärken einschließlich ihrer Beziehung zu den Eltern und ihrer Bereitschaft, an der Therapie teilzunehmen, obwohl es nicht ihre eigene Idee gewesen war. Freundlich regte sie Tina dazu an, die Vorgänge in der Familie, die Probleme schufen und der Kommunikation im Wege standen, auf den Grund zu gehen. Tina erklärte sich mit einer Familiensitzung einverstanden. Angesichts ihres ernsthaften Suizidversuchs, ihrer Ablehnung einer Einzeltherapie und der Verzweiflung ihrer Eltern war eine Familientherapie der optimale Therapieplan.

9.1.2 Erste Familiensitzung

Die EFT-Therapeutin leitete die Sitzung ein, indem sie die Familie aufforderte, sich nun gemeinsam über das Familienleben auszutauschen, nachdem sie in den vorangegangenen Sitzungen getrennt über die Vergangenheit gesprochen hatten. Deb, die Mutter, war auf die Hilfe der Therapeutin angewiesen, um direkt über die Familie sprechen zu können. Indem diese Debs Bedürfnis, mit ihrem Ehemann und ihrer Tochter „auf der gleichen Wellenlänge“ zu sein, validiert hatte, konnte sie hervorheben, dass es sich nicht immer so verhalte und Deb sich häufig zwischen Mike und Tina gestellt sehe. Nun konnte die Mutter selbst sagen: „Ich hoffe, dass Tina erkennt, dass wir keine furchtbaren Eltern sind.“ Mike erklärte, dass Tina sehr wohl wisse, dass ihre Eltern für sie da seien. Über seine Beziehung zu Tina sagte er: „Unser Verhältnis ist distanziert, das ist klar, auch wenn es mir nicht gefällt, aber ich habe eine Beziehung zu Tina, auch wenn wir nicht darüber sprechen.“ Die Therapeutin hob hervor, dass es sein „Herzenswunsch“ sei, Tina wissen zu lassen, dass ihre Eltern für sie da seien. Sie unterstrich Mikes und Debs Absicht, für ihr Kind zu sorgen. Dann forderte sie Tina auf zu sprechen, und Tina sagte: „Dieses Wort Familie ist so gut wie nicht existent.“

Die Therapeutin versuchte, die Perspektive aller Familienmitglieder zu verstehen, während sie die sich entfaltenden Interaktionsmuster beobachtete, die den gemeinsamen Schwierigkeiten zugrunde lagen. Zwischen Mike, Deb und Tina spielte sich seit Jahren ein eingefahrener Zyklus ab. Mike und Tina hatten kaum Kontakt zueinander, weil das Mädchen das Zimmer verließ, wenn der Vater ihr nahe kam. Tina wich seinem Blick aus und wandte sich mit ihren Anliegen ausschließlich an die Mutter. Deb fungierte als Vermittlerin und Dolmetscherin zwischen den beiden. Wenn Mike seiner Tochter etwas sagen wollte, bat er seine Frau, es auszurichten. Deb hielt Mike über Tina auf dem Laufenden, doch mitunter wollte er auch nichts davon hören. Deb wies nachdrücklich darauf hin, dass Tina Probleme habe und daran arbeiten müsse und dass sie sich in ihrer Vermittlerrolle nicht wohlfühle. Mike hielt Deb für überbehütend und war der Ansicht, dass sie seinen Kontakt zu den Kindern hintertreibe. Beide Eltern waren offenkundig überfordert und verzweifelt. Mike sprach sehr schnell und war kaum zu bremsen, während Deb stiller war, aber die Familiengeschichte mit unverkennbarer Traurigkeit erzählte. Tinas Position in dem Zyklus wurde vorwiegend mithilfe der ersten zwei Moves des EFT-Tangos erforscht (Johnson 2020 [2019]):

THERAPEUTIN: Hm, es scheint, als hätten sie einen Schlachtplan, oder wie würdest du es beschreiben? Sie besprechen, wie sie sich dir gegenüber verhalten wollen, und du sagst: „Wenn ihr etwas zu sagen habt, dann sagt es." Denn wie sollst du es verstehen, dass sie es dir nicht direkt sagen? *(Erster Move des EFT-Tangos, Spiegeln des gegenwärtigen Prozesses; der Vater versucht zu unterbrechen, und die Therapeutin verwehrt es ihm.)* Zurück zu dir, was sagt dir das?

TINA: Ja, ich will mit dem ganzen Drama nichts zu tun haben, wenn ihr mir etwas zu sagen habt, dann sagt es, und damit hat es sich.

THERAPEUTIN *(langsam, freundlich)*: Ja, es ist, als ob du sagst: „Ich will das Drama nicht, denn wenn sich das Drama um mich dreht – ich weiß nicht, wie es dir dabei geht, aber ich an deiner Stelle hätte dann das Gefühl, dass mit mir etwas nicht stimmt." *(Tina, offensichtlich traurig, lässt den Kopf hängen.)* Ja. Du hilfst mir, Tina, ist das dein Gefühl? *(Hebt den Kopf und blickt die Therapeutin an.)* Ja, so ist es. *(2. Move des EFT-Tangos, Affektzusammensetzung und -vertiefung.)*

THERAPEUTIN *(lebhafter)*: Wenn ich du wäre – ist es vielleicht so, dass meine Eltern nicht mit mir reden können? Stimmt mit mir irgendetwas nicht? *(Hervorheben des primären Affekts.)*

TINA: Gelegentlich kriege ich zu hören, dass ich massive Probleme hätte und erwachsen werden müsste. Ich kriege ziemlich gemeine Dinge zu hören, aber ich sage nichts dazu.

THERAPEUTIN *(fokussiert auf den gegenwärtigen Moment, empathisches Vermuten)*: Genau, aber jetzt, im Augenblick, sagst du, dass du diese Dinge sehr wohl hörst und sie nicht an dir abprallen.

TINA: Ja, aber gleichzeitig werde ich ja älter und weiß, was ich machen will, und deshalb juckt es mich nicht, ich reagiere heute anders als früher.

THERAPEUTIN: Sicher, du kannst damit umgehen, ja, du hast dein Ziel vor Augen, aber tief im Innern tut es weh, wenn sie etwas Gemeines über dich sagen, aber natürlich siehst du nach vorn.

TINA: Ich rege mich nicht auf.

THERAPEUTIN: Ja, du ärgerst dich nicht mehr darüber, weil du kein großes Drama willst, du willst dich nicht aufregen, aber normalerweise regen wir uns auf, weil wir verletzt sind. Du ziehst es vor, zu schweigen.

Die Blockaden der elterlichen Responsivität wurden in dieser Sitzung identifiziert und angesprochen. Die Therapeutin forderte Deb auf, über ihr eigenes emotionales Erleben in der Familie zu sprechen, abgesehen von ihrer Rolle als Friedensstifterin zwischen Mike und Tina. Als es ihr gelang, nicht länger unter dem Blickwinkel ihres Mannes und ihrer Tochter zu sprechen, kam sie mit ihrem eigenen Leid in Berührung.

MUTTER *(weinend)*: Alle Beziehungen sind kaputt, Mike spricht nicht mit Tina, Tina und Josh sprechen nicht miteinander, und ich weiß einfach nicht, wie es so weit gekommen ist. Es war nicht immer so, wir waren doch immer zusammen. *(Die Therapeutin erkannte Debs Schmerz an und brachte ihn mit ihrer Vermittler- und Dolmetscherrolle in Verbindung, die ihr als Selbstschutz vor dem Schmerz diente.)*

THERAPEUTIN: Das ist durchaus verständlich, es ist ja wesentlich besser zu versuchen, die Beziehung zwischen Ihrem Mann und Ihrer Tochter zu reparieren, als diese Verlustgefühle zuzulassen, oder? Dieser Verlust der Gemeinsamkeit, die es zwischen Ihnen einmal gegeben hat.

Mikes Position in der Familie war dadurch charakterisiert, dass er entweder in die Luft ging oder sich zurückzog, wenn er unglücklich war. Er ärgerte sich über seine Kinder und seine Frau und versuchte, „die Dinge hinzubiegen", um seinen „furchtbaren" Schuld- und Schamgefühlen auszuweichen. Die Therapeutin erforschte diese vulnerableren Gefühle, um Mike zu helfen, die Blockade zu identifizieren, die seiner Fähigkeit, mit Tina zu kommunizieren, im Weg stand. Sie folgte den Moves des EFT-Tangos.

VATER: Ich denke jeden Morgen an meine Kinder und frage mich, was ich tun kann, um die Beziehung zu verbessern. Jeden Morgen, Tag für Tag.

THERAPEUTIN: Das furchtbare Gefühl, nicht miteinander reden zu können, „Papas Mädchen" verloren zu haben, nicht mit ihr sprechen zu können, weil dieses furchtbare Gefühl im Weg steht.

VATER: Ja, dass wir nicht reden, ist das Schlimmste daran.

THERAPEUTIN: Ja, und dann ist es passiert. Es kam nicht aus heiterem Himmel, und ich frage mich, ob auch Sie darüber nachdenken, wie es für Tina gewesen sein mag. *(Unterstützt die Verfügbarkeit.)*

VATER: Ich denke ständig darüber nach.

THERAPEUTIN: Ja, aber aufgrund dieses Zyklus, in dem Sie alle gefangen sind, sprechen Sie nicht miteinander. Sie sagen ihr nicht, dass Sie ständig über sie nachdenken und dass Sie die Vater-Tochter-Beziehung vermissen? Sie versuchen, die Dinge irgendwie hinzubiegen, nicht wahr? Und was wäre dann? *(Spiegelt den gegenwärtigen Prozess.)*

VATER: Sie wäre glücklicher.

THERAPEUTIN: Und wenn sie glücklicher wäre, was würde dann mit diesem furchtbaren Gefühl passieren? Vielleicht würden Sie sich dann auch als Vater besser fühlen? *(Empathisches Vermuten, Affektzusammenfügen und -vertiefen.)*

VATER *(steigen Tränen in die Augen)*: Ich bin für sie da, ich möchte immer für sie da sein.

THERAPEUTIN: Ja, es bewegt Sie zutiefst, wie sehr Sie für sie da sein wollen. Können Sie auch ihr sagen, wie sich das anfühlt? *(Regt eine Begegnung durch ein Enactment an.)*

VATER *(zu Tina)*: Du weißt, dass ich mir Gedanken über dich mache und versuche, für dich da zu sein, das weißt du doch. *(Tina verdreht die Augen und schaut an ihm vorbei.)*

THERAPEUTIN: Ich sehe, Tina, dass es für dich schwer ist, direkt zu sprechen *(prozessiert die Wirkung des Enactments)*. Ich habe dich gebeten, etwas zu tun, was du seit Jahren nicht getan hast, und ich bin sicher, dass du dafür sehr gute Gründe hattest. Und genau deshalb sind wir hier, um es gemeinsam zu klären. Ich sehe, wie sehr ihr alle leidet, und du natürlich auch. Deb, als Mutter haben Sie das Gefühl, Ihre Familie verloren zu haben, und Mike, Sie haben dieses „furchtbare Gefühl" und können mit Ihrer Tochter nicht mehr sprechen. Und dir, Tina, fällt es schwer, weil es ein Drama gibt oder weil du gemeine Dinge über dich zu hören bekommst. Dann ist es klar, dass du dich heraushalten möchtest. *(Fünfter Move des EFT-Tangos, integrieren und validieren.)*

Die weitere Erkundung der Familiendynamik und ihrer Entfaltung brachte ans Licht, dass Tinas sexuelle Missbrauchserfahrung eine Bindungsverletzung für die gesamte Familie darstellte, deren Sicherheit in diesem Moment neu definiert wurde. Mike und Deb entfremdeten sich voneinander, weil Mike seine Herkunftsfamilie und Deb ihre gemeinsame Familie schützen wollte. Der Konflikt des Paares bewirkte, dass Tina sich isoliert fühlte und von ihren Eltern über den Missbrauch widersprüchliche Botschaften erhielt. Sie befragten sie, stellten sie Ärzten vor und taten wenig, um ihrem kleinen Mädchen zu helfen, das Erlebnis zu verstehen. Sie schafften es nicht, ihr klar zu signalisieren, dass ihr ein Unrecht geschehen war. Noch heute sind sie nicht imstande, über den Vorfall miteinander zu sprechen. Tina berichtete, dass sie den Eltern in der Vergangenheit erzählt habe, was geschehen sei, aber sie hätten ihr nicht zugehört. Die Eltern behaupteten, dass weder Tina noch die Ärzte, die sie behandelten, ihnen gesagt hätten, was passiert sei. Aufgrund dieser Dynamik steckte die Familie in einer Sackgasse, unverbunden und unfähig, sich weiterzuentwickeln. Die Eltern waren in ihren eigenen Scham- und Schuldgefühlen gefangen, und Tina war isoliert, allein und hatte das Gefühl, das mit ihr „etwas nicht stimmte".

9.1.3 Elternsitzung

In der nächsten Sitzung arbeitete die Therapeutin nur mit den Eltern, um ihnen zu helfen, sich mit dem, was Tina als kleinem Mädchen widerfahren war, direkt auseinanderzusetzen und die Blockaden zu bearbeiten, die es ihnen unmöglich machten, das Geschehen anzuerkennen. In dieser Sitzung offenbarte Mike unter Tränen, dass er als Kind sexuell missbraucht worden sei. Erst kürzlich habe er zum ersten Mal darüber gesprochen, und zwar mit seiner Frau, die ihn unterstützte und verstand, dass die Verleugnung dieses Missbrauchs ihn lähmte und es ihm verwehrte, seiner eigenen Tochter angemessen beizustehen. Die Therapeutin validierte die Stärke und den Mut des Paares, den Schleier, der über der Vergangenheit lag, zu lüften und das Trauma gemeinsam zu untersuchen. Sie ermutigte sie, sich auf ihre wiedergefundene Sicherheit als Paar zu verlassen, um sich direkt mit dem, was ihrer Tochter zugestoßen war, auseinanderzusetzen. Bislang hatten ihre defensiven Reaktionen sie veranlasst, das Trauma zu bagatellisieren, zu verleugnen und ungeklärt zu lassen. Die Therapeutin validierte, dass diese Abwehrmaßnahmen sie davor geschützt hatten, die harte Realität des Missbrauchs ihres Kindes anzuerkennen, Tina jedoch war dadurch isoliert worden. Sie half den Eltern zu erkennen, dass Tina unbedingt gesehen und ohne Fragen oder kritisches Nachhaken gehört werden musste. Die Therapeutin ermutigte die Eltern, auf ihr Abwehrverhalten zu verzichten und empathisch, mit Akzeptanz und Verständnis, auf Tina einzugehen. Als die Sitzung endete, waren Deb und Mike bereit, mithilfe der Therapeutin einen anderen Zugang zu Tina zu wagen. Gemeinsam planten sie, in der nächsten Sitzung die Initiative zu ergreifen und auf andere Weise als bisher mit Tina zu sprechen.

9.1.4 Zweite Familiensitzung

Die Therapeutin leitete die nächste Familiensitzung ein, indem sie die erstarrten negativen Interaktionsmuster der Familie zusammenfasste und den Fürsorgewunsch thematisierte, den Mike und Deb in ihrer Elternsitzung bekundet hatten. Sie sprach Tina Anerkennung für ihre Stärke und den Mut aus, an dieser Sitzung teilzunehmen, zumal die letzte Sitzung so schwierig gewesen war. Sie forderte die Eltern auf, nun direkt mit Tina über die Vergangenheit zu sprechen. Die Therapeutin führte das Thema ein, indem sie Bindungsverletzungen erläuterte, zu denen es in Familien kommen kann. Diese lassen die Interaktionen erstarren und machen es den Angehörigen unmöglich, sich einander verbunden und sicher zu fühlen.

VATER: Ja, es ist vieles passiert, und Tina sagt, sie wolle nichts mehr damit zu tun haben, aber es gibt einiges zu klären, nämlich unter anderem die Situation mit unseren Verwandten und dem, was passiert ist, als Tina klein war. Ich glaube, dass ich mit Tina nie wirklich darüber gesprochen habe, sie war verletzt, und ich wünschte, ich hätte mich besser auf sie einstimmen können. Mir war nicht klar, wie schlimm das für dich gewesen sein muss, Tina … *(Schaut Tina an, spricht liebevoll.)* Was passiert ist, tut mir leid. Es war nicht richtig. Ich habe es nicht richtig eingeordnet.

THERAPEUTIN: Und jetzt bedauern Sie es, dass Sie ihr nicht gesagt haben, dass ihr Unrecht getan wurde, und Sie sie nicht unterstützt haben.

VATER: Ich denke jetzt intensiver darüber nach als damals. Ich hatte viel Zeit, über alles, was geschehen ist, nachzudenken. Ich kann die Uhr nicht zurückdrehen, aber ich wünschte, ich wäre damals für sie da gewesen. Aber ich sehe Schmerz nur, wenn es blutet, ich habe es nicht gesehen.

THERAPEUTIN: Damals haben Sie die Augen nicht geöffnet, Sie haben nicht gesehen, wie es Tina ging.

VATER: Ich habe mich selbst nicht wirklich wahrgenommen und meine eigene Missbrauchserfahrung verleugnet.

THERAPEUTIN: Weil Sie sich selbst nicht gesehen haben, konnten Sie auch Tina nicht sehen. Sie wollten sich von dem Schmerz fernhalten, der mit Ihrer eigenen Missbrauchserfahrung zusammenhing.

VATER: Ich habe so getan, als gäbe es ihn gar nicht, wollte einfach weitermachen in der Hoffnung, dass er irgendwann verschwinden würde, aber es kam anders. Der Schmerz ist nicht verschwunden.

THERAPEUTIN: Genau. Ihre Methode, sich vor dem eigenen Schmerz zu schützen, hat Sie daran gehindert, den Schmerz Ihrer Tochter wahrzunehmen.

VATER: Und das war nicht richtig. Ich hätte da sein müssen.

THERAPEUTIN: Ich höre Sie. Können Sie jetzt, in diesem Moment, Ihrer Tochter berichten, was Ihnen zugestoßen ist und dass es der Grund ist, weshalb Sie ihr Leid nicht gesehen haben?

VATER *(blickt Tina unter Tränen an)*: Ich wünschte mir so sehr, für dich da gewesen zu sein. Ich möchte es wiedergutmachen, weil ich weiß, dass du durch die Hölle gegangen bist, und ich war nicht für dich da. Du hattest überhaupt keine Schuld, und ich bin stolz auf dich.

THERAPEUTIN *(beugt sich zu Tina)*: Du kannst ihn nicht ansehen?

TINA *(schüttelt ablehnend den Kopf).*

THERAPEUTIN *(sanft)*: Es ist zu schwer, aber er sagt etwas sehr Wichtiges, er sagt, dass er nicht für dich da war. Und die Traurigkeit und der Schmerz, den Sie *(blickt den Vater an)* empfinden, hängen damit zusammen, dass Ihre Tochter so wichtig für Sie ist und dass Sie wissen, wie tief Sie sie enttäuscht haben. Tina, du könntest die Traurigkeit deines Vaters sehen, wenn du ihn anschautest. Du könntest seine Tränen sehen, denn er sorgt sich um dich. *(Formuliert die Fürsorgeintention und spricht die zugrunde liegende Emotion an.)*

VATER *(weint)*: Es tut mir so leid. *(Tina lächelt und wendet den Blick ab.)*

TINA *(sieht die Mutter an)*: Warum weinen alle? Ich mag das nicht … ach *(umarmt sich selbst)*.

Die Therapeutin akzeptierte Tinas Blockade und half ihr zu verstehen, dass sie sich von der Traurigkeit ihres Vaters vorerst distanzieren wollte. Sie half Mike, seine Scham durchzuarbeiten. Statt sich zurückzuziehen oder zu versuchen, die Situation zu bagatellisieren, erkannte Mike an, dass er seiner Tochter nicht beistand, als sie ihn am meisten brauchte. Er fasste seine Traurigkeit darüber in Worte und konnte sich dann direkt an Tina wenden, um sich zu seiner Reue und seinem Bedauern zu bekennen.

MUTTER: Ich spüre, wie traurig er ist.

TINA: Es fühlt sich an, als ginge es um mich.

THERAPEUTIN: All diese Gefühle sind nicht deine Schuld. Es ist nicht deine Schuld. Dein Vater ist traurig, weil du ihm wichtig bist, und wenn uns jemand am Herzen liegt, sind wir traurig, wenn wir ihn verletzen. Ich weiß, dass er auch dir nicht gleichgültig ist. Es tut dir weh, ihn so leiden zu sehen. Aber er ist so stark, dass er auch weinen kann.

MUTTER: Es war sehr schwer für ihn – ich weiß, dass er es sagen wollte.

THERAPEUTIN *(zu Tina)*: Und damals hast du nichts davon gespürt, du musstest mit allem allein fertigwerden, du musstest stark sein *(validiert und erklärt Tinas Blockade)*.

Auch wenn Tina verwirrt auf Mikes Schmerz reagierte, konnte Deb ihren Mann unterstützen, indem sie sein Leid anerkannte und seinen Wunsch, über seine vulnerablen Gefühle mit Tina zu sprechen, hervorhob. In der Elternsitzung wurden Debs und Mikes unterschiedliche Einstellungen zu dem Missbrauch, den Tina als Achtjährige erlebt hatte, durchgearbeitet. Mike konnte seiner Frau mit größerer Offenheit erklären, weshalb er den Schmerz seiner Tochter nicht hatte sehen können. Er sprach auch über seine eigene Missbrauchserfahrung. Debs Ärger über Mike, der sie damals alleingelassen hatte, legte sich, und sie erkannte, dass ihre Wut den Konflikt und die Spaltung in der Familie zusätzlich vertieft hatte. Das Elternbündnis wurde repariert und gestärkt. Sodann wandte die Therapeutin sich in der Familiensitzung Tina zu, um die Blockade, die sie gegen die Botschaft ihres Vaters errichtet hatte, zu bearbeiten.

THERAPEUTIN: Wie nimmst du es wahr, dass dein Vater auf dich zugeht, spürst du, dass er es ehrlich meint?

TINA: Ja.

THERAPEUTIN: Du hast das alles auch selbst durchgemacht, und du musstest einen eigenen Weg finden, um damit fertigzuwerden. Nur nicht fühlen … einen Fuß vor den anderen setzen und stark sein, so war es für dich, oder? Eine andere Möglichkeit gab es nicht für dich, denn es musste weitergehen. Ich weiß, wie schwer es dir fällt, deinen Vater anzusehen, aber du hörst, dass es ihm leidtut, kannst du mir helfen und sagen, wie sich sein Schmerz für dich anfühlt?

TINA *(schweigt)*: Ich würde sagen, es ist ein bisschen spät.

THERAPEUTIN: Ja, es ist völlig berechtigt, dass du es so siehst und *(mit Stellvertreterstimme)*: „Ich will es nicht sagen, weil ich ihn nicht verletzen möchte."

TINA: Ich meine, es ist gut zu sehen, dass die Dinge jetzt anerkannt werden, aber für mich ist es erledigt.

THERAPEUTIN: Ja, ja, du hast deinen Weg gefunden, und wo ist dein Vater die ganze Zeit gewesen? So?

TINA: Ja, genau.

THERAPEUTIN: Und könntest du jetzt zu ihm sagen: „Ja, Papa, ich sehe, wie es dir geht, aber ist dir klar, was ich durchgemacht habe?" Hast du das Gefühl, dein Vater würde dich nicht hören?

TINA *(schüttelt den Kopf)*: Es hat keinen Sinn, es ist zu spät.

THERAPEUTIN: Er hat gesagt, dass es ihm leidtut, nicht für dich da gewesen zu sein, und dass er jetzt in der Lage ist, seinen Schmerz zu fühlen, öffnet auch dir die Tür zu deinem Schmerz. Aber das reicht nicht, oder? Du hast deine eigene Erfahrung gemacht, und weil du allein warst, ist es jetzt so, als würdest du sagen: „Wie kannst du heute für mich da sein, nachdem du mich in der Vergangenheit allein gelassen hast?" Und indem du die Tür verschlossen hältst, sagst du eigentlich: „Ich will damit nichts mehr zu tun haben." *(Therapeutin spricht mit Stellvertreterstimme, während sie Tinas Blockade organisiert und erklärt.)*

TINA: Ich muss nach vorn schauen.

An diesem Punkt hilft die Therapeutin Tina, ihre Blockade gegen die Fürsorgereaktion ihres Vaters zu prozessieren. Sie legitimiert ihr Abwehrverhalten und ihren Entschluss, für sich selbst zu sorgen, weil sie in der Vergangenheit keine andere Wahl hatte. Gleichzeitig hilf dies dem Vater, die augenblicklichen Gefühle seiner Tochter zu verstehen. Es ist wichtig, den Fokus weiterhin auf Tinas Gefühlswelt und nicht auf die Enthüllung des Vaters zu richten, damit sie nicht erneut ungehört und ungesehen bleibt.

THERAPEUTIN *(zum Vater)*: Und wie fühlt es sich für Sie an zu hören, dass sie nach vorn schauen möchte?

VATER: Ich habe es begriffen. Ich kann sie verstehen.

THERAPEUTIN: Sie verstehen, wie es ist, nach vorn zu schauen, um sich zu schützen. Oder möchte Tina Sie schützen?

VATER: Nein, nein, sie möchte nach vorn schauen, sich auf ihre eigene Entwicklung konzentrieren. Aber ich höre auch, dass sie mich hört. Ich habe diese Sache viel zu lange mit mir herumgeschleppt.

THERAPEUTIN: Ja, und diese Sache hatte Sie im Griff und machte es Ihnen unmöglich, Tina und ihre Bedürfnisse wahrzunehmen. Und jetzt, jetzt übernehmen Sie Verantwortung und lassen Tina wissen, dass es Ihnen leidtut, aber Sie erwarten nichts Bestimmtes von ihr.

VATER: Okay, in einer perfekten Welt würde ich mir nichts lieber wünschen als eine feste Umarmung. Die Realität sieht anders aus, und Tina ist ein Mensch, der sich Gedanken macht und Zeit braucht, um ihre Erfahrungen zu verarbeiten.

THERAPEUTIN: Sie ist selbstständig und hat gelernt, sich auf niemanden zu verlassen als auf sich selbst.

VATER: Genau.

THERAPEUTIN: So hat sie überlebt, verstehen Sie das?

VATER: Solange Sie nur weiß, dass ich es ernst meine und dass ich für sie da bin. Das können wir aus der heutigen Sitzung mitnehmen, ich würde eine Million Meilen laufen, um für dich da zu sein.

THERAPEUTIN *(zu Tina)*: Was ist los?

TINA: Mir ist nicht klar, warum es hier nur um uns beide geht. Sie ist auch nicht für mich da gewesen. Sie hat sich nicht anders verhalten.

Die Therapeutin wandte die Aufmerksamkeit der Mutter zu, die ihre eigene Abwehrhaltung und ihre Erklärungen durcharbeiten musste, bevor sie Bedauern und Reue zulassen konnte. Dieser Prozess ermöglichte es ihr, sich bei ihrer Tochter unter tiefer Traurigkeit dafür zu entschuldigen, nicht für sie da gewesen zu sein. Die Triade hatte ihr übliches Muster überwunden. Die Fürsorglichkeit der Eltern wurde nicht länger durch Schamgefühle blockiert, und Tina fühlte sich nicht länger ungehört und unsichtbar. Gemeinsam konnten sie verarbeiten, was Tina zugestoßen war, und ihre Verletztheit anerkennen. Mikes Bedauern und seine Anerkennung ihres Bedürfnisses, die Sache mit sich allein auszumachen, ermöglichten es Tina, den nächsten Schritt zu gehen und auch gegenüber ihrer Mutter Stellung zu beziehen. Daraufhin wandte sich die Therapeutin Tina zu, um deren Reaktion auf die Bemühungen der Eltern, über ihr eigenes Leid zu sprechen, zu erforschen.

TINA: Ich bin darüber traurig gewesen, aber jetzt bin ich darüber weg, denn wenn ich es nicht durchgemacht hätte, stünde ich heute nicht da, wo ich stehe. Ich bin das, was ich erlebt habe. Es war furchtbar, und kein Mensch sollte es durchmachen müssen, doch gleichzeitig bedauere ich es nicht, und ich wünsche mir kein anderes Leben.

THERAPEUTIN: Es ist ein Teil von dir und deiner Entwicklung und Persönlichkeit. Deine Erfahrungen haben dich stark gemacht.

TINA: Ja, so ist es.

THERAPEUTIN: Genau, genau, ja, völlig richtig, das ist sehr reif, und der andere Teil, der Teil, der Trost annehmen kann und nicht mit allem allein fertigwerden muss, denn wenn wir allein sind, ist alles umso schlimmer, alles ist schwerer …

MUTTER: Und deshalb ist es mit uns so gekommen. Die Vergangenheit hat uns heruntergezogen, und wir wünschen uns, dass du uns hörst. Wir wollen dich hören.

THERAPEUTIN: Die Vergangenheit hat euch heruntergezogen, *(zu Tina)*, es war eine Last, die du getragen hast, und du hast überlebt, weil du musstest, du warst auf dich allein gestellt. Du bist dadurch gewachsen, und es hat dich stark gemacht, aber nun hast du auch eine Seite deiner Eltern gesehen, die du noch nicht kanntest. Nun siehst du, dass sie ehrlich sind und sagen, dass es ihnen leidtut. Sie erkennen an, dass sie nicht für dich da waren, und sie sehen in dir nicht das acht- oder zwölfjährige Mädchen. Sie sehen, dass du erwachsen geworden bist, eine junge Frau, und auch das macht deine Stärke aus und dein resilientes 17-jähriges Selbst.

Die Therapeutin erforscht zusammen mit Tina Vergangenheit und Gegenwart mit Blick auf ihr Bedürfnis, dass die Eltern ihre Entwicklung anerkennen. Tinas Frage an die Eltern ist geblieben: „Seht ihr mich?“ Heute fragt sie: „Seht ihr, dass ich mich weiterentwickelt habe – ich bin stark – werdet ihr heute so, wie ich euch brauche, für mich da sein? Nicht nur mit Traurigkeit und Reue wegen der Vergangenheit?“ Weil beide Eltern Tina nun in der Vergangenheit und in der Gegenwart sehen können, bringen sie Verfügbarkeit, Responsivität und emotionales Engagement zum Ausdruck.

Dass Mutter und Vater ihren Beitrag zu Tinas Missbrauchserfahrung anerkennen, ist ein wichtiger Schritt im Heilungsprozess der Familie. Statt sich auf ihre gewohnten Strategien der Überaktivierung (Mutter) und Unteraktivierung (Vater) zu verlassen, sprechen sie offen über ihre Schuldgefühle und beginnen, sich auf Tina einzustimmen. Sie geben ihr Raum, über ihr aktuelles Erleben als 17-jährige junge Frau zu sprechen. Das Ende der Sitzung fällt mit dem Ende der Phase 1 zusammen, da die Eltern nun emotional verfügbar und responsiv sind und die Blockaden des Fürsorgesystems identifiziert und prozessiert werden konnten. Tinas Beziehungsblockaden wurden ebenfalls prozessiert, indem die Therapeutin ihr half zu verstehen, was in ihren Eltern vorging, und ihrer eigenen emotionalen Reaktion im gegenwärtigen

Augenblick eine Stimme verlieh. Tinas typische Strategie hätte darin bestanden, ihre Eltern zu ignorieren und sich auf sich selbst zu verlassen. Dass die Therapeutin ihre Strategie anerkannte und validierte, half Tina, in Worte zu fassen, was sie als junge Frau von ihren Eltern erwartete und brauchte.

9.1.5 Phase 2 – Umstrukturierung der Beziehungen

Aktivieren von Bindungsbedürfnissen und Fürsorgereaktionen

Die Arbeit der Phase 2 fokussiert auf die Bindungsbeziehungen zwischen der Mutter und Tina sowie dem Vater und Tina, um diese gründlicher zu bearbeiten und Tina zu helfen, sich von beiden Eltern gehört und gesehen zu fühlen. Deb versuchte übereifrig, Tinas Kindheitserfahrungen zu korrigieren, indem sie sich überbehütend verhielt. Der Vater ging Tina nach Möglichkeit aus dem Weg und kommunizierte nur über seine Frau mit ihr. Die Entfremdung der Eheleute hatte es beiden Eltern schwer gemacht, ein hilfreiches Fürsorgebündnis aufzubauen. Die Therapeutin strukturierte die nächsten Schritte als dyadische Sitzungen, um Tina Gelegenheit zu geben, von beiden Eltern gehört zu werden. Die dyadischen Sitzungen unterbrachen das gewohnte Muster, nach dem Tina den direkten Kontakt zu Mike vermied und Deb als Mittlerin zwischen ihnen auftrat. Der folgende Ausschnitt stammt aus der Mutter-Tochter-Sitzung.

THERAPEUTIN *(unterbricht)*: Lassen Sie uns hier verlangsamen. Sie schildern Ihre eigenen Reaktionen, und Tina spricht über ihr Erleben, und deshalb sollten wir es ruhig angehen lassen, damit Sie einander hören können. Denn Sie möchten doch hören, was Tina zu sagen hat? Und Sie machen es ganz großartig, Deb. Ich möchte, dass Sie wissen, dass ich Sie wirklich sehe.

MUTTER *(zittrig)*: Ich habe ziemlich zu kämpfen.

THERAPEUTIN: Es ist schwer. Manchmal können wir von unseren Kindern lernen, wie wir uns verhalten sollten. Sie werden groß, und wir versuchen, uns anzupassen und angemessen zu reagieren. Und manchmal ist nicht mehr nötig, als dass wir zuhören und uns anhören, was sie brauchen, denn sie werden älter und reifer, sie gehen ihren Weg.

MUTTER: Sie ist meine Älteste.

THERAPEUTIN: Ja, es ist wie ein Experiment, nicht wahr? Und Sie sagen, dass Sie sehen, wie sehr Tina gewachsen ist. Und ja, ihr sind schlimme Dinge zugestoßen, aber Sie sagen auch, dass Sie ihre Stärke sehen.

MUTTER: Zweifellos. Sie ist ein stärkerer Mensch geworden. Das weiß ich. *(Die Therapeutin hilft Deb, für Tina offen zu bleiben und ihre Reaktionen auf sie um ihre*

Fürsorgewünsche zu organisieren, um ihre Reaktivität, die von ihren Schuldgefühlen angetrieben wird, abzuschwächen. Die Therapeutin hilft der Mutter, sich im gegenwärtigen Moment auf ihre Tochter einzustimmen, indem sie die Elternschaft als einen Lernprozess normalisiert, bei dem es weniger darum geht, als Mutter / Vater perfekt zu sein, als offen für die Veränderungen der Kinder zu bleiben.)

THERAPEUTIN: Sie hat das, was sie durchgemacht hat, überwunden. Wie hast du es formuliert, Tina? „Ich wäre nicht der Mensch, der ich heute bin, ohne das, was ich durchmachen musste, die Probleme inbegriffen." Und es ist bewundernswert, wie du eine so schlimme Erfahrung in eine Stärke verwandeln konntest. Du bist kein Opfer. Du bist eine Überlebende. Du kannst sagen: „He, ich bin ich, mein Weg hat mich dorthin geführt, wo ich jetzt stehe, und jedes Mal, wenn du mir mit deinen Bedenken kommst und mich vor irgendetwas bewahren willst, siehst du mich nicht so, wie ich gesehen zu werden verdiene." *(Tina nickt zustimmend.)*

TINA: Ja, dass ich es nämlich aus eigener Kraft schaffe.

THERAPEUTIN: Ich komme allein klar, richtig? *(Tina nickt erneut.)* Du wünschst dir, dass sie dir vertraut?

TINA: Ja.

THERAPEUTIN: Denn du weißt, dass du dich an sie wenden kannst, wenn du sie brauchst. Richtig? Du kannst dich an deine Mutter wenden? *(Tina nickt zustimmend.)* Also, du kannst es auch selbst sagen.

TINA: Ja, wenn es ein Problem gibt, werde ich zu ihr gehen, aber ich glaube nicht, dass sie mit mir reden muss.

THERAPEUTIN: Okay, ich glaube nicht, dass du zu mir kommen musst, weil ich möchte, dass du an mich glaubst und mich siehst. Ich bin nicht mehr das achtjährige Kind oder das zwölfjährige Mädchen – ist es das? Treffen meine Worte das, was du meinst? *(Tina nickt.)* Wie wäre es für dich, wenn sie dich sehen und dir zuhören könnte? *(Erster Move des EFT-Tangos, Spiegeln des gegenwärtigen Prozesses.)*

TINA: Es wäre wesentlich einfacher. Ich würde keine Last mit mir herumschleppen.

THERAPEUTIN: Du würdest dich ein wenig leichter fühlen? Du hättest keine solch schwere Last mehr zu tragen? Du trägst jede Menge Verantwortung? *(Tina nickt.)* So fühlt es sich für dich an?

TINA: … Ja, ich meine *(massiert sich den Nacken)*, ich fühle mich, als ob ich die Probleme aller anderen schultern müsste.

THERAPEUTIN: Du fühlst dich, als ob die Probleme aller anderen auf deinen Schultern lasteten. Und irgendwie scheinen sie dich nicht vollständig zu sehen, weil ihre Sorgen sie blockieren. *(Mit Stellvertreterstimme)* Wenn ihr immer nur besorgt seid und mich schützen wollt, nehmt ihr meine starke Seite nicht wahr. *(Tina schweigt.)* Und wenn du all diese Sorgen mit dir herumträgst – wie ist das für dich? *(Zweiter Move des EFT-Tangos, Affekt zusammenfügen und vertiefen.)*

TINA: *(schweigt)* Manchmal zweifele ich selbst, denn eigentlich denke ich, dass ich im Leben jetzt gut klarkomme *(traurig)*, aber andere scheinen immer nur das Schlechte zu sehen.

THERAPEUTIN: Oh ja, es ist verletzend, wenn deine Mutter nur die negative Seite sieht?

TINA: Genau, und es macht mich traurig, statt einfach glücklich darüber zu sein, wie es jetzt läuft *(ihr kommen die Tränen).*

THERAPEUTIN *(sanft)*: Das ist auch traurig – *(Stellvertreterstimme)* Es ist so, als ob du sagtest: „All diese Sorgen belasten mich, obwohl ich stark bin, sie drücken mich nieder, und dann beginne ich, an mir selbst zu zweifeln. Ich fühle mich niedergeschlagen und bekomme Angst." Ist es so?

TINA: Ja.

THERAPEUTIN: Denkst du, du könntest es ihr sagen? Dich direkt an sie wenden, um es ihr zu sagen? Ich bin überzeugt, dass du es ihr sagen kannst, und es ist sehr wichtig für dich, es deiner Mutter direkt zu erklären *(dritter Move des EFT-Tangos, Einleiten der Begegnung).*

TINA: Ich kann es, aber ich habe es gerade schon gesagt, und genau dasselbe habe ich auch in der Vergangenheit gesagt.

Tinas Blockade ist unübersehbar und zeigt, dass ihre Verletzungen noch nicht verarbeitet wurden.

THERAPEUTIN: Aber deine Mutter hat dir nicht zugehört. *(Tina nickt.)*

THERAPEUTIN: Es ist so schwierig, und was bringt es, wenn ich offen spreche, mir aber niemand zuhört? *(Therapeutin validiert Tinas Blockade.)*

TINA: Manchmal, wenn wir uns streiten, sage ich etwas, und dann kontert sie mit: „So redet man nicht mit mir." Und dann gehe ich und setze mich allein vor den Fernseher.

THERAPEUTIN: Das ist verletzend *(validiert Tinas Reaktion auf die ablehnende Haltung ihrer Mutter).* „Wenn ich offen rede und sie womöglich verletze, heißt es: Ich will dich nicht bei mir haben."

TINA: Ich halte den Mund, und sie hört nicht auf zu reden.

THERAPEUTIN: Du wirst nicht wütend, sondern versuchst, den Mund zu halten, du probierst einen neuen Tanzschritt mit ihr. Und wenn deine Mutter zu Beginn der Sitzung sagt, dass sie versucht, einen Schritt zurückzutreten, sagst du: „He, ich weiß nicht, aber hier scheint sich nichts zu ändern. Hast du wirklich verstanden, worum es mir geht?" Und du kannst dich nicht überwinden, direkt mit deiner Mutter zu sprechen, weil es so oft und immer wieder passiert ist, dass du etwas gesagt hast und sie nichts davon hören wollte und du dich wieder alleingelassen fühltest. Ich verstehe dich, Tina. Es wäre wirklich schwer, diese Chance zu nutzen und dich deiner Mutter zu öffnen, ihr zu sagen, wie verletzt du bist, und dann wäre wiederum sie verletzt und du wärst allein. *(Zu Deb)* Wie fühlt es sich jetzt an, Tina zuzuhören? *(Vierter Move des EFT-Tangos, Prozessieren des Enactments.)*

Die Therapeutin bemüht sich, Tinas Blockade verständlich zu machen, indem sie ihre Schutzstrategien zusammenfasst und normalisiert, damit Tina sich von ihr gesehen und nicht gedrängt fühlt, sich anders zu verhalten. Tinas frühere Bemühungen, mit ihrer Mutter zu sprechen, werden anerkannt und mit ihrer Befürchtung in Verbindung gebracht, dass die Mutter sich durch ihre Worte verletzt fühlen und sich dann ablehnend verhalten könnte. Die Therapeutin hilft Deb, die emotionalen Reaktionen ihrer Tochter zu verstehen, damit sie sich auf Tina einstimmen kann.

MUTTER: Ich fühle mich schlecht. Ich höre, was sie sagt.

THERAPEUTIN: Was hören Sie?

MUTTER: Nun, wenn ich sie reden höre, sehe ich mich auf der Couch sitzen, und manchmal bringt mich ihr Tonfall in Rage.

THERAPEUTIN: Sie können den Tanz also erkennen und sehen, wie es zwischen Ihnen beiden läuft. Aber die Art, wie Tina jetzt spricht, ohne Sie zurückzuweisen oder einfach dichtzumachen … jetzt öffnet sie sich für Sie.

MUTTER: Ich glaube, deshalb trifft es mich umso härter. Sie brüllt mich nicht an. Ich sitze hier, und ich gebe mir Mühe, aber mehr als winzige Schritte kann ich nicht gehen.

THERAPEUTIN: Okay, aber bevor Sie es versuchen, wollen wir sehen, ob wir ihr zuhören können. Sie sagen: „Ich höre ihr auf andere Weise zu, weil wir jetzt miteinander sprechen, und ich werde nicht defensiv."

MUTTER: Ja, und das ist für mich eine Seltenheit.

THERAPEUTIN: Es ist auch nicht einfach, denn Sie sind sehr engagiert, und Mütter haben nun mal Schuldgefühle. Man ist sich so ähnlich, aber nun kann Ihre Tochter sich auf wirklich bewundernswerte Weise öffnen und ihre Reaktion auf Sie beschreiben. Sie ist wirklich reif, sehr reif.

MUTTER: Ich habe ihr zugehört, und ich mach mich immer noch fertig, schaue zurück und denke: „O, mein Gott." *(Ängstliche Blockade der Mutter.)*

THERAPEUTIN: Innerlich werden Sie von Sorge getrieben, und dahinter steckt der Wunsch, Ihre Tochter, die Sie lieben, zu beschützen.

MUTTER: Ich habe es auf dem Weg hierher getan, folglich …

THERAPEUTIN *(unterstützt die Einstimmung der Mutter)*: Fokussieren wir uns auf das, was Tina gesagt hat. Ich für meinen Teil höre, dass Tina sich öffnet und Ihnen sagt, wie es sich für sie anfühlt mit dieser Last auf den Schultern. Sie hat das Gefühl, nicht nur Ihnen, sondern allen die Last abnehmen zu müssen, und dieses Gewicht zieht sie hinunter, und dann beginnt sie, an sich selbst zu zweifeln *(Mutter: Ja.)*. Und Sie sagen, diese Sorgen überwältigen mich, und Sie können nicht loslassen und sich sagen: „Tina geht es gut. Sie ist okay. Sie sind okay."

MUTTER: Ich bemühe mich, positiv zu denken.

THERAPEUTIN *(mit weicher Stimme)*: Deb, können Sie versuchen, bei mir zu bleiben? Wenn ich sage, Sie sind okay und Tina ist okay, Ihrer Tochter geht es gut – wie fühlt sich das für Sie an?

MUTTER: Ich bin stolz auf sie und weiß, dass ich an ihrem Erfolg nicht ganz unbeteiligt bin.

THERAPEUTIN: Ja, Sie glauben an sie, ermutigen sie und unterstützen sie.

MUTTER: Absolut.

THERAPEUTIN: Gut, und dann wird dieser andere Teil getriggert, diese Sorge. Die Sorge hat Sie fest im Griff, Sie müssen Tina beschützen, und diese Löwenmutter übernimmt das Kommando und schützt sie. Ihr Schutz ist aber unangemessen, und wenn Tina sagt, dass sie okay ist und durch all das, was sie durchgemacht hat, stärker geworden ist, dann sagen Sie: „Damit bin ich überfordert, ich falle immer wieder zurück ins alte Muster und will sie beschützen."

MUTTER: Das passiert ständig. Sie ist eine wunderbare junge Frau.

THERAPEUTIN: Es hängt mit den Schuldgefühlen zusammen, die Sie beim letzten Mal erwähnt haben, mit den Schuldgefühlen, weil Sie sie damals nicht beschützt haben, und jetzt wollen Sie es wiedergutmachen, dass Sie damals nicht für sie da waren. Und Tina sagt, dass Sie das 17-jährige Mädchen nicht sehen wollen, zu dem sie herangewachsen ist, Sie hinken ihrer Entwicklung hinterher, und das zu ändern wäre ein wichtiger Schritt. Sie sagen, dass Sie die Balance finden wollen, für Tina als 17-Jährige und für sich als Mutter einer 17-Jährigen. Natürlich haben Sie schwere Zeiten hinter sich, aber ich sehe doch auch, dass Sie keine distanzierte Beziehung zueinander haben, Ihre Beziehung ist eng. Sie versuchen, sich zurückzuhalten, und Tina sagt: „Ja, Mutter, es gibt Situationen, in denen du zu weit gehst und Dinge sagst, die mich runterziehen. Für mich wäre es aber wichtig, dass du wirklich an mich glaubst und mir vertraust und wahrnimmst, wo ich heute stehe." *(Die Therapeutin deutet Debs ängstliche Bemühungen und Tinas Feedback als Teil eines neuen gemeinsamen Tanzes, in dem die Mutter-Tochter-Dyade ein Bindungs-Fürsorge-Muster aufbaut: Tina sendet Signale an Deb, und diese geht auf die Bedürfnisse ihrer Tochter ein.)*

THERAPEUTIN *(zu Tina)*: Höre ich das richtig? Ist das eine faire Zusammenfassung? *(Tina nickt.)*

THERAPEUTIN *(zur Mutter)*: Und sie schafft es nicht, sich an Sie zu wenden und direkt darum zu bitten, weil sie fürchtet, nicht gehört zu werden. Was sie am allermeisten braucht, ist, so gesehen zu werden, wie sie heute ist. Wie würde es sich für Sie anfühlen, in Tina die kompetente junge Frau zu sehen?

MUTTER: Ich sehe sie doch, ich denke, es ist für mich … es fällt mir sehr schwer, ihr das zu sagen.

THERAPEUTIN: Meine Sorgen haben mit mir selbst zu tun, nicht mit Tina. *(Mutter nickt zustimmend.)* Möchten Sie ihr das sagen?

MUTTER *(wendet sich an Tina)*: Ich glaube, es ist nicht notwendig, dass ich mich in deine Social-Media-Angelegenheiten einmische, aber ich tue es, weil ich dich beschützen will. Ich bin nun einmal eine Löwenmutter. Ich will nicht, dass dir jemand wehtut, aber ich übertreibe es. *(Deb kann sich selbst nun realistischer sehen und anerkennen, dass ihr überbehütendes Verhalten ihre Tochter erdrückt. Debs Offenheit und Transparenz helfen Tina, ihre Mutter zu sehen und wahrzunehmen, dass deren Ängstlichkeit mehr mit Deb als mit ihr selbst zu tun hat.)*

THERAPEUTIN: Sie können jetzt sagen, dass es dabei um Sie geht, nicht um Tina.

MUTTER: Ich will mich wirklich mehr bemühen und mich zurückhalten. Ich werde mich nicht mehr verrückt machen. Ich bin sehr stolz auf dich. Ich halte mich zurück.

THERAPEUTIN: Und Sie sagen: „Ich bin stolz auf dich, und wenn ich unruhig werde, dann liegt es nicht an dir, Tina, sondern an mir selbst. Ich muss Möglichkeiten finden, um mich zu beruhigen, statt dich zu belasten. *(Die Therapeutin lenkt die Aufmerksamkeit auf die Mutter zurück und hilft ihr, ihre eigenen emotionalen Reaktionen klarer zu sehen.)*

MUTTER: Ich will keine Mutter sein, die ihre Nase in alles reinsteckt. Aber für mich hat sich nie jemand interessiert, ich war unsichtbar.

THERAPEUTIN: Niemand hat sich Sorgen um Sie gemacht, niemand hat sich um Sie gekümmert?

MUTTER *(mit brechender Stimme)*: Niemand ist zu meinen Wettkämpfen gekommen, um mir zuzusehen, manchmal war ich drei Tage lang weg, ohne dass es überhaupt aufgefallen wäre. Ich hatte niemanden, und mit 16 bin ich von zu Hause weg.

THERAPEUTIN: Das ist es, was Sie ihr sagen wollen: „Es hängt mit mir selbst zusammen, ich versuche, dir zu geben, was ich selbst nie hatte." *(Deb weint.)*

TINA: Ich fühle mich schlecht.

THERAPEUTIN: Es ist in Ordnung, wir müssen alle lernen, über das zu sprechen, was wir brauchten und was uns gefehlt hat, die traurigen Dinge, die niemand sieht. Ich denke, es ist wirklich gut, es ist wirklich gut. *(Therapeutin hilft Tina, ihr emotionales Gleichgewicht nicht zu verlieren, sondern zu sehen, dass der Schmerz ihrer Mutter nichts mit ihr selbst zu tun hat. Mit liebevollem Lächeln blickt sie ihre Mutter an.)*

THERAPEUTIN: Und wie fühlt es sich für dich an, ihr zuzuhören?

TINA: Es sehe jetzt klarer.

THERAPEUTIN: Du verstehst es besser? Dass die Sorge deiner Mutter nichts damit zu tun hat, dass mit dir etwas nicht stimmte, sondern mit ihrer eigenen Ängstlichkeit und ihrem Bedürfnis, dir das, was sie selbst vermisst hat, zu geben.

TINA *(lächelt ihre Mutter an)*: Ja.
THERAPEUTIN: Gut, ihr zwei, ihr habt eine ganz besondere Beziehung.

In diesem Teil der Sitzung arbeitet die Therapeutin gemeinsam mit der Mutter deren angsterfüllte Blockade durch, indem sie ihr überbehütendes Verhalten mit der Vergangenheit in Verbindung bringt und mit den Schuldgefühlen, weil sie Tina nicht beigestanden hat, als es notwendig war. Deb nimmt Gefahrensignale übertrieben wachsam war und sendet ihrer Tochter dadurch die Botschaft, dass sie sich nicht um sich selbst kümmern könne und dass die Welt gefährlich sei. Als die Therapeutin ihr zu sehen hilft, was ihre Tochter braucht, begreift die Mutter, dass ihre Reaktionen mehr mit ihr selbst als mit Tina zusammenhängen. Sie erkennt an, dass sie Tina geben möchte, was sie selbst als Kind von ihren Eltern nie bekommen hat. Als Tina erkennt, dass das überbehütende Verhalten der Mutter mit deren eigener Vergangenheit zu tun hat, reagiert sie resilienter und kann ihre Mutter verstehen, sich ihr öffnen und sie lieben und die Fürsorgeabsicht hinter der übertriebenen Sorge wahrnehmen. Weil Deb in der Lage ist, ihre Verletzlichkeit zu zeigen, kann Tina ihre Mutter realistischer sehen und zuversichtlicher sein, dass diese auch ihre Verletzlichkeit anzuerkennen vermag.

An der nächsten Sitzung nahmen Tina und Mike teil. Hauptthema war die Untersuchung von Mikes Bindungsgeschichte. Mike war in seiner Herkunftsfamilie der Hauptverantwortliche gewesen, der sämtliche Probleme zu lösen versuchte und sein eigenes Leid ignorierte. In seiner heutigen Familie stellte er seine Bedürfnisse hintan, und wenn seine Selbstaufopferung nicht zum gewünschten Ziel führte, wurde er wütend und niedergeschlagen und zog sich tagelang zurück. In der ersten Familiensitzung hatte Mike begonnen, seine Außenseiterposition in der Familie zu erläutern. Seine Frau, so sagte, schirme Tina gegen ihn ab, sodass er keinen Zugang zu ihr finde. Je besser er seine eigenen Erfahrungen in Worte fassen konnte, desto besser gelang es ihm, seine Tochter und ihre Bedürfnisse zu sehen. Es folgt ein Ausschnitt aus der dyadischen Arbeit mit Tina und ihrem Vater. In dieser Sitzung verzichtet Tina darauf, ihren Vater zu ignorieren und ihm auszuweichen, um ihm stattdessen direkt zu sagen, wie sehr seine Kritik an ihr sie verletzt. Die Therapeutin gibt dem Vater Halt, damit er Tinas Verletzung sehen und spüren kann, die sich hinter ihrer Wut verbirgt, indem sie seine Aufmerksamkeit auf Tinas Tränen lenkt. Mike empfindet Reue und entschuldigt sich für seine Wut. Er bittet Tina, ihm dabei zu helfen, ihr beizustehen, und bekundet seine Bereitschaft, da zu sein, so wie sie ihn braucht. Als Vater und Tochter leiten sie ein neues Interaktionsmuster ein, um zueinander zu finden.

TINA: Ich höre immer nur dieselbe alte Leier.

THERAPEUTIN: Dieselbe Botschaft, und weißt du, wie dein Vater tatsächlich dir gegenüber empfindet?

TINA: Oh ja! Das bekomme ich ständig zu hören, Tag für Tag, immer wieder, unentwegt. Es führt zu nichts. *(Vater wirkt überrascht.)* Immer dasselbe, wenn ich nicht auf ihn höre, werde ich es nicht weit bringen.

THERAPEUTIN: Du hörst also nicht, dass dein Vater für dich da ist, sondern dass du auf ganzer Linie scheitern wirst, wenn du nicht tust, was er dir sagt.

TINA: Ich bin sicher, dass er es eigentlich nicht so meint, aber so kommt es rüber. *(Tina sieht die Bemühungen ihres Vaters, erlebt aber seine Frustration als Zurückweisung.)*

THERAPEUTIN: Ja, denn du willst nichts davon hören, dass du scheitern wirst, vor allem wenn du dich so sehr anstrengst, im Leben voranzukommen.

TINA: Ich muss allein weiterkommen, schließlich gehe ich zur Schule und nicht er. Es ist mein Leben.

VATER *(verärgert)*: Und wie kommst du dahin?

THERAPEUTIN: Richtig. Das ist eine Frage, die Eltern sich stellen oder die ihnen Sorge bereitet, aber es ist Tinas Sache. Es ist Tinas Ding, ob es klappt oder nicht, und natürlich hilft es sehr, dass Sie sie unterstützen und ihr Mut machen. Daran gibt es keinen Zweifel, Sie würden alles für Ihre Tochter tun. *(Therapeutin hilft Mike, mit der Ablehnung seiner Tochter fertigzuwerden, indem sie seine Absicht unterstreicht, für Tina da zu sein.)*

VATER: Sie fragt mich nie … und es ist doch sonnenklar, wie sehr sie mir am Herzen liegt.

THERAPEUTIN: Tief im Innern wünschen Sie sich, dass Tina offen mit Ihnen reden würde, und in Ihren Augen steht dem nichts im Weg. Nichts steht zwischen Ihnen beiden.

VATER: Ganz genau, ich sage niemals „Nein“. Ich möchte da sein und ihr helfen.

THERAPEUTIN: Und können Sie hören, was Tina jetzt, hier, gesagt hat, nämlich dass sie am Ende zu hören bekommt, dass sie es nicht schaffen wird, *(wendet sich Tina zu)* und das ist es, was dich so ärgert? *(Tina nickt.)* Gut, ich kann mir durchaus vorstellen, dass es Situationen gibt, in denen du es mit der Angst bekommst. *(Tina beginnt zu weinen, während sie zustimmend nickt.)* Und wenn du dann hörst, dass dein Vater es dir nicht zutraut, wird es noch schwerer für dich, nicht wahr? Du willst Erfolg haben, du willst, dass dein Vater stolz auf dich ist, Vertrauen in dich setzt, denn wer soll an dich glauben, wenn er es nicht tut?

TINA *(bitterlich weinend)*: Ich gebe mir solche Mühe. Er sieht es einfach nicht.

THERAPEUTIN: Ja, es tut weh, wenn man zu hören bekommt, dass der eigene Vater nicht an einen glaubt.

VATER *(blickt Tina an und spricht mit sanfter Stimme)*: Du hast recht, Tina, ich bin oft zu streng. Ich habe es übertrieben, es tut mir leid, es tut mir wirklich leid.

THERAPEUTIN: Lasst uns langsam machen, denn Tina zeigt Ihnen gerade ihre verletzliche Seite. Das ist wirklich sehr wichtig, und sie ist müde und erschöpft.

VATER *(sanfter und tröstend)*: Ja, ja.

THERAPEUTIN *(zu Tina)*: Dass du deinem Vater sagst, wie es dir geht und was du fühlst, ist sehr, sehr gut, denn wir sind so stark wie die Menschen, die uns umgeben. Allein schaffen wir es nicht, niemand schafft das, nicht wahr? *(Tina nickt zustimmend.)* Aber du musst dir auch sicher sein können, dass er dir zuhört, dich sieht, dich versteht, denn sonst fühlst du dich nicht so unterstützt, wie es nötig wäre. Zum Teil hängt es auch mit seiner Besorgnis zusammen, er will dir unbedingt helfen und überfährt dich manchmal damit, sodass für dich kein Raum mehr bleibt, um zu sagen, was du brauchst, und sei es nur: „Ich kann jetzt nicht darüber reden, ich bin fix und fertig."

VATER: Schlechtes Timing.

THERAPEUTIN: Also wie gefällt dir die Idee, Tina, direkt zu ihm zu sprechen? Denkst du, dass er dich hören wird?

TINA: Hier und jetzt wahrscheinlich schon, aber wenn wir nicht hergekommen wären, hätte er mir zu Hause wieder zugesetzt: „Du schaffst es nicht, du setzt es in den Sand." Ich kann es innerlich hören.

THERAPEUTIN *(validierend, lenkt die Aufmerksamkeit zurück auf den gegenwärtigen Moment)*: Ja, so läuft es üblicherweise, und jetzt möchtest du deinem Vater sagen: „Wenn ich mich aufrege und wütend bin, dann hat es einen Grund. Aber ich bekomme Angst, dass du denkst, ich würde es nicht schaffen oder es irgendwie in den Sand setzen." So etwa?

TINA: Ich glaube nicht mehr daran, ich habe es so oft zu hören bekommen.

THERAPEUTIN: Deshalb hast du eine raue Schale entwickelt. Du kannst ihm nicht mehr glauben, was er sagt, natürlich. Aber kannst du mir von deinem verletzlichen Anteil erzählen, dem Teil, den das alles schmerzt?

TINA *(schweigt)*: Warum denn?

THERAPEUTIN: Als wir hier darüber sprachen und ich sagte, dass du fürchtest, er könnte glauben, dass du es nicht schaffst – in dem Moment kamen dir die Tränen. *(Tina nickt.)* Deshalb frage ich mich, ob du das Gefühl hast, dass er dich nicht versteht und nicht die Tina sieht, die du wirklich bist. Und ich denke, es hat mehr mit ihm zu tun als mit dir, und er möchte, dass du vorankommst.

TINA: Ja, wenn er solche Dinge sagt wie: „Vielleicht schaffst du es nicht" – dann wird mir mulmig, aber er kann mich nicht wirklich verletzen. Ich wünschte nur, er müsste sich nicht so verhalten! Es regt mich auf, dass er so denkt, aber er wird mich von nichts abhalten.

THERAPEUTIN: Es ist so gut, dass du ihm sagen kannst, was du empfindest, dass es dich ärgert, von ihm keine Unterstützung zu bekommen. Und das ist ganz natürlich, denn du brauchst seine Hilfe, und dir wird mulmig, wenn er nicht an dich glaubt. Wir alle wünschen uns, dass unsere Eltern an uns glauben. *(Hervorheben des bindungsrelevanten Affekts, Normalisieren des Fürsorgebedürfnisses.)* Du musstest selbst an dich glauben, aber ein Teil von dir wünscht sich, es wäre anders gewesen. *(Therapeutin validiert Tinas Explorationsbedürfnis und spiegelt gleichzeitig ihren Wunsch nach einer anderen Reaktion des Vaters.)* Und du stellst dir vor, wie es wäre, wenn du nicht immer alles mit dir allein ausmachen müsstest, sondern einen Vater hättest, der an dich glaubt *(Tina beginnt zu weinen)*. Was empfinden Sie, wenn Sie Tinas Tränen sehen?

VATER *(blickt Tina liebevoll an)*: Ich leide mit.

THERAPEUTIN: Ja, sie leiden zu sehen tut auch Ihnen weh?

VATER *(beugt sich zu Tina vor und streckt seine Hand aus)*: Ja, und ich möchte sie fragen, wie ich ihr helfen kann.

THERAPEUTIN: Sie zeigt Ihnen ihren Schmerz, und sie wünscht sich, es wäre anders.

VATER *(schaut sie an)*: Ich möchte von dir lernen, Tina, ich möchte es besser machen, und mein innigster Wunsch ist, dass du in Sicherheit bist, dass du glücklich bist und dass du weißt, dass ich für dich da bin.

THERAPEUTIN: Wenn Sie ihre Tränen sehen, was empfinden Sie?

VATER: Ich bin ebenfalls traurig *(mit leiser, sanfter Stimme)*. Aber es ist gut, dass sie mich ihre Traurigkeit sehen lässt. Das ist sehr mutig, ich selbst habe es nie geschafft, Hilfe anzunehmen. Ich habe sehr lange gebraucht, um das zu lernen, was sie bereits kann.

Tina beruhigte sich, als ihr Vater auf sie zuging, und konnte ihm sagen, wie wichtig es ihr war, dass er an sie glaubte. Die Therapeutin hob die Veränderung hervor, die sich in Tinas nonverbalem Verhalten vollzog (ihr Körper entspannte sich, sie begann zu lächeln), und erläuterte, wie schnell und offen Mike auf seine Tochter reagierte, als diese ihn wissen ließ, wie sehr seine Worte sie berührten. Die Sitzung endete mit einer Zusammenfassung der drastischen Unterschiede zwischen diesem Gespräch und dem negativen Muster, in dem Vater und Tochter seit Jahren feststeckten. Tina war nach diesem großen emotionalen Schritt erschöpft, und die Therapeutin validierte und erklärte ihre körperliche Reaktion mit Blick auf das Risiko, das Tina eingegangen war, indem sie ihrem Vater direkt sagte, was sie fühlte. Die Therapeutin beglückwünschte sie zu ihrem Mut. Sie half auch Mike zu erkennen, wie groß sein Einfluss auf das Leben seiner Tochter war. Sie betonte, dass sich das Vater-Tochter-Gespräch veränderte, sobald Mike Tinas Verletztheit wirklich sehen und nachempfinden konnte. Als er ihren Schmerz fühlte und ihr dies auch sagte, fühlte Tina sich von ihm gesehen und gehört, und das bedeutete, dass sie mit ihrem

Schmerz nicht allein war, sondern darüber sprechen und Trost annehmen konnte. Es war ein großer Schritt für Vater und Tochter, die jahrelang nicht miteinander gesprochen hatten. Nun konnten sie über ihre Verletztheit reden und Tinas Bedürfnis, sich auf ihren Vater verlassen zu können, ebenso anerkennen wie ihre Frustration über die Vergangenheit.

Diese Sitzung war für Mike und Tina und für die Familie insgesamt entscheidend, weil die Vater-Tochter-Beziehung die schwierigste gewesen war. Mike hatte jahrelang das Gefühl gehabt, sich von Tina fernhalten zu müssen. Er hielt sich für einen toxischen Einfluss und hielt es für das Beste, sich nicht einzumischen und seiner Frau die Erziehung zu überlassen. Dennoch frustrierte es ihn, keinen Einfluss auf seine Tochter zu haben, und diese Frustration fand Ausdruck in kritischen Bemerkungen, die dann wiederum sein Bedürfnis verstärkten, sich zurückzuziehen. Zu hören, dass er für Tina wichtig war und sie seine Unterstützung brauchte, veränderte sein Selbstbild. Als er sah, dass seine emotionale Präsenz Tina positiv beeinflusste, spürte er, dass er ein guter Vater war und dass seine Tochter ihn brauchte. Tina konnte offen sprechen und sah, dass Mike ihre Gefühle weder verleugnete noch bagatellisierte, sondern ihren Schmerz mitfühlte. Als ihr Vater sein Bedauern und seine Empathie frei von Schamgefühlen ausdrücken konnte, spürte sie, dass sie ihm viel bedeutete, und begann, seiner emotionalen Zugänglichkeit und Responsivität zu vertrauen.

In der letzten Sitzung, an der Deb, Mike und Tina teilnahmen, zeigte sich, dass das negative Muster von Mike und Tina, ihre Kontaktvermeidung und Debs Vermittlerrolle, deeskaliert worden war. Alle drei spürten, dass die Spannung gewichen war. Mike konnte direkt mit Tina sprechen, und Tina konnte ihre Bedürfnisse ihm gegenüber klar vertreten. Deb ließ ihrer Tochter mehr Raum und kümmerte sich vermehrt um ihre eigenen Bedürfnisse. Deb und Mike widmeten ihrer Beziehung mehr Zeit, und Tina berichtete, sie fühle sich freier, um ihre Welt zu erkunden und sich, wenn sie Unterstützung brauchte, an ihre Eltern zu wenden. Sie erzählte auch von ihrer Sorge, in der Schule womöglich nicht mitzukommen.

Mike und Deb wahrten ihr emotionales Gleichgewicht und hörten sich Tinas Befürchtungen an, ohne sie zu bagatellisieren oder nach Sofortlösungen zu suchen. Stattdessen fragten sie ihre Tochter, wie sie ihr helfen könnten. Tina sagte, dass es für sie erleichternd sei, mit den Eltern offen über ihre Ängste sprechen zu können. Josh, ihr Bruder, hatte zwar an der Therapie nicht teilgenommen, aber die Eltern berichteten, dass er sein Kellerzimmer, in das er sich zurückgezogen hatte, verlassen habe, am Familienleben teilnehme und auf Arbeitssuche sei. Die Familienmitglieder waren füreinander da, als Debs Mutter erkrankte, weil die Therapie ihre Ressourcen als Familie reaktiviert hatte. Die neuen positiven Zyklen wurden von der Therapeutin anerkennend hervorgehoben. Sie fasste auch den Unterschied zu dem negativen

Zyklus zusammen. Die Familie besaß nun ein Narrativ ihres Familienlebens, das auf die Gegenwart und nicht auf die Vergangenheit fokussierte, und sie war in der Lage, Probleme gemeinsam kreativ zu lösen und auftauchende Konflikte zu bewältigen.

9.2 Abschluss

In einer Katamnesesitzung ein Jahr später zeigte sich, dass Tina sich weiterhin gut entwickelte und die Schule besuchte. Sie lebte nach wie vor bei den Eltern, die wieder berufstätig waren und auch an ihrer Beziehung arbeiteten. Die mutige Auseinandersetzung der Familie mit der Missbrauchserfahrung führte zu einer Umstrukturierung ihres negativen Interaktionszyklus. Die auf Schuld- und Schamgefühlen beruhenden Fürsorgeblockaden wurden anerkannt, prozessiert und gemeinsam besprochen, sodass Tina ihre Isolation durchbrechen konnte und sich nicht länger ungehört und ungesehen fühlte. Beide Eltern brachten ihre Reue gegenüber ihrer Tochter direkt zum Ausdruck und nahmen ihre eigene Gefühlswelt bewusster wahr. Sie erkannten ihre eigenen Ängste und die Schamgefühle, die sie daran gehindert hatten, ihre Tochter so zu sehen, wie sie war. In den Sitzungen half ihnen die Therapeutin, ihre Traurigkeit und Reue gegenüber Tina in Worte zu fassen, statt sich überbehütend (Mutter) oder vermeidend (Vater) zu verhalten. Als die Eltern Tina ihre Verletzlichkeit zeigten, konnte sie die Fürsorgeabsicht hinter Debs und Mikes Verhalten erkennen. Die Therapeutin validierte und erklärte Tinas Selbstständigkeit und verlieh ihrem Bedürfnis, so gesehen und gehört zu werden, wie sie war, eine Stimme. Als Tina merkte, dass die Eltern sie akzeptierten, fiel es ihr leichter, offen über ihre Verletztheit und ihren Schmerz zu sprechen. Durch diesen Prozess lernte Tina, ihre Gefühle direkter mitzuteilen, statt ihre Ängste zu internalisieren und sich selbst zu verletzen.

Der EFFT-Prozess ermöglichte es der Familie, über das Unsagbare, den Missbrauch und den Suizidversuch, zu sprechen. Diese neue emotionale Erfahrung diente ihnen als Gelegenheit, den seelischen Schmerz gemeinsam anzuerkennen und ihr Schweigen zu brechen. Indem Deb und Mike ihre Ängste anerkannten, ihr Kind nicht schützen zu können und als Eltern versagt zu haben, stellten sie sich Tina als sicherer Hafen zur Verfügung. So konnte sie über ihre panische Angst, dass mit ihr etwas nicht stimmte, sprechen. Die sichere Verbundenheit half ihr, an ihren Eltern Seiten wahrzunehmen, die sie zuvor nicht gekannt hatte, und auch eigene neue Anteile kennenzulernen. Ihre zuvor unausgesprochene negative Selbstwahrnehmung hatte ihre Fähigkeit untergraben, sich weiterzuentwickeln, und als Nährboden für Angst und Depression gedient. Die EFT-Therapeutin vermittelte der Familie die Erfahrung, gesehen zu werden und mit ihren Gefühlen nicht allein zu sein. Dies kam der empathischen Responsivität und emotional eingestimmten Kommunikation aller Familienmitglieder zugute. Durch die Arbeit an Tinas wichtigster Ressource, nämlich ihrer Familie, konnte die Therapeutin effektiv und positiv intervenieren und zur Bewältigung von Tinas internalisierenden Problemen, der Depression und Belastung durch das Trauma, beitragen.

9.3 Literatur

Brumariu, L. E. & Kerns, K. A. (2019). Parent-child attachment and internalizing symptoms in childhood and adolescence: A review of empirical findings and future directions. *Developmental Psychopathology* 22: 177–203.

Cartwright-Hatton, S. & Murray, J. (2008). Cognitive therapy with children and families: Treating internalizing disorders. *Behavioural and Cognitive Psychotherapy* 36: 749–756.

Compton, S. N., Peris, T. S., Almirall, D., Birmaher, B., Sherrill, J., Kendall, P. C., March, J. S., Gosch, E. A., Ginsburg, G. S., Rynn, M. A., Piacentini, J. C., McCracken, J. T., Keeton, C. P., Suveg, C. M., Aschenbrand, S. G., Sakolsky, D., Iyengar, S., Walkup, J. T. & Albano, A. M. (2014). Predictors and moderators of treatment response in childhood anxiety disorders: Results from the CAMS trial. *Journal of Consulting and Clinical Psychology* 82: 212–224.

Graber, J. A. (2004). Internalizing problems during adolescence. In: R. M. Lerner & L. Steinberg (Hg.). *Handbook of Adolescent Psychology.* New York: Wiley, S. 587–619.

Johnson, S. M. (2021 [2004]). *Praxis der Emotionsfokussierten Paartherapie.* Paderborn: Junfermann.

Johnson, S. M. (2020 [2019]). *Bindungstheorie in der Praxis. Emotionsfokussierte Therapie mit Einzelnen, Paaren und Familien.* Paderborn: Junfermann.

Johnson, S. M., Maddeaux, C. & Blouin, J. (1998). Emotionally focused family therapy for bulimia: Changing attachment patterns. *Psychotherapy* 35: 238–247.

Reinecke, M. A., Dattilo, F. M. & Freeman, A. (2003). *Cognitive Therapy with Children and Adolescents: A Casebook for Clinical Practice.* New York: Guilford Press.

Siegel, D. J. (2013). *Brainstorm: The Power and Purpose of the Teenage Brain.* New York: Penguin.

Southam-Gerow, M. A. & Kendall, P. C. (1997). Parent-focused and cognitive-behavioral treatments of anti-social youth. In: D. Stoff et al. (Hg.). *Handbook of Antisocial Behaviour.* New York: Wiley, S. 384–394.

10. Fallbeispiel – EFFT und die Therapie einer externalisierenden Störung

Verhaltensprobleme in Kindheit und Adoleszenz bringen für Familien Stress und Spannungen mit sich, die ihre Fähigkeit, die Probleme effektiv zu lösen, auf die Probe stellen. Externalisierende Störungen in der Kindheit, auch als disruptive Verhaltensstörungen bezeichnet, sind fehlangepasste Verhaltensweisen gegenüber anderen Menschen oder der Umwelt, die auch das Wohlbefinden der Betroffenen selbst beeinträchtigen (Reef et al. 2011). Zu solchen Verhaltensproblemen zählen mannigfaltige negative Manifestationen, z. B. Nichtzuhören, Regelverstöße, Respektlosigkeit, Lügen, Mobben, körperliche Aggression, Stehlen und Zerstören von Gegenständen. Kindern mit externalisierenden Störungen fällt es schwer, ihre Emotionen und ihre Impulsivität zu kontrollieren. Externalisierende Störungen sind recht häufig. Die Diagnose betrifft mehr als die Hälfte aller Kinder, die an Therapeuten überwiesen werden (De Los Reyes & Lee 2017). Zu den psychischen Störungen, die als externalisierende Störungen bezeichnet werden, zählen neben Aufmerksamkeitsdefizit-/Hyperaktivitätsstörung (ADHS) und antisozialer Persönlichkeitsstörung (ASPS) auch Pyromanie, Kleptomanie, intermittierende explosible Störung und Substanzmissbrauch.

Es ist tragisch, dass die negativen Auswirkungen externalisierender Störungen von Kindern allzu häufig noch im Erwachsenenalter spürbar sind. Externalisierende Störungen in der Kindheit sagen Erfolglosigkeit in Schule und Beruf voraus (Hann 2002) sowie ein erhöhtes Risiko für psychopathologische Erkrankungen einschließlich affektiver Störungen und Substanzmissbrauch (Scott et al. 2001). Studien zeigen, dass der Bedarf an Unterstützung bei betroffenen Kindern im Übergang zum Erwachsenenalter exponentiell ansteigt (Edwards, Ceilleachair, Bywater et al. 2007). Die Entwicklung von Kindern mit diagnostizierter disruptiver Verhaltensstörung läuft – mit Folgen für die gesamte Familie – tendenziell aus dem Gleis.

Familien werden von den Symptomen externalisierender Störungen und deren persönlichen und sozialen Konsequenzen beeinflusst und üben ihrerseits Einfluss auf sie aus. Cart (2013) berichtet von vielversprechenden Familieninterventionen zur Therapie externalisierender Störungen. Studien über unsichere Bindungen illustrieren, dass Familienbeziehungen als Ressource für das Verständnis externalisierender Störungen und ihre Beeinflussung durch Familieninterventionen dienen (z. B. Allen et al. 2007; Kielly 2002). Bowlby (1946) hat die Bedeutung der Trennung von der Mutter und ihre Auswirkungen auf die charakteristische Lieblosigkeit und emotionale Kälte jugendlicher Straftäter in seiner ersten Veröffentlichung untersucht. Er nahm an, dass die Unbarmherzigkeit solcher Jugendlichen gegenüber ihrer gesamten sozialen Welt auf intensiven Gefühlen der Feindseligkeit und des Misstrauens beruht, die sie in ihren Beziehungen zu frühen Bindungspersonen erworben haben.

Übereinstimmend bestätigen Forscher die Vermutung, dass Bindungsunsicherheit und externalisierendes Verhalten in Kindheit und Jugend miteinander zusammenhängen (Burke, Loeber & Birmaher 2002; Greenberg et al. 2001; Rosenstein & Horowitz 1996; Tomasic 2006; Van IJzendoorn, Schuengel & Bakermans-Kranengurg 1999). Theule et al. (2016) identifizierten eine starke Beziehung zwischen externalisierenden Verhaltensweisen und unsicheren Bindungsstilen, vor allem einer desorganisierten Bindung.

Mehr und mehr Studien zeigen, dass eine unsichere Bindung durch Defizite der Affekt- und Emotionsregulation zur Entwicklung externalisierender Verhaltensweisen beiträgt (DeKlyen & Speltz 2001). Unsicherheit in familiären Beziehungen wurde als Marker und Ansatzpunkt für die Therapie externalisierender Störungen von Kindern und Jugendlichen identifiziert. Wir betrachten die Emotionsfokussierte Familientherapie in Verbindung mit Strategien der Affektregulation als soliden theoretischen Bezugsrahmen für das Verständnis und die Einleitung positiver Veränderungen, wenn externalisierende Verhaltensprobleme das Familiensystem beeinträchtigen.

10.1 Die Therapie einer externalisierenden Störung

In der EFFT erkennt die Therapeutin an, dass man „ausagierenden" Jugendlichen helfen muss, ein Gleichgewicht zwischen wachsender Autonomie und Elternbindung zu finden, um therapeutisch mit ihnen arbeiten zu können. Leider machen die mit externalisierenden Störungen einhergehenden negativen Verhaltensweisen es diesen Kindern schwer, gute Beziehungen zu anderen Menschen – einschließlich der Eltern – aufrechtzuerhalten. Mit wachsender Isolation wächst auch das Bedürfnis, sich vor dem seelischen Schmerz des Alleinseins zu schützen. Es ist entmutigend, jeden Tag zu hören, dass man „böse" sei. Um die unbarmherzige Negativität zu verstehen, entwickeln die meisten Kinder mit externalisierenden Störungen tiefe Schamgefühle und ein negatives Selbstbild. Die Scham ist so perniziös, weil sie nicht nur die Isolation von anderen verstärkt, sondern das Kind auch von seinem eigenen Erleben abschneidet. Scham blockiert Selbstmitleid und intensiviert die Botschaft, nicht liebenswert zu sein. In dieser Dunkelheit fällt es dem Kind schwer, sich auch nur vorzustellen, über seine Ängste zu sprechen, denn andere könnten ihm womöglich bestätigen, dass es nicht liebenswert ist. Folglich isoliert es sich weiter, und der Schmerz der Unverbundenheit kann nicht heilen.

Wut auf andere und Vermeidungsverhalten sind zwei kurzfristig effektive Schutzstrategien, um den Fokus von Scham und Schmerz abzulenken und die zugrunde liegenden vulnerablen Bindungsbedürfnisse zu verbergen. Eltern verstehen die Wut ihres Kindes oder seine „Rücksichtslosigkeit" als Ausdruck seines Separationsstrebens, doch in Wirklichkeit sind diese auf den Trost ihrer Eltern und ihr Verständnis angewiesen. Weil Eltern und disruptive Kinder ihre emotionalen Signale wechselseitig fehlinterpretieren, können sie ihre Bedürfnisse und Reaktionen nicht effektiv äußern. Im Laufe der Zeit beginnen diese negativen Interaktionen die Beziehung, die immer unsicherer wird, zu beherrschen.

Infolge der geschwächten Bindung wenden sich betroffene Kinder u. U. verstärkt an Gleichaltrige, um ihre Bedürfnisse zu stillen. Studien zeigen jedoch, dass Peerbeziehungen, auch wenn sie für die normale soziale Entwicklung unverzichtbar sind, den kindlichen Bindungsbedürfnissen nicht gerecht werden (Ainsworth 1989). Peers können sich gegenseitig unterstützen, aber sie sind keine Bindungspersonen, denen die vulnerableren Bindungsbedürfnisse ihres Kindes am Herzen liegen. Je stärker das Kind auf Freunde orientiert ist, um Trost zu finden, und sich von seinen Eltern distanziert, desto stärker beherrschen Defensivität und Reaktivität die Familieninteraktionen. Fehleinstimmungszyklen und Distanz nehmen zu, und die Frustrationstoleranz von Eltern wie auch Kindern sinkt, weil niemand mehr erwartet, gehört oder verstanden zu werden. Tragischerweise hat die ständige unbewältigte Negativität zur Folge, dass das Bindungssystem dieser Kinder chronisch aktiviert wird, sodass sie Hilfe brauchen, sich aber an niemanden wenden können. In Situationen des größten Bedürfnisses nach Bindung fühlen sie sich alleingelassen. Den einzigen Ausweg aus ihrer Beziehungslosigkeit sehen diese verzweifelten Kinder oft darin, Streit anzuzetteln, damit überhaupt jemand auf sie reagiert, oder ihre Bindungsbedürfnisse abzublocken. Beide Strategien, dem Schmerz der Unverbundenheit zu entfliehen, haben zur Folge, dass sie abermals als „Problemkind" abgestempelt werden.

Die Fähigkeit einer Familie, effektiv auf disruptives Verhalten zu reagieren, setzt die Wiederherstellung der Bezogenheit zwischen dem Kind und seinen Eltern voraus – zumal dann, wenn die Verhaltensauffälligkeiten in Bindungsunsicherheit wurzeln. Mehr und mehr Studien zeigen, dass Heranwachsende ihre Autonomie besser entwickeln können, wenn sie sich auf sichere Bindungsbeziehungen zu ihren Eltern stützen können, die auch im Erwachsenenalter weiterhin Bestand haben (Allen & Land 1999). Dazu trägt ein wachsendes Bewusstsein für die Bindungsbedürfnisse bei, die sich hinter der oberflächlichen Animosität gegen vulnerablere Bedürfnisse verbergen. Beziehungen sind ein Heilmittel gegen Isolation und „ausagierendes“ Verhalten. Familien, die ihre Bindungsbeziehungen bewusst im Blick behalten, können die Sicherheit herstellen, die den auf Autonomie und Bezogenheit gleichermaßen angewiesenen Adoleszenten hilft, ihre Fähigkeit der Emotionsregulation weiterzuentwickeln (Allen et al. 2007).

Ein kritischer Schritt zur Einleitung von Veränderungen des emotionalen Familienklimas besteht in der Fokussierung auf die Funktion und Bedeutung problematischer Verhaltensweisen. Ein Grundsatz der EFFT lautet, dass sämtliche Verhaltensweisen einschließlich negativer Reaktionen in einem Bindungskontext verständlich werden (2. Kapitel). Durch Validierung ihrer negativen Erfahrungen und der positiven Intentionen, die in behütende Verhaltensweisen eingebettet sind, werden die Familienmitglieder ermutigt, gesündere Möglichkeiten zur Befriedigung ihrer Bedürfnisse zu finden. Indem die Therapeutin den gegenwärtigen Prozess beobachtet und verfolgt, hilft sie der Familie, diese vorhersagbaren Muster von Distress und Schutz zu erkennen. Wut und Rückzug dienen als vorübergehende Strategien, die vor dem Schmerz der Unverbundenheit schützen. Diese Abwehrstrategien anzuerkennen ist wichtig, damit die Familienmitglieder auf ihre defensiven Reaktionen zugunsten effektiverer Strategien verzichten können.

Wenn Kinder ihre Ängste und Kränkungen, die durch einen Bruch in der Beziehung zu einem Elternteil hervorgerufen werden, nicht ausdrücken können, sind sie auf Selbstschutzstrategien angewiesen. Der Zugang zu den die Schutzstrategien begleitenden primären Emotionen und ihre Bearbeitung liefern das Rohmaterial und die vulnerablen Informationen, die notwendig sind, damit neue Gespräche an die Stelle der alten treten können. Wir möchten Gespräche, die Unverbundenheit erzeugen, durch Gespräche ersetzen, die Verbindungen schaffen. Wenn die Therapeutin den Angehörigen hilft, sich einander zuzuwenden, statt reaktiv-defensiv zu reagieren, muss sie darauf eingestellt sein, auf Blockaden des Misstrauens zu treffen. Das übergreifende Ziel der EFFT besteht darin, Eltern und Kinder anzuregen, diese Blockaden der Fürsorge- und Bindungssysteme zu erforschen, indem sie ihre bindungsbezogenen Emotionen anerkennen und die in ihren liebevollen Reaktionen enthaltenen Ressourcen reaktivieren. Das folgende Fallbeispiel stammt von George Faller.

10.2 Sal: „Alle sind wütend"

Joey (45) und Angela (44) nahmen eine Familientherapie auf, weil sie mit dem disruptiven Verhalten ihres ältesten Sohnes, Sal (16), nicht fertigwurden. Ein Schulpsychologe hatte bei Sal eine Oppositionelle Verhaltensstörung (Oppositional Defiant Disorder, ODD) diagnostiziert. Sal erfüllte alle acht Diagnosekriterien. Kinder mit ODD neigen dazu, häufig und leicht Wutausbrüche zu haben, mit Erwachsenen zu streiten, sich Erwachsenen zu widersetzen, sich zu weigern, ihre Regeln zu befolgen, absichtlich andere Personen zu ärgern, anderen die Schuld für ihre eigenen Fehler oder ihr Fehlverhalten zuzuschieben, sich leicht provozieren und ärgern zu lassen, sich boshaft oder rachsüchtig zu verhalten.

Joey und Angela befürchteten, dass Sals eskalierende Wut die Familie in Mitleidenschaft ziehen und auch seine jüngeren Geschwister James (14) und Mary (11) negativ beeinflussen würde. Sie klagten über Sals Empathie- und Rücksichtslosigkeit. Obwohl sie sich alle Mühe gaben, war Sal nie bereit, die Verantwortung für die negativen Auswirkungen seines Verhaltens auf die gesamt Familie zu übernehmen. Aufgrund seines Talents, Chaos und Zwietracht zu stiften und jeden „auf die Palme" zu bringen, nannten die anderen Familienmitglieder ihn „Super-Sal". Nun suchten die Eltern Hilfe, um sein destruktives Verhalten in andere Bahnen zu lenken.

10.2.1 *Phase 1 – Stabilisierung und Deeskalation*

Assessment und Bearbeitung der Familienmuster

In der ersten Familiensitzung widmet der Therapeut seine Aufmerksamkeit speziell den dynamischen Mustern erfolgreicher und belasteter Familienbeziehungen. Der einfachste Weg, die Stärken und Grenzen der Familie aufzudecken, besteht darin, Momente der Verbundenheit, der Unverbundenheit und der Wiederherstellung von Verbindungen in Echtzeit in der Praxis zu beobachten. Indem der Therapeut sich in den augenblicklichen Familienprozess einklinkt, übernimmt er die Führung, um die Distressmuster, die die Familieninteraktionen beherrschen, zu organisieren und explizit herauszuarbeiten. Das folgende Transkript ist ein Beispiel für eine Assessmentsitzung, in der die Spannungen zwischen den Angehörigen dem Therapeuten Einblick in die Disstressmuster gewähren. Es zeichnet sich ab, wo die entscheidenden Schwierigkeiten in den jeweiligen Beziehungen lokalisiert sind.

THERAPEUT: Wie kann ich Ihrer Familien heute helfen?

VATER *(lachend)*: Nun, offenbar sind wir alle gut darin, uns zu streiten und nicht miteinander zu kommunizieren. Wir wünschen uns, diese Streitigkeiten und Spannungen zu reduzieren.

MUTTER *(mit ernstem Blick, kopfschüttelnd)*: Um es genauer zu sagen, die meisten von uns kommen gut miteinander aus, und nur Sal schafft es nicht, mit den anderen klarzukommen. Er hat das Problem …

SAL *(unterbricht und wird sofort lauter)*: Wie üblich weißt du nicht, wovon du sprichst. Ich bin nicht das Problem, aber du bist es. Warum machst du überhaupt den Mund auf? Dir hört sowieso niemand zu. Ich weiß nicht, warum du überhaupt Kinder bekommen musstest, du hast es voll vermasselt!

MUTTER *(ballt die Fäuste)*: Genau. Du bist Experte darin, von dir abzulenken und anderen die Schuld zuzuschieben. Die gute Nachricht, „Super-Sal“, ist, dass wir dich hierhergebracht haben, um mit einem Experten zu reden. Dann wird dir hoffentlich klar, was für ein Monster du geworden bist. Wenn du dich nicht änderst, wird es sehr schlimm enden.

SAL *(verdreht die Augen und lacht sarkastisch)*: Was glaubst du, von wem ich gelernt habe, anderen etwas in die Schuhe zu schieben? Von der Meisterin! In Wirklichkeit bist du das Monster in dieser Familie. Ich kann es gar nicht abwarten, aus dieser Katastrophenfamilie herauszukommen, und ich hoffe, dass dir etwas Schlimmes passiert *(zeigt mit dem Finger auf die Mutter)*.

VATER *(unterbricht Sal händeringend)*: Okay, jetzt beruhigen wir uns, und du hörst auf, so respektlos daherzureden. Du weißt, dass deine Mutter kein Monster ist. Wir wollen hier lernen, mit diesen Wut- und Hassausbrüchen Schluss zu machen.

SAL: Da haben wir es wieder, jetzt bin ich wieder schuld. Sie hat damit angefangen und mich als Monster bezeichnet, und jetzt bekomme ich es wieder ab. Egal, mir ist es egal. Jeder in dieser Familie hat ein Wutproblem, jeder.

MUTTER *(beginnt zu weinen)*: Ich weiß nicht, wie es so weit kommen konnte. Du brauchst Hilfe, Sal, aber du lehnst jeden Versuch, dir zu helfen, ab. Und dein Vater macht es nur noch schlimmer, indem er dir erlaubt, dich so aufzuführen.

Als die Spannung im Raum ansteigt, ergreift Mary die Hand ihrer Mutter, während James sich mit seinem Handy zu beschäftigen beginnt und scheinbar ignoriert, was um ihn herum passiert. Der Vater blickt verwirrt zu Boden. Die Sitzung hat vor kaum einer Minute begonnen, und schon ist der Therapeut mit einer Flut an Informationen und mit den geballten Schwierigkeiten der Familie konfrontiert.

THERAPEUT *(spricht etwas lauter, um sich der Intensität der Situation anzupassen)*: Holla, ich sehe, dass Sie sich wirklich nichts schenken. Himmel, in Ihrer Familie gibt es in der Tat jede Menge Wut, aber auch viele Verletzungen. Was ich sehe, ist, dass jeder sich blitzschnell selbst zu schützen versucht. Kann ich mich für einen

Augenblick einschalten und schauen, ob wir irgendwie verstehen können, was sich hier abspielt?

Der Therapeut beginnt mit der ausdrucksstärksten Emotion im Raum, nämlich Sals Wut. Indem er den initialen Trigger wiederholt – die Bemerkung der Mutter: „[...] nur Sal schafft es nicht, mit den anderen klarzukommen", versucht er, die eskalierenden Reaktionen zu dämpfen und jedem Einzelnen zu helfen, sein Erleben zu organisieren. Dabei validiert er die Absicht, sich zu schützen.

Sodann erläutert der Therapeut Sals Wut und seine Zurückweisung negativer Botschaften als Entschlossenheit, sich gegen die seiner Meinung nach ungerechte Kritik seiner Mutter zu wehren. Auf diese Weise hilft er der Familie, Sals Wut anders zu verstehen und wahrzunehmen. Indem er die Wut der Mutter als Ausdruck ihrer Absicht validiert, etwas zu verändern und schlechtes Verhalten zu korrigieren, hilft er allen Beteiligten, Zorn und Wut auf neue Weise zu verstehen. Nachdem er ihre Wut normalisiert hat, ermutigt er Sal und seine Mutter, sich klarzumachen, dass ihr Verhalten auch Auswirkungen auf andere hat. Er betont, dass der Versuch der Mutter, Veränderungen anzuregen, Sal veranlasst, sich zu wehren. Je weniger die Mutter sich respektiert sieht, desto heftiger wird ihre Kritik an Sal. Und je mehr sie über ihn klagt, desto wütender schlägt er zurück. Sie sind in einem negativen Zyklus gefangen, in dem Wut neue Wut erzeugt. Die Familie beginnt zu erkennen, dass Sals disruptives Verhalten nicht etwas Schlechtes ist, das seinem Innern entstammt, sondern dass es in unsichere Bindungsmuster eingebettet ist.

Sodann versucht der Therapeut, den Fokus zu erweitern, um allen Familienmitgliedern zu helfen, ihr Verhalten in Konfliktsituationen Schritt für Schritt zu untersuchen. Da er ihre Defensivität live miterlebt hat, kann er die Blockaden klar identifizieren, die es ihnen unmöglich machen, aufeinander einzugehen und Verbundenheit herzustellen. Die Interaktion beider Elternteile gibt den negativen Zyklus zu erkennen, in dem die Mutter auf Veränderung drängt, während der Vater Frieden zu stiften versucht. Diese unterschiedlichen Erziehungsstile verstärken zweifellos die Spannungen und das Chaos in der Familie. Solange diese Familiendynamik es für Sal riskant macht, seine vulnerablen Bindungsbedürfnisse, die er mit seiner Wut zudeckt, zu äußern, wird er sein disruptives Verhalten, das ihm als Selbstschutz dient, nicht ändern.

Nicht jedes Muster der Familie muss in der ersten Sitzung explizit identifiziert werden. Stattdessen versucht der Therapeut, der Familie vor Augen zu führen, dass sie zwar alle unterschiedlich reagieren, aber mithilfe ihrer Aktionen versuchen, den Stress ihrer Unverbundenheit irgendwie zu überleben. Jedes Familienmitglied versucht, mit der Negativität auf die ihm geeignet erscheinende Weise umzugehen. Doch wenn sich der Rauch nach einer Auseinandersetzung verzieht, scheinen ihre

Interaktionen die Situationen weiter zu verschlimmern. Jeder nicht geschlichtete Streit vertieft das Misstrauen und die Distanz in ihren Beziehungen. Selbstschutzmuster, die sich in Reaktion auf Unsicherheit entwickelt haben, erzeugen negative Verstärkungsmuster und erhalten sie aufrecht. Die Strategien zu identifizieren, die nicht funktionieren, ist die Vorbereitung auf den wichtigen nächsten Schritt, sie durch funktionierende Strategien zu ersetzen.

Elternsitzung

Die Elternsitzung ist für den Aufbau eines Bündnisses mit beiden Eltern entscheidend. Der Therapeut muss sie gewinnen, damit sie zu Akteuren der Veränderung in der Familie werden können. Im Anschluss an die Familiensitzung waren Joey und Angela niedergeschlagen und verzweifelt. Bevor Eltern die ungestillten, vulnerablen Bedürfnisse ihrer Kinder sehen können, die sich hinter den destruktiven Verhaltensweisen verbergen, müssen Therapeuten sich ihnen da, wo sie sind – grenzenlos frustriert über das schlechte Benehmen ihres Sprösslings –, zur Seite stellen. Sich in die Position der Eltern einzufühlen ermöglicht dem Therapeuten, ihre Fürsorge anzuerkennen und ihre Bereitschaft zu würdigen, Hilfe zu suchen, um sich mit der eskalierenden Reaktivität in der Familie auseinanderzusetzen.

Statt Joey und Angela für die Probleme der Familie verantwortlich zu machen, ist es entscheidend, ihren Einsatz als Eltern und ihre Bereitschaft, Opfer zu bringen, zu validieren. Sie sind erschöpft und auf Zuspruch angewiesen, um neue Reaktionen entwickeln zu können. Kritik an den Maßnahmen, die wirkungslos geblieben sind, wäre fehlangebracht. Indem der Therapeut mit ihnen ihre Enttäuschung darüber durcharbeitet, dass sie die Regeln, die sie selbst als Kinder von ihren Eltern gelernt haben, vergebens gewissenhaft befolgt haben, weil sie bei Sal nichts ausrichten, unterstreicht er ihre liebevollen Bemühungen, nicht aufzugeben, sich der Herausforderung zu stellen und um ihren Sohn zu kämpfen. Die gute Nachricht ist, dass Joey und Angela die entscheidende Rolle dabei spielen können, die Familiendynamik zu verändern. Sie leisten den maßgeblichen Beitrag, um der ganzen Familie dabei zu helfen, anders miteinander zu kommunizieren.

Eltern sind auf Hilfe angewiesen, um ihre emotionale Responsivität zu verbessern. Kritik an dem, was sie gemacht haben oder besser hätten machen können, ist fehl am Platz. Bevor die Familiendynamik neu organisiert werden kann, müssen beide Eltern erkennen, wie die einzelnen Familienmitglieder den Stress jeweils bewältigen. Der Therapeut hilft ihnen, sich die mit dem negativen Muster verbundenen vorhersehbaren Verhaltensweisen klarzumachen: Sals Wut triggert die Wut seiner Mutter, und diese veranlasst den Vater, James und Mary, sich zurückzuziehen. Je deutlicher die Eltern die negativen Muster erkennen, desto besser verstehen sie, dass der Selbstschutz eines Familienmitglieds gleichzeitig alle anderen veranlasst, sich zu schützen. Indem der Therapeut auf das Erleben im gegenwärtigen Augenblick fokussiert, erforscht er aktiv, was die Fähigkeit der Eltern blockiert, empathisch und verständnisvoll auf die Bedürfnisse ihrer Kinder einzugehen.

Gleich in der ersten Elternsitzung zeigte sich, dass Joey und Angela sich selbst unter enormen Druck setzten, weil sie unbedingt gute Eltern sein wollten und Sals Respektlosigkeit als Beweis ihrer Unzulänglichkeiten erlebten. Der Therapeut kann ihnen helfen, ihre Sorgen und Ängste bezüglich ihrer elterlichen Aufgaben zu bewältigen, indem er ihre Erwartungen normalisiert und ihnen einen bindungstheoretischen Rahmen hinreichend guter Elternschaft erläutert. Als die Reaktivität und Defensivität beider Eltern zurückgingen, verbesserte sich ihre Fähigkeit, den Blick auf Sal zu lenken und sich Fragen nach der Funktion seines ausagierenden Verhaltens zu stellen. Sie vermuteten, dass es Sal nicht gut ging und er dies hinter seinen Wutausbrüchen verbarg, aber weder Mutter noch Vater nahmen seinen Schmerz wahr.

Der Therapeut bestätigte ihre Annahmen, die Ausdruck ihres eingestimmten Fürsorgesystems waren, und erläuterte, dass es wichtig sei, Sal zu helfen, die hinter seinem agierenden Verhalten versteckten negativen Gefühle in Worte zu fassen. Joey und Angela leuchtete die Überlegung ein, dass Sal womöglich darunter litt, ständig als „Problemkind“ angesehen zu werden. Dieser neue Blick auf seine disruptive Störung als Resultat einer unsicheren Bindung – und weniger als Ausdruck irgendeines Defizits – gab den Eltern Mut und bewirkte, dass sie weniger Druck auf ihn ausübten und aufmerksamer auf den Schmerz achteten, über den Sal nicht sprechen konnte. Angela und Joey brachten ihr Bedürfnis zum Ausdruck, auf andere Weise mit Sals schlechtem Benehmen umzugehen als bisher.

Der EFT-Therapeut schätzt die Stärken wie auch die Grenzen der elterlichen Fürsorgefähigkeit laufend ein. Die Bereitschaft der Eltern, sich in Therapie zu begeben, beweist, dass sie ihre Hilfsbedürftigkeit anerkennen und verstanden haben, dass die Familiendynamik problematisch ist. Die Erforschung der jeweiligen Einstellung beider Eltern zur anliegenden Problematik gibt Aufschluss über den Status des Fürsorgesystems. Typische Blockaden einer offenen, responsiven Fürsorglichkeit sind verschiedene Kombinationen negativer Bilder des Kindes, negativer Bilder des Partners und negativer Selbstbilder. Eltern müssen emotional verfügbar sein und Responsivität und Sicherheit gewährleisten, um eine sichere Bindung zu ihren Kindern aufbauen und aufrechterhalten zu können. Der Therapeut erklärte den Balanceakt, der notwendig ist, um sowohl Disziplin und Struktur herzustellen als auch Trost und Unterstützung zu bieten. Häufig sind Eltern mit einer Aufgabe auf Kosten der anderen überidentifiziert.

Der Therapeut musste zunächst klären, inwieweit die Verhaltensweisen der Eltern über- oder unterresponsiv sind, um die Richtung der anzustrebenden Veränderung abstecken zu können. Indem er Angelas letzte Auseinandersetzung mit Sal Revue passieren ließ, half er ihr, die Fürsorgeabsicht hinter ihren ständigen Disziplinarbemühungen zu erkennen. Angela sah ein, dass ihr Versuch, Sal durch Strenge zu positivem Verhalten zu bewegen, letztlich kontraproduktiv war, weil er Sals negatives Selbstbild als „Problemkind" bestätigte und sein Bedürfnis verstärkte, sich durch reaktive Wut zu schützen. Leider intensivierte seine zornige Reaktion das negative Bild, das Angela ohnehin von ihm hatte, und veranlasste sie zu noch größerer Strenge. Die explizite Identifizierung dieses Musters einschließlich der Intentionen der Eltern und der Resultate ihrer Bemühungen stärkt ihre Motivation, neue Möglichkeiten zu suchen, um ihre Ziele zu erreichen.

Angelas Offenheit für die Erkundung ihres Beitrags zu dem negativen Zyklus ermutigte Joey, es ihr nachzutun. Der Therapeut betonte die große Bedeutung eines starken Elternbündnisses für eine positive Veränderung ihres Umgangs mit Sal. Joey berichtete, dass seine Vermittlerrolle zwischen Angela und Sal ihm das Gefühl gab, hilflos zu sein. Beide vermittelten ihm, dass er seiner Verantwortung, ihnen zu helfen, nicht nachkomme. Sein wachsender Groll und seine Bemühungen, eine Eskalation der angespannten Situation zu verhindern, bewirkten, dass er sich mehr und mehr an den Rand gedrängt fühlte. Als Joey zu verstehen begann, dass Angelas und Sals Wut ein Appell um Aufmerksamkeit und ein Wunsch nach Veränderung waren, wurde ihm klar, dass sie sich durch sein mangelndes Engagement im Stich gelassen fühlten. Ebenso wie Angela brachte auch Joey die Bereitschaft zum Ausdruck, seine Reaktion auf die Situation zu verändern.

Ein Veränderungswunsch bedeutet nicht zwangsläufig, dass man auch weiß, wie sich ein eingespieltes Muster verändern lässt. Die Beurteilung des allgemeinen Umgangs eines Paares mit Verletzlichkeit hilft dem Therapeuten, sich ein Bild von potenziellen Stärken oder von Blockaden zu machen, die einer Bindungssicherheit entgegenstehen. Eltern, die keinen Zugang zu ihrer eigenen Verletzlichkeit haben, sind auf die Hilfe ihres Partners und / oder des Therapeuten angewiesen, um die Erfahrung machen zu können, dass diese zugrunde liegenden Emotionen die Verbundenheit stärken. Deshalb fragte der Therapeut Angela: „Wie oft führen Sie beide vulnerable Gespräche miteinander?"

Angela: Nie. Wir sprechen über logistische Dinge, aber nie über tiefere Ängste und Unsicherheiten. Wir sind in Familien aufgewachsen, in denen Gefühle kein Thema waren.

Joey *(zustimmend nickend)*: Genau, wir lieben und unterstützen einander und sprechen über die Schwierigkeiten mit Sal, bemühen uns aber nach Kräften, optimistisch zu bleiben.

Therapeut: Okay, ich glaube, ich kann es mir vorstellen. Eigentlich weiß niemand, wie man über tiefere Ängste und Unsicherheiten reden könnte, es sei denn, man hat irgendwann gute Gründe dafür. Vor allem wenn man jung ist, braucht man Hilfe, um über seine Gefühle zu sprechen, und wenn niemand da ist, behalten wir sie für uns. Menschen, die unbefangen über ihre Unsicherheiten und Ängste sprechen können, haben die Erfahrung gemacht, dass ihre Umwelt positiv darauf eingegangen ist. Auf diese Erfahrung sind wir angewiesen. Ihnen beiden ist sie verwehrt geblieben, und infolgedessen wissen auch ihre Kinder nicht, wie sie über ihre Verletzlichkeit sprechen können. Doch auch hier gibt es eine gute Nachricht, denn wenn wir genügend Sicherheit aufbauen, dann können wir die Sprache der Verletzlichkeit lernen. Sie bringt uns die Menschen, die wir lieben, näher als die Wut, die jeden abstößt.

Joey: Das wünschen wir uns für unsere Familie. *(Angela nickt.)*

Der Therapeut bereitete die Eltern auf die nächste Familiensitzung vor, in der es in erster Linie um die Kinder und insbesondere um Sal gehen würde. Er erklärt, dass es nicht darum gehe, für irgendjemanden Partei zu ergreifen, sondern einen Raum zu schaffen, in dem die Familie ihre Schutzstrategien verstehen und die ihnen zugrunde liegenden Verletzlichkeiten erforschen kann. Der Therapeut betont Joeys und Angelas Wunsch, andere Familiengespräche führen zu können, und weist ausdrücklich darauf hin, dass in der folgenden Sitzung die Informationen und das Rohmaterial (Verletzlichkeiten) zusammengetragen würden, die für ein neues Gespräch notwendig seien.

Der Therapeut bringt die Schwierigkeiten zur Sprache, mit denen bei dem Versuch, Zugang zu Sals Verletzlichkeiten zu finden, zu rechnen sein wird. Wie alle anderen Familienmitglieder hat auch Sam nicht gelernt, über seine vulnerableren Gefühle zu sprechen, und seinen Schmerz stattdessen durch Wut und Vermeidung zu bewältigen versucht. Der Therapeut normalisiert die Wahrscheinlichkeit, dass die Eltern immer wieder emotional aufgewühlt reagieren werden, wenn sie sich anhören, wie ihr Kind seine Realität erlebt. Dieser Trigger wird vermutlich auch ihre Empathiefähigkeit beeinträchtigen. Der Therapeut formuliert dies als Gelegenheit, in Echtzeit eine Einstimmungsblockade zu externalisieren, und als Chance, das Misstrauen durchzuarbeiten, das Sal daran hindert, seine „Super-Sal"- und Bösewicht-Persona abzuwerfen.

Indem der Therapeut den Eltern die Sicherheit vermittelt, die sie brauchen, um ihr eigenes Erleben während ihrer Interaktionen mit Sal erforschen zu können, unterstreicht er die EFFT-Theorie der Veränderung, der zufolge Veränderung nicht durch die Vermittlung neuer Konzepte, sondern durch anderes Verhalten erzielt wird. Die eigenen Reaktionsmuster zu verstehen und neue Möglichkeiten zu finden, auf sie zu verzichten, ist ein Ziel der Therapie. Der Therapeut beschließt die Elternsitzung, indem er Angela und Joey ausmalt, wie es aussehen könnte, wenn die Familie das Ziel erreicht und ein neues, ganz anderes und positives Gespräch zu führen lernt. Diese Vision ersetzt den entmutigenden negativen Zyklus durch die Hoffnung auf einen positiven Zyklus der Responsivität.

Geschwistersitzung

Das Ziel der Geschwistersitzung besteht darin, ein Bündnis zu schmieden und die Kinder zu ermutigen, ihre eigenen Möglichkeiten zur Veränderung der Familienmuster zu erkennen. Frei vom urteilenden Blick ihrer Eltern tendieren Kinder dazu, ein präziseres Bild von der Reaktivität der Familie und ihren Auswirkungen zu zeichnen. Der Therapeut versucht, das Bündnis zu stärken, indem er ihr Widerstreben gegen die Beratung validiert, gleichzeitig aber auch ihren Sorgen Aufmerksamkeit widmet und untersucht, was sie sich von der Therapie erhoffen. Die Geschwister erkennen an, dass die Familie in ihrer Defensivität gefangen ist und dass es ihr nicht gut geht. Nicht lange, und sie ahnen, dass sie sich nur zwischen der Aufrechterhaltung des unbefriedigenden Status quo und dem Risiko entscheiden, neue Schritte zu wagen. Entscheidend dafür, ihr Engagement zu gewinnen, ist die Betonung ihrer eigenen aktiven Beteiligung am Prozess der gesunden Veränderung. Das folgende Sitzungsbeispiel illustriert, wie der Therapeut den bindungstheoretischen Rahmen nutzt, um die Geschwister anzuregen, sich für den Therapieprozess einzusetzen.

Therapeut: Ich habe noch nicht erlebt, dass eine Familie ihre negativen Interaktionen durch positive ersetzen konnte, ohne dass alle zusammengearbeitet haben. Allein können die Eltern nichts ausrichten, und die Kinder genauso wenig. Der Schlüssel zur Zusammenarbeit besteht darin, auf eine andere Gesprächsebene zu wechseln, weg von der Defensivität, die die Familienmitglieder auseinandertreibt, hin zu Gesprächen, in denen sie aufeinander zugehen. Meiner Erfahrung nach wissen Sie am besten, wem es am ehesten gelingen kann, neue, liebevollere, verbindende Gespräche einzuleiten – Eltern oder Kindern?

Sal *(irritiert und sarkastisch)*: Offensichtlich den Eltern, schließlich sind sie so lebenserfahren.

Therapeut: Gut geraten, aber tatsächlich sind es die Kinder. Kinder können vulnerable Gespräche besser initiieren. Eltern verbringen im Allgemeinen so viel Zeit damit, Ratschläge zu geben und es besser zu wissen, dass sie nicht gern darüber reden, wie es sich anfühlt, unsicher zu sein oder Fehler zu machen. *(Therapeut formuliert ausdrücklich das Therapieziel, vulnerable Gespräche zu führen.)*

James *(überrascht und aufmerksam geworden)*: Das ist interessant. Wollen Sie uns auf den Arm nehmen?

Therapeut *(lächelnd)*: Nein, ich meine es ganz ernst, auch wenn ich mir gelegentlich sehr gern einen Spaß erlaube! Kinder müssen ihren Eltern oft zeigen, wie man über unangenehme Themen sprechen kann. Wenn Kinder mit anderen Kindern abhängen und einer fängt an, über ein Problem in seinem Leben zu sprechen, fühlen die anderen sich nicht gleich unter Druck gesetzt, das Problem auf der Stelle lösen zu müssen. Stattdessen versuchen sie, es zu verstehen und einander zu unterstützen.

Sal: Ich habe nie darüber nachgedacht, aber Sie haben recht. Mit meinen Freunden streite ich mich fast nie, und wir können auch alle gut zuhören, wenn wir uns über unsere verrückten Familien unterhalten.

Mary *(lachend)*: Ich kann es gar nicht abwarten zu sehen, wie Mama ausflippt, wenn sie das hört.

Therapeut: Danke, dass du das zur Sprache bringst, Mary. Du bist eine sehr aufmerksame Beobachterin deiner Familie. Deine Mutter ist mit Ratschlägen schnell bei der Hand, und so mag es sie vielleicht schockieren zu hören, dass es manchmal besser sein kann, euch einfach zuzuhören. Die gute Nachricht ist, dass ich euren Eltern schon einiges erklärt habe. Sie waren ein wenig überrascht, aber ich glaube, dass sie es verstehen können. Sie haben mir gegenüber beide den Wunsch geäußert, neue Kommunikationswege zu finden. Sie möchten lernen, solche schwierigen Gespräche zu führen.

Sal *(lachend)*: Ja, klar. Meine Mutter ist gut darin, Leuten zu sagen, was sie hören wollen. Sie können mir glauben, Gespräche mit ihr sind Monologe.

Mary *(seufzend)*: Sei doch nicht immer so negativ, Sal.

Therapeut *(hebt die Hände hoch, um beide zu bremsen)*: Moment, Mary, ich sehe, dass du deinen Eltern zutraust, sich zu ändern, und du, Sal, hast nach all euren Streitigkeiten sicher gute Gründe, daran zu zweifeln.

Der Therapeut interveniert, um den reaktiven Moment zu beleuchten, in dem Sals negative Reaktion Marys Kritik triggert. Er verfolgt ihre Reaktionen und spiegelt beiden Geschwistern die negativen, selbstschützenden Muster. Beide äußern ihren Ärger, nicht aber ihre zugrunde liegenden Ängste und Verletzungen. Der Therapeut erläutert, dass sich diese negative Feedbackschleife so schnell abspult, dass keinem von ihnen eine echte Wahl bleibt. Unkontrolliert konnte sie seit Jahren in der Familie ablaufen. Sobald die Geschwister sehen, worauf er hinauswill, und spüren, dass er sie unterstützt, haben sie eine Chance, etwas zu verändern. Der Therapeut beschließt die Sitzung, indem er seiner Hoffnung Ausdruck verleiht, dass die Kinder die Bühne für Veränderungen bereiten werden, indem sie sich authentisch engagieren, so, wie er es in der Sitzung erlebt hat.

Der Therapeut lässt keinen Zweifel daran, dass nicht eine einzelne Person für Veränderungen in der Familie verantwortlich ist, sondern jedes Mitglied. Letztlich aber ist es, so hebt er hervor, Aufgabe der Eltern, für die sichere Umwelt zu sorgen, die man braucht, um Risiken einzugehen. Der EFT-Therapeut unterstützt die Eltern dabei, indem er ihnen als sichere Basis dient, wenn sie ihr negatives Muster durcharbeiten.

Zweite Familiensitzung

Im Anschluss an die Assessmentsitzungen wurden die gemeinsamen Sitzungen wiederaufgenommen. Um die Bereitschaft der Eltern, vulnerablere Gespräche zu initiieren, zu nutzen, ermutigt der Therapeut sie, ihren Kindern gegenüber ihren Wunsch zu erläutern, die familiäre Umwelt zu verändern und reaktive Gespräche durch vulnerablere zu ersetzen.

MUTTER: Wir sehen ein, dass wir trotz bester Absichten keine guten Vorbilder waren, um über die Gefühle zu sprechen, die hinter der Wut verborgen sind. Das wollen wir ändern.

SAL *(schüttelt den Kopf, mit skeptischer Miene)*: Es ist zu spät. In zwei Jahren bin ich weg, ans College, dann könnt ihr damit anfangen.

MUTTER *(frustriert, lauter werdend)*: Mir war klar, dass du etwas Negatives sagen würdest, du kannst ja gar nicht anders.

VATER *(seufzt)*: He, Sal, mach es deiner Mutter nicht so schwer, sie bemüht sich doch. Wie wäre es, wenn …

THERAPEUT *(unterbricht, um auf Sals reaktive Reaktion zu fokussieren)*: Meine Bitte an Sie beide Elternteile, lassen Sie uns neugierig sein, was Sal vielleicht daran hindert, es zu versuchen. Du musst mir helfen, Sal. Weil du in zwei Jahren ans College gehst, hältst du es für sinnlos, jetzt Veränderungen einzuführen? Du hast für dich geklärt, wie du am besten klarkommst, und jetzt zählst du die Tage, bis du das Haus verlassen kannst?

SAL: Genau. Ich will auch nicht hier sein. Hier wird sich nichts ändern. Meine Mutter ist eine gute Schauspielerin, aber tief im Innern kann sie mich nicht ausstehen, das ist mir klar *(mit einer Mischung aus Verletzung und Zorn in der Stimme).*

THERAPEUT: Wow, du hältst es nicht für möglich, dass sich etwas ändert, und bist davon überzeugt, dass deine Mutter dich nicht mag. Ich stelle mir vor, dass es eigentlich für jedes Kind kränkend sein muss zu glauben, dass die Mutter es nicht mag, oder?

SAL: Ist kein großes Ding, ich habe mich schon lange damit abgefunden.

THERAPEUT *(nickt zustimmend und legt Traurigkeit in seine Stimme)*: Ja. Es ist für jedes Kind auf diesem Planeten schmerzhaft zu glauben, dass seine Mutter es nicht liebt. Um den Schmerz zu überleben, hast du gelernt, dir nichts daraus zu machen. Du hast gelernt, für dich selbst zu sorgen, um damit umgehen zu können. Du bist ein starker Junge, Sal, ich finde deine Resilienz beeindruckend. *(Therapeut spiegelt die zugrunde liegende Emotion und hebt die Resilienz hervor.)*

VATER *(beugt sich vor und legt seine Hand auf Sals Schulter, während die Mutter steif in ihrem Sessel sitzt)*: Es tut mir leid, Junge, ich habe nicht gewusst, wie du dich fühlst.

SAL *(stößt die Hand des Vaters weg)*: Ist kein großes Ding, ich bin okay.

Der Therapeut fasste diese Interaktion zusammen, indem er die Bemühungen der Eltern und Sals emotionales Erleben betonte. Er dankte beiden Eltern dafür, ein anderes, vulnerableres Gespräch initiiert zu haben. Dann bezog er James und Mary ein und half ihnen, ihre Reaktionen auf den Gesprächsversuch zu prozessieren. Beide waren unsicher, was sie von der neuen Erfahrung halten sollten. Indem der Therapeut ihr Misstrauen, das normal war, aber neue Reaktionen verhinderte, validierte, erkannte er sowohl die Risiken an als auch die Gründe für ihre Zweifel nach all den Jahren, in denen sie negative Zyklen in der Familie erlebt hatten. Er versicherte der Familie, dass die Distanz sich mit wachsendem Vertrauen verlieren werde, wenn sie weiterhin versuchten, aufeinander zuzugehen.

Der Therapeut beobachte auch, dass sich die Mutter trotz ihrer Bereitschaft zu vulnerableren Gesprächen in der ganzen Sitzung defensiv und unflexibel verhalten und der Vater nach wie vor an seiner Vermittlerrolle festgehalten habe. Die Neugier der Eltern auf Sals Welt und ihre Empathie waren blockiert, und ihre Defensivität wurde sofort getriggert, als Sal seine Wut äußerte. Infolgedessen beschloss der Therapeut, die nächste Familiensitzung aufzuschieben und zunächst eine weitere Sitzung mit den Eltern durchzuführen, um die Fürsorgeblockade der Mutter zu untersuchen.

Zweite Elternsitzung

Die folgende Elternsitzung fokussiert auf das Fürsorgebündnis des Paares und auf die defensiven Reaktionen, die die Mutter in der Familiensitzung durchgehend gezeigt hatte. Der Therapeut lässt eine Situation aus dieser Sitzung noch einmal Revue passieren und lenkt die Aufmerksamkeit der Eltern auf den Moment, in dem Sal sagte: „Meine Mutter kann mich nicht ausstehen". Er fragt: „Angela, ich habe gesehen, dass Sie erstarrten. Was ging in Ihnen vor, als Sal sagte: ‚Du kannst mich nicht ausstehen'?"

ANGELA: Es beweist nur, dass er die richtige Diagnose bekommen hat! *(Verächtlich)* Trotz allem, was ich für ihn tue, reagiert er immer negativ. Es ist ermüdend, und ich bin es einfach leid.

THERAPEUT: Richtig. Seine Negativität erzeugt Ihre Negativität. Es ist natürlich ermüdend, Tag für Tag auf diese Negativität zu treffen. Doch trotzdem versuchen Sie es weiter. Ich habe gesehen, wie angespannt Sie waren, als Sal sagte, Sie könnten ihn nicht leiden. Was geht jetzt in Ihnen vor, wenn ich Sals Worte wiederhole? *(Therapeut validiert ihre Erschöpfung und regt sie an, dieses Gefühl gründlicher zu untersuchen.)*

ANGELA: In mir krampft sich alles zusammen, weil er recht hat. Ich möchte eine bessere Mutter sein, und ich schwöre mir, es besser zu machen, aber wenn er mir dann wieder eine Unverschämtheit an den Kopf wirft, bin ich starr vor Entsetzen.

THERAPEUT: Da passiert also eine ganze Menge mit Ihnen. Wenn Sie erstarren, dann deshalb, weil Ihr Körper Ihnen sagt, dass es keinen Ausweg gibt. Erzählen Sie mehr darüber.

ANGELA *(händeringend)*: Entweder streite ich mich mit ihm, was nie gut endet, oder ich gebe klein bei und falle in ein dunkles Loch aus Verzweiflung und Traurigkeit *(bringt ein negatives Selbstbild zum Ausdruck, kein negatives Bild von Sal)*.

THERAPEUT: Kein Wunder, dass Sie erstarren, denn egal, was Sie tun – es wird alles nur noch schlimmer. Nimmt irgendjemand Ihr inneres Zerrissensein zwischen zwei gleichermaßen schlechten Optionen wahr? Sprechen Sie mit Joey darüber? *(Therapeut lenkt die Aufmerksamkeit auf das Fürsorgebündnis und folgt dem emotionalen Signal der Mutter.)*

ANGELA *(beginnt zu weinen)*: Nein, das behalte ich für mich. Es hat keinen Sinn, Joey auch damit zu belasten. Ich versuche, allein damit fertigzuwerden. *(Mit leerem Blick und Tränen in den Augen)* Ich fühle mich wieder wie das einsame kleine Mädchen, dem niemand zur Seite steht. In meiner Familie gab es niemanden, der mir zugehört hätte *(tiefes Schluchzen)*. Ich möchte nicht, dass jemand meine Tränen sieht. Entschuldigung. Was vergangen ist, ist vergangen.

THERAPEUT: Wie traurig und tragisch. Ein ängstliches kleines Mädchen, das niemanden hat, der ihm hilft, lernt auf eigene Faust, stark zu sein und sich zu wehren. Sie müssen sich nicht entschuldigen, Ihre Tränen sind überaus verständlich. Sie haben sie jahrelang versteckt. Ihre Geschichte klingt ganz ähnlich wie das, was Sal sagt, Sie haben beschlossen, mit Angst und Schmerz allein klarzukommen. Genauso wie Sal hat das kleine Mädchen in Ihnen niemanden gehabt, der Licht in die Dunkelheit brachte. Um zu überleben, haben Sie gelernt, hart zu sich selbst zu sein und Stärke zu entwickeln. Kein Wunder, dass Sie von Sal das Gleiche erwarten. Es ist Ihre Art, mit Angst und Verletzungen umzugehen. Zu lieben heißt für Sie, stark zu sein.

ANGELA *(umarmt sich selbst und beginnt, vor und zurück zu schaukeln)*: Ich bin ein schrecklicher Mensch und habe es verdient, dass man mich allein lässt. Sal hat recht, eigentlich bin ich das kaltherzige Monster.

JOEY *(nimmt seine Frau in den Arm)*: Ich hatte keine Ahnung, wie du dich fühlst. Ich dachte, du wärst wütend und wolltest deine Ruhe haben. Es tut mir so leid *(ihm kommen die Tränen)*.

THERAPEUT: Ja, Sie hatten keine Ahnung. In diesem Moment, in dem Sie ihren Schmerz sehen, sind Sie tief berührt und kommen ihr sogleich zu Hilfe. Wunderbar! Joey, können Sie Angela sagen, dass Sie sie in ihrem dunklen Loch sehen und dass Sie bei ihr sein wollen, weil sie in dieser Dunkelheit Liebe verdient und nicht Isolation und Scham?

JOEY: Gewiss. Ich bin hier, Liebste, und ich bleibe bei dir sitzen, solange du willst. Da ich nun weiß, wie viel Angst sich unter der rauen Schale verbirgt, werde ich dich nie allein lassen. *(Joey streichelt ihr Haar, und sie schmiegt sich an seine Brust.)*

ANGELA *(lächelt Joey an)*: Es ist schon komisch, aber es fühlt sich gut an, nicht allein zu sein. Danke, Joey.

Angela erlebt die Kraft seiner Responsivität und Unterstützung, die es ihr ermöglicht, ihre Beziehung zu Sal vorbehaltloser zu erforschen. Diese neu entdeckte Sicherheit in der Beziehung des Paares fördert die Verfügbarkeit als Eltern und insbesondere Angelas wachsende Bereitschaft, sich mit Angst und Schmerz in der Familie auseinanderzusetzen. Joeys Trost stärkt das Fürsorgebündnis und lässt Angela darauf vertrauen, dass er auf ihren Schmerz in einer Weise eingehen wird, wie sie es noch nie erlebt hat. Diese Erfahrung der erfolgreichen Bearbeitung vulnerablerer Emotionen vermittelt Angela ein Gespür für das, was sie Sal vorenthalten hat, sodass sie eine tiefere Motivation in sich wahrnehmen kann, responsiver als zuvor auf ihren Sohn zuzugehen. Vor diesem Hintergrund der veränderten Defensivität der Mutter und der Hilfsbereitschaft des Vaters beschließt der Therapeut gemeinsam mit dem Paar, einen Plan für die nächste Sitzung zu entwickeln. Im Mittelpunkt sollen die Entschuldigung der Mutter für ihre Defensivität und Anspruchshaltung stehen sowie die Erklärung für die hohen Erwartungen, die sie an Sal gerichtet hat.

Dritte Familiensitzung

Angela nutzte die gesamte Familiensitzung, um ihren Kindern ihre eigenen frühen Erfahrungen, die für ihre harte Schale verantwortlich sind, zu schildern. Während Joey ihre Hand hielt, entschuldigte sie sich dafür, nicht gewusst zu haben, wie man über vulnerable Gefühle sprechen kann. Sie brachte ihren Wunsch zum Ausdruck, dies zu ändern. James und Mary reagierten sehr offen und nachsichtig. Sie waren interessiert, stellten viele Fragen und zeigten Empathie, als ihre Mutter über ihre schwere Kindheit sprach. Sal aber saß scheinbar unbeteiligt daneben. Als die Mutter ihre Traurigkeit zeigte, schloss er die Augen, als sei ihm langweilig und schläfrig zumute. Der Therapeut beobachtete seine Gleichgültigkeit und das Auftauchen seiner Beziehungsblockade und bahnte der Mutter einen Weg, um anders als gewohnt darauf zu reagieren: „Ist Sals Desinteresse an Ihren Enthüllungen für Sie nachvollziehbar?"

Angela: Absolut. Wenn man es gewohnt ist, allein zu sein, will man anderen keine Schwäche zeigen. Man will auch die Schwäche der anderen nicht sehen. Ich verstehe vollkommen, weshalb Sal mit dem Schmerz anderer Menschen nichts zu tun haben will.

Therapeut: So sieht es aus, wenn man stark ist. Wenn man allein mit seinen Angelegenheiten klarkommen muss. Niemand ist für einen da. Richtig?

Angela: Ja. Stark, aber allein.

Therapeut: Das ist großartig, Angela. Können Sie Sal nun sagen, dass er nicht alles falsch macht oder böse ist, sondern dass seine ausbleibende Reaktion verständlich ist? Er ist stark.

Angela *(wendet sich liebevoll lächelnd an ihren Sohn)*: Ich verstehe vollkommen, weshalb du meinen Worten nicht vertrauen kannst. Du hast nichts falsch gemacht. Es tut mir leid, dass ich so lange gebraucht habe, um dir zu sagen, dass es nicht deine Schuld ist, sondern meine. Du bist ein starker Junge.

Sal *(nickt verwirrt)*: Ich habe nicht damit gerechnet, dass du nicht mir, sondern dir selbst die Schuld gibst. Das ist tatsächlich neu. Danke *(unbeholfen lächelnd)*.

Angelas Anerkennung und Akzeptanz von Sals scheinbarem Desinteresse beweisen ihre Offenheit ihm gegenüber. Sie reagiert weniger defensiv auf seine vermeintliche Respektlosigkeit. Dieser neue Schritt der Mutter zeigt, dass sie Fortschritte macht und dabei ist, die Blockaden ihres Fürsorgesystems durchzuarbeiten. Indem sie auf ihre eigenen Erfahrungen zurückblickt und sich ihre Tendenz vor Augen führt, ihre Bedürfnisse zu verbergen, um klarzukommen, kann sie die Erwartungen, die sie an Sal richtet, mit anderen Augen sehen. Ihr negatives Selbstbild und ihr negatives Bild von Sal beginnen sich zu verändern. Eltern fällt es leichter, die Bedürfnisse ihres Kindes anzuerkennen, wenn sie sich der eigenen Bedürftigkeit bewusst werden.

Gespannt beobachteten Vater, James und Mary diese neue Interaktion zwischen Sal und seiner Mutter. Sie nickten zustimmend und wertschätzend. Der Therapeut spiegelte die neuen Reaktionen und zollte den beiden seine Anerkennung für ihre Fähigkeit, dieses vulnerable Gespräch zu führen. Gestützt auf die neu gewonnene, sicherere Offenheit der Eltern beschloss er, Sals Verletzlichkeit und die Unsicherheit, die sich hinter seinem disruptiven Verhalten verbargen, in der nächsten Sitzung gründlicher zu erforschen.

In der nächsten Familiensitzung versuchte der Therapeut, die Bindungsbedürfnisse hinter Sals reaktivem Verhalten aufzudecken. Leider widerstrebte es Sal, sich an der Sitzung zu beteiligen, weil er das Gefühl hatte, als „das Problemkind" im Mittelpunkt der Aufmerksamkeit zu stehen. Frustriert stand er auf und verließ die Praxis mit den Worten: „Dieser Therapiemist ist doch bescheuert." Der Therapeut nutzte den Rest der Zeit, um die negativen Zyklen mit der Familie zu erforschen und mit jedem Einzelnen herauszuarbeiten, wie seine Schutzmaßnahmen im Umgang mit drohender Unverbundenheit die anderen Familienmitglieder zu weiterer Reaktivität veranlassten. Sals zorniger Abgang wurde als seine adaptive Strategie verstanden, als „starker Kerl" unangenehmen Gefühlen aus dem Weg zu gehen und sich nicht weiter in die Rolle des „ausagierendes Kindes" stecken zu lassen. Nach der Sitzung sprach der Therapeut im Wartezimmer mit Sal und entschuldigte sich dafür, ihn in Gegenwart seiner Geschwister gedrängt zu haben. Sie vereinbarten eine Einzelsitzung, in der Sal Gelegenheit haben würde, über die Therapie zu sprechen.

Einzelsitzung mit Sal

Sals Eltern waren zwar bereit für ein neues Gespräch, doch für Sal war es noch zu früh, das Risiko einzugehen, über seine Verletzlichkeiten – zumal in Anwesenheit seiner Geschwister – zu sprechen. In der Einzelsitzung reparierte der Therapeut das Bündnis mit Sal, indem er die Sicherheit durch besondere Fokussierung auf ihr bindungsbezogenes Gespräch förderte. Der Therapeut erkannte Sals defensive Blockade an und half ihm, sein emotionales Erleben wahrzunehmen, statt seinen Gefühlen auszuweichen. Gemeinsam erkannten sie auch die Gründe an, weshalb Sal glaubte, weiterhin auf der Hut sein zu müssen, und erforschten den Preis, den er für seinen Schutz zahlte, nämlich die verstärkte Isolation.

Sal räumte widerstrebend ein, dass es schwierig sei, „ständig zu hören zu bekommen, dass du das Problem bist". Der Therapeut validierte sein negatives Selbstbild als adaptiven Schutz und half Sal zu erforschen, was er empfand, wenn er sagte: „Ich bin ein Problem." Mit Tränen in den Augen beschrieb Sal, dass er sich einsam fühle und sich selbst nicht leiden könne. Wenn die Isolation der Grund seines Problems war, musste der Therapeut sicherstellen, dass Sal in dem Moment, in dem er es wagte, seine Verletzlichkeit zu zeigen, in seinem Alleinsein Verbundenheit erleben konnte. Sal musste das Risiko, über seine Gefühle zu sprechen, erfolgreich bewältigen, um sie nicht erneut hinter seiner Wut zu verbergen. Der Therapeut sagte: „Es berührt mich, Sal, dass du mich deine Isolation sehen lässt, und ich möchte dir helfen, den Trost und Beistand zu finden, den jeder Mensch braucht, um mit Traurigkeit klarkommen zu können." Sal nickte zustimmend.

Der Therapeut erinnerte Sal daran, dass er als Therapeut dafür verantwortlich sei, dass Sal sich sicher fühle. Er wiederholte auch, dass Sals Eltern seiner Ansicht nach bereit und fähig seien, an ihren Reaktionen zu arbeiten, und dass dies für Sal eine sehr gute Gelegenheit sei, die Schwierigkeiten mit all seinem Mut anzugehen und ehrlich zu sagen, was er wolle und brauche. Sal war damit einverstanden. Seine Bereitschaft zu einem vulnerablen Gespräch war für den Übergang zur Phase 2 des EFFT-Prozesses unerlässlich.

10.2.2 *Phase 2 – Umstrukturierung der Beziehungen*

Aktivieren von Bindungsbedürfnissen und Fürsorgereaktionen

Die Einschätzung des Therapeuten, dass die Familie sich weniger reaktiv verhält, Sals Bereitschaft, die Hintergründe seines „ausagierenden“ Verhaltens zu erforschen, und die tatsächliche Offenheit, Zugänglichkeit und Responsivität der Eltern für die auftauchende Verletzlichkeit ihres Kindes sind klare Anzeichen für eine Deeskalation und Hinweis darauf, dass die Familie die intensivere Arbeit der Phase 2 in Angriff nehmen kann. In erster Linie geht es darum, Beziehungsbegegnungen zu ermöglichen, die das Sicherheitsgefühl in den einzelnen Familienbeziehungen verbessern. Der Therapeut bemüht sich, die Verletzlichkeit der Kinder zu aktivieren und die Verfügbarkeit der Eltern zu verbessern.

Im Anschluss an die Einzelsitzung, in der Sal das Bedürfnis geäußert hatte, mit den Eltern ohne seine Geschwister sprechen zu dürfen, weil er sich dabei sicherer fühlte, lud der Therapeut Joey und Angela zusammen mit Sal zu einer Sitzung ein, in der geklärt werden sollte, wie Sal seine Beziehung zu seinen Eltern erlebte.

Zu Beginn erklärt der Therapeut, dass in dieser getrennten Sitzung die Dynamik der Beziehungen zwischen Sal und den Eltern frei von Einmischungen durch die anderen Kinder erforscht werden solle. Dem EFFT-Entscheidungsrahmen folgend, fokussiert der Therapeut auf das aktive Durcharbeiten der Beziehungsblockaden, um die Responsivität zu fördern. Beide Eltern sind einverstanden, als er noch einmal den Wunsch äußert zu verstehen, was bei Streitigkeiten in Sal vorgeht. Daraufhin lassen sie gemeinsam die letzte eskalierende Auseinandersetzung Revue passieren, und der Therapeut benennt die spezifischen Punkte, die die Beziehungsblockaden getriggert haben. Sie bilden den Fokus der Sitzung.

Bindungssitzung – Eltern und Sal

Als schon die bloße Erwähnung des Streits Sal wütend macht, fokussiert der Therapeut darauf, den gegenwärtigen Prozess zu spiegeln und die Emotion zu beleuchten, die in der Diskussion über den Familienkonflikt auftaucht.

Therapeut: Ich sehe aktuell, dass dieser Streit jede Menge Frustration verursacht. In der letzten Sitzung haben wir darüber gesprochen, dass deine Wut ein Versuch ist, dich vor der ständigen Negativität, die du in deiner Familie wahrnimmst, zu schützen. Wenn deine Mutter dich auf irgendeinen Fehler hinweist, ist die Wut sofort da, und nicht zu knapp. Ich würde gern herausfinden, was passierte, wenn du nicht wütend würdest und ihre Kritik nicht ignorieren könntest. Was würde passieren, wenn die negativen Botschaften hängen bleiben und sich ansammeln?

Sal *(verwirrt)*: Das kann ich nicht zulassen. Es ist keine Option *(mit Wut in der Stimme)*. Mir wird so viel Negativität entgegengebracht. Wenn ich die Kritik nicht abblocken würde, würde all das Negative mich vernichten, und *(er schaut zu Boden und hält kurz inne)* ich würde klein beigeben und jedem zustimmen, der mich als bösen Kerl bezeichnet.

Therapeut: Oh, kein Wunder also, dass du dermaßen zurückschlägst. Wenn du die Negativität an dich heranlässt, ist sie ein Beweis dafür, dass du böse bist, und das würde dich vernichten? Kein Wunder, dass du so gut darin bist, Kritik von dir abzulenken. Wenn ich mich entscheiden müsste zwischen Wut und Vernichtung, würde ich mich ebenfalls für die Wut entscheiden. *(Therapeut fokussiert auf Zusammenfügen und Vertiefen des Affekts. Sein Tonfall verändert sich, während er durch das Spiegeln des Bedürfnisses, stark zu sein, zu der Traurigkeit darüber, ganz allein für Selbstachtung und Respekt einstehen müssen, übergeht.)*

Sal *(zustimmend nickend, mit trauriger Miene)*: So habe ich es noch nie gesehen, aber Sie haben recht. Es ist schwierig. Ich habe keine Ahnung, wie ich es anstellen soll, nicht wütend zu sein.

Therapeut: Natürlich, es ist schwierig. Entweder hältst du an deiner Wut fest, oder die Negativität zerfrisst dich. Du musst die Vorstellung, ein böser Kerl zu sein, ein Problem, ein Kind, das niemand haben will, von dir wegstoßen … richtig? Nimmt irgendjemand diesen ständigen Kampf auch nur wahr? *(Mit Tränen in den Augen legt Angela die Hand auf Sals Schulter.)*

Angela *(weinend)*: Es tut mir leid, Sal, ich habe nicht gewusst, wie sehr du leidest. Ich dachte immer, du bist einfach wütend auf uns und hasst uns.

Sal *(stößt ihre Hand weg)*: Du bist doch nie für mich da gewesen. Ich weiß noch, als ich sechs Jahre alt war und draußen am Pool hingefallen bin und mir den Arm gebrochen habe *(mit Tränen in den Augen reibt er sich den Arm)*. Es hat so wehgetan, und ich bin ins Haus gerannt, und du hast mich angebrüllt, dass ich selber schuld wäre, denn du hättest mich ermahnt, am Pool nicht zu rennen. *(Sal schweigt, wischt sich die Tränen ab.)*

Sal: Ich hasse dich, und mit deinem Mitleid kann ich jetzt nichts anfangen. Ich weiß, dass ich allein klarkommen muss, also lass mich in Ruhe. *(Angela zieht sich zurück, schlingt beide Arme um sich und beginnt, vor und zurück zu schaukeln.)*

ANGELA: Du hast recht. Ich war eine schlechte Mutter. Ich werfe dir nicht vor, dass du mich hasst. Ich hasse, was ich dir angetan habe. Ich hasse mich selbst. *(Sal blickt seine Mutter überrascht an, und Joey nimmt Angela in den Arm.)*

JOEY *(zu Angela)*: Es ist gut, du hast es nicht besser gewusst. Niemand war für dich da. Niemand hat deinen Schmerz gesehen. Ich liebe dich dafür, dass du dich so sehr bemüht hast. Sag bitte nicht, dass du dich selbst hasst *(er will Angela umarmen, aber sie entzieht sich).*

THERAPEUT: Joey, ich finde es schön, dass Sie Angela beruhigen. Sie zeigt ihre Tränen nie, weil sie nie jemanden hatte, der sie tröstete, und das ändert sich nun endlich.

THERAPEUT: Angela, Sie haben es geschafft zu überleben, und um den Schmerz nicht wahrzunehmen, haben Sie gelernt, hart zu sich selbst und zu anderen zu sein. Sie mussten stark sein, während Sie innerlich fast zerbrachen und ganz allein waren. Aber jetzt erkennen Sie, dass die Scham und das Verstecken Sie von dem, was Sie am meisten brauchen, immer weiter entfernt, nicht wahr? *(Angela blickt auf, nickt.)*

THERAPEUT: Macht das Sinn, Angela? Dass Sie in diesem Moment Joeys Umarmung nicht zulassen können, weil Sie das Gefühl haben, als Mutter versagt zu haben, und das wollen Sie Sal wissen lassen? An unseren Schamgefühlen prallt die Liebe, die wir brauchen, ab. Sal hat dasselbe gelernt. Ein Großteil seines störenden Verhaltens, seiner ODD, ist der Versuch, mit seinen Schamgefühlen umzugehen. Jeder sieht seine Wut, aber niemand sieht seinen Schmerz und seine Schamgefühle. Tief innen ist jeder allein und versucht verzweifelt, sich vor dem Gefühl, nichts wert oder böse zu sein, zu schützen. Die gute Nachricht ist *(Therapeut öffnet weit die Arme und lächelt)*, dass Schamgefühle durch Empathie und Verbundenheit geheilt werden können, aber nicht durch Isolation. Ich sehe, Angela, dass Sie mich nun anschauen, und das zeigt mir, dass Sie versuchen, sich Sal in einem anderen Licht zu zeigen. Möchten Sie jetzt, in diesem Moment, für Sal da sein, damit er nicht mit seinen Verletzungen und seiner Wut allein bleibt? *(Therapeut choreografiert eine engagierte Begegnung.)*

ANGELA: Ja.

THERAPEUT: Hervorragend! Ich denke, das schaffen Sie. Wenden Sie sich bitte an Sal und sagen Sie ihm, dass Sie seine Schutzstrategie verstehen und dass Sie nicht wollen, dass er mit seinem Schmerz allein bleibt.

ANGELA *(beugt sich vor und ergreift Sals Hand)*: Sal, Papa und ich haben nie gewusst, wie groß der Schmerz hinter deiner Wut ist. Wir wissen nicht, was wir tun können, aber wir wollen definitiv nicht, dass du dich mit dem Schmerz alleingelassen fühlst. Da wir nun von deinen Schwierigkeiten wissen, versprechen wir, uns alle Mühe zu geben, um dir zu helfen. *(Joey reibt die Schulter seines Sohnes.)*

(Sal weiß nicht, was er sagen soll, und nickt nur, aber er stößt die Hand seines Vaters nicht weg.)

Diese Sitzung illustriert, wie wichtig es ist, dass der Therapeut mit multiplen Beziehungsblockaden arbeitet. Ebenso wie Sals Verletzlichkeit tauchte auch seine Blockade, die ihn hinderte, über seine Traurigkeit zu sprechen, erwartungsgemäß in der Sitzung auf. Er hatte schon früh gelernt, sich nicht auf den Trost seiner Mutter zu verlassen *(negatives Mutterbild).* Seine Geschichte von dem Sturz am Pool illustriert überzeugend ihre Unfähigkeit, ihn zu sehen. Nun triggern sein Misstrauen und seine Ablehnung ihres Versuchs, ihn zu trösten, Angelas Schamgefühle *(negatives Selbstbild)* und ihre Angst, in einer wichtigen Hinsicht zu versagen. Als sie zurückgewiesen wird, versinkt sie in ihren Schamgefühlen und lenkt dabei den Fokus auf sich selbst, statt weiterhin für Sal und seine Verletztheit präsent zu bleiben. Die Scham veranlasst sie zum Rückzug, womit sie abermals Sal bestätigt, dass sie für ihn nicht da sein wird *(verstärkt Sals negatives Mutter- und Selbstbild).* Gefangen in ihrer Scham, kann Angela den Protest in Sals Wut nicht erkennen, der ihr bedeutet, dass es um ihn und seine Bedürfnisse geht. Der Therapeut normalisiert die Funktion von Sals Wut und Angelas Scham als Schutz vor der schmerzhaften Unverbundenheit. Angela fühlt sich von Joey und dem Therapeuten unterstützt *(Schwächung des negativen Selbstbildes),* und dies hilft ihr, ihre Aufmerksamkeit erneut Sals Wut und Schmerz zuzuwenden. Dass Angela Sals Wut Raum lässt, demonstriert ihre Responsivität und trägt so zur Abschwächung seines negativen Mutterbildes bei. Der Therapeut fokussiert auf das Durcharbeiten der Beziehungsblockaden, um deutlich zu machen, dass sie den negativen Zyklus der Familie und die reaktiven Verhaltensweisen unterstützen, sobald sie zum Tragen kommen.

Der Therapeut beschließt, die nächste Sitzung noch einmal lediglich mit Sal und seinen Eltern, ohne die Geschwister, durchzuführen. Er fokussiert auf das Durcharbeiten von Sals Angst, bei den Eltern Trost zu suchen, und auf deren Fähigkeit, auf die Verletzlichkeit ihres Sohnes einzugehen, ohne dass ihre eigenen Schwierigkeiten sich dem in den Weg stellen. Deshalb ermutigt er Angela und Joey, Sals Frustration Raum zu geben, weil sie ihm hilft, seinen Bedürfnissen Nachdruck zu verleihen. Die Krux ihrer Beziehungsblockade sind die Schamgefühle, die in jedem von ihnen defensive Wut aktivieren und sie veranlassen, den anderen von sich fortzutreiben – sodass am Ende jeder allein bleibt. Statt wie gewohnt zuzulassen, dass Sals Defensivität ihre Schamgefühle triggert, was dann wiederum Sals Schamgefühle weckt, nutzen Angela und Joey nun die Gelegenheit, um sich mit Sal zu verbinden, indem sie seine Wut und sein Misstrauen anerkennen und als Schutzmaßnahme verstehen, mit der er die schmerzvolle Wahrnehmung, als „das Problemkind“ betrachtet zu werden, abzuwehren versucht.

Der Therapeut unterstützt die Akzeptanz der Eltern und ihre Fähigkeit, Sal auf neue, engagierte Weise gegenüberzutreten. Statt das „schlimme Kind“ in ihm zu sehen, beginnen sie zu erkennen, dass das, was er durchmacht, „schlimm“ ist, und dass andere ihm dies bestätigen müssen. Sie beginnen, seine verborgene Verletzlichkeit zu erkennen, und nutzen die Chance, ihre Schamgefühle zu überwinden und Sal zu vermitteln, dass sie seine Wut auf neue Weise verstehen und sie nicht länger verurteilen. Beide Eltern entschuldigen sich dafür, ihn in ihrer Negativität nicht geschützt zu haben, und bitten ihn um eine weitere Chance, sein Vertrauen zurückzugewinnen. Sal reagiert mit einem Achselzucken auf die Entschuldigung der Eltern und ihre Bekundung, sich Mühe geben zu wollen, um ihn zu verstehen.

THERAPEUT: Sal, mir fällt auf, dass du mit den Achseln zuckst. Was geht in dir vor, wenn deine Eltern sagen, dass es ihnen leidtut und sie sich ändern wollen? *(Spiegeln des gegenwärtigen Prozesses.)*

SAL: Ich weiß nicht. Es fühlt sich gut an, dass sie mich ein bisschen besser verstehen. Offenbar meinen sie es ehrlich, aber ich bin mir nicht sicher … es könnte schlimme Folgen haben, wenn ich ihnen vertraue.

THERAPEUT *(nickend)*: Sal, es ist großartig, wie du deine gemischten Gefühle in Worte fasst. Ein Teil von dir findet es gut, verstanden zu werden, und ein anderer Teil von dir traut ihrem Angebot nicht. Hilfst du mir zu verstehen, welche schlimmen Folgen das sein könnten? *(Fokussierung auf das Zusammenfügen des Affekts.)*

SAL *(ballt die Fäuste)*: Wenn ich mich nicht in Acht nehme, werde ich wieder kritisiert.

THERAPEUT *(beugt sich zu Sal vor)*: Aha, ihren guten Absichten Vertrauen zu schenken würde bedeuten, die Augen vor der Negativität zu verschließen. Du bist an das Negative so gewöhnt, dass du pausenlos auf der Hut sein und für einen Angriff gerüstet sein musst … Es muss anstrengend sein, sich ständig vor diesen negativen Botschaften in Acht nehmen zu müssen. *(Sal wendet den Blick ab, nickt zustimmend und spricht mit leiser Stimme.)*

SAL: So ist es. *(Atmet tief ein, seufzt und blickt nachdenklich zu Boden.)*

THERAPEUT: Natürlich ist es anstrengend. Ich frage mich, ob die negativen Botschaften deine Abwehr manchmal durchbrechen? Hast du manchmal Sorge, dass die negativen Botschaften wahr sind? Dass du böse und schlimm bist und dich niemand haben will? *(Therapeut erforscht das negative Selbstbild.)*

SAL *(reagiert frustriert)*: Es ist schwierig, sich nicht einfach gehen zu lassen und nur noch böse zu sein. Ich habe ständig Probleme. Niemand in meiner Familie kann mich leiden. Ich bin das Problemkind. Ich bin nur geduldet.

JOEY *(unterbricht und versucht zu beruhigen)*: Nein! Du bist nicht das Problemkind. Wir halten dich für intelligent und unheimlich …

THERAPEUT *(unterbricht Joey)*: Danke dafür, dass Sie auf Sal eingehen, Joey. Sie möchten ihm helfen und ihm den Rücken stärken, wenn er schlecht über sich selbst denkt. Wenn es okay ist, würde ich gern mehr über den dunklen Ort in Sals Inneren erfahren, über den er nie spricht und den niemand sieht. Er hat uns ein wenig von seinen Schwierigkeiten gezeigt, die er mit seiner Wut zudeckt. *(Wendet sich an Sal)* Es muss furchtbar schwer sein, isoliert zu sein und von jedem schief angesehen zu werden und sich selbst nicht zu mögen.

SAL: Es macht dich fertig. Tief im Innern hasse ich mich selbst. Niemand liebt mich. Ich habe all das Schlimme, was mir passiert, verdient. *(Verbirgt das Gesicht in den Händen und beginnt zu weinen, dann sagt er zornig:)* Ich bin ein Loser, der jeden enttäuscht, also lasst mich einfach in Ruhe.

THERAPEUT *(sieht Tränen in Angelas Augen)*: Was empfinden Sie, Angela, wenn Sie Ihren Sohn weinen sehen?

ANGELA: Es bricht mir das Herz. Ich weiß, wie es ist, sich selbst zu hassen, und ich möchte ihm helfen.

THERAPEUT: Ja, seine Traurigkeit berührt Sie. Können Sie Sal ansehen und ihm sagen, wie leid es Ihnen tut, dass es ihm schlecht geht?

ANGELA *(sucht den Blickkontakt zu Sal)*: Ich bin so traurig, wenn ich dich sehe. Du verdienst es nicht, isoliert zu sein, du hast es verdient, geliebt zu werden. Ich möchte dich in meine Arme nehmen *(beugt sich zu Sal vor, zögert aber)*. Kann ich dich umarmen? *(Sal antwortet nicht und weint weiterhin. Angela nimmt ihn in die Arme und reibt seine Schultern. Dann zieht sie Joey zu sich und Sal heran. Joey kniet neben Angela und legt einen Arm um Sal.)*

JOEY *(liebevoll)*: Es tut mir sehr leid, dass ich dich in dieser schrecklichen Einsamkeit immerzu alleingelassen habe. Ich danke dir dafür, dass du uns jetzt alles erzählt hast. *(Sal lässt die Umarmung zu und stößt die Eltern nicht weg. Er lässt sich in ihre liebevolle Umarmung sinken und beginnt, tief zu schluchzen. Seine Tränen aktivieren die Empathie der Eltern, und ihr liebevoller, beständiger Körperkontakt erinnert Sal daran, dass er nicht länger allein ist.)*

Zum ersten Mal wird Sal an seinem dunklen Ort der Scham und des Schmerzes getröstet. In den vorangegangenen Sitzungen haben die Eltern sich sein Vertrauen verdient, indem sie ihre Schwierigkeiten, auf Sal einzugehen und seine Defensivität zu validieren, statt ihn lediglich reaktiv zu kritisieren, anerkannt haben. Das Durcharbeiten ihrer negativen Selbstbilder (Scham) und ihrer Schuldzuweisungen an Sal hat es Angela ermöglicht, sich anders zu verhalten, als sie es seit ihrer Kindheit gewohnt ist. In dem entscheidenden Moment, in dem Sal seine Verletzlichkeit offen zeigte, konnte Angela nicht nur empathisch reagieren, sondern auch Joey helfen, auf Sal zuzugehen.

Weil Joey sich angesichts der Auseinandersetzung hilflos fühlt und niemanden vor den Kopf stoßen möchte, lässt er Sal im Endeffekt allein. Seine Vorsicht macht ihn zum chronischen Zuschauer. Angelas perfekt getimter Schubser ermöglicht es ihm aber, seine Blockade zu überwinden und sich Sal zur Seite zu stellen. Auch Joey erlebt die Kraft einer vulnerablen Begegnung, die sich so sehr von Rettungs-

oder Beschwichtigungsversuchen unterscheidet. Beide Eltern gingen auf Sals tiefen Schmerz ein und akzeptierten seine Wut als Schutz vor seinen Ängsten, aber auch als Ausdruck des Bedürfnisses, wirklich gesehen zu werden. Damit veränderte sich das Sicherheitsgefühl in ihrer Beziehung. Diese korrigierende emotionale Erfahrung ergänzt Sals Verletzlichkeit um das fehlende Element der sicheren, eingestimmten Responsivität und beginnt, Sal von dem negativen Stigma des „Problemkindes" zu befreien, sodass er als das „verletzte Kind" wahrgenommen werden kann.

Sal spricht seine Bedürfnisse aus

Der Therapeut beschließt, dass Sal und seine Eltern eine weitere Sitzung benötigen, in der Sal seine Bedürfnisse äußern kann und die Eltern Gelegenheit finden, auf sie einzugehen. Ihre Responsivität in der letzten Sitzung war ein wichtiger vertrauensbildender Schritt, aber es ist wichtig, dass Sal seine Bedürfnisse in Worte fassen und die tröstende Reaktion seiner Eltern annehmen kann. Nur so kann das Vertrauen in das verlässliche Band gefühlter Sicherheit wiederhergestellt werden. Sowohl Sal als auch die Eltern berichteten, dass die vorangegangene Woche ruhiger gewesen sei und es weniger Ärger und Streit gegeben habe. Sobald Wut spürbar war, hatte einer der drei darauf hingewiesen, dass sich „unter der Wut eine Verletzlichkeit verbirgt". Die Familie war verblüfft darüber, wie schnell sich Wut in Luft auflösen kann, wenn sie durch Verletzlichkeit ersetzt wird. Vor diesem Hintergrund formulierte der Therapeut Sals destruktive Verhaltensweisen, seine ODD, als den Versuch eines verzweifelten Kindes, eine unzumutbare Situation zu überleben. Bei der Erwähnung der ODD verzog Sal schmerzhaft das Gesicht. Der Therapeut spiegelt den Schmerz und benutzt ihn, um erneut Zugang zu Sals Schamgefühlen zu finden. Er versucht, Sal zu helfen, die in seinem Schamgefühl verborgenen Sehnsüchte gegenüber seinen Eltern in Worte zu fassen. Es ist wichtig, dass der Therapeut patientenzentriert arbeitet und auf ein hohes Maß an Ambivalenz vorbereitet ist, denn bislang haben die Schamgefühle es Sal unmöglich gemacht, um Hilfe zu bitten. Um ihm zu helfen, seine Bedürfnisse und Wünsche in Worte zu fassen, muss der Therapeut zunächst dem Schmerz und der Scham Raum geben, damit die Bedürfnisse zutage treten können. Während Sal schildert, wie einsam er sich oft fühlt, und seine Eltern rechts und links neben ihm sitzen und seine Hand halten, lässt er seine Schamgefühle sprechen:

SAL: Okay, gut … *(Pause)* ich glaube … ich glaube, was das alles so hoffnungslos macht, ist die Tatsache, dass ich nicht an eine wirkliche Veränderung glaube. Tief im Innern bin ich kaputt, und daran ist nichts zu ändern. *(Zieht seine Hände zurück, schlingt beide Arme um sich und beginnt zu weinen.)*

Ebenfalls den Tränen nahe, streicheln beide Eltern seinen Rücken.

THERAPEUT: Alle Achtung, hier hat sich tatsächlich etwas verändert *(mit Tränen in den Augen).* Du bist nicht allein, Sal. Deine Eltern sind bei dir in der Dunkelheit und bringen dir ihre Liebe, um die Düsternis zu erhellen. Tief im Innen hast du Angst, dass du kaputt bist und sich nichts ändern wird? Ich möchte, dass du jetzt auf dein Herz hörst – wie können deine Eltern dir bei diesem Leid und dieser Angst, dass sich nichts ändern wird, helfen? *(Therapeut ermutigt Sal, seinen Wunsch nach Trost, der mit seinen Ängsten einhergeht, wahrzunehmen und in Worte zu fassen.)*

SAL *(blickt weiterhin zu Boden)*: Ich denke, ich wünsche mir, dass sie mir sagen, dass ich mich ändern kann und dass ich irgendwann okay sein werde.

THERAPEUT: Genau. Wenn du dich so hoffnungslos fühlst, dürfen sie die Hoffnung nicht verlieren. Kannst du dich direkt an sie wenden und sie fragen: „Glaubt ihr, dass ich mich ändern kann? Denn manchmal halte ich es für unmöglich“? *(Therapeut leitet ein Enactment ein.)*

SAL *(blickt tränenüberströmt seine Mutter an und dann den Vater. Er bittet sie, ihm Sicherheit zu geben)*: Glaubt ihr wirklich, dass ich mich ändern kann?

MUTTER *(beugt sich zu ihm, um ihn zu umarmen; gleichzeitig nimmt auch der Vater ihn in den Arm)*: Absolut, gemeinsam schaffen wir das *(weint).* Ich bin so stolz auf dich. Du hilfst uns allen, etwas zu verändern.

VATER *(küsst Sal aufs Haar)*: Es tut mir so leid, dass ich nicht wusste, wie ich dir all diese Ängste hätte leichter machen können. Du bist so tapfer, indem du es uns sagst. Wenn ich nun an deine Dunkelheit denke, verspreche ich, für ein Licht zu sorgen. Und wenn ich nicht weiß, wie ich helfen kann, kann ich zusammen mit dir in der Dunkelheit sitzen, damit du nicht allein bist. Du bist nicht kaputt, du bist vielmehr sehr stark, sonst hättest du all diesen Schmerz nicht so lange ertragen.

SAL *(atmet tief durch und lässt sich in ihre Arme sinken. Nach einigen Augenblicken blickt er lächelnd zu ihnen auf)*: Es macht einen fertig, so allein zu sein. Danke, Papa, danke, Mama, dass ihr für mich da seid und an mich glaubt. Ich fühle mich ruhiger und schöpfe Hoffnung. Es ist irgendwie komisch *(lachend). (Vater und Mutter lächeln und stimmen in Sals Lachen ein, fassen sich an den Händen.)*

Der Therapeut hilft allen dreien, die Erfahrung zu prozessieren, nachdem Sal seine Ängste offengelegt und seine Eltern um Hilfe gebeten hat. Sal hat auf ihre liebevolle Reaktion vertraut und wurde nicht enttäuscht. Zu verstehen, weshalb die neuen, vulnerablen Reaktionen zu positiven Erfahrungen führen, ermöglicht es den Familienmitgliedern, diese neuen Formen des Zusammenseins zu wiederholen. Der Therapeut fördert positive Emotionen in Bindungsmomenten (z. B. Freude, innere Ruhe, Erleichterung, Ausgeglichenheit) ausdrücklich als Kennzeichen der Veränderung, der Entwicklung des therapeutischen Prozesses und der wachsenden sicheren

Verbundenheit. Wenn Sals Problemen Isolation, Angst und Schmerz zugrunde liegen, dann ist Verbundenheit ihre Lösung. Indem der Therapeut die auftauchenden körperlichen Signale der Verbundenheit beleuchtet und würdigt, ermöglicht er der Familie, es ihm gleichzutun. In diesem Prozess entfaltet sich der positive Zyklus der Verbundenheit und ersetzt den negativen Zyklus aus Selbstschutz und Isolation.

10.2.3 Familiensitzung

Nach ihrem Bindungserlebnis beschlossen Sal und seine Eltern, auch James und Mary an den Veränderungen teilhaben zu lassen und sie zu bitten, sich ihren tieferen, vulnerableren Gesprächen anzuschließen. Um das defensive Klima in der Familie zu ändern, reichte es nicht aus, einzig die Beziehung der Eltern zu Sal zu bearbeiten. Vielmehr hilft der Therapeut ihnen, ihre korrigierende emotionale Erfahrung mit Sal als Sprungbrett zu benutzen, um ihre Verfügbarkeit und ihr emotionales Engagement auch für die anderen Kinder zu verbessern. Der Therapeut stellt sich den Geschwistern zur Seite, damit ihre Bindungsblockaden und die Fürsorgeblockaden der Eltern bearbeitet werden können und eine neue Vertrauensebene in der Familie erreicht werden kann.

Im Laufe der folgenden Sitzungen können James und Mary mit Unterstützung durch Sal und die Eltern über ihr Gefühl, mitunter nicht gesehen zu werden, und ihr Bedürfnis nach mehr Aufmerksamkeit sprechen. Angesichts des chronisch negativen Familienklimas, das von Sals schlechtem Verhalten und dem Zorn der Mutter geprägt war, hielten James und Mary es in der Vergangenheit für geraten, sich zurückzunehmen, um die Situation nicht weiter zu verschlimmern. Der Therapeut half beiden Eltern, James und Marys Rückzug ebenso anzuerkennen wie den Preis, den sie dafür hatten zahlen müssen, ihre Ängste und Bedürfnisse zu verbergen. Ebenso wie zuvor Sal fühlten sich auch James und Mary mit ihren vulnerablen Bindungsbedürfnissen angenommen. Sal schaltete sich ein und sagte, dass er stolz auf seine Geschwister sei. Gerade so, wie jede negative Interaktion den negativen Zyklus verstärkt, halten Zyklen positiver Responsivität den Sicherheitszyklus in Gang. Die Familie fühlt sich nach jeder responsiven Interaktion, in der Bindungsbedürfnisse gestillt werden, stärker und sicherer.

10.3 Abschluss

Die Familie nahm an mehreren Folgesitzungen teil, in denen sie das Reparieren unvermeidlicher Fehleinstimmungen übten und sich ihrer wechselseitigen Nähe vergewisserten, indem sie vulnerable Gespräche führten und in ihre Alltagsroutinen Möglichkeiten einbauten, die sie an die Bedeutsamkeit ihrer Bindungsbedürfnisse erinnerten. Die Familie beschloss, jeden Samstag eine gemeinsame Wanderung zu unternehmen und sich darüber auszutauschen, wie sich jeder Einzelne fühlte. Sie bezeichneten diese Ausflüge als „Verletzlichkeitsferien".

Nach der letzten Sitzung waren die Kinder bereit für eine Pause, aber Joey und Angela wollten ihre Arbeit vertiefen und begannen eine Paartherapie. Auch wenn Sals Respektlosigkeit und seine Wutausbrüche nicht auf magische Weise verschwanden, besserte sich sein Verhalten drastisch, sodass er die Diagnosekriterien der ODD nicht länger erfüllte. Vor der Familientherapie hatte Sal alle acht Kriterien der ODD-Diagnose erfüllt. Da seine wütenden Schutzstrategien nicht länger chronisch ausgeprägt waren, erfüllte er keine einzige mehr. Voller Stolz bestätigte er, dass es einfacher sei, weniger wütend zu sein, wenn man über effektivere Instrumente verfüge, um seine Bedürfnisse stillen zu können.

Sal hatte am therapeutischen Prozess so engagiert teilgenommen, dass er ihn nicht beenden wollte und sich stattdessen bei einem anderen Therapeuten in Einzeltherapie begab. Indem er seine Ängste und das Leid, das sich hinter seiner Wut verbarg, intensiver bearbeitete, entwickelte er mehr und mehr Mitgefühl, Empathie und Ausgeglichenheit. Mithilfe seiner Eltern lernte er, dass Empathie Schamgefühle heilen kann. Statt seinen eigenen Gefühlen chronisch auszuweichen, entwickelte er Neugierde auf sie und entdeckte, dass er seine Verletzlichkeiten tatsächlich sehr sensibel wahrzunehmen vermochte. Unter seiner Rüstung hatte sich ein sehr sensibles Kind verborgen. Aus einem wütenden „Super Sal" wurde nun immer wieder ein beeindruckender „Super Sal". Seine Eltern stärkten sein Gefühl der Bezogenheit, und so konnte Sal seine Autonomiebedürfnisse in einer sichereren Welt ausleben.

Der Therapeut half dieser Familie, gemeinsam die Sprache der Verletzlichkeit zu sprechen. Trotz aller Schwierigkeiten vertraute er darauf, dass die Verletzlichkeit die Muttersprache aller Menschen ist. Als beide Eltern sich zu den Blockaden ihres Fürsorgesystems bekannten und sie durcharbeiteten, wurde ihre Empathie freigesetzt und warf ein helles Licht auf die verborgenen Verletzlichkeiten ihrer Kinder. Diese fühlten sich nun gesehen und wandten sich mit ihrer Hilfsbedürftigkeit an die Eltern, statt sie wie zuvor wegzustoßen. Der defensive Familienslogan „Jeder ist wütend" wich der einfachen Botschaft: „Jeder von uns braucht Hilfe." Eine sichere Bindung löst nicht alle Probleme im Leben, aber sie vermittelt Familien den besten Ort, um Liebe und Trost inmitten aller Widrigkeiten zu finden.

10.4 Literatur

AINSWORTH, M. D. S. (1989). Attachment bonds beyond infancy. *American Psychologist* 44: 709–716.

ALLEN, J. P. & LAND, D. (1999). Attachment in adolescence. In: In: J. Cassidy & P. R. Shaver (Hg.). *Handbook of Attachment: Theory, Research, and Clinical Applications*. New York: Guilford, S. 319–335.

ALLEN, J. P., PORTER, M., MCFARLAND, C., MCELHANEY, K. B. & MARSH, P. (2007). The relation of attachment security to adolescents' paternal and peer relationships, depression, and externalizing behavior. *Child Development* 78: 1222–1239.

BOWLBY, J. (1946). *Forty-four juvenile thieves: Their characters and home-life*. London: Baillière, Tindall & Cox.

BURKE, J. D., LOEBER, R. & BIRMAHER, B. (2002). Oppositional defiant and conduct disorder: A review of the past 10 years. Part II. *Journal of the American Academy of Child and Adolescent Psychiatry* 41: 1275–1293.

CARR, A. (2013). Thematic review of family therapy journals 2012. *Journal of Family Therapy* 35: 407–426.

DEKLYEN, M. & SPELTZ, M. L. (2001). Attachment and conduct disorder. In: J. Hill & B. Maughan (Hg.). *Conduct Disorders in Childhood and Adolescence*. New York: Cambridge University Press, S. 320–345.

DE LOS REYES, A. & LEE, S. (2017). *The high cost of childhood disruptive behaviour disorders*. Einzusehen unter ↗ https://www.statnews.com/2017/06/01/disruptive-behavior-disorders-children (letzter Aufruf am 27.01.2022).

EDWARDS, R. T., CEILLEACHAIR, A., BYWATER, T., HUGHES, D. A. & HUTCHINGS, J. (2007). Parenting programme for parents of children at risk for developing conduct disorder: Cost effectiveness analysis. *British Medical Journal* 334: 682–685.

GREENBERG, M. T., SPELTZ, M. L., DEKLYEN, M. & JONES, K. (2001). Correlates of clinic referral for early conduct problems: Variable- und person-oriented approaches. *Development and Psychopathology* 13: 225–276.

HANN, D. M. (2002). *Taking Stock of Risk Factors for Child/Youth Externalizing Behaviour Disorder*. Bethesda, MD: NIMH.

KEILEY, M. K. (2002). Attachment and affect regulation: A framework for family treatment of conduct disorder. *Family Process* 41: 477–493.

REEF, J., DIAMANTOPOULOU, S., VAN MEURS, I., VERHULST, F. C. & VAN DER ENDE, J. (2011). Developmental trajectories of child to adolescent externalizing behaviour and adult DSM-IV-disorder: Results of a 24-years longitudinal study. *Social Psychiatry and Psychiatric Epidemiology* 46: 1233–1241.

ROSENSTEIN, D. S. & HOROWITZ, H. A. (1996). Adolescent attachment and psychopathology. *Journal of Consulting and Clinical Psychology* 64: 244–253.

SCOTT, S., KNAPP, M., HENDERSON, J. & MAUGHAN, B. (2001). Financial cost of social exclusion: Follow-up study of antisocial children into adulthood. *British Medical Journal* 323: 191–194.

TOMASIC, M. A. (2006). *Childhood depression and conduct disorders as related to patterns of attachment*. Doct. Dissertation. Dissertation and Theses database. (UMI No. 3252742).

THEULE, J., GERMAIN, S., CHEUNG, K., HURL, K. E. & MARKEL, C. (2016). Conduct disorder/oppositional defiant disorder and attachment: A metaanalysis. *Journal of Developmental and Life-Course Criminology* 2: 232–255.

VAN IJZENDOORN, M. H., SCHUENGEL, C. & BAKERMANS-KRANENBURG, M. J. (1999). Disorganized in early childhood: Meta-analysis of precursors, concomitants, and sequelae. *Development and Psychopathology* 11: 225–249.

11. Fallbeispiel – EFFT und die Arbeit mit Patchworkfamilien: „Zusammengewürfelt, ohne zusammenzuwachsen"

Sharon zog zusammen mit ihrer halbwüchsigen Tochter Becky zu ihrem neuen Ehemann Frank, der mit seinen Kindern Sarah und Josh zusammenlebte. Sie tauschte das quirlige, vibrierend Toronto gegen eine ländliche Kleinstadt in Quebec. Für Sharon war dies der Beginn ihres neuen Lebens: Ein Ausbruch aus der Einsamkeit und Isolation in der Großstadt, ein Durchatmen nach einer schlimmen Scheidung. Frank sah in seinem gemeinsamen Leben mit Sharon eine Chance auf Zweisamkeit und praktische Unterstützung bei der Erziehung seiner beiden Kinder. Sowohl Sharon als auch Frank waren überzeugt, den Partner fürs Leben gefunden zu haben! Auch alle Kinder starteten voller Optimismus in das Abenteuer des Zusammenlebens.

Ein Jahr später sah das wunderbare Abenteuer völlig anders aus als erwartet. Die Ansprüche und Bedürfnisse der Kinder, insbesondere der beiden 13-Jährigen, Becky und Sarah, die unterschiedliche Schulen besuchten und unterschiedliche Freundeskreise hatten und quasi in zwei verschiedenen Welten lebten, wirkten auf die Erwachsenen nahezu überwältigend. Ein Zusammengehörigkeitsgefühl konnte sich in Anbetracht dieser Unterschiede nicht entwickeln, und irgendwie stand die Kluft, die die Mädchen voneinander trennte, symbolisch für die Entfremdung und Distanz in der gesamten Familie: zwei getrennte Lager, die selten Zeit miteinander verbrachten. Jeder Tag begann und endete damit, dass Sharon und Frank sich getrennt ihren leiblichen Kindern widmeten. Sie waren so enttäuscht darüber, dass ihr Traum von einer warmherzigen, eng zusammenhaltenden Familie sich offenbar zerschlagen hatte, dass sie sich zu einer Familientherapie entschlossen. Sharon fasste die Situation treffend zusammen, als sie der Therapeutin erklärte: „Wir sind nicht zusammengewachsen, wir sind nur zusammengewürfelt."

11.1 Die Arbeit mit Patchworkfamilien

In den USA leben 16 Prozent aller Kinder in Stieffamilien (Pew Research Center 2015), und eines von zehn kanadischen Kindern wächst in einer Stieffamilie auf (Statistics Canada 2017). Als Stieffamilien oder Patchworkfamilien werden Familien bezeichnet, in denen zwei Partner, die eine feste Beziehung zueinander haben, mit einem Kind oder mehreren Kindern aus einer oder mehreren früheren Beziehungen zusammenleben. Die meisten Patchworkfamilien entstehen, nachdem frühere Familien durch Scheidung oder Tod zerbrochen sind. Andere Stieffamilien entstehen, wenn sich Einzelerziehende zusammentun. Heterosexuell, schwul, lesbisch, verheiratet oder verpartnert – die Variationen sind mannigfaltig, doch gemeinsam sind all diesen Verbindungen neben den Schwierigkeiten einer neu entstehenden Paarbeziehung auch die des Zusammenfindens zweier Familieneinheiten. Viele Stieffamilien sind in den frühen Phasen des gemeinsamen Lebens außerordentlich verletzlich, wenn ihre Hoffnungen auf neuen Familienzusammenhalt sich zu zerschlagen drohen (Papernow 2013).

Die Verletzlichkeit von Stieffamilien ist ein natürlicher Bestandteil der Hoffnungen und Träume sowie der Beziehungsrisiken und relationalen Belohnungen, die den Umgang mit unvorhergesehenen Ansprüchen, rivalisierenden Entwicklungsbedürfnissen und unterschiedlichen Beziehungshintergründen begleiten. Zweitehen scheinen häufiger als Erstehen zu scheitern, denn 60 Prozent solcher Wiederverheiratungen enden mit Scheidung (US Bureau of Statistics; Coleman, Ganong & Fine 2000). Mehr als einer von fünf Kanadiern, die sich wiederverheiraten, trennen sich innerhalb der ersten 7,6 Jahre nach Eheschließung (Statistics Canada 2012). Kinder aus Stieffamilien haben eine doppelt so hohe Wahrscheinlichkeit, schulische, emotionale und psychische Schwierigkeiten zu entwickeln wie Kinder aus intakten Herkunftsfamilien (Wallerstein, Lewis & Blakeslee 2000). Ein großer Teil der Paare, die sich neu zusammengetan haben, nehmen Paartherapien in Anspruch; Stiefkinder sind in sozialpsychiatrischen Einrichtungen Nordamerikas überrepräsentiert (Dunn 2002). Sie leiden unter Verhaltensauffälligkeiten oder psychischen Symptomen, die mit dem schmerzhaften Übergang von Scheidung zur Wiederverheiratung zusammenhängen (Hetherington & Jodl 1994). Die Konflikte der ersten zwei Jahre nach Wiederverheiratung veranlasst viele Stieffamilien, um therapeutische Hilfe nachzusuchen (Visher & Visher 1996). Diese Herausforderungen lassen den Eindruck entstehen, dass das Leben in Patchworkfamilien naturgemäß problematisch sei. Demgegenüber findet die Resilienz der Beziehungen in Familien, die es trotz aller Schwierigkeiten schaffen zusammenzubleiben, wenig Anerkennung.

Die Forschung hat sich auf die negativen Auswirkungen einer Ehescheidung auf das Leben der Kinder konzentriert, jedoch kaum untersucht, was Kindern, die nach einer Scheidung in Stieffamilien leben, helfen kann (Marquardt 2005; Wallerstein et al. 2000). Welche Faktoren tragen zum Erfolg von Stieffamilien bei, und wie können diese Familien den Kindern Stabilität vermitteln und ihre Resilienz fördern? In Stieffamilien haben Kinder Gelegenheit, vielfältige Erwachsenenrollen zu beobachten, Eltern- und Stiefelternteile in glücklichen Liebesbeziehungen zu erleben und zu lernen, wie man sich Veränderungen flexibel anpassen kann. Erfolgreiche, von Klienten identifizierte Therapiestrategien sind Validierung und Normalisierung der Stieffamilienerfahrung, Psychoedukation über das Leben in Stieffamilien, Unterstützung des neuen Paares und die Reduzierung von Gefühlen der Hilflosigkeit (Visher & Visher 1996).

11.2 Häufige Schwierigkeiten

Die größten Hürden, mit denen Stieffamilien konfrontiert sind, hängen mit unterschiedlichen Erziehungsvorstellungen der Partner zusammen, mit den Verlusten der Kinder und ihren Loyalitätsbeziehungen sowie mit Konflikten und Ansprüchen der getrennt lebenden Elternteile und den daraus resultierenden Belastungen der neuen Liebesbeziehung. Auch wenn diese Hürden ein normativer Teil der Stieffamilienentwicklung sind, kann der Prozess ihrer Bewältigung Jahre in Anspruch nehmen. Wie die Familie die Schwierigkeiten *gemeinsam* angeht, entscheidet über Erfolg und Misserfolg der Patchworkfamilie. Unrealistische Erwartungen, Verurteilungen, Isolation und mangelnde Unterstützung wirken destabilisierend und demoralisierend und können den regulären Prozess der Stieffamilienentwicklung untergraben. Dem Familientherapeuten dienen die individuelle und komplexe Dynamik der Familie sowie ihre Schwierigkeiten als wichtige Orientierungshilfen (Katz & Stein 2005).

11.2.1 Komplexe Struktur

Stieffamilien können, von außen betrachtet, aussehen wie jede andere Familie auch, das familieninterne Erleben aber ist unverwechselbar. Am deutlichsten zeigt sich dies in den Unterschieden zwischen den Beziehungen zwischen Eltern und ihren leiblichen oder adoptierten Kindern und zwischen Eltern und ihren Stiefkindern. Dass ein Stiefelternteil zum Elternteil wird, ist kein automatischer und nicht einmal ein notwendiger Prozess, zumal dann, wenn die Kinder schon älter sind (Emery 2011). Kinder in Stieffamilien haben oft zwei unterschiedlichen Zuhause mit entgegengesetzten Werten, zwischen denen sie nicht nur ihr Alltagsleben, sondern auch Feiertage und besondere Lebensereignisse aufteilen (Marquardt 2005). Ahrons und Rodgers (1987) haben dafür den Begriff „binukleare Familie“ geprägt. Stieffamilien müssen diese multiplen Familieneinheiten irgendwie handhaben und gleichzeitig die konstante Zugehörigkeit jedes Familienmitglieds sicherstellen. Stieffamilien mit starkem Identitätsgefühl sind besser in der Lage, den Übergang der Kinder zwischen zwei Haushalten zu unterstützen, indem sie den unverwechselbaren Wert beider

Zuhause ebenso anerkennen wie die unterschiedlichen Funktionen, die Eltern und Stiefeltern im Leben der Kinder erfüllen (Papernow 2013).

Sharon hatte das Gefühl, in einer „zusammengewürfelten" Familie zu leben, zumal sie nach der Scheidung überzeugt war, als Mutter versagt zu haben – schließlich hatte sie Becky um die Erfahrung gebracht, in einer „heilen Familie" groß zu werden. Sie sehnte sich nach Einheit und Zusammenhalt, und die Distanz zwischen Becky und Sarah machte ihr Angst: „Wird aus dieser Ehe jemals die ‚heile Familie' hervorgehen, die ich mir für Becky so sehr gewünscht habe?" Darüber hinaus hatte auch ihr Exmann wieder geheiratet, und seine Beziehung zur Tochter war dürftig. Dies hatte Sharons Versagensängste zusätzlich verstärkt, und sie hatte verzweifelt gehofft, dass Franks freundliches, offenes Wesen die Leere füllen würde, die Beckys Vater hinterlassen hatte. Als sie nun nach einem Jahr Bilanz zog, sah sie ihre Hoffnungen schwinden.

11.2.2 Stieffamilien und Verlusterfahrungen

Für Kinder in Stief- oder Patchworkfamilien ist der Übergang von ihrer Herkunfts- in die neue Familie ein gravierender Verlust, den sie betrauern müssen. Darüber hinaus sind sie mit der Aufgabe konfrontiert, die Loyalitätsbeziehungen zu ihren biologischen oder Adoptiveltern durchzuarbeiten. Außerdem müssen sie sich an ein neues Familienleben anpassen, in dem womöglich andere Werte hochgehalten werden und eine ihnen unbekannte Kultur gepflegt wird. Der Umgang mit Stiefvater oder -mutter kann als bedrohlich oder beängstigend empfunden werden, weil er den Kindern signalisiert, dass der getrennte Elternteil nun „ersetzt" wird und sie gezwungen sind, den Elternteil, bei dem sie leben, mit einem neuen Erwachsenen zu teilen. Diesen abzulehnen ist für sie häufig die einzige Möglichkeit, ihre Verlust- und Loyalitätsgefühle zum Ausdruck zu bringen. Allzu häufig sind betroffene Kinder in dem Dilemma gefangen, sich an ein neues Familienleben anpassen zu müssen, das sie sich nicht ausgesucht haben, und gleichzeitig in fortdauernde Auseinandersetzungen zwischen ihren leiblichen (oder Adoptiv-)Eltern hineingezogen zu werden, die nun zwar geschieden sind, sich aber emotional nicht voneinander gelöst haben.

Becky musste sich von jetzt auf gleich mit dem Landleben arrangieren, fern von ihren Freunden und ihrem vertrauten Wohnviertel in der Großstadt. Sie hatte den Status der einzigen Mitbewohnerin ihrer Mutter verloren, und in dem neuen Zuhause herrschten andere Regeln und Erwartungen. Becky verlor ihre exklusive Beziehung zur Mutter – eine dramatische Veränderung, zumal sie die Mutter nicht nur mit deren neuem Partner, sondern auch mit zwei anderen Kindern teilen musste, von denen eines genauso alt war wie sie selbst.

11.2.3 Stiefeltern-Stiefkind-Beziehung

Wenn ein Stiefelternteil in eine bestehende Familiengruppe eingeführt wird, besteht die Aufgabe darin, neue Beziehungen innerhalb einer etablierten Familienkultur zu entwickeln. Stiefeltern teilen mit der Familiengruppe keine Geschichte und keine Bindungsbeziehungen, die ihnen helfen könnten, sich ihren neuen Stiefkindern nahe zu fühlen. Unter Umständen haben sie auch eigene Kinder, die in dieser Situation ihrer besonderen Aufmerksamkeit und Fürsorge bedürfen. Die Stiefkinder wiederum entwickeln häufig Loyalitätskonflikte und Schuldgefühle gegenüber dem getrennt lebenden Elternteil. Und tatsächlich bedeutet ihnen der Einzug einer neuen Stiefmutter / eines Stiefvaters u. U., dass keinerlei Hoffnung auf eine Wiedervereinigung ihrer Kernfamilie besteht. Auch das konfrontiert mit weiteren Schwierigkeiten, da die Partner – anders als in einer ersten Beziehung – nicht die Freude einer gemeinsamen Bindung an die Kinder erleben. Auch sie sind möglicherweise widersprüchlichen Gefühlen und Schuldgefühlen ausgesetzt, weil sie ihre Aufmerksamkeit und ihre Ressourcen nicht mehr ausschließlich ihren leiblichen Kindern widmen, sondern auch den Stiefkindern. Umgekehrt haben viele Stiefeltern mit Gefühlen der Unsichtbarkeit, Einsamkeit und Entfremdung zu kämpfen, weil sie sich von der Bindung zwischen den Stiefkindern und deren leiblichen Elternteilen ausgeschlossen fühlen (Papernow 2013).

Wenn Stiefeltern in ihr neues gemeinsames Leben starten, teilen sie sich die Erziehungsaufgaben mit jemandem, zu dem sich eine Beziehung erst entwickeln muss. Sie haben erheblich unterschiedliche Beziehungen zu den Kindern in der Patchworkfamilie. Zudem trauern die Kinder, die sie nun zu versorgen haben, u. U. über den Verlust ihrer Kernfamilie. Eine starke Bindung zwischen Stiefeltern und -kindern kann sich nicht von jetzt auf gleich entwickeln. Liebe und Zuneigung brauchen Zeit, um zu wachsen, und zudem ist eine Innen-Außen-Dynamik ein natürlicher Bestandteil des Stieffamilienlebens, vor allem in den Anfangsphasen.

Sharon musste sich eingestehen, dass sie Sarah, deren Persönlichkeit sich so sehr von Beckys unterschied, anstrengend und frustrierend fand. Frank hingegen war überrascht und verwirrt darüber, dass Becky augenblicklich auf Distanz zu ihm ging, nachdem sie mit ihrer Mutter bei ihm eingezogen war. Er fühlte sich unsichtbar, alleingelassen und von Sharon und Becky entfremdet, während Sharon sich zwischen dem Mann, den sie liebte, und dem Kind, das sie ebenfalls liebte, hin- und hergerissen fühlte. Solche Gefühle können die sich entwickelnde Paarbindung gefährden und den Aufbau eines Elternbündnisses untergraben. Weil Stiefeltern keine gemeinsame Bindung an die Kinder teilen, kann die daraus resultierende Asymmetrie unterschiedliche Einstellungen gegenüber den Kindern und gegensätzliche

Erziehungsstile nach sich ziehen. Dies spaltet die Paarbeziehung und wirkt sich negativ auf die Betreuung der Kinder aus.

Häufig reagieren Stiefeltern auf das Gefühl, außen vor zu bleiben, indem sie ihre Autorität durch Strenge zu behaupten versuchen, bevor sich überhaupt eine Beziehung zu den Stiefkindern entwickelt hat. Andere, z. B. Frank, ziehen sich aus dem Familienleben zurück. Sharon entwickelte daraufhin das Gefühl, sich zwischen ihm und Becky entscheiden zu müssen. Sie fühlte sich ihrer Tochter gegenüber schuldig, weil sie ihr all die Veränderungen zugemutet hatte, und erwog sogar, wieder auszuziehen, um sich Becky voll und ganz widmen zu können. Andere Eltern bemühen sich in Patchworkfamilien, sowohl der Partnerin / dem Partner als auch den Kindern zu gefallen, und sind am Ende für niemanden wirklich verfügbar. Und schließlich gibt es Elternteile, die all den Schwierigkeiten aus dem Weg gehen und die Erziehungsaufgaben allein der Partnerin / dem Partner überlassen.

11.2.4 *Aufbau neuer Elternbündnisse*

Die Forschung zeigt, dass fortbestehende Konflikte aus der ersten Ehe die größte Herausforderung für frischgebackene Stieffamilien darstellen (Hetherington 2003). Die Erziehungsvereinbarungen, die nach der Scheidung getroffen wurden, werden womöglich infrage gestellt, sobald ein Partner auftaucht. Expartner fühlen sich bedroht, vor allem wenn sie die Scheidung selbst nicht wollten und der geschiedene Partner sich schon sehr früh mit jemand Neuem zusammentut oder wenn sie durch die neue Frau / den neuen Mann ihre eigene Beziehung zu den Kindern gefährdet sehen (Ganong & Coleman 2004).

Franks Kinder Sarah und Josh verbrachten die Hälfte der Zeit bei ihrer Mutter, die Frank und Sharon unverhohlen feindselig und kritisch gegenüberstand. Sarah und Josh sahen sich genötigt, entweder für ihre Mutter oder für ihren Vater Partei zu ergreifen. Eine solche Situation gehört zu den schlimmsten Folgen einer Scheidung und setzt Kinder immer unter immensen Druck (Emery 2012). Wir wissen, dass Kinder durch die Scheidung an sich oder die Gründung einer Stieffamilie weniger negativ beeinflusst werden als durch diesen Konflikt (Afifi 2003). Das Dilemma für die neue Stieffamilie besteht darin, dass die Beziehung zwischen den geschiedenen Eltern sich zwar verändert hat, aber nicht beendet ist (Emery 2012). Das neue Paar steht vor der Aufgabe, gemeinsam zu erarbeiten, wie es auf die Vergangenheit reagieren möchte, und gleichzeitig eine sichere Bindung und ein neues Familienleben aufzubauen.

11.2.5 Stärkung der Paarbindung

Die Beziehung zwischen dem neuen Paar bildet die Grundlage der neuen Familieneinheit, wird aber ein ums andere Mal auf den Prüfstand gestellt, wenn sich das Paar den damit verbundenen anspruchsvollen Herausforderungen widmet – zumal die Beziehungen zwischen den Elternteilen und ihren leiblichen oder Adoptivkindern älter als die neue Paarbeziehung sind. Die Frage lautet: „Wie können wir unsere enge Bindung aufrechterhalten, wenn ich mich ausgeschlossen oder hin- und hergerissen fühle?" Sharon und Frank hatten begonnen, all ihre Aufmerksamkeit und Zeit ihren leiblichen Kindern zu widmen und sich kaum noch um die Paarbeziehung zu kümmern. Manche Paare setzen ihre Beziehung an die erste Stelle, worunter dann die Kinder zu leiden haben. So schreibt Papernow (2013): „Die Priorisierung der Paarbeziehung der Erwachsenen gegenüber der Mutter- / Vater-Kind-Beziehung entfernt die Eltern von ihren Kindern, denen die Veränderung dadurch extrem erschwert wird" (S. 52). Eine effektive Behandlung unterstützt daher *beide* Subsysteme. Stiefelternpaare, die sowohl die Resilienz ihrer Kinder fördern als auch an ihrer eigenen Beziehung arbeiten, sind auf die Herausforderungen gut vorbereitet.

11.3 EFFT und Stieffamilien

In der Emotionsfokussierten Familientherapie sieht und versteht die Therapeutin die Schwierigkeiten durch die Linse der Bindungstheorie. Sie betrachtet das Drama und die Schritte des komplizierten Interaktionstanzes als Versuch der Familienmitglieder, ihre lebensnotwendigen Bindungen angesichts von Verlust und Ungewissheit aufrechtzuerhalten. Diese Sichtweise kann die Schritte des Tanzes erklären und vorhersagen und das Leben der Stieffamilie erheblich vereinfachen. Die bindungsbasierte Perspektive ermöglicht ein klares Verständnis der Schwierigkeiten und vermittelt der Familieneinheit Ressourcen, indem sie dem Stiefelternpaar ein gemeinsames Ziel setzt und den Kindern ein Gefühl der Zugehörigkeit vermittelt.

Die Bindungstheorie dient als wichtige Brücke zwischen dem Verstehen der Komplexität des Lebens einer Patchworkfamilie und ihrer Unterstützung bei der Bewältigung dieser Schwierigkeiten. Die Theorie erklärt die Unterschiede der Beziehungen zwischen dem erwachsenen Paar, zwischen biologischen oder Adoptiv-Elternteilen und ihren Kindern sowie zwischen Stiefmutter / Stiefvater und Stiefkind. Der Bindungstheorie zufolge hat sich die in der frühen Kindheit entwickelte Beziehung zwischen Bindungsperson und Kind im Laufe der Evolution als Überlebensmechanismus herausgebildet. Laut John Bowlby (1988) wird die Bindungsperson zur sicheren

Basis, von der aus das Kind die Welt erforschen kann. Beeinträchtigungen der Bindungsbeziehung haben für das Kind negative Folgen.

Visher, Visher & Paisley (2003) schreiben, Stieffamilien seien „aus Verlust" geboren. Obwohl jedes Mitglied einer neuen Stieffamilie eine Verlusterfahrung gemacht hat, fällt es ihm u. U. schwer, diesen Verlust anzuerkennen und zu betrauern. Unterdrückung oder Vermeidung der Trauer bewirken jedoch, dass die Familienmitglieder einander in diesem normalen Prozess nicht helfen oder unterstützen können. Wiederverheiratete Partner sind füreinander nicht die erste und einzige Liebe, und auch für ihre Kinder sind sie keine gemeinsamen Bindungspersonen. Die Kinder haben ihre Herkunftsfamilie verloren, der Zugang zum getrennt lebenden Elternteil ist – vermutlich – eingeschränkt. Ihre Loyalitätsgefühl zu dem getrennt lebenden Elternteil (ebenfalls einer Bindungsperson) kann sie zu Verhaltensweisen und Einstellungen veranlassen, die die Liebe und Unterstützung des Elternteils, bei dem sie leben, und des Stiefelternteils blockieren. Das starke Identitäts- und Zugehörigkeitsgefühl, das Kinder in ihrer Herkunftsfamilie erleben, fehlt. In dieser Situation können sich leicht rivalisierende Bindungen innerhalb der Stieffamilieneinheit entwickeln, wenn die einzelnen Mitglieder um Sicherheit, Liebe und Aufmerksamkeit buhlen (Furrow & Palmer 2007). Die schwierigen, widersprüchlichen Gedanken, Gefühle und Verhaltensweisen in neuen Stieffamilien werden unter dem Blickwinkel der durch die Verlusterfahrungen und den Übergang von der Herkunfts- zur Stieffamilieneinheit bedingten Bindungsbeeinträchtigungen verständlich und erklärbar.

Der EFT-Therapeutin dient die Bindungstheorie als Linse, durch die sie die Realitäten und Dilemmata der Stieffamiliengründung betrachtet (Furrow & Palmer 2007, 2011). Entscheidend für Sharons und Franks Familie war, dass ihre EFT-Therapeutin ihre Probleme unter dem Bindungsblickwinkel sah und sie infolgedessen für normal und verständlich hielt. Sie validierte und normalisierte die Schwierigkeiten und half dem Paar, sie als Teil der normalen Entwicklung zu verstehen und nicht als Anzeichen eigener Unzulänglichkeit oder des Unvermögens anderer Familienmitglieder. Die Therapeutin stimmt sich auf jedes Familienmitglied ein und untersucht und versteht die verschiedenen Bindungsstrategien, die sie zur Bewältigung von Verlustgefühlen, Traurigkeit und Angst einsetzen. Diese vulnerablen Gefühle können als Feindseligkeit oder Rückzug Ausdruck finden und auf diese Weise negative Familieninteraktionen nach sich ziehen. Die Bindungslinse hilft der Therapeutin, den Distress zu verstehen. Sie weiß, dass rivalisierende Bindungen für das Leben von Stieffamilien charakteristisch sind.

Becky zog sich von ihrer neuen Stieffamilie zurück, boykottierte das gemeinsame Abendessen und lehnte die Bemühungen ihrer Mutter, auf sie zuzugehen, ab. Beckys Weigerung, zusammen mit der Familie zu essen, war ein Ausdruck ihrer Traurigkeit und ihrer Angst, ihre Mutter für immer verloren zu haben und nun allein in der Welt zu sein. Je nachdrücklicher Sharon sich bemühte, mit Becky zu sprechen, desto schweigsamer wurde das Mädchen und desto frustrierter und hilfloser fühlte sich Sharon. Dieses negative Interaktionsmuster verstärkte die Unsicherheit in der Bindungsbeziehung zwischen Sharon und Becky und hatte Auswirkungen auch auf andere Familienkonstellationen einschließlich der Paarbeziehung und der Geschwisterbeziehungen. Bindungsprobleme ergeben sich aus einer Unfähigkeit, den Schmerz mannigfaltiger Verluste zu identifizieren und auszudrücken, weil die Angehörigen sich auf negative Verhaltensweisen fixieren und sich gegenseitig als feindselig oder fremd oder bedrohlich erleben. Die Aufgabe der EFT-Therapeutin besteht darin, allen Mitgliedern zu helfen, die Familienprobleme zu identifizieren, und zwar nicht lediglich als „Wachstumsschmerzen" der neuen Familieneinheit, sondern als Ausdruck der Angst, von den Menschen, die einem am wichtigsten sind, im Stich gelassen und abgelehnt zu werden (Furrow & Palmer 2007).

Eine weitere Komplexitätsebene betrifft die Förderung der Bindungssicherheit in den rivalisierenden Bindungsbeziehungen von Stieffamilien, d.h. zwischen der neuen Paarbeziehung und der Fürsorgebeziehung zwischen Elternteil und leiblichem oder Adoptivkind. Die Partner können das Gefühl bekommen, sich zwischen der Paarbeziehung und der Eltern-Kind-Beziehung entscheiden zu müssen. Für die Stabilität und Weiterentwicklung der Stieffamilieneinheit ist es aber wichtig, eine Balance zwischen diesen konkurrierenden Bedürfnissen zu finden. Gegen Ende ihres ersten gemeinsamen Jahres widmeten Sharon und Frank ihrer Beziehung kaum noch Aufmerksamkeit, weil sie sich ausschließlich um ihre jeweiligen Kinder kümmerten. Ihre Ehe hätte daran scheitern können. Andere Paare ignorieren oder bagatellisieren die Aufmerksamkeitsappelle ihrer Kinder, um an der eigenen Beziehung zu arbeiten, und veranlassen den Nachwuchs auf diese Weise zu wütendem oder verzweifeltem Protest (Furrow & Palmer 2011).

Der Ansatz der EFT-Therapeutin ist stärken- und entwicklungsorientiert. Das bedeutet, dass die verschiedenen Bindungsbeziehungen in der neuen Familie anerkannt und gewürdigt werden, die den Angehörigen aus ihrer Desillusionierung und Verzweiflung heraushelfen und die Entwicklung einer neuen Familieneinheit unterstützen.

Die Therapeutin half Sharon und Frank, ihre ambivalenten Gefühle gegenüber ihren jeweiligen Stiefkindern anzuerkennen und darüber hinaus zu versuchen, sich empathisch in den Partner und seine Schwierigkeiten, die zuvor getrennten Subsysteme zusammenzuführen, einzufühlen. Beide Partner waren in der Lage, einander Raum und Zeit zu geben, um sich getrennt von der Gesamtfamilie um die leiblichen Kinder zu kümmern. Zum Beispiel arrangierte Sharon Mutter-Tochter-Ausflüge für sich und Becky. Zudem begannen Frank und Sharon, sich vermehrt auf ihre Paarbeziehung zu konzentrieren. Die Therapeutin orchestrierte Bindungsmomente in den Sitzungen, in denen sie einander ihre Bedürfnisse authentisch und vulnerabel mitteilen konnten. Dies half ihnen, die Nähe und Verbundenheit wiederherzustellen, die ihnen in der Anfangszeit ihrer Beziehung so wertvoll gewesen war.

Die EFT-Therapeutin regt die Familienmitglieder an, Veränderung einzuleiten, indem sie bindungsrelevante Emotionen zugänglich macht, destilliert und vertieft und diese neue emotionale Erfahrung dann in gemeinsame Bindungsgespräche einmünden lässt. Emotion ist die Musik des Bindungstanzes, und wenn die Therapeutin auf Emotion fokussiert, werden die Familienmitglieder in der Gegenwart neue Erfahrungen machen und erforschen, die der Heilung und Integration zuträglich sind. Um Bindungsverletzungen in Eltern-Kind-Dyaden zu heilen, unterstützt und strukturiert die EFT-Therapeutin emotionale Gespräche. In ähnlicher Weise ist das neue Stiefelternpaar darauf angewiesen, sichere, emotional vulnerable Gespräche miteinander zu führen, damit die Partner ihre Bedürfnisse gegenseitig stillen und als geeintes Paar Intimität und Stärke entwickeln können. In den ersten Sitzungen formuliert die EFT-Therapeutin reaktive Oberflächenemotionen als Teil der Bemühungen der einzelnen Familienmitglieder, sich selbst innerhalb der Stieffamilieneinheit zu schützen. Sie erkennt diese Emotionen an und würdigt sie unter dem Blickwinkel der Bindungstheorie.

Becky schützte sich, indem sie die Bemühungen ihrer Mutter ablehnte. Ihr Verhalten wurde als Schutzschild in der neuen Familie, die für sie fremd war, umgedeutet. Die EFT-Therapeutin erforscht diese Emotion eingehender, indem sie neugierig und mitfühlend fragt, wie Becky ihre Mutter, die sich für diese fremde, sonderbare Familie entschieden hat, nun erlebt. Für die EFT-Therapeutin sind sekundäre Emotionen Fenster, die Einblick in den primären, vulnerablen Affekt gewähren, der in Beckys Fall mit Verlustgefühlen und Verlassenheitsängsten zusammenhängt. Indem die EFT-Therapeutin sich an der – sowohl verbal als auch nonverbal von allen Angehörigen geäußerten – Emotion im Raum orientiert, nimmt sie das stärkste Veränderungsagens in Dienst. Auf diese Weise wird die Stieffamilie nicht nur validiert; sie lernt das neue gemeinsame Leben auch besser kennen und kann mit Unterstützung der Therapeutin Gespräche führen, die ihre Beziehungen zueinander verändern, reparieren und wiederherstellen, Gemeinschaftsleben neu definieren und ihm Bedeutung verleihen.

11.4 EFFT-Veränderungsprozess und Stieffamilien

Die Begleitung von Stieffamilien umfasst drei Phasen, nämlich Stabilisierung und Deeskalation, Umstrukturierung der Interaktion und Konsolidierung. Innerhalb dieser drei Phasen sieht das Veränderungsmodell neun Schritte vor. In jeder Sitzung orientiert sich die EFT-Therapeutin am EFT-Tango, um die Sitzung zu leiten und den therapeutischen Prozess anhand der fünf EFT-Tango-Moves zu lenken. Im ersten Schritt der Phase 1, Assessment und Bündnis, sieht die Therapeutin zunächst die gesamte Familie, um mit jedem Mitglied ein Bündnis aufzubauen und sich seine Sicht des Problems schildern zu lassen. Die Beobachtung der Dynamik zwischen Eltern, Kindern und Stiefelternteilen ermöglicht es ihr, die gegenwärtigen Interaktionsmuster der Familie zu beobachten und zu spiegeln. Diese Muster werden formuliert und in den Kontext der neuen Stieffamilieneinheit gestellt, um sie zu normalisieren. Die reaktiven Positionen in zentralen problematischen Interaktionszyklen werden identifiziert und als Bindungsprotest oder Schutzstrategie umgedeutet. Der negative Interaktionszyklus wird als Problem externalisiert. Die Familie beginnt zu erkennen, dass ihre Schwierigkeiten nicht das Ergebnis individueller Probleme oder einer dysfunktionalen Familienstruktur sind, sondern dass sie sich in einem normalen Prozess befinden, in dem sie in eine Sackgasse geraten sind (Furrow & Palmer 2007).

Im Anschluss an diese Assessmentphase, die gewöhnlich aus Familiensitzungen, Paarsitzungen und Geschwistersitzungen besteht, werden die weiteren Sitzungen entlang der Bindungsgrenzen strukturiert. Die Fortsetzung der Phase 1 (Deeskalation negativer Zyklen) sowie Phase 2 (Umstrukturierung der Beziehungen) verlaufen zweigleisig. Eltern und Kinder werden in getrennten Sitzungen gesehen, und damit einhergehend finden Paarsitzungen für Elternteil und Stiefelternteil statt, um das Fürsorgebündnis, aber auch die Paarbeziehung zu stärken. Die Umstrukturierung negativer Interaktionszyklen in den einzelnen Subsystemen erfolgt mit dem Ziel, die Bindungssicherheit zwischen Elternteil und Kind sowie Kind und Stiefelternteil zu verbessern. Die Eltern-Kind-Sitzungen fokussieren darauf, das Fürsorgesystem zu reaktivieren, indem sie die emotionale Ansprechbarkeit und Responsivität der Mutter / des Vaters aktivieren und dieser Einheit dabei helfen, gemeinsam zu trauern. Insbesondere geht es darum, den Kindern Gelegenheit zu geben, ihre Traurigkeit, Trauer, Verletztheit und Angst direkt auszudrücken. Der Verlust soll anerkannt, validiert und gemeinsam thematisiert werden, damit die Kinder Trost, Zuspruch und Unterstützung von ihrem biologischen oder Adoptivelternteil erhalten können (Furrow & Palmer 2007).

Die Paarsitzungen fokussieren darauf, den neuen Partnern zu helfen, miteinander offen über ihren Wunsch, ihrer Eltern- und Stiefelternrolle gerecht zu werden, zu sprechen. In seiner Außenseiterrolle ist vor allem der Stiefelternteil auf Zuspruch,

Unterstützung und Empathie des Elternteils angewiesen, aber auch der leibliche Elternteil benötigt Hilfe, Unterstützung und Ermutigung (z. B. Braithwaite & Baxter 2006; Cartwright 2012). In beiden Therapiesträngen choreografiert die EFT-Therapeutin den EFT-Tango. Sie setzt Skills ein wie z. B. das Nachverfolgen und Spiegeln von Interaktionszyklen sowie das Erschließen und Erforschen primärer emotionaler Erfahrungen und deren Enactment. Die Ermöglichung positiver Interaktionen stellt Bindungssicherheit her und erweitert sie. Phase 3, die Konsolidierung, endet mit einer Familiensitzung und hilft allen Mitgliedern, neue, positive Interaktionszyklen zu konsolidieren und nach und nach ein neues Narrativ des Stieffamilienlebens zu entwickeln. Das folgende Fallbeispiel stammt von Gail Palmer.

11.5 Fallbeispiel – Familie Temple: „Wir haben uns genug verändert“

Familie Temple kam aufgrund einer behördlichen Auflage zur Familientherapie, weil das Paar ein Kind adoptieren wollte. Lionel und Tracy, beide Ende 30, waren seit einem Jahr verheiratet. Für Lionel war es die zweite Ehe. Er hatte zwei Söhne im Teenageralter, Kieran (16) und Liam (13), die die meiste Zeit über bei dem Paar lebten. Die Mutter der Kinder hatte ebenfalls wieder geheiratet und war fortgezogen. Zu ihren Söhnen hatte sie nur gelegentlich Kontakt. Beide Partner beschrieben ihren Adoptionswunsch als natürliches Ergebnis ihrer Beziehung: Sie wollten ein liebesbedürftiges Kind an ihrer neu gefundenen Liebe teilhaben lassen. Außerdem hofften sie, dass ein gemeinsames Kind ihre Ehe und die neue Familie stabilisieren und einen würde. Ihr Adoptionsantrag war im Laufe der Bewerbungsgespräche vorübergehend auf Eis gelegt worden, und das Paar hatte sich zu einer Familientherapie entschlossen, um sein Ziel, ein Kind zu adoptieren, zu erreichen.

11.5.1 Assessment

In der ersten Familiensitzung berichtete Tracy, dass sie unbedingt „ihre Familie vervollständigen“ wolle. Sie habe sich große Mühe gegeben, um sich in Lionels Familie hineinzufinden und Nähe zu den Jungen herzustellen. Sie erklärte, sich sehr bewusst bemüht zu haben, ihnen gegenüber nicht autoritär oder kritisch aufzutreten. Da sie nicht die Mutter sei, habe sie sich eher passiv verhalten. Es sei ihr sehr wichtig, die Erfahrungen, die sie selbst mit ihrem Stiefvater gemacht hatte, nicht zu wiederholen. Er war in ihr Leben eingetreten, als sie ein Teenager war. Ihre Beziehung war feindselig gewesen, und Tracy wollte für Lionels Söhne auf keinen Fall „die böse Stiefmutter“ werden.

Lionel erkannte die Veränderungen an, die Tracy vorgenommen hatte, als sie in die Familie gekommen war, und erklärte, dass er von seiner Arbeit völlig in Anspruch genommen sei. Er hatte zwei Jobs, um Schulden aus seiner ersten Ehe zurückzahlen zu können. Lionel zufolge hatten die Jungen sich gut an die neue Situation angepasst. Sie kamen in der Schule und zu Hause gut zurecht. Kieran stimmte seinem Vater zu und sagte, die familiären Veränderungen seien für ihn in Ordnung, da er ohnehin in der Schule oder bei seinen Freunden sei und es ihn „wirklich nicht interessiere“, was sein Vater und Tracy machten. Im nächsten Jahr würde er ohnehin ausziehen. Liam hingegen war sehr still und schwieg zumeist. Er sagte, dass er mit dem neuen Familienleben zufrieden sei, aber er schaute traurig drein und nahm zu niemandem Blickkontakt auf. Als die Therapeutin Liams Traurigkeit spiegelte, warf Tracy ein, dass er ein ruhiger Junge sei und sie sich ihm näher fühle, seit sie sein stilles Wesen als Teil seiner Persönlichkeit akzeptiere. Liam nickte stumm, als die Therapeutin ihn fragte, wie dies in seinen Ohren klinge. Lionel erklärte, dass Liam „ein guter Junge“ sei, nie irgendwelche Schwierigkeiten mache und zufrieden damit sei, viel Zeit allein in seinem Zimmer zu verbringen, wo er oft Videospiele spielte.

Kieran wurde im Verlauf der Sitzung zunehmend ärgerlich und ungeduldig und erklärte schließlich, dass er noch Hausaufgaben machen müsse. Lionel erkannte seinen Zeitdruck an und versuchte, ihn zu beschwichtigen. Gleichzeitig erklärte er der Therapeutin, wie er sich wünsche, dass seine Söhne glücklich seien, und wie hart er arbeite, um ihnen dies zu ermöglichen. In diesem Moment holte Lionel tief Luft; Traurigkeit huschte über sein Gesicht. Als die Therapeutin ihn darauf ansprach, bestritt er, traurig zu sein, und wiederholte Tracys Bemerkung, dass die Jungen glücklich seien und es der Familie gut gehe. Für ihn selbst, so Lionel, sei es typisch, sich auf das Lösen von Problemen zu konzentrieren, statt sich über Gefühle und Emotionen auszulassen: „So halten wir es in unserer Familie nun einmal nicht …“

11.5.2 *Fallkonzeptualisierung*

Die erste Familiensitzung gab den Tanz der Familie Temple zu erkennen und zeigte, wie die Familienmitglieder auf die Bindungsthemen Verlust und Zugehörigkeit, die die Struktur ihrer Stieffamilie organisierten, eingingen. Die Therapeutin choreografierte den EFT-Tango, erschloss die unterschiedlichen Ebenen der Emotionsäußerung und sprach Momente an, in denen negative Emotionen die Offenheit und das Engagement der Erwachsenen zu blockieren schienen. Dies entsprach dem allgemeinen Muster dieser Familie, in der emotionaler Kontakt vermieden wurde. Vorrang hatten oberflächliche Beschreibungen des Familienlebens einschließlich eines flachen Narrativs, hinter dem vor allem für Tracy und Lionel der Wunsch stand, in positivem Licht dazustehen.

Äußerungen der Traurigkeit oder Frustration wurden, obwohl diese Gefühle in der gesamten Sitzung unverkennbar waren, von den Familienmitgliedern rationalisiert oder bagatellisiert. Beide Kinder wichen ihren Emotionen aus, wenn sie mit ihrem Vater und der Stiefmutter interagierten. Kieran wirkte missmutig, ungeduldig und ärgerlich und nahm nur widerstrebend an der Sitzung teil. Liam wich dem Blickkontakt aus, verhielt sich still und schien es zu akzeptieren, dass er von den Erwachsenen als schüchtern bezeichnet wurde. Tracy gab den Ton an, trat gewissermaßen als Sprecherin der Familie auf und schien ihre Sicht der Kinder für die einzig mögliche zu halten. Lionel hingegen schwankte zwischen dem Wunsch, seiner neuen Frau alles recht zu machen, und dem Bemühen, seine Söhne zu beruhigen und beschwichtigen. Der Adoptionsplan war ein gemeinsames Abenteuer des neuen Paares, und Lionel und Tracy fanden in ihrem Engagement für den Adoptionsprozess zusammen, besuchten gemeinsam Seminare und nahmen an einer Reihe von Interviews teil, in denen das Familienleben überprüft wurde. Die Jungen hatten sich damit ebenso abgefunden wie mit der Therapiesitzung, und niemand erkannte, was diese Entwicklung für sie bedeutete.

11.5.3 Phase 1 – Stabilisierung und Deeskalation

In den ersten Sitzungen verfolgte die Therapeutin mehrere Ziele. Es ging darum, ein starkes Arbeitsbündnis mit jedem Familienmitglied zu schließen und zudem das individuelle emotionale Erleben zu erforschen. Eine frühe Sitzung mit dem Paar ermöglichte die Beurteilung des Elternbündnisses und der Verfügbarkeit für die Bindungsbedürfnisse der Kinder nach Sicherheit und Verständnis. Auch die Paarbeziehung und die Bindungsgeschichten beider Partner galt es zu erforschen. Tracy und Lionel waren für die Therapie aufgeschlossen. Zu ihren Stärken zählten ihre innige Liebe zueinander und ihr gemeinsamer Wunsch, eine stabile Familieneinheit aufzubauen. Im Familienalltag aber wurden ihre Fürsorgebemühungen durch ihre unterschiedlichen Rollen als leiblicher Vater und als Stiefmutter blockiert. Tracys Befürchtung, abgelehnt und ausgeschlossen und von der biologischen Familieneinheit nicht akzeptiert zu werden, veranlasste sie, sich ein Kind zu wünschen, statt zu Lionels Söhnen eine eigene, individuelle Beziehung aufzubauen. Umgekehrt fühlte sich Lionel in seiner Position zwischen seiner Frau und seinen Kindern für jedermanns Wohlergehen und für den Erfolg der neuen Familie verantwortlich. Er wollte es jedem recht machen und entfernte sich dadurch von seinen Söhnen. Die erste Paarsitzung zeigte, dass Tracy und Lionel parallel zur Familientherapie weitere Sitzungen als Paar benötigten, um ihre unterschiedlichen Rollen in ihrem Elternbündnis durcharbeiten zu können. Ihr Interaktionstanz als Vater und Stiefmutter blockierte ihre Zugänglichkeit für die Jungen wie auch ihre Fähigkeit, einander effektiv zu unterstützen. Auf Tracys Überforderung als Stiefmutter reagierten die Jungen, indem sie ihre Bemühungen zurückwiesen, während Lionel sich gegenüber ihren Appellen um Unterstützung und ihrer Besorgnis passiv verhielt. Ihre unterschiedlichen Rollen als leiblicher Vater und als Stiefmutter hatten zu Spannungen zwischen ihnen geführt und beeinträchtigten die Liebesbeziehung. Lionel musste seine eigene Stimme finden, was die Erziehung und Betreuung seiner Söhne anging, und sich gleichzeitig auf Tracys Sorgen einstimmen. Tracy war auf seinen Beistand angewiesen, um sich nicht ausgeschlossen und durch seine Vermeidungsstrategien alleingelassen zu fühlen.

Das folgende Exzerpt stammt aus einer Paarsitzung der Phase 1, die in erster Linie auf das Erleben und Verhalten beider Partner in ihrem negativen Zyklus fokussierte. Das Paar war in einem klassischen Verfolger-Rückzieher-Muster gefangen: Tracy protestierte aktiv gegen den Verlust ihrer Verbindung zu ihrem neuen Ehemann und warf Lionel vor, sich nur seinen Kindern und seiner Arbeit zu widmen. Wenn sie ihn konfrontierte, verteidigte er sich entweder oder rechtfertigte sein Verhalten, oder er suchte den Kontakt zu vermeiden. Je unsicherer Tracy wurde, desto mehr bemühte sie sich, Verbundenheit herzustellen, und desto mehr zog Lionel sich zurück. Die Therapeutin bemüht sich in dieser Phase, die einzelnen Schritte des Zyklus zu verfolgen, um das Muster herauszuarbeiten und diese Dynamik als das eigentliche Problem zu formulieren. Die Therapeutin orientiert sich auch an den fünf Moves des EFT-Tangos, um einen liebevollen Bindungsmoment in der Sitzung zu schaffen, in dem die Partner dank ihrer Liebe Hoffnung schöpfen und ihre Resilienz mit Blick auf ihr Elternbündnis stärken können.

Therapeutin *(zu Tracy)*: Bitte helfen Sie mir zu verstehen, wie es Ihnen beiden ergeht, wenn Sie als ganze Familie zusammen sind. Was passiert zwischen Ihnen, wenn es um die Jungen geht? *(Therapeutin fokussiert auf die Interaktion des Paares.)*

Tracy *(energisch)*: Ich weiß es eigentlich nicht. *(Blickt zu Lionel hinüber:)* Lionel behält alles für sich, was die Jungen betrifft. Wenn ich ihn frage, sagt er, es sei alles in Ordnung, und die Jungen reden ja nicht wirklich mit mir. Sie reden nur, wenn er dabei ist. Er hält mich außen vor, lässt mich nicht an sie ran, und das ist so, als wäre ich Luft.

Therapeutin: Es muss belastend sein, nicht zu wissen, was in Ihrem Mann vorgeht. *(Empathisches Spiegeln, Bindungsrahmen.)*

Tracy *(aufgebracht)*: Oh, aber ich weiß, dass irgendetwas los ist. Ich weiß, dass ihn etwas stört. Es ist offensichtlich! *(Stirnrunzelnd:)* Er sitzt herum und wirkt niedergeschlagen, aber wenn ich ihn frage, was los ist, krieg ich keine Antwort.

Therapeutin: Ja, das leuchtet ein. Es klingt ziemlich frustrierend. *(Validiert die Oberflächenemotion.)*

Tracy *(kreuzt die Arme, wendet sich von Lionel ab)*: Ich begreife ihn einfach nicht. Vielleicht liegt es daran, dass Männer nun mal anders sind als Frauen. Ich bin die einzige Frau im Haus. Sie grunzen vor sich hin, und angeblich ist alles in Ordnung.

Therapeutin *(beugt sich zu Tracy vor)*: Nun, ich sehe, wie schwierig es für Sie sein muss, nicht zu wissen, was mit Lionel los ist, und an die Jungen nicht heranzukommen. Ihr einziger Zugang wäre über Ihren Mann, und wenn Sie mit ihm auf einer Wellenlänge sind, spüren Sie, dass etwas nicht stimmt. Deshalb fragen Sie, bohren nach, und ich frage mich, wie es Ihnen als einziger Frau im Haus dabei geht? *(Validierung, Bindungsrahmen, evokatives Fragen.)*

Tracy *(mit trauriger Miene)*: Als ob ich nicht dazugehörte. *(Hält inne.)* Und wenn Lionel sich so verhält, verbringen wir keine Zeit miteinander, haben keinen Spaß, keine romantischen Abende, keine Freude.

Therapeutin: Das klingt, als wenn Sie ihn vermissen, seine Gesellschaft vermissen. *(Eine empathische Vermutung bezüglich Tracys zugrunde liegender Traurigkeit über ihr Alleinsein.)*

Tracy *(klingt frustriert)*: Lionel ist entweder auf der Arbeit oder chauffiert die Kinder durch die Gegend. *(Direkt an Lionel gewandt, aufgeregt:)* Sie sind nicht mehr klein, das weißt du, sie könnten den Bus nehmen.

Lionel *(blickt Tracy an und verteidigt sich)*: Sie brauchen mich. Du weißt, dass ihre Mutter nicht für sie da ist. Ich habe von Anfang an kein Hehl daraus gemacht. Ich habe zwei Kinder, die mich brauchen und die eine Menge durchgemacht haben.

Therapeutin *(wendet sich Lionel zu)*: Ich sehe, Lionel, dass Sie Tracy helfen möchten zu verstehen, dass Sie als Vater verfügbar sein müssen und Ihnen das auch wichtig ist. Ich frage mich aber auch, wie es sich für Sie anfühlt zu hören, dass sie Sie vermisst? *(Spiegeln des gegenwärtigen Prozesses, evokatives Fragen.)*

Lionel: Ich möchte auch für sie da sein. Ich fürchte, es gelingt mir nicht immer gut. *(Mit unbewegter Miene)* Ich muss mich um alles Mögliche kümmern, das finanzielle Desaster aus der vorherigen Ehe, meine zwei Jobs … Manchmal wird mir alles zu viel.

Therapeutin: Ich sehe, dass Sie eine Menge mit sich herumtragen. Das ist natürlich nicht einfach. Wie ist es für Sie, wenn Tracy mit Ihnen darüber sprechen möchte, wie es Ihnen in solchen Momenten geht? *(Validierung, den Prozess verfolgendes Nachfragen.)*

Lionel *(mit ausdrucksloser Stimme)*: Ich bin so etwas nicht gewohnt. Ich kümmere mich selbst um meine Angelegenheiten. So ist es schon immer gewesen.

Therapeutin: Mit Tracy, Ihrer neuen Partnerin, darüber zu sprechen, vielleicht zum ersten Mal in Ihrem Leben? Die Erfahrung zu machen, eine Partnerin zu haben, die Ihnen zur Seite steht und mit der Sie Ihre Probleme teilen können? *(Hervorheben, Bindungsrahmen.)*

Lionel *(lebhafter)*: Ich denke, es ist meine Aufgabe, sie nicht zu belasten. Es sind ja nicht ihre Probleme. Ich kann mir nicht vorstellen, dass sie ständig mit mir über meine Kinder sprechen möchte. Es ist sowieso immer das Gleiche. Und wir verbringen zu wenig Zeit miteinander. Wahrscheinlich bin ich es, der etwas ändern muss. *(Verstummend.)*

Therapeutin: Sie schweigen und sagen, es sei alles in Ordnung, und Sie wollen alles allein klären und Tracy nicht belasten, weil es Ihnen so wichtig ist, dass es ihr gut geht. Aber dann fühlen Sie, Tracy, sich ausgeschlossen, als ob Sie nicht dazugehörten, denn Sie sehen ja, dass keineswegs alles in Ordnung ist, aber Sie können nicht darüber sprechen. Es ist für Sie beide sehr schwierig, dass Sie trotz bester Absichten irgendwie nicht weiterkommen. Es ist ein Kreislauf, in dem Sie nicht miteinander über das sprechen können, was Sie brauchen, und dieses Muster verhindert, dass Sie einander nahe sein und gemeinsam ein Team bilden können. *(Formuliert den Zyklus, rahmt das Problem neu.)*

Tracy *(mit frustriertem Blick auf Lionel)*: Schließlich habe ich nicht die ganze Zeit gewartet, nur um allein zu sein.

Lionel *(blickt Tracy flehend an)*: Und ich möchte mit dir zusammen sein. Darum geht es doch.

Therapeutin: Das ist so wichtig, Ihre Beziehung zueinander. Tracy, Sie wollen nicht allein sein, und Lionel, Sie blicken Tracy jetzt gerade liebevoll an und sagen ihr: „Ich möchte mit dir zusammen sein!" *(Erster Move des EFT-Tangos, Spiegeln des gegenwärtigen Prozesses.)*

Lionel: *(Ergreift Tracys Hand.)*

Therapeutin: Und wie fühlt es sich für Sie an, Ihre Frau anzusehen und ihr zu sagen, was Ihnen am Herzen liegt? *(Evokatives Fragen.)*

Lionel: Ich tue es zu selten.

Therapeutin: Aber Sie tun es in diesem Moment. Sie schauen sie an, Sie halten ihre Hand, und Sie versprechen: „Ich möchte mit dir zusammen sein." Und wenn Sie diese Worte sagen und ihre Hand halten – wie fühlen Sie dabei? *(Zweiter Move des EFT-Tangos, Erschließen der zugrunde liegenden Emotion.)*

Lionel: Ich fühle mich gut.

Therapeutin: Ja, das sehe ich. Können Sie „gut" ein wenig näher erläutern? *(Erforschen des positiven Affekts.)*

Lionel: Ich fühle mich erleichtert. Schließlich hat es einen Grund, weshalb wir zusammen sind.

Therapeutin: Ihr Körper fühlt sich leichter, und Sie erinnern sich, was diese Frau so anziehend für Sie gemacht hat? *(Hervorheben.) (Lionel nickt.)*

Therapeutin: Können Sie es ihr sagen? *(Dritter Move des EFT-Tangos, Vorbereitung eines Enactments.)*

Lionel: Ich liebe dich, Baby. Es tut mir so leid, dass du dich mit all dem plagen musst.

Therapeutin: Ja, Sie empfinden Liebe und Bedauern, diese beiden Gefühle, weil sie Ihnen so wichtig ist … Und er ist für Sie da, Tracy, jetzt, in diesem Moment, ist er hier für Sie da. *(Vierter Move des EFT-Tangos, Prozessieren des Enactments.)*

Tracy *(mit sanftem Blick)*: Hm … Es fällt mir schwer, mich daran zu erinnern.

Therapeutin: Sicher, Ihre Liebe zueinander ist in diesem Moment unverkennbar, und das nehmen Sie beide intensiv wahr. Sie haben diesen Riesenschritt gemacht, um zusammen sein zu können. Es war und ist nicht einfach für Sie. So geht es allen Paaren in Ihrer Situation. Und wenn es sehr schwer wird, finden wir alle Möglichkeiten, um es irgendwie zu schaffen. Sie, Tracy, werden aktiver, wenn Sie nicht an Lionel herankommen, Sie wollen unbedingt die Verbindung herstellen. Und Sie, Lionel, fühlen sich gefangen, wollen es sowohl Tracy als auch den Kindern recht machen, und wenn Ihnen das nicht gelingt, leiden Sie und gehen auf Distanz, und dann verlieren Sie beide den Kontakt zu der Liebe, die Sie einst zusammengeführt hat. Die Liebe, die Sie gerade jetzt empfinden. *(Fünfter Move des EFT-Tangos, Zusammenfassung.)*

Gegen Ende der Sitzung stimmten Lionel und Tracy der Deutung ihres Problems als negativer Zyklus zu, der ihre Fähigkeit beeinträchtigte, einander als Paar nahe zu sein und als Elternteam zu funktionieren. Der Plan für die Familientherapie sah abwechselnde Paarsitzungen und Familiensitzungen vor. Als Ziel wurde vereinbart, die Paarbeziehung zu stärken, um eine tragfähigere Grundlage für die Familieneinheit zu schaffen.

11.5.4 Phase 2 – Umstrukturierung der Beziehungen

In Phase 2 der EFFT fokussierte die Therapeutin auf die Blockaden, die Tracys und Lionels Bemühungen entgegenstanden, emotional zugänglich für Kieran und Liam da zu sein. Das Durcharbeiten dieser Blockaden beginnt mit der Fokussierung auf die bindungsrelevanten Emotionen und Bedürfnisse der Kinder. In der Familie Temple war es wichtig, Lionel, dem leiblichen Vater, zu helfen, seine Aufmerksamkeit den Kindern zu widmen und die eheliche Beziehung aufgrund der widersprüchlichen und rivalisierenden Bindungsbedürfnisse der beiden Subsysteme von der Beziehung als Erziehungsteam zu trennen. Kieran und Liam waren auf die ungeteilte Aufmerksamkeit ihres Vaters angewiesen, und Lionel musste die Möglichkeit haben, für seine Kinder voll und ganz präsent zu sein. Die EFT-Therapeutin nimmt in den Sitzungen aktiv eine Umstrukturierung der Familieninteraktionen vor, um den Jungen Gelegenheit zu geben, ihre Bindungsemotionen gegenüber dem Vater offen zu äußern, und um Lionel zu helfen, seine Verfügbarkeit für die Söhne und seine Responsivität zu verbessern.

An der dritten Sitzung nahmen lediglich Kieran und sein Vater teil, weil diese Dyade die größten Schwierigkeiten zu haben schien. Kieran hatte sich in den ersten beiden Sitzungen reserviert und mürrisch verhalten, war aber mit einer Zweiersitzung einverstanden gewesen. Die Therapeutin machte einen Scherz über seine Bereitschaft und erkundigte sich eingehend nach seinen Fußballspielen (Bindungsaufbau). Sie beginnt die Sitzung, indem sie auf die Beobachtung der Interaktion zwischen Lionel und Kieran fokussiert.

Therapeutin: So, Jungs, das ist eure Chance, darüber zu sprechen, wie es mit euch beiden aussieht, zu Hause, in eurer Beziehung zueinander. In eurer Familie hat es viele Veränderungen gegeben, und ich frage mich, ob ihr mir einen Eindruck davon vermitteln könnt, wie es zwischen euch beiden aussieht? *(Fokussiert auf mögliche Interaktionsmuster.)*

Lionel: Nun, zwischen Arbeit, Schule und Fußball bleibt nicht viel Zeit, aber wann immer möglich, verbringen wir Zeit zusammen. Kieran ist, wie nicht anders zu erwarten, ständig mit seinen Freunden verabredet. Er wird älter und möchte nicht seine ganze Freizeit mit seinem alten Herrn verbringen. Außerdem hat er seine Videospiele, das verstehe ich vollkommen, ich spiele auch gern. Aber wir mögen Fußball, und ich coache die Spiele. Deshalb verbringen wir viel Zeit zusammen auf dem Platz.

Therapeutin: Ich sehe, dass ihr viele Gemeinsamkeiten habt, und es ist toll, dass ihr beide Fußballfans seid. Aber ich frage mich, Kieran, wenn dein Vater sagt, dass du lieber Zeit mit deinen Freunden als mit ihm verbringst – siehst du das auch so? *(Verschiebt den Fokus auf Beziehungen und emotionale Verbindungen.)*

Kieran: So ziemlich.

Therapeutin: Ja, und ihr habt den Fußball gemeinsam? Dein Vater trainiert euch? Das macht er schon lange, nicht wahr? Und wenn ihr nicht auf dem Platz seid, bist du bei deinen Freunden? *(Spiegeln.)*

Kieran *(gereizt)*: Mir bleibt doch gar keine Wahl, bei uns zu Hause sind sie nicht willkommen.

Lionel *(abrupt)*: Aber natürlich! Du kannst jederzeit deine Freunde mitbringen.

KIERAN *(wird lauter)*: Das sagst du jetzt, aber wenn Tracy hier wäre, sähe die Sache ganz anders aus. Ich frage dich, ob ich Freunde mitbringen kann, und du sagst Ja. Aber dann sprichst du mit deiner Chefin, und auf einmal geht es nicht mehr.

LIONEL *(jetzt defensiv)*: Das finde ich wirklich nicht.

THERAPEUTIN: Lassen Sie uns hier verlangsamen. Das klingt sehr wichtig. Kieran, für dich ist es wirklich frustrierend, und ich glaube, wir müssen versuchen, das genauer zu verstehen. Es klingt auch so, als sei es für Sie, Lionel, vollkommen neu. Wussten Sie gar nicht, dass Kieran so verärgert ist? *(Spiegelt den gegenwärtigen Prozess, fokussiert auf Kierans Protest, eine bindungsrelevante Emotion.)*

LIONEL: Nein, ich dachte, er will mit seinen Freunden zusammen sein.

KIERAN *(ungläubig, mit lauter werdender Stimme)*: Das will ich auch. Aber hin und wieder möchte ich mit meinen Freunden auch bei mir zu Hause abhängen statt immer nur bei ihnen. Es gab Zeiten, da konnten sie kommen, wann immer sie wollten. *(Sarkastisch)* Das ist vorbei! Wir haben neue Regeln! Um neun Uhr herrscht Ruhe, und daran, dass bei mir Freunde übernachten, ist überhaupt nicht zu denken!!

THERAPEUTIN *(beruhigend)*: Das klingt wirklich problematisch, Kieran, offenbar hat sich vieles bei euch verändert. Viele Veränderungen, an denen du nicht beteiligt warst und mit denen du ziemlich unzufrieden bist, oder? *(Empathisches Vermuten, Hervorheben.)*

KIERAN: Die Königin schwingt das Zepter. *(Starrt seinen Vater an.)* Du lässt sie einfach gewähren. Es ist Tracys Haus, und hier gelten Tracys Regeln! Was wir wollen, spielt keine Rolle.

LIONEL: Das stimmt nicht. Du weißt ja gar nicht, wie es zwischen mir und Tracy läuft.

THERAPEUTIN: Okay, nicht so schnell. Versuchen wir mal, das zu verstehen. Lionel, Sie scheinen nicht geahnt zu haben, dass Kieran so unglücklich ist, und ich finde es wirklich sehr gut, Kieran, dass du nun versuchst, deinem Vater zu sagen, was du von diesen Veränderungen hältst. *(Erster Move des EFT-Tangos, Spiegeln des gegenwärtigen Prozesses.)* Lionel, was halten Sie davon, sich ein genaueres Bild von Kierans Ansicht zu machen? Möchten Sie wissen, wie Ihr Sohn diese Veränderungen in der Familie erlebt? *(Evokatives Fragen, Aktivierung des väterlichen Engagements.)*

LIONEL: Ja, natürlich.

KIERAN *(sarkastisch)*: Natürlich, Papa. Bist du sicher, dass die Chefin das zulässt?

THERAPEUTIN: Es hat sich vieles verändert in der Familie, und mir scheint, Kieran, dass du dir nicht sicher bist, wie die Dinge zwischen dir und deinem Vater stehen, richtig? *(Empathisches Vermuten.)*

LIONEL: Also ich glaube, Kieran versteht Tracy nicht. Schließlich bemüht sie sich sehr, und sie mag die Jungen wirklich …

THERAPEUTIN *(unterbricht)*: Darf ich Sie unterbrechen, Lionel? Ich sehe, dass es wichtig ist, Tracys Sichtweise zu erklären, aber was Kieran Ihnen hier und jetzt zu sagen versucht, ist für ihn ebenfalls wichtig. Können wir uns darauf konzentrieren? *(Evokatives Antworten, Refokussierung auf Vater-Sohn-Dyade, Unterstützung des väterlichen Engagements.)*

LIONEL *(zu Kieran)*: Sicher.

THERAPEUTIN: Ja, es ist wirklich wichtig, Sie möchten für Ihren Sohn da sein, er soll wissen, dass er offen mit Ihnen sprechen kann, damit Sie ihn verstehen. *(Verstärkung der Fürsorgeintention.) (Langsam und liebevoll)* Kieran, ich sehe, wie frustriert du bist. Es ist wirklich schwer für dich. In dir geht so vieles vor, wovon dein Vater nicht die geringste Ahnung hat. *(Zweiter Move des EFT-Tangos, Erschließen der tieferen Emotion.)*

KIERAN *(in Tränen, mit brechender Stimme)*: Ich habe all diese Veränderungen so satt, mein ganzes Leben hat sich verändert. Ich vertrage keine einzige Veränderung mehr.

THERAPEUTIN: Es ist so wichtig, dass du darüber mit deinem Vater sprichst, und es kostet viel Mut, ihm zu zeigen, wie traurig du bist. *(Dritter Move des EFT-Tangos, Einleitung eines an den Vater gerichteten Enactments des Sohnes, Validierung von Kierans Traurigkeit, einer bindungsrelevanten Emotion.)*

KIERAN *(weinend)*: Ich ertrage diese Gefühle nicht, ich halte es nicht aus, es ist schrecklich. *(Vater legt ihm die Hand auf die Schulter, Kieran schüttelt sie ab.)*

THERAPEUTIN *(liebevoll)*: Es tut sehr weh, Kieran, alles Gewohnte verloren zu haben. Alles war anders, als deine Mutter und dein Vater noch zusammen waren. Es ist ganz natürlich, dass du traurig bist und es dir schwerfällt, deinem Vater zu vertrauen. Du kannst dir nicht sicher sein, ob du ihm überhaupt noch etwas bedeutest, nicht wahr? Tracy ist ihm vielleicht wichtiger? *(Vierter Move des EFT-Tangos, Prozessieren des Enactments, Validieren, Verfolgen und Beobachten des Prozesses, empathisches Vermuten.)*

KIERAN: *(Nickt zustimmend.)*

THERAPEUTIN: Und das ist kaum zu ertragen? Sicher, du wirst erwachsen, es ist absehbar, dass du bald ausziehen wirst, aber das bedeutet nicht, dass du deinen Vater nicht mehr brauchst, oder? Ich kann jetzt, in diesem Moment, sehen, Lionel, dass Sie für Ihren Sohn da sein möchten. *(Spiegeln der nonverbalen Bindungsantwort des Vaters.)* Wie fühlen Sie sich, wenn Sie seine Traurigkeit sehen? *(Vierter Move des EFT-Tangos, Prozessieren des Enactments.)*

LIONEL *(zu Kieran)*: Es macht mich auch fertig. Zu sehen, wie schlecht es dir geht, und ich habe es nicht gemerkt. *(Mit leiser Stimme)* Es tut mir so leid *(mit feuchten Augen)*.

THERAPEUTIN: Sie können mitempfinden, wie sehr Kieran leidet. Dass Ihr Sohn leidet, haben Sie wirklich nicht gewollt, es rührt Sie zu Tränen *(Hervorheben der Reue und Traurigkeit des Vaters)*. Sie beide sind über all die vielen Veränderungen traurig *(Verstärken der Bindungsbeziehung von Vater und Sohn)*.

LIONEL *(spontanes Enactment)*: Kieran, ich möchte, dass du weißt, dass ich da bin. Ich bin dein Vater.

THERAPEUTIN: Ja, Kieran soll wissen, dass Sie für ihn da sind, dass Sie nicht weggegangen sind. Und wenn Kieran Ihnen sagt, wie er all das erlebt, sind Sie so berührt, dass Sie ihm die Hand reichen und ihn wissen lassen, dass er nicht allein ist. Sie beide stehen das gemeinsam durch *(fünfter Move des EFT-Tangos, Zusammenfassung, Validierung einer bindungsrelevanten Emotion)*.

LIONEL: Du wirst mich nie verlieren. Ich bin lebenslang für dich da.

KIERAN *(hebt den Kopf, blickt seinen Vater an, lacht)*: So weit würde ich nicht gehen!

Die Therapeutin hat Lionel geholfen, seine Blockade zu überwinden und seinem Sohn zuzuhören, statt seine neue Frau zu verteidigen. Kieran wagt es nun, den Schmerz, der sich unter seiner Frustration verbirgt, in Worte zu fassen. Der Zugang zu seiner Traurigkeit über die erlittenen Verluste ermöglicht ihm, seinem Vater eine klare emotionale Botschaft über seine Verletzlichkeit zu senden. Diese Botschaft veranlasst den Vater zu einer Fürsorgereaktion. Lionel beweist seine emotionale Aufgeschlossenheit für Kierans Verletzlichkeit und seine Responsivität, indem er dem Sohn seine bedingungslose, nie endende Unterstützung zusichert.

Die Therapeutin wandte sich erneut Kieran zu und fragte ihn, wie es ihm dabei gehe, über seine Traurigkeit zu sprechen: „Es ist anstrengend“, antwortete er. Daraufhin versicherte ihm Lionel, wie stolz er auf ihn sei, weil er offen über seine Gefühle gesprochen habe. Lionel berichtete, dass er der beste Vater für seine Söhne sein wolle, und deshalb müsse er wissen, wie es ihnen gehe. Er gab zu, dass er selbst lernen müsse, über Gefühle zu sprechen, und dass dies auch für ihn neu sei. Gemeinsam könnten sie daran arbeiten. Kieran lächelte, als der Vater ihn lobte, und sprach dann darüber, wie gern er mit ihm zum Fußballspielen gehe. Kieran wagte sich hervor, vermied nicht länger den Blickkontakt und nahm engagierter an der Sitzung teil. Als die Therapeutin sich erkundigte, wie er die Sitzung erlebt habe, antwortete er, sie sei „gut“ gewesen. Der spielerische Austausch zwischen Lionel und Kieran intensivierte sich gegen Ende der Sitzung, und die Therapeutin erläuterte den unverkennbaren positiven Affekt. Kieran erklärte, dass er zur nächsten Sitzung auch seinen kleinen Bruder mitbringen wolle: „Er hat es wirklich nötig.“

Die nächste Familiensitzung fokussierte vor allem auf Liam und seine Schwierigkeiten mit seinem Platz in der Familie. Liam war der stillere der beiden Söhne, und Kieran sagte eingangs der Sitzung, dass auch Liam Bedürfnisse habe, die durch die

Veränderungen in der Familie zu kurz gekommen seien. Die Therapeutin validierte Kierans Unterstützung und gab dann Liam und Lionel Gelegenheit, direkt an ihrer Beziehung zu arbeiten. Sie erläuterte, dass der Vater wissen wolle, wie es seinen Söhnen gehe, und strukturierte ein Enactment zwischen Lionel und Liam, um sicherzustellen, dass der Junge die emotionale Präsenz des Vaters erlebte. Kieran mischte sich abermals ein und sagte, dass Liam eine engere Beziehung zu seiner Mutter habe. Erneut dankte die Therapeutin ihm für seine Unterstützung, lenkte die Aufmerksamkeit aber rasch zurück auf die Interaktion zwischen Liam und dem Vater. Sie validierte, wie schwer Liam die Trennung von seiner Mutter fallen müsse, und äußerte die Vermutung, dass es ihm vermutlich widerstrebe, über diese Gefühle zu sprechen, weil er den Vater nicht verletzen wolle.

Die Therapeutin bat Lionel, auf das Dilemma seines Sohnes einzugehen, und Lionel ließ keinen Zweifel daran, dass er wissen wollte, wie es Liam ging. Er müsse ihn nicht schützen, denn es sei seine Aufgabe als Vater, für seine Söhne da zu sein. Daraufhin versank Liam in seiner Traurigkeit, leugnete sie aber sofort und sagte: „Mir geht es gut." Die Therapeutin validierte seinen Loyalitätskonflikt zwischen seiner Liebe zur Mutter und der Rücksichtnahme auf Tracy und erklärte, dass sein Rückzug und sein Vermeidungsverhalten verständlich seien, weil er sich vor dem Verlustschmerz schützen müsse. Als Lionel verstand, dass das Schweigen seines Sohnes ein Resultat seines inneren Konflikts war, sah er Liam klarer und konnte offen und beruhigend auf ihn zugehen. Dieses Signal seiner väterlichen Verfügbarkeit bewirkte, dass Liam tiefer in seiner Traurigkeit versank und gestand, dass er glaube, die Mutter sei fortgegangen, weil sie ihn nicht liebe und er womöglich etwas falsch gemacht habe. Lionel versicherte ihm, dass die Abwesenheit der Mutter andere Gründe und nichts damit zu tun habe, dass sie ihre Söhne nicht liebe. Er versprach Liam, ihm zu helfen, die Mutter zu kontaktieren, und unterstützte den Wunsch beider Jungen, die Beziehung zu ihr aufrechtzuerhalten. Am Ende der Sitzung gingen Lionel und seine Söhne lächelnd und entspannt miteinander um. Lionel dankte ihnen für das Gespräch, in dem er mehr darüber erfahren habe, wie er als Vater sein wolle und für seine Söhne sein müsse.

Lionel gab das, was er von seinen Söhnen erfahren hatte, an Tracy weiter. Beide integrierten die neuen Einsichten in ihr Adoptionsvorhaben und beschlossen, den Plan vorerst auf Eis zu legen. Sie konzentrierten sich darauf, ihre Ehe zu stärken, um eine tragfähigere Grundlage für die Familie zu schaffen und einander effektiver zu unterstützen.

In einer abschließenden Paarsitzung fokussierte die Therapeutin ausschließlich auf die Paarbindung, um die Verbindung durch die Offenlegung der Bindungsängste und -bedürfnisse zu vertiefen. Tracys Traurigkeit darüber, kein eigenes Kind und kein Kind mit Lionel zu haben, und die damit verbundenen Verlustgefühle bahnten den Weg zu einem Gespräch über die tieferen Emotionen des Paares. Als Tracy ihre Traurigkeit schilderte, konnte Lionel sie trösten und ihr in ihrem Schmerz Beistand leisten. Er berichtete, dass auch er sich nach der gemeinsamen Erfahrung, mit Tracy ein Kind zu bekommen, gesehnt habe. Als das Paar in der gemeinsamen Traurigkeit zueinanderfinden konnte, spiegelte die Therapeutin den gegenwärtigen Moment und hob das Gefühl der Nähe und Verbundenheit hervor. Lionel erläuterte, wie er die Nähe zu seiner Partnerin erlebte, und betonte, wie sehr er Tracy brauche. In einem Enactment beschrieb er sichtlich bewegt und emotional vulnerabel, dass er Tracys Unterstützung benötige und dass er „ein besserer Mensch“ sei, wenn er sie an seiner Seite wisse. Lionels Offenheit rührte Tracy zu Tränen, und als die Therapeutin ihre Emotion erforschte, berichtete sie, dass sie Angst gehabt habe, Lionel ohne ein gemeinsames Kind womöglich zu verlieren. Wenn sie keine Mutter wäre und sie nicht zusammen ein Kind hätten, wäre sie für Lionel vielleicht „nicht gut genug“, und er fände sie und das gemeinsame Leben enttäuschend. Die Therapeutin half Tracy, sich Lionel direkt zu öffnen, und sie brachte zum Ausdruck, dass es für sie beruhigend sei zu wissen, wie sehr er sie brauche. Es helfe ihr, sich geliebt und zugehörig zu fühlen. Lionels vorbehaltloses emotionales Engagement ermöglichte es Tracy, mehr in die Tiefe zu gehen und zu bekennen, dass es ihr eigentliches Bedürfnis sei zu wissen, dass sie für ihn etwas Besonderes sei und er mit ihr zusammen sein wolle, ganz gleich, was die Zukunft bringen würde. Lionel rückte näher an sie heran, nahm sie in den Arm und nannte sie „meine Schönheitskönigin“.

Diese neuen Interaktionen wurden zusammengefasst und dem negativen Zyklus gegenübergestellt. Dabei betonte die Therapeutin, dass die Partner zu neuer Stärke gefunden hatten, auf die sie sich würden stützen können, wenn es wegen der Kinder zu Unstimmigkeiten käme. Indem sie auf ihr wechselseitiges Bedürfnis fokussierte, einander nah zu sein, um sich Trost und Unterstützung zu schenken, konnten sie sich sicher fühlen. Dieses neue Sicherheitsgefühl diente als Ressource nicht nur ihrer jungen Ehe. Es half ihnen auch in ihren Rollen als Vater und Stiefmutter, die Herausforderungen des Stieffamilienlebens gemeinsam anzunehmen.

11.5.5 Phase 3 – Konsolidierung

Eine letzte Familiensitzung fokussierte auf die Veränderungen, die die Familienmitglieder durch ihre Bearbeitung der Herausforderungen erreicht hatten, auf ihre neuen Erfahrungen und deren Bedeutung. Es galt, diese Veränderungen zu stabilisieren und zu konsolidieren. Im Großen und Ganzen hatte die Familie weiterhin Schwierigkeiten, wie sie für Stieffamilien typisch sind, aber das Familienklima hatte sich gewandelt. Alle Familienmitglieder tauschten sich nun offen miteinander aus; der emotionale Ton war leicht und unbefangen und spiegelte wider, dass die Angehörigen ihre Rückzugsorte verlassen und ihr Vermeidungsmuster, das für die Familie zu Therapiebeginn charakteristisch gewesen war, überwunden hatten. Lionel sagte, er hätte nie gedacht, dass er jemals lernen würde, über seine Gefühle zu sprechen, denn dies sei in seiner Herkunftsfamilie nicht üblich gewesen. Er sei stolz auf seine Söhne, die diese Fähigkeit, die er nun als 50-Jähriger erlernen müsse, schon als Teenager beherrschten. Er brachte auch Tracy gegenüber seine Anerkennung zum Ausdruck, weil sie ihm geholfen habe, emotional zu wachsen. Die Jungen reagierten positiv auf das Lob ihres Vaters, und Kieran erklärte, dass es ihm sehr zusage, wie Tracy seinen Vater unterstütze, der nun erkennbar glücklicher sei. Liam witzelte und sagte, dass er Tracy nun sogar erlaube, zu den Fußballspielen mitzukommen, die Lionel coachte. Die Therapeutin verstärkte und würdigte die Fortschritte der Familie und den Mut, den sie alle bewiesen hatten, indem sie die Herausforderungen gemeinsam annahmen. Als sich das Gespräch Kierans Plan zuwandte, ein College in einer anderen Stadt zu besuchen, und die Therapeutin fragte, mit welchen Gefühlen sie diesem neuen Übergang entgegensähen, antworteten sie einmütig, dass sie bereit seien, sich „zusammen zu verändern".

11.6 Abschluss

Das Leben in einer Stieffamilie ist eine natürliche Entwicklung im Anschluss an eine Scheidung, die aber aufgrund der rivalisierenden Bindungsbeziehungen zwischen dem neuen Paar, das seine zweite Liebeschance zu nutzen versucht, und den Kindern, die sich in einer neuen Familie wiederfinden, schwierig und herausfordernd sein kann. Die EFFT bietet klare und umfassende Orientierungshilfen für die Therapie von Stieffamilien, indem sie die Bedürfnisse beider Subsysteme anerkennt und das Fürsorge-Bindungssystem repariert und stärkt. Sharon und Frank bewältigten das „Zusammengewürfelt-Sein" ihrer neuen Stieffamilie, indem sie die Verluste, die ihre Kinder erlitten hatten, verstanden und anerkannten und ihre Paarbindung stärkten, um besser mit ihren Ängsten und Unsicherheiten umgehen zu können. Dank der Unterstützung durch die Therapeutin konnte Familie Temple den Kindern Raum geben, um ihren Schmerz über die Veränderungen in der Gewissheit Ausdruck zu verleihen, dass ihr Vater für sie da war und ihnen helfen würde. Das Fürsorgebündnis des Paares wurde gestärkt, indem die Verunsicherung der Partner über ihre Beziehung und ihr Bedürfnis nach gegenseitiger Unterstützung und Vergewisserung prozessiert wurden. Indem die Emotionsfokussierte Familientherapie Eltern hilft, die Verbindung zu ihren Kindern wiederzufinden und als Paar ein realistisches Fürsorgebündnis aufzubauen, gibt sie Kindern ihre Kindheit zurück und dient der neuen Familieneinheit als Ressource in ihren Bemühungen, zu wachsen und eine eigene Familienidentität zu entwickeln.

11.7 Literatur

Afifi, T. (2003). „Feeling caught“ in stepfamilies: Managing boundary turbulence through appropriate communication privacy rules. *Journal of Social and Personal Relationships* 20: 729–755.

Bowlby, J. (1988). *A Secure Base*. New York: Basic Books.

Braithwaite, D. & Baxter, L. (2006). You're my parent but you're not: Dialectical tensions in stepchildrens' perceptions about communicating with the non-residential parent. *Journal of Applied Research* 34: 30–48.

Cartwright, C. (2012). The effects of co-parenting relationships with ex-spouses on couples in step-families. *Family Matters* 92: 18–26.

Coleman, M., Ganong, L. H. & Fine, M. A. (2000). Reinvestigating remarriage: Another decade of progress. *Journal of Marriage and the Family* 62: 1288–1307.

Dunn, J. (2002). The adjustment of children in stepfamilies: Lessons for community studies. *Child and Adolescent Mental Health* 7: 154–161.

Emery, R. E. (2011). *Renegotiating Family Relationships: Divorce, Child Custody, and Mediation*. New York: Guilford.

Furrow, J. L. & Palmer, G. (2007). EFFT and blended families: Building bonds from the inside out. *Journal of Systemic Therapies* 26: 44–58.

Furrow, J. L. & Palmer, G. (2011). Emotionally focused therapy for remarried couples: Making new connections and facing competing attachments: In: J. Furrow et al. (Hg.). *The Emotionally Focused Casebook: New Directions in Treating Couples*. New York: Routledge, S. 3–30.

Ganong, L. H. & Coleman, M. (2004). *Stepfamily Relationships: Development, Dynamics, and Intervention*. New York: Kluwer.

Hetherington, E. M. & Jodl, K. M. (1994). Stepfamilies as settings for child development. In: A. Booth & J. Dunn (Hg.). *Stepfamilies: Who Benefits? Who Does Not?* Hillsdale, NJ: Erlbaum, S. 55–79.

Hetherington, E. M. (2003). Social support and the adjustment of children in divorced and remarried families. *Childhood* 10: 217–236.

Katz, L. & Stein, S. (2012). Treating stepfamilies. In: S. A. Shueman & B. B. Wolman (Hg.). *Handbook of Family and Marital Therapy*. Berlin: Springer Science & Business Media, S. 387–420.

Marquardt, E. (2005). *Between Two Worlds: The Inner Lives of Children of Divorce*. New York: Three Rivers Press.

Papernow, P. (2013). *Surviving and Thriving in Stepfamily Relationships: What Works and What Doesn't*. New York: Routledge.

Pew Research Center (2015). *Parenting in America: Outlook, worries, aspirations are strongly linked to financial situation*. Einzusehen unter: ↗ http://www.pewsocialtrends.org/2015/12/17/1-the-American-family-today (letzter Aufruf am 27.01.2022).

STATISTICS CANADA (2017). *Portrait of Children's Family Life in 2016.* Einzusehen unter: https://www12.statcan.gc.ca/census-recensement/2016/as-sa/98–200-x/2016006/98–200-x2016006-eng.pdf (letzter Aufruf am 27.01.2022).

VISHER, J. & VISHER, E. (1996). *Therapy with Stepfamilies.* New York: Brunner/Mazel.

VISHER, E. B., VISHER, J. S. & PASLEY, K. (2003). *Remarriage Families and Step-Parenting. Normal Family Processes: Growing Diversity and Complexity.* New York: Guilford, S. 153–175.

WALLERSTEIN, J., LEWIS, J. & BLAKESLEE, S. (2000). *The Unexpected Legacy of Divorce: A 25 Year Landmark Study.* New York: Hachette Books.

Websites

Statistics Canada ↗ http://www.statcan.gc.ca
US Bureau of Statistics ↗ http://www.census.gov

12. Fallbeispiel – EFFT und traumatischer Verlust

Als Layla (16) den Krankenwagen mit ihrem toten Bruder davonfahren sah, erfasste sie panische Angst. Sie war mutterseelenallein mit ihrem Schmerz. Stunden zuvor hatte sie die Leiche ihres jüngeren Bruders David in seinem Zimmer gefunden – er hatte sich mit einem Gewehr erschossen. Von einer Sekunde zur nächsten war Laylas Welt eine andere geworden. Die Familie zerbrach an diesem Verlust und an der tiefen Trauer der Eltern. Die Ehe scheiterte. Das Muster völliger emotionaler Unverbundenheit organisierte die gemeinsame Reaktion der Familie auf diesen traumatischen Verlust und hatte zur Folge, dass Layla mit ihrer Angst und dem Schmerz über den Suizid ihres Bruders allein blieb. Der unbewältigte Verlust und sein tiefer Einfluss auf die familiären Beziehungen blieben jahrelang im stummen Leiden der Familie eingeschlossen.

Die Vermeidungsstrategie der Familie stellte zwar eine gewisse Homöostase her, änderte aber nichts daran, dass Laylas eigene Kinder wissen wollten, was es mit dem geheimnisvollen Tod ihres Onkels auf sich hatte. Layla fühlte sich hin- und hergerissen zwischen dem Verlangen ihrer Kinder und dem Versuch ihrer Mutter, das Gespräch über diesen Tod zu verhindern. Als Layla in einem solchen Moment versuchte, ihren kleinen Söhnen die erschütternde Geschichte auf eine für sie erträgliche Weise zu erzählen, spürte sie, dass der verheerende Verlust sie mit aller Macht wieder einholte und ihre Mutter sich genauso zurückzog, wie Layla es damals erlebt hatte. Layla bemühte sich um ein Gespräch mit ihren Kindern, doch das Vermeiden ihrer Mutter resultierte in eine Wiederholung der Familiengeschichte des Schweigens, der Einsamkeit und Isolation. Um keinen Preis wollte Layla dieses Muster in der Beziehung zu ihren eigenen Kindern reinszenieren.

Dieses Kapitel illustriert die Vorzüge der EFFT in der Therapie von relationalem Distress in Verbindung mit unbewältigten, traumatischen Verlusterfahrungen im Familiensystem. Die Prinzipien und Vorgehensweisen der EFFT werden im Kontext der Arbeit mit den vom traumatischen Verlust betroffenen Familienmitgliedern beschrieben. Das Fallbeispiel von Laylas Familie demonstriert eine erfolgreiche Therapie und das Durcharbeiten eines traumatischen Verlusts, von dem mehrere Generationen in Mitleidenschaft gezogen wurden. Der Fall gewährt Aufschluss über die Einbeziehung der Familienmitglieder in die Bearbeitung des Verlusts und die Förderung der Resilienz der Familie insgesamt. Das Fallbeispiel stammt von Lisa Palmer-Olsen und George Faller.

12.1 Trauma und Familienbeziehungen

Traumatisierungssymptome sind für die Familien, die sich wegen familiärer Beziehungsstörungen in Behandlung begeben, nicht ungewöhnlich. Fast die Hälfte der Kinder in den Vereinigten Staaten (annähernd 35.000.000) erlebt mindestens eine Form eines schweren Kindheitstraumas – so eine Schätzung des National Survey of Children's Health (NSCH 2013). Weitere Studien legen nahe, dass zehn Prozent der Jugendlichen mehr als 15 Formen der Viktimisierung erlebt haben (Hanson, Moreland & Orengo-Aguayo 2018). Eine Studie, an der 3000 amerikanische Erwachsene teilnahmen, ergab, das 89,7 Prozent im Laufe ihres Lebens multiple traumatische Erfahrungen gemacht hatten (Kilpatrick et al. 2013). Auch wenn die Mehrheit der sicher gebundenen Kinder und Jugendlichen traumatische Erlebnisse dank ihrer Resilienz verarbeiten können, haben multipel traumatisierte Kinder mit unsicherer Bindung, deren Bindungspersonen emotional nicht verfügbar waren, ein höheres Risiko, signifikante psychische Langzeitsymptome zu entwickeln (Goff & Schwerdtfeger 2013).

Kinder ohne responsive Bindungsbeziehung laufen Gefahr, auf traumatische Verlusterfahrungen und Widrigkeiten fehlangepasst zu reagieren. Eine komplexe, überfordernde Umwelt ohne Ressourcen der emotionalen Sicherheit ist für Kinder unberechenbar und bewirkt, dass sie mit höherer Wahrscheinlichkeit weitere Traumata und psychische Schwierigkeiten erleiden (Johnson 2002; Crittenden & Heller 2017). Ein Kind, das nach einer Traumatisierung mit seinen Gefühlen alleingelassen wird, entwickelt u. U. Verfolgungsstrategien wie Anklammern, Hyperaktivität und Destruktivität oder Rückzugsstrategien wie Unaufmerksamkeit, Dissoziation oder emotionale Erstarrung. Sekundäre Bindungsstrategien dienen Kindern und Erwachsenen als selbstschützende Reaktion auf fehlende Unterstützung und emotionale Verfügbarkeit wichtiger anderer Menschen (Ainsworth 1964; Mikulincer, Shaver & Solomon 2015). Einer der wichtigsten Faktoren, die eine Verletzlichkeit für eine Posttraumatische Belastungsstörung (PTBS) determinieren, ist beispielsweise das subjektiv empfundene Fehlen partnerschaftlicher Unterstützung (Charuvastra & Cloitre 2008). Die Bedeutsamkeit der Beziehungsressourcen für die Traumabewältigung hat einige Autoren veranlasst, die PTBS an sich als eine Krise der sozialen Verbundenheit zu charakterisieren (Figley & Figley 2009; James & MacKinnon 2012).

Wenngleich traumatisierte Menschen ihre Erfahrung mitunter auszublenden versuchen und sich von anderen zurückziehen, um ihren überfordernden negativen Affekt zu bewältigen, ist die Inanspruchnahme von Hilfe adaptiv und zeitigt gute Ergebnisse (Olff 2012). Stress wird qualitativ anders erlebt, wenn wir ihm allein ausgesetzt sind, als wenn uns jemand zur Seite steht (Johnson 2002). Menschen mit tragfähigen Beziehungen haben ein soziales Netzwerk, und je stärker sie sich nach einem traumatisierenden Erlebnis gestützt fühlen, desto geringer ist die Gefahr, dass sie eine PTBS entwickeln (Dworkin et al. 2018; Ozer, Best, Lipsey et al. 2003; Platt, Keyes & Koenen 2014). Der Heilungsprozess hilft Überlebenden, „sichere emotionale Verbindungen zu wichtigen anderen Menschen herzustellen" (Greenman & Johnson 2012, S. 2), um die potenziellen Verletzungen der Traumatisierung abzumildern.

12.2 EFT-Therapie und traumatische Ereignisse

Die Emotionsfokussierte Therapie dient als wichtige Beziehungsressource, um traumabedingte Symptome zu behandeln und die Gesamtqualität der relationalen Unterstützung zu verbessern. Forschungsergebnisse verweisen auf den potenziellen Einfluss der EFT auf traumatische Erfahrungen und damit zusammenhängende interpersonale Schwierigkeiten. So weisen zwei Studien die positiven Effekte der EFT auf Paarbeziehungen nach, in denen ein Partner mit PTBS diagnostiziert wurde (MacIntosh & Johnson 2008; Weissman et al. 2017). Andere Studien haben die positiven Effekte der EFT-Therapie auf die Beziehungsanpassung von Paaren bei Depression untersucht (Denton, Wittenborn & Golden 2012; Dessaulles, Johnson & Denton 2003) und auf die Förderung partnerschaftlicher Unterstützung bei lebensbedrohlichen Erkrankungen (Couture-Lalande et al. 2007). Die Wirksamkeit der EFT wurde auch für die Beziehungsanpassung von Eltern mit chronisch kranken Kindern nachgewiesen (Clothier et al. 2002; Gordon-Walker, Manion & Clothier 1998). Obwohl keine dieser Studien die Auswirkungen der EFT auf Familienbeziehungen untersucht, geben sie zu erkennen, dass die Therapie bei psychischem Distress und anderen Beziehungsstressoren, die häufig mit traumatischen Erfahrungen einhergehen, eine Ressource der Beziehungsanpassung darstellt.

In der EFT spiegeln negative Interaktionsmuster die negativen Emotionen wider, die mit Trennungsdistress in wichtigen Beziehungen assoziiert sind. Im Fall von Traumatisierungen bezieht die EFT-Therapeutin diese Vorgänge in das Verständnis der Beziehungsmuster mit ein. Familienmitglieder mit unsicheren innerfamiliären Beziehungen versuchen, die mit dieser Unsicherheit zusammenhängenden Schwierigkeiten auf vorhersagbare Weise zu bewältigen. Traumatische Erfahrungen können diese Strategien beeinflussen, indem sie sie verstärken oder umkehren. Unterschiedliche familiäre Reaktionen können die Art des Traumas und die Intensität der Exposition widerspiegeln, und diese Unterschiede wirken sich auf die Entfremdungs- und Isolationsmuster in der Familie aus (Saltzman et al. 2008). In der EFFT konzentriert sich die Therapeutin darauf, diese negativen Muster zu transformieren, weil sie die Fähigkeit der Familien blockieren, einander vor allem in Bezug auf die emotionalen Folgen traumatischer Erlebnisse und das Wiederherstellen der Sicherheit als Ressource für Resilienz zu helfen und zu unterstützen.

12.2.1 Veränderungsprozess in der EFFT und traumatische Erfahrungen

In Phase 1 der EFFT für Familien mit traumatischen Erfahrungen besteht das Ziel darin, den Angehörigen dabei zu helfen zu verstehen, wie das Trauma die Position jedes Einzelnen in den negativen Mustern beeinflusst, und die Bindungs- und Fürsorgeblockaden zu identifizieren. Die Therapeutin respektiert die Ressourcen, die der Familie zur Verfügung stehen, um die vom Trauma betroffenen Angehörigen zu unterstützen, und priorisiert während der gesamten ersten Phase die Entwicklung von Sicherheit und Stabilität. Die Folgen traumatischer Erfahrungen werden anerkannt, und die sekundären Bindungsstrategien werden im Kontext der negativen Interaktionsmuster der Familie identifiziert. Die EFT-Therapeutin wird die Familienmitglieder u. U. über die psychischen Auswirkungen eines Traumas und ihre Folgen für Beziehungen informieren (Johnson & Faller 2011). Sobald die Bearbeitung des negativen Musters in den ersten Sitzungen die Reaktivität der Angehörigen deeskaliert, erzeugt die verbesserte Responsivität die Sicherheit, die zur Anerkennung und Durcharbeitung des Traumas in Phase 2 der EFFT erforderlich ist. Die Therapeutin identifiziert die Beziehungsblockaden, die die traumatischen Symptome verschlimmern, und initiiert den Prozess des Durcharbeitens, während die Phase 2 auf die Ersetzung der negativen, durch die Beziehungsblockaden erzeugten Muster durch positive, heilende Muster fokussiert.

In dieser Umstrukturierungsphase werden die vulnerablen Emotionen des Kindes erschlossen und ausgedrückt. In Reaktion auf klare emotionale Signale können die Eltern als Quelle von Trost und Fürsorge dienen. Im Kontext der Veränderungsprozesse, die sich in dieser Therapiephase vollziehen, können die kindlichen Arbeitsmodelle des Selbst und wichtiger anderer Menschen positiv umgearbeitet werden, weil das Kind die Verfügbarkeit und Responsivität seiner zuvor desengagierten Bezugspersonen erlebt. Die Folgen des Traumas, die der Fürsorglichkeit und der Annahme von Fürsorge entgegenstanden, werden auf diese Weise gemildert.

Das Ziel der Phase 2 der EFFT besteht darin, die Bindungs- und Fürsorgeprozesse in der Familie umzustrukturieren. Der Fokus der Phase 2 verschiebt sich auf die bindungsrelevanten Emotionen und ungestillten Bindungsbedürfnisse, die bislang keinen Ausdruck fanden, und auf die Förderung der aktiven Anerkennung dieser Bedürfnisse und die engagierte Reaktion auf sie. Der Prozess beginnt typischerweise mit einem vertieften Fokus auf die bindungsrelevanten Emotionen und Sehnsüchte eines Kindes. Die Therapeutin leitet diesen Prozess, indem sie das emotionale Erleben des Kindes in einer Familienumwelt, die hinreichend sicher und responsiv ist, erweitert, damit das Kind eine korrigierende, heilende Erfahrung machen kann. Der Prozess stellt eine Ausgewogenheit her zwischen dem emotionalen Explorieren und dem Prozessieren des im Kontext traumatischer Erfahrung häufig auftretenden Empathieversagens und entsprechender Beziehungsbrüche. Auch den mit dem Trauma zusammenhängenden Reaktionen (Dissoziation, Schamgefühle usw.) wird Aufmerksamkeit gewidmet.

Die EFT-Therapeutin stellt Unterstützung und Vergewisserung bereit, um die im gegenwärtigen Moment verfügbaren Sicherheitsressourcen umzuorganisieren und die Aufmerksamkeit der Familienmitglieder auf diese hinzulenken (Johnson 2002). Indem sie verleugnete Emotionen und Selbstanteile aufspürt, erweitert sie das Selbstgefühl des Kindes und integriert es in ein neues Gespräch mit den Eltern. Während diese der kohärenten, mit klareren emotionalen Signalen durchsetzten Geschichte ihres Kindes zuhören und darauf eingehen, hilft die Therapeutin ihnen, von einer aktiv eingestimmten, Trost und Unterstützung spendenden Fürsorgeposition aus zu reagieren. Die EFT-Therapeutin folgt den fünf Moves des EFT-Tangos, indem sie die bindungsbezogenen Ängste und Sehnsüchte auf einer tieferen Ebene prozessiert und ein veränderungsförderndes Enactment zwischen dem Kind und seinen Eltern (oder einem Elternteil) choreografiert. Die letzte Phase der EFFT fokussiert auf die Konsolidierung der Veränderungen, die die Familie durchlaufen hat, um zu einer sichereren Verbundenheit zu finden. Die Familie kann Probleme aus der Vergangenheit mit neuen Beziehungsressourcen bearbeiten. Der Fokus liegt auf der Aufrechterhaltung der positiven Zyklen, denen die durch Ansprechbarkeit, Responsivität und emotionales Engagement definierten familiären Bindungen zugrunde liegen (Johnson 2019).

12.2.2 *Stabilisierung – Förderung von Sicherheit und Berechenbarkeit*

Das oberste Ziel der EFT-Therapeutin, die mit einer von einer Traumatisierung betroffenen Familie arbeitet, besteht darin, eine Atmosphäre der Sicherheit und Berechenbarkeit zu schaffen. Bei der Herstellung eines Bündnisses mit jedem einzelnen Familienmitglied widmet sie den vorhersagbaren Mustern, die den Beziehungsschwierigkeiten in der Familie zugrunde liegen, und der Art und Weise, wie diese Muster durch das Trauma geprägt werden, besondere Aufmerksamkeit. In dieser Frühphase der Therapie, die dem Bündnisaufbau und dem Assessment gilt, regt sie die Familienmitglieder an, ihre persönliche Perspektive auf das traumatische Ereignis und seine Auswirkungen auf die Familie zu schildern. Die Therapeutin eruiert, wie die einzelnen Angehörigen mit dem Trauma umgegangen sind und inwieweit es ihnen gelungen ist, in schwierigen Situationen beieinander Unterstützung zu suchen und zu finden. Erfolgreiche und gescheiterte Bemühungen, auf den Distress einzugehen, werden erforscht und mit den Coping-Mustern in Verbindung gebracht, die für die Reaktion der Familie auf das traumatische Erlebnis charakteristisch sind.

Häufig fokussieren Familien auf das traumatische Ereignis als entscheidende Erschwernis des Zusammenhalts und der Flexibilität der Familie. Die EFT-Therapeutin ist bestrebt, den Blickwinkel der Familie zu erweitern, indem sie ein Verständnis der Verbundenheitskrise im Hier und Jetzt der Beziehungen fördert, statt ausschließlich auf die traumatische Vergangenheit zu fokussieren. Besondere Aufmerksamkeit widmet sie den Stärken der Familie und der Art und Weise, wie jeder Einzelne mit diesem spezifischen Erlebnis umgegangen ist. Jedes Familienmitglied erfährt Unterstützung in seinem eigenen Erleben des Traumas und seiner Reaktion darauf. Dass unterschiedliche Sichtweisen die Stabilität der Familie gefährden und aktuelle Bemühungen, das Geschehen als Familieneinheit zu bewältigen, beeinträchtigen können, wird anerkannt. Indem die Therapeutin die Resilienz der Familie inmitten einer herausfordernden Umwelt hervorhebt, arbeitet sie die positive Intention hinter den Schutzreaktionen jedes Einzelnen heraus.

Darüber hinaus rückt die Therapeutin die Rolle, die das Trauma für den Unsicherheitszyklus der Familie spielt, konsequent ins Zentrum der Aufmerksamkeit. Besondere Bedeutung kommt der Nachverfolgung und Förderung der Sicherheit im Kontext der Untersuchung von Beziehungserfahrungen zu, die durch das traumatische Erleben beeinflusst werden. Die EFT-Therapeutin bringt Stabilität und Berechenbarkeit in den Therapieprozess, um die Verarbeitung der vulnerableren emotionalen Erfahrungen zu fördern. Dieser traumasensible Fokus wird i. F. beschrieben. Ein Fallbeispiel illustriert die EFT für Familien, die die Auswirkungen eines traumatischen Verlusts auf ihre Beziehungen und das individuelle Wohlergehen durcharbeiten.

12.2.3 Beurteilung der Sicherheit und der Traumageschichte

Sicherheit zu schaffen ist für Traumaarbeit grundsätzlich unverzichtbar. Mangelnde Sicherheit ist daher eine Kontraindikation für die Traumatherapie, insbesondere für die Emotionsfokussierte Familientherapie. Zu Beginn der EFFT und während der Assessmentphase muss die EFFT-Therapeutin die Familiensituation auf Substanzmissbrauch und Gewalt prüfen. Missbrauch jeder Art einschließlich schwerer Vernachlässigung und verbalen Missbrauchs zerstört die Sicherheit, die Familien brauchen, um sich als Familiensystem der Bearbeitung und Heilung des Traumas zu widmen. Wenn die Therapeutin zu dem Schluss kommt, dass ein Kind gefährdet ist, muss sie Maßnahmen zum Schutz des Kindes in die Wege leiten. Wenn die Therapeutin der Familie nicht helfen kann, das notwendige Maß an emotionaler und körperlicher Sicherheit zu schaffen, ist die Erforschung des Traumas allzu riskant.

In diesem Fall ist die Intensivierung der Verletzlichkeit der Familienmitglieder kontraproduktiv. Eine Fortführung der Therapie würde die Traumafolgen verschärfen.

Ein weiterer Faktor, den es schon frühzeitig zu berücksichtigen gilt, ist die Entwicklung einer umfassenden, globalen Beurteilung der Traumahistorie eines jeden Angehörigen und seiner Bereitschaft, an einer Familientherapie teilzunehmen. Variablen wie die zeitliche Dauer der Traumaexposition (Adverse Childhood Experiences Score) (Dube et al. 2001), die Dauer des Ereignisses an sich, das Alter zu Beginn der Traumatisierung, die Nähe zum Ereignis sowie mögliche Resilienzfaktoren sind für die Durchführung der Therapie und für das Verständnis der individuellen Erfahrungen der Familienmitglieder relevant (Johnson & Rheem 2012). Wenn die Therapeutin sich Zeit nimmt, um potenzielle Stärken und Grenzen, die aus traumatischen Erfahrungen resultieren, gründlich zu prüfen, wird sie sich umso besser auf die Erfahrungen der Klienten einstimmen können.

12.2.4 *Prozessieren der Erfahrung und Förderung der Vorhersagbarkeit*

Die Therapeutin beobachtet ihr Bündnis mit den Familienmitgliedern aktiv und sorgt dafür, dass es aufrechterhalten bleibt. Ebenso aufmerksam kontrolliert sie das Tempo der EFT-Interventionen. Traumareaktionen fühlen sich häufig an wie eine Achterbahnfahrt der Gefühle. Interventionen wie Spiegeln, Validieren und Normalisieren unterstützen die Affektregulation der Familienmitglieder und ihre Fähigkeit, sich auf ihr Erleben zu konzentrieren, es zu erforschen und ihm Bedeutung zuzuschreiben. Sensible Einstimmung und aufmerksames Nachverfolgen helfen der Therapeutin, die Fähigkeit der Familienmitglieder, die gemeinsame Traumabearbeitung zu tolerieren, zu beurteilen. Die Therapeutin achtet konsequent auf Anzeichen einer Reizüberflutung (Hyperarousal) oder auf Zeichen des Vermeidens (Dissoziation), die darauf schließen lassen, dass der Klient möglicherweise Hilfe benötigt, um sich zu erden und in den gegenwärtigen Moment zurückzukehren. Diese fokussierte Aufmerksamkeit für die Emotionsregulation und das „Toleranzfenster“ (Siegel 1999, S. 253) jedes einzelnen Teilnehmers sowie das rasche Eingreifen sind notwendig, um für die Familienmitglieder die Sicherheit zu schaffen, die zur Verbesserung ihrer Fähigkeit beiträgt, das Trauma mithilfe unterstützender anderer statt allein, isoliert, zu bewältigen.

Wenn die Defensivität in der Familie allzu stark ausgeprägt ist und die sichere Erforschung des Traumas verhindert, wird der Traumaüberlebenden eine Einzeltherapie empfohlen. Bei der Bearbeitung interpersonaler Blockaden in Familiensitzungen ist es hilfreich, wenn die Betreffende getrennt Raum erhält, um die mit dem Trauma zusammenhängenden Erfahrung zu prozessieren und mit der Therapeutin über Bedürfnisse und Gefühle zu sprechen. Idealerweise sind Traumaüberlebende in der Lage, ihre Emotionen und Erfahrungen assistiert zu benennen und zu schildern, bevor sie in den Familiensitzungen gebeten werden, dasselbe, nun in Anwesenheit ihrer Angehörigen, zu tun. Eine Koordination von Familientherapie und Einzeltherapie ermöglicht es, den besten Weg zur Gewährleistung der für die Begleitung notwendigen Sicherheit zu bestimmen.

Weil Traumasymptome unvorhersehbar auftreten können und dysregulierend wirken, kann es in den Anfangsphasen und während der gesamten Traumaarbeit sinnvoll sind, Klienten zu helfen, sich ihr Erleben zu erklären (Allen 2001). Auch die Psychoedukation über traumatische Belastung und deren Einfluss auf Beziehungen ist ein hilfreiches Instrument, das Sicherheit erzeugt. In der EFFT erfolgt die Psychoedukation nie auf eine rein didaktische, für die Familie erfahrungsferne Weise. Informationen über Traumasymptome und Heilung werden vielmehr im Kontext ihrer gemeinsamen Erfahrung vermittelt. So werden sie zu einer Intervention, die den Familienmitgliedern im Hier und Jetzt hilft, sich zu erden und ihr Erleben verstehend zu integrieren. Wenn sie beginnen, ihre Verhaltensweisen als normal und vorhersehbar zu begreifen, entwickeln sie eine gewisse sichere Distanz zu dem traumatischen Ereignis und verbessern ihre Stabilität.

Die EFT-Therapeutin spiegelt die Erfahrungen der Familienmitglieder beim Durcharbeiten emotional besetzter Erfahrungen und fasst sie zusammen. Diese Zusammenfassungen erleichtern das Stiften von Bedeutung und die Konstruktion von Narrativen, die für die Integration traumatischer Erfahrungen in die gemeinsame Beziehungserfahrung notwendig sind.

Die zusammenfassenden Formulierungen helfen den Familienmitgliedern, über den Inhalt des Problems hinaus auch auf den Prozess zu fokussieren, *wie* sie miteinander interagieren. Sie beziehen auch mit ein, *warum* die Angehörigen miteinander interagieren. Effektiv eingesetzt, dienen klinische Zusammenfassungen der Therapeutin als nützliches Instrument, um das anliegende Problem zu externalisieren. Orientiert am EFT-Tango, fasst die Therapeutin abwechselnd die individuelle Erfahrung und die Erfahrung der Familie insgesamt in den Blick, um deren emotionalen Einfluss auf die Angehörigen und die Bedeutung, die sie ihr zuschreiben, zu beurteilen. Das bindungsrelevante Spiegeln kann den Familienmitgliedern helfen, ihre reaktiven negativen Interaktionen einzudämmen und Raum zu schaffen, um die vulnerablen Gefühle hinter dem Abwehrmuster zu erforschen. Die Bedeutungsstiftung ermöglicht Traumaüberlebenden zu verstehen, wie sie an den Punkt, an dem sie sich befinden, gelangt sind. So können sie die Kontrolle über ihre traumatischen Erfahrungen übernehmen, statt hilflose Opfer des negativen Familienmusters zu bleiben.

12.3 Fallbeispiel – Simon: „Niemand spricht seinen Namen aus"

Layla, 34-jährige Mutter von zwei Söhnen, begab sich mit ihrer Herkunftsfamilie wegen unbewältigter Schwierigkeiten, die mit dem Suizid ihres Bruders zusammenhingen, in Familientherapie. Ursprünglich hatte sie um eine Einzeltherapie nachgesucht, weil es ihr sehr schlecht ging, nachdem sie versucht hatte, ihren Kindern jenen Suizid zu erklären. Als sie die Ereignisse schilderte, erlebte sie den Verlust aufs Neue. Intrusive Gedanken und Panikattacken stellten sich ein. Erschwert wurde die Situation durch die Bemühungen ihrer eigenen Mutter, die Fragen und Befürchtungen ihrer Enkelsöhne abzublocken. Layla empfand dies als eine direkte emotionale Ablehnung des empathischen Mitgefühls ihrer beiden Jungen und als Wiederholung der Vermeidungsstrategie, mit der ihre Mutter seit jenem Ereignis jedem Gespräch über den traumatischen Verlust aus dem Weg ging.

Das Verhalten der Mutter triggerte Laylas Erinnerungen an die emotionale Isolation, in die sie selbst und ihre Eltern nach dem Suizid des Bruders geraten waren. Layla hatte seine Leiche entdeckt, ihre Mutter, Alice, kam Augenblicke später hinzu. Alice begann hysterisch zu schreien und war ab dem Moment, in dem sie ihren Sohn erblickte, nicht mehr ansprechbar. Sie wurde unverzüglich in ein Krankenhaus gebracht, sodass Layla mit der Polizei und den Sanitätern allein blieb. Ihr Vater und ihr anderer Bruder befanden sich außerhalb der Stadt. Wenn Layla sich heute, als Erwachsene, an die Situation erinnert, versteht sie, dass sie ihre Gefühle verleugnete, um sich zu schützen und emotional stabil zu bleiben. Es gab niemanden, an den sie sich hätte wenden können, und ein Zusammenbruch hätte weder ihrer Mutter noch ihr selbst weitergeholfen. Layla wusste nicht, dass diese emotionale Isolation und die fehlende Unterstützung für die Art und Weise, wie die Familie mit diesem Verlust umging, typisch werden würde. Die Angehörigen behielten ihre Gefühle für sich und vermieden es, über den Tod des Bruders zu sprechen. Es war verboten, seinen Namen auszusprechen. Dieses Vermeidungsmuster hielt jahrelang jedes Familienmitglied isoliert in seinem Schmerz und seinen traumatischen Gefühlen gefangen, doch Layla wollte dieses Erbe nicht an ihre eigenen Söhne weitergeben. Als sie ihre Angehörigen auf Empfehlung ihrer Therapeutin bat, gemeinsam eine Familientherapie aufzunehmen, erklärten sich ihre Eltern, Kurt und Alice, die seit zehn Jahren geschieden waren und keinen Kontakt zueinander hatten, ebenso wie ihr älterer Bruder Jacob dazu bereit. Nach Jahren des Konflikts hofft Layla nun, das starre Familienmuster der Unverbundenheit in der Therapie durchbrechen zu können.

12.3.1 Phase 1 – Stabilisierung und Deeskalation

In der ersten Familiensitzung erkundigte sich die Therapeutin bei jedem Einzelnen, was ihn zur Teilnahme bewog. Auf diese Weise schuf sie einen Rahmen der Sicherheit, in dem jeder seinen persönlichen Erwartungen an die Sitzung Ausdruck geben konnte. Die Eltern bekannten, dass sie sich um die Gesundheit ihres Sohnes Jacob sorgten. Er trank zu viel und hatte zu seiner Schwester kaum Kontakt. Beide Eltern berichteten, seit Jahren nicht miteinander gesprochen zu haben. Ihre Sorgen um Layla und Jacob hatten sie aber veranlasst, gemeinsam an einer Therapie teilzunehmen. Die EFT-Therapeutin hob die explizite Fürsorgeintention der Eltern hervor und regte die Familie an, über die Art und Weise, wie sie ihre Beziehungsschwierigkeiten, auch mit Blick auf den Tod ihres Sohnes bzw. Bruders, erlebten, zu sprechen.

Die Therapeutin fokussierte auf das Spiegeln des gegenwärtigen Prozesses und die Beobachtung der Familienreaktionen während des Gesprächs. Jacob fasste sein Erleben des Umgangs mit Schwierigkeiten in der Familie folgendermaßen zusammen: „Wir setzen uns mit nichts auseinander! Wir gehen davon aus, dass die Zeit alles heilt, und kehren es unter den Teppich." Layla nickte zustimmend und fügte hinzu, dass sie sich auf diese Weise Verletzungen vom Leib hielten, statt sie zu klären oder zu überwinden. In der gesamten Sitzung waren die Eltern verschlossen und wenig mitteilsam; sie vermieden es, einander anzusehen und direkt miteinander zu sprechen. Layla und Jacob spiegelten dieses Verhalten in ihrer Körpersprache, indem sie Plätze an entgegengesetzten Enden des Raumes wählten. Das emotionale Klima war angespannt, während die Familienmitglieder der Reihe nach ihre Sorge um die Familie schilderten. Die Therapeutin fokussierte auf die auftauchenden Beziehungsblockaden und fasste die Schwierigkeiten zusammen, indem sie über den gegenwärtigen Moment spiegelte und das Erleben der Angehörigen validierte.

THERAPEUTIN: Mir fällt auf, wie still Sie alle sind und wie schwer es Ihnen fällt, Ihre Gefühle in Worte zu fassen. Gerade haben Sie, Jacob, gesagt, dass man in Ihrer Familie alles unter den Teppich kehrt. Und Sie, Layla, betonen immer wieder, dass es in der Familie schon immer einen tiefen Schmerz gibt. Bei Ihnen beiden, Kurt und Alice, fällt mir auf, dass Sie zumeist schweigen, und das hat vermutlich gute Gründe. Ist es so am sichersten für Sie? *(Eltern blicken zu Boden und nicken.)* Kurt, können Sie mir helfen und sagen, was in Ihnen vorgeht, wenn Sie Ihre Kinder über die Beziehungslosigkeit und Isolation in dieser Familie sprechen hören? *(Evokatives Fragen)*

VATER: Ich weiß nicht, was ich sagen soll. Ich bin immer allein, und es war auch nie anders.

THERAPEUTIN: Wenn Ihr Sohn sagt, dass man in dieser Familie alles unter den Teppich kehrt, frage ich mich, wie das in Ihren Ohren klingt, denn eingangs der

Sitzung haben Sie gesagt, dass Sie sich Sorgen um ihn machen und dass Sie als sein Vater ihm helfen wollen. *(Evokatives Fragen, Spiegeln der Fürsorgeintention)*

VATER: Absolut, aber ich weiß auch, dass ich Jacob nicht kontrollieren kann. Er ist so eigensinnig. Ich kann nur mich selbst kontrollieren, und wenn die beiden anfangen zu streiten, stehe ich immer dazwischen, oder wenn er mit seiner Mutter streitet, kann ich nicht helfen, weil wir ja erst seit Kurzem wieder miteinander sprechen.

THERAPEUTIN: Ja, ich verstehe Sie. Sie mussten alles mit sich allein ausmachen, nicht wahr? Sie mussten Verantwortung für sich selbst tragen und haben sich hilflos gefühlt?

VATER: Ich bin jetzt seit zehn Jahren trocken und habe diesen Vorsatz Tag für Tag aufs Neue gefasst. Ich habe die Verantwortung für meine Aufgabe in diesem Familiendilemma übernommen, und ich habe mich bei meiner Exfrau und meinen Kindern so oft dafür entschuldigt, dass ich mich von jedem zurückgezogen habe, nachdem mein Sohn sich umgebracht hatte. Ich konnte mit dem Schmerz oder den Schuldgefühlen nicht umgehen und erst recht Alice nicht in die Augen sehen, weil sie mir noch immer an allem die Schuld gibt.

THERAPEUTIN: Es ist ein großer Schritt, den Sie in den letzten Wochen getan haben, indem sie sich mit Ihrer Familie getroffen und zum Gespräch bereiterklärt haben. Ist dies auch eine Botschaft, die Sie Jacob vermitteln wollen. Ihrer Familie? Eine Hoffnung, etwas Gutes für die Familie zu tun, indem Sie sich Ihren größten Ängsten stellen? *(Validierung und Verstärkung der Fürsorgeintention)*

VATER: Ja, ich denke schon, auch wenn es ein wenig spät ist *(hält inne, fährt dann weinend fort)*, zehn Jahre zu spät, schließlich hat mein Sohn sich mit meiner Waffe erschossen. *(Es ist absolut still im Raum, dann beginnen Alice und Layla zu weinen, und Jacob setzt sich näher zu seinem Vater.)*

THERAPEUTIN: Es ist wirklich schwer, über Ihren Sohn und seinen Tod zu sprechen. Ich sehe es Ihrem Gesicht an, und Sie haben zu weinen begonnen. Und auch Sie, Alice, brechen sofort in Tränen aus, wenn die Sprache auf Ihren Sohn und seinen Suizid kommt.

MUTTER *(weinend)*: Kurt und ich haben einander in den letzten zehn Jahren so behandelt, als gäbe es den anderen gar nicht. Für mich war es zu schmerzhaft, mit ihm zu interagieren, nachdem mein David tot war. Zu hören, dass er bemüht ist, das Richtige für uns zu tun, fühlt sich großartig an, schafft aber den Schmerz und das Entsetzen über den Verlust unseres Sohnes nicht aus der Welt. Ich habe seit jenem Tag furchtbare Schuldgefühle, und es bringt mich um, wenn die zwei Kinder, die ich noch habe, mit mir streiten oder wütend auf mich sind. Mir ist seit Kurzem klar geworden, dass mich tatsächlich jeder noch so kleine Konflikt mit einem meiner Kinder in absolute Panik versetzt. *(Weint stärker, atmet tief ein und wendet sich an Layla.)* Ich habe mich mit meinem Sohn gestritten, bevor ich an jenem Tag einkaufen ging. Ich habe wahnsinnige Schuldgefühle, weil ich gegangen bin, statt mich vorher mit ihm zu versöhnen. Und jetzt treibt es mich in den Wahnsinn, wenn jemand Streit anfängt. Das ist der Grund, weshalb ich mich zehn Jahre lang von Kurt ferngehalten habe. Ich habe den Konflikt nicht ertragen, und deshalb konnte ich ihn nicht mehr sehen.

THERAPEUTIN: Alice, ich entnehme Ihren Worten, dass der Schmerz und die Schuldgefühle bleiben, ganz gleich, wie viel Zeit vergangen ist. Nichts kann den Schmerz über den tragischen Verlust Ihres Sohnes lindern. Das ist etwas, das Sie und Kurt für immer gemeinsam haben, und jetzt, in diesem Moment, ist der Schmerz hier in diesem Raum spürbar *(Validieren, Hervorheben, Fokussieren auf den gegenwärtigen Moment)*. Sie sprechen aber nach wie vor kaum miteinander, und bis zur letzten Woche hat sich keiner von Ihnen beiden sicher genug gefühlt, um über das, was mit Ihrem Sohn passiert ist, zu sprechen. Jeder von Ihnen ist mit dem Verlust allein geblieben. Es war dermaßen überwältigend, den Sohn durch Suizid zu verlieren, aber was ich auch höre, ist, dass Sie zudem infolge dieses Traumas auch einander verloren haben. Sie haben sich einander nach Davids Tod nicht anvertraut. Es war, als hätte Davids Tod alle Beziehungen in Ihrer Familie durchtrennt, niemand konnte sich mehr auf den anderen verlassen, weil jeder den Boden unter den Füßen verloren hatte.

MUTTER *(tief einatmend)*: Ja, ihr Vater und ich sind damit, so gut wir konnten, umgegangen, und am Ende wurden wir geschieden. Jetzt müssen wir uns auf Jacob und Layla konzentrieren, denn wenn es ihnen nicht gut geht, werden Kurt und ich kein weiteres Jahr mehr durchhalten. Ich bin dem Stress von Auseinandersetzungen nicht mehr gewachsen. Vielleicht wird es einfacher, wenn Kurt sich stärker einschaltet, aber ich habe weiterhin Angst *(tränenüberströmt, schwer atmend)*.

THERAPEUTIN: Als ihre Mutter möchten Sie Ihre Kinder und deren Gefühle nicht vergessen. Sie möchten dafür sorgen, dass Sie und Kurt jetzt für sie da sind, auch wenn es Ihnen nach Davids Tod nicht möglich war. Ich sehe in Ihren Augen, wie wichtig Ihnen das ist. Es tut Ihnen weh zu wissen, dass Layla und Jacob sich nach Davids Suizid so allein gefühlt haben. Deshalb sind Sie heute hier, nicht wahr? *(Spiegeln der Fürsorgeintention)* Sie haben einen wichtigen Schritt getan, und es ist sehr mutig, über das, was bislang immer beschwiegen wurde, zu sprechen. Darf ich Sie, Layla und Jacob, fragen, wie es sich für Sie anfühlt, wenn Ihre Eltern über die Zeit nach Davids Tod sprechen?

LAYLA *(sarkastisch und verächtlich)*: Niemand spricht seinen Namen aus. Seit zehn Jahren hat keiner von euch seinen Namen in den Mund genommen! Deshalb ist es jetzt durchaus sonderbar, hier in diesem Gespräch zu sitzen und zu hören, wie sie beide immer wieder seinen Namen sagen. Ganz zu schweigen davon, dass sie tatsächlich Notiz voneinander nehmen. Meine Eltern haben sich seit der Scheidung weder gesehen noch miteinander gesprochen, vielleicht sogar seit Davids

> Tod. Es ist schlimm genug, dass wir unseren Bruder verloren haben, und ich bin sicher, dass wir uns deswegen alle schuldig fühlen, aber auf einen Schlag alle zu verlieren hat die Tragödie noch verschlimmert. Es ist doch so offensichtlich, dass keiner von uns seinen Tod verarbeitet hat. Bei keinem von uns ist die Wunde verheilt, aber wenn wir Gelegenheit haben, miteinander zu sprechen oder einander zuzuhören, machen wir alle dicht. Niemand möchte daran rühren.

„Niemand spricht seinen Namen aus" symbolisierte die Folgen dieses traumatischen Verlustes für die Familienangehörigen und ihre Bemühungen, allein mit unsagbarer Verzweiflung zurechtzukommen. Die Familie war an dem Schock und der Art und Weise, wie sie in den vergangenen 20 Jahren miteinander umgegangen waren, zerbrochen. Jeder Einzelne versuchte, seine emotionale Stabilität durch Selbstschutzstrategien aufrechtzuerhalten, die den Schmerz über den unbegreiflichen Verlust, den Suizid und die eigene Hilflosigkeit fernhalten sollten. Die Nachwirkungen eines Traumas können, wie Johnson (2002) schreibt, einem inneren Zustand gleichkommen, „in dem nach einer Weile alles in ein Gefühl der Düsternis, Hilflosigkeit und Hoffnungslosigkeit einmündet und kein Ausweg in Sicht ist" (S. 21). Diese Sitzung warf Licht auf die Beziehungsblockaden in dem Vermeidungsmuster der Familie. Die betäubende Wirkung ihres Vermeidungsverhaltens zog eine Fehlanpassung nach sich, die neue Informationen blockierte, die Weiterentwicklung hemmte und das emotionale Engagement dieser Familie lähmte.

Als die Therapeutin in der folgenden Sitzung das negative Muster formulierte, benutzte sie den Begriff „Schweigekodex", um das alles beherrschende Vermeidungsmuster der Familie zu externalisieren. Ursprünglich hatte Layla aufgrund ihres geschärften Bewusstseins für ihren eigenen Schmerz die Familie vom Sinn einer Therapie überzeugen können. Die Therapeutin formulierte Laylas Position daher als einen Appell, die emotionalen Schwierigkeiten anzuerkennen, vor denen jeder die Augen verschloss. Jacobs Alkoholkonsum wurde als Methode formuliert, Dinge auszublenden, die für ihn unerträglich furchterregend waren. Die Therapeutin beschrieb Kurts und Alice' Art und Weise, jeden Kontakt zueinander zu meiden, als ihre Methode, ihren persönlichen Schmerz zu lindern, den sie in den Augen des Partners gespiegelt sahen.

Psychoedukation über die Folgen von Traumatisierungen insbesondere durch Suizid wurde der Familie als Möglichkeit, ihr gegenwärtiges Funktionieren zu normalisieren und zu validieren, und als Heilmittel für ihre Schamgefühle angeboten. Die Therapeutin weckte Hoffnung und zollte ihrem Mut und ihrer Stärke ebenso wie ihrer Bereitschaft, miteinander zu sprechen, Anerkennung. Am Ende der Sitzung zeichnete sie ein Bild dieser Familie als sicherer Hafen für alle Angehörigen, den sie in ihren weiteren gemeinsamen Gesprächen würden anlaufen können.

Im Anschluss an die ersten Familiensitzungen und eine Elternsitzung wurde eine Geschwistersitzung mit Layla und Jacob vereinbart. In der EFFT folgen auf die Sitzung der gesamten Familie gewöhnlich diese Assessmentsitzungen, in denen eine kohärente Erzählung über das Elternbündnis, das traumatische Erlebnis und die Verbindung beider Eltern formuliert wird. Die Geschwister werden durch einen ähnlichen Prozess geleitet. Die Trennung von Eltern und Kindern ermöglicht es, mit beiden Gruppen Gespräche in einem Kontext zu führen, in dem sie sich freier über schwierige Themen äußern können und in dem die Therapeutin mit jedem Subsystem die entsprechenden Bindungswünsche und Ängste vor Bindungsverlust erforschen kann. Dies trägt gleichzeitig zur Vertiefung des therapeutischen Bündnisses bei und schafft Gelegenheit, die Sicherheit zu beurteilen, auf vorhandenen Stärken aufzubauen und weitere Familiensitzungen vorzubereiten.

Die Elternsitzungen waren für Kurt und Alice, die seit mehr als zehn Jahren nicht mehr direkt miteinander kommuniziert hatten, extrem schwierig. In der ersten Sitzung berichteten sie der Therapeutin von ihrer Sorge um ihre Kinder, vor allem um Jacob. Beide fühlten sich angesichts seines Alkoholkonsums hilflos, und als Alice einmal fauchte: „Es liegt in der Familie", verstummte Kurt und wandte sich ab. Die Therapeutin spiegelte diesen Moment und bat die Expartner zu erläutern, wie es sich für sie anfühle, nun zum Gespräch zusammengekommen zu sein. Alice reagierte verärgert und sagte, dass sie nicht zu der Sitzung gekommen sei, um über ihre frühere Beziehung zu sprechen, denn die sei „schon lange gestorben". Sie wolle vielmehr wissen, wie man Jacob und Layla helfen könne. Sich selbst warf sie vor, aus Schwäche allzu lange an ihrer gescheiterten Ehe festgehalten zu haben. Die Therapeutin entschuldigte sich für ihren Lapsus und erkannte die Stärke beider Eltern an, ihre eigenen Differenzen hintanzustellen, um für ihre Kinder da zu sein. Es war wichtig, in dieser Sitzung ein Bündnis mit Alice und Kurt zu schmieden und auf die Schamgefühle Rücksicht zu nehmen, die sie wegen ihrer Scheidung und der Auswirkungen ihrer Beziehung auf ihre Kinder empfanden. Als die Therapeutin konkrete Möglichkeiten erläuterte, Jacob mit einer Überweisung in eine Therapie zu helfen, äußerten sich beide Eltern voller Dankbarkeit. Die EFFT-Therapeutin bestätigte ihnen, dass ihr Einsatz für ihre Kinder ungemein wertvoll sei und sie als Eltern nicht ersetzt werden könnten. Auch als Erwachsene seien Layla und Jacob auf ihre Eltern angewiesen, und deshalb wolle sie Kurt und Alice helfen, miteinander zu reden und den „Schweigekodex" zu brechen. Alice und Kurt stimmten diesem Therapieplan zu und vereinbarten eine weitere Sitzung.

In der nächsten Sitzung berichtete Alice einleitend von Kurts Alkoholkonsum und sagte, er habe Jacob und Layla „emotional im Stich gelassen". Die Therapeutin validierte Alice' Sorge um ihre Kinder, spiegelte ihre Frustration und fragte, inwieweit der Verlust Kurts als Elternteil für sie selbst besonders schwierig gewesen sei. Nun begann Alice, ausführlicher darüber zu sprechen, wie es ihr nach Davids Tod ergangen war:

> „Nachdem David sich mit Kurts Gewehr umgebracht hatte, kam Kurt von einem Jagdausflug nach Hause und schloss alle seine Waffen weg, auch die, mit der David sich erschossen hatte. Er hat nie wieder mit einem von uns gesprochen. Zehn Jahre lang hat er draußen gegärtnert und getrunken, bis ich die Scheidung eingereicht habe."

Die Therapeutin bestätigte, wie allein Alice sich gefühlt haben müsse und wie schwer dies gerade in einer Zeit gewesen sei, in der sie in höchstem Maß verwundbar und verzweifelt war. Alice' Augen füllten sich mit Tränen, und sie sagte: „Er gibt sich selbst die Schuld an der Scheidung und an Davids Tod, und ich auch. Wir sind nie darüber hinweggekommen und haben es auch nie versucht." Kurt blieb stumm, während Alice sprach, aber sein Gesicht lief rot an, und er rückte unbehaglich in seinem Sessel hin und her. Die Therapeutin erkannte an, dass es für ihn schwierig sein müsse, Alice zuzuhören, und bat ihn zu berichten, wie er selbst die Jahre nach Davids Tod erlebt habe. Kurt erklärte: „Ich kann mich kaum daran erinnern", aber mit der Scheidung habe Alice bekommen, was sie schon immer wollte.

Die EFFT-Therapeutin konzentrierte sich auf Kurts Emotion und validierte seinen Zorn, woraufhin er bekannte, vor allem auf sich selbst wütend zu sein: „Es vergeht kein Tag, an dem ich nicht daran denke, dass ich meinen Sohn getötet habe." Die Therapeutin erkannte Kurts tiefe Scham- und Schuldgefühle an und betonte, es sei unglaublich, dass er es schaffe, bei all diesem Schmerz trocken zu bleiben. Kurt brach zusammen und schluchzte, woraufhin auch Alice in Tränen ausbrach. Die Therapeutin ließ beiden Eltern Raum, um zu trauern, und bot ihre Unterstützung an, da sie nicht in der Lage waren, einander zu stützen. Die Therapeutin erläuterte ihren Schmerz und die Hilflosigkeit, der sie sich angesichts der Ungeheuerlichkeit ihres Leids ausgesetzt fühlten. Diesen Gefühlen sei ihre Ehe nicht gewachsen gewesen. Indem die Therapeutin Kurts gute Absichten anerkannte, seinen Schmerz durch Vermeidung zu bewältigen, half sie ihm zu erkennen, welchen Preis dies gehabt hatte: Er hatte die übrige Familie mit ihrem Schmerz alleingelassen. Die Einsicht in das negative Muster bewog Kurt zu einer anderen Reaktion.

In einer weiteren Sitzung setzten Alice und Kurt die Arbeit an der gemeinsamen Trauer und Scham fort. Sie verstanden, wie ihr eigenes Trauma in ihren Kindern nachhallte. Kurt war überrascht und beschämt ob der Verletzlichkeit, die er gezeigt hatte, und wusste sich das, was zwischen ihm und Alice zutage getreten war, nicht zu erklären. Die Therapeutin spiegelte seine neuen Definitionen seiner selbst mit Blick auf seine Vaterrolle: „Sie konnten sich so klar und offen zeigen, mit all dem Schmerz, den Sie um Ihren Sohn David empfinden. Sie haben die Chance genutzt, denn dies ist etwas, womit Sie Tag für Tag leben, und das kostet Kraft und enormen Mut." Alice half Kurt, über seine Gefühle zu sprechen, und sagte, dass sie ihn und das, was zwischen ihnen passiert sei, nun besser verstehen könne. Sie berichtete, dass sie sich nach Davids Tod selbst auf Trab gehalten habe. Sie habe stark sein und die Familie finanziell über Wasser halten müssen. Traurig sagte sie: „Über das, was ich wirklich fühlte, habe ich nie mit jemandem sprechen können, und deshalb habe ich oft versucht, es von mir fernzuhalten."

Als die Therapeutin freundlich nachfragte und Alice Halt gab, bekannte sie, dass sie ihre lebenden Kinder nicht enttäuschen wolle, so, wie sie David enttäuscht habe. Erneut validierte die Therapeutin ihre Reue-, Scham- und Schuldgefühle und erklärte sie im Zusammenhang mit der Art und Weise, wie sie mit ihrer Familie interagierte und versuchte, die Verzweiflung „durch Überaktivität zuzudecken und sich positiv zu geben". Doch diese Strategie, für ihre Kinder da zu sein, hatte Layla und Jacob das Gefühl vermittelt, emotional alleingelassen zu sein. Als die Sitzung endete, war beiden Elternteilen klar geworden, dass ihre Bemühungen, den ungeheuren Schmerz und ihre Schuldgefühle zu überleben, ihre Fähigkeit blockiert hatte, für Layla und Jacob emotional ansprechbar und verfügbar zu bleiben. Die Therapeutin ermutigte sie, die Gelegenheit zu nutzen, in der Gegenwart für ihre Kinder nun so da zu sein, wie es ihnen dank ihrer nachweislichen Fähigkeit, den „Schweigekodex" zu brechen, möglich sei.

Die Geschwistersitzung fokussierte auf die Stärkung der Beziehung zwischen Jacob und Layla. Die Geschwister berichteten, „einander nicht nahe" zu stehen, weil sie unterschiedliche Wertvorstellungen hätten, einen anderen Lebensstil und „kaum eine Beziehung zueinander". Die Therapeutin verfolgte ihr Interaktionsmuster und erkundigte sich, wie die Distanz ihrer Meinung nach zustande gekommen sei. Jacob erklärte: „Nachdem David sich umgebracht hatte, war unsere Familie nicht mehr existent. Wir haben nicht nur unseren Bruder verloren. Es war, als wäre jeder ermordet worden, und niemand sprach auch nur darüber." Bei den Worten ihres Bruders wurde Layla sichtbar traurig, und als die Therapeutin ihre Emotion erforschte, sagte sie, dass sie seit dem Moment, in dem sie das Haus betreten und David vorgefunden habe, immer nur allein gewesen sei.

Jacob und Layla hatten ähnliche negative Erfahrungen mit dem Verlust der Beziehung zu den Eltern gemacht: „Als David starb, haben wir nicht nur ihn, sondern auch alle anderen verloren." Die Therapeutin erläuterte die Beziehungslosigkeit zwischen ihnen beiden als Resultat der Traumatisierung durch Davids Tod, und nun stellte Layla ihre Rolle als „Familienmanagerin" hintan, um ihrem Bruder zu erzählen, was an jenem Tag geschehen war. Jacob hatte nichts davon geahnt und entschuldigte sich bei seiner Schwester dafür, sich nie danach erkundigt zu haben, wie es ihr ging. Er hatte die genauen Fakten nie in Erfahrung gebracht. Die Therapeutin unterstützte die Bindungsgespräche der Geschwister, indem sie ihre Arbeit zusammenfasste.

THERAPEUTIN: Sie haben so vieles gemeinsam, diese gemeinsame Trauer, die jeder von Ihnen allein getragen hat. Aber Sie sind unterschiedlich damit umgegangen. Jetzt gewähren Sie einander Zugang zu diesem eigenen Raum, den Sie immer verschlossen gehalten haben. Als Sie David verloren, haben Sie einander und auch Ihre Eltern verloren, die ganze Familie war wie zerstört. Offenbar ist es sehr wichtig, dies als die gravierendste Verwundung der Familie zu benennen, die Tatsache, dass Sie die Gefühle, die mit dem Tod Ihres Bruders zusammenhingen, allein überleben mussten. Ich glaube, das ist der Punkt, von dem aus wir als Familie zusammenarbeiten können. Layla, wären Sie bereit, dieses Gespräch mit Ihren Eltern in einer Familiensitzung zu führen?

LAYLA: Die Vorstellung macht mir panische Angst! Wir haben so lange nicht auf diese Weise miteinander gesprochen. Aber solange meine Mutter mir nicht sofort das Wort abschneidet und Jacob mir zur Seite steht, können wir es versuchen.

Die Therapeutin beschloss nach diesen Familien- und Subsystemsitzungen, dass der negative Zyklus deeskaliert und die Familie zu der tieferen Arbeit der Phase 2 bereit war. Beide Eltern verhielten sich zugänglicher und responsiver gegenüber ihren Kindern und erkannten gleichwohl an, dass ihr emotionales Engagement gewisse Blockaden aufwies. Alle Familienmitglieder verstanden den Zyklus des gegenseitigen Vermeidens besser und hatten erkannt, dass die fehlende Sicherheit in der Familieneinheit nach wie vor mit Davids Tod zusammenhing. Zum ersten Mal ist die Familie in dem Wunsch vereint, ihre Muster der Unverbundenheit zu verändern.

12.3.2 *Phase 2 – Umstrukturierung der Beziehungen*

An der nächsten Familiensitzung nahmen beide Eltern und ihre erwachsenen Kinder teil. Die Therapeutin fasste die Arbeit, die in den verschiedenen Sitzungen geleistet worden war, zusammen. Sie formulierte die Schwierigkeiten der Familie, den „Schweigekodex" zu überwinden, der jeden Einzelnen daran hinderte, über den Verlust und sein Alleinsein mit dem Schmerz zu sprechen. Layla brach in Tränen aus, als die Therapeutin die Unfähigkeit der Familie erwähnte, „ein richtiges Gespräch" zu führen, und die Folgen erläuterte, die dies für Laylas eigene kleine Kinder, die den Tod ihres Onkels verstehen wollten, hatte. Angesichts der heftigen Reaktion ihrer Tochter versuchte Alice, die Aufmerksamkeit auf die guten Maßnahmen zu lenken, die die Familie ergriffen hatte, und auf die Tatsache, dass Layla für ihre Kinder eine gute Mutter war. Die Beziehungsblockade zwischen Mutter und Tochter tritt in dieser Interaktion zutage, in der die Mutter den Schmerz und Protest der Tochter zu beschwichtigen versucht, statt Laylas Verletzlichkeit Raum zu geben. Die EFT-Therapeutin verschiebt den Fokus auf den gegenwärtigen Prozess:

Therapeutin *(zu Alice)*: Alice, ich sehe, dass Sie Layla eine gute Mutter sein möchten, ich sehe, dass Sie auf sie zugehen, aber ich höre auch noch etwas anderes. Darf ich Ihnen helfen? *(Zu Layla:)* Was ich jetzt und hier höre, Layla, ist, dass Sie sich ein Gespräch wünschen, ein Gespräch über Ihr Erleben als traumatisiertes junges Mädchen, das seinen Bruder tot aufgefunden hat, und ein Gespräch darüber, dass Sie dies all die Jahre allein mit sich ausmachen mussten.

Layla äußerte Zweifel an der Bereitschaft ihrer Mutter, darüber etwas zu hören. Alice wäre vermutlich überfordert, und sie wolle niemandem wehtun. Sie fürchtete, dass ihre Mutter zusammenbrechen und der Vater rückfällig würde. Auch ihr Bruder habe zu kämpfen. Die Therapeutin spiegelte Laylas Angst und formulierte ihr Erleben als Appell an die Fürsorgeintention der Mutter und als Gelegenheit für beide Eltern, auf Laylas Sorgen zu antworten. Kurt und Alice reagierten beruhigend, als die Therapeutin ihnen Laylas Befürchtungen spiegelte, und so forderte die Therapeutin sie auf, direkt mit Layla zu sprechen. Alice räumte ein, dass sie dazu neige, das Positive zu sehen, doch in diesem Moment sei ihr klar, dass sie auf eine andere Weise für ihre Kinder präsent sein müsse. In der Vergangenheit habe sie es nicht gekonnt. Kurt unterstrich diese Botschaft spontan, indem er erklärte, er wisse, dass er nicht verfügbar gewesen sei, und fände es „entsetzlich", nun zu sehen, wie sehr er seine Tochter enttäuscht habe. Er versicherte Layla, dass er und Alice verkraften würden, was sie zu sagen habe.

Therapeutin *(zu Layla)*: Ich höre also, dass Ihre Mutter es wissen möchte und dass Ihr Vater versichert, für Sie da zu sein. Wie fühlt sich das für Sie an, Layla? *(Erster Move des EFT-Tangos, Spiegeln des gegenwärtigen Prozesses)*

Layla: Ich finde es verwirrend, und ich bin nicht sicher, dass ich mich auf ihre Worte verlassen kann.

Therapeutin: Das sehe ich. Ist es etwas Gutes, oder wissen Sie noch nicht, was Sie davon zu halten haben?

Layla: Ja, sicher, ich habe so etwas noch nicht erlebt, und mein Vater nimmt mich fast nie in den Arm.

Therapeutin *(langsam, sanft)*: Ja, das haben Sie nicht erlebt, das ist 20 Jahre lang nicht vorgekommen, denn Sie waren all die Jahre allein? *(Layla wirkt ängstlich, ihre Augen sind weit geöffnet.)*

Therapeutin: Es ist schwer für Sie, furchterregend, Sie sind so tapfer, und Ihre Mutter und Ihr Vater sind hier, sie sind da, sehen Sie sie? *(Erinnert Layla daran, dass sie im Praxisraum in Sicherheit ist, während diese ihre Eltern ansieht und „Ja" antwortet.)*

THERAPEUTIN: Sie sehen, dass Sie hier und jetzt nicht allein sind, aber vor 20 Jahren ist etwas so Furchtbares und Schreckliches passiert. Es war so überwältigend und für Sie als junges Mädchen absolut überfordernd. Sie waren erst 14. *(Zweiter Move des EFT-Tangos, Zusammenfügen und Vertiefen des Affekts)*

LAYLA: Ich hatte solche Angst. Ich wusste nicht, was ich tun sollte. *(Weint, birgt das Gesicht in ihren Händen, beginnt zu zittern.)*

THERAPEUTIN: Ja, natürlich, es war ein schrecklicher Anblick, und jetzt erzählen Sie uns, wie groß Ihre Angst war. Wie überwältigt Sie waren, und das wäre natürlich jedem so gegangen. Es ist so tapfer von Ihnen, diesen Moment, diese Erinnerung zu schildern. Wie fühlen Sie sich jetzt?

LAYLA: Mir ist übel. Ich sehe seine Leiche noch immer da liegen. Ich hatte panische Angst, als ich durch die Tür ging und überall das Blut sah. Zuerst habe ich gedacht, er sei ohnmächtig. Ich dachte wirklich, jemand wäre ins Haus eingebrochen und hätte meinen Bruder verletzt. Das war mein erster Gedanke, und ich wünschte, es wäre so gewesen *(schluchzend)*. Als ich zu ihm rannte, sah ich das Gewehr in seiner Hand, und sein Gesicht war bis zur Unkenntlichkeit zerstört, er hatte das Gewehr unseres Vaters benutzt, um sich in den Kopf zu schießen. Überall war Blut … Ich habe versucht, ein Betttuch über ihn zu werfen, aber ich habe Angst bekommen und angefangen, nach meiner Mutter zu schreien. Wir hatten ihn zu Hause gelassen, während wir zusammen im Supermarkt waren. Wir hatten uns über ihn geärgert, weil er nicht mitgekommen war, um uns zu helfen. *(Layla bricht heftig schluchzend in ihrem Sessel zusammen.)*

THERAPEUTIN *(spiegelt die Traurigkeit in ihrer Stimme)*: Ja, ich kann den Schmerz und die Panik in Ihren Augen sehen, ich weiß, wie schwer es ist, darüber zu sprechen und zu schildern, was Sie gesehen haben und durchgemacht haben. Sie wissen, dass ich hier für Sie da bin. *(Layla blickt die Therapeutin an und beginnt, deren Atmung zu spiegeln, wie sie es zuvor mit ihr geübt hat. Nach und nach schildert sie jenen Tag, von dem sie zuvor noch nie jemandem hat erzählen können.)* Sie müssen furchtbare Angst gehabt haben, als Sie sahen, dass Ihr Bruder sich erschossen hatte. Sie sind zu ihm ins Zimmer gegangen in der Erwartung, sein Gesicht zu sehen, und dann erblickten sie die Schussverletzung. Das muss entsetzlich gewesen sein. Dieses Trauma, und dann mussten Sie ganz allein damit fertigwerden, das war zu viel. Das ist für eine 14-Jährige einfach zu viel. Und Sie sind all die Jahre allein geblieben, mit den Bildern und mit Ihrem Schmerz. Ihre Mutter hat nie gesehen, was Sie gesehen haben, das Betttuch bedeckte ihn, als sie ins Zimmer kam. Als David beschloss, sich das Leben zu nehmen, ist Ihre ganze Welt eingestürzt, Sie haben jede Sicherheit verloren. Sie mussten versuchen, diese ungeheuer traumatische Szene zu begreifen und zu verstehen, weshalb Ihr Bruder sich umgebracht hatte, und niemand half Ihnen, Ihre Gefühle zu verarbeiten. Einen Bruder zu verlieren ist schlimm genug, aber ihn auf diese Weise zu verlieren und sich dabei mutterseelenallein zu fühlen, ist einfach überwältigend. *(Therapeutin spiegelt und validiert die Erfahrung, indem sie die intensive Emotion zusammenfassend organisiert.)*

LAYLA *(schüttelt den Kopf, ringt um Fassung und bemüht sich, nicht mehr zu weinen)*: Meine Mutter kam kurz nach mir ins Zimmer und dachte, dass ich wegen des Hundes schreien würde. Als sie hineinkam, sah sie das Blut und das Betttuch über seinem Kopf. Sie sackte schreiend zusammen. Als sie das Gewehr sah, wusste sie, was passiert war. Ich musste mich zu ihr setzen, sie drehte durch, ich habe ihr zugeredet, aber sie sagte immer nur: „Ruf 911, ruf 911", wieder und wieder. Die Polizei war in wenigen Minuten da, und sie brachten sie fort, weil sie sich nicht mehr beruhigte. Ich habe mir immerzu gesagt: „Es geht nicht um mich, ich muss meine Mutter beschützen." Es ging überhaupt nicht um mich, es war nicht meine Schuld, ich hatte Angst, war im Schockzustand und … ich würde auch meine Mutter verlieren, wenn ich mich nicht zusammennähme, also bin ich ruhig geblieben und habe angefangen, das Zimmer meines Bruders zu putzen und den Einkauf wegzuräumen. Rückblickend denke ich, dass ich unter Schock stand. *(Layla hebt den Kopf und blickt ihre Familie an, als wolle sie ihnen sagen, dass sie an jenem Tag unter Schock stand, und ihre Angehörigen dies begreifen müssten. Sie blickt ihrem Vater unverwandt in die Augen, so, als wolle sie sicherstellen, dass er sie verstanden habe. Als sie merkt, dass ihre Mutter ihrem Blick ausweicht, schaut sie rasch zum Vater zurück.)*

THERAPEUTIN: Ja, es ist absolut verständlich, dass Sie sich jetzt vergewissern möchten, ob sie bei Ihnen sind, ob sie verstanden haben, dass Sie Ihre Gefühle an jenem Tag abgeblockt haben. Aber heute fühlt es sich anders an. Als Sie damals in sein Zimmer gingen und sahen, was passiert war … all diese Gefühle mussten ausgeschaltet werden. Es war niemand da, der Ihnen geholfen hätte, und als Ihre Mutter hineinkam, drehte sie durch. Sie wussten, dass Sie sie schützen und Hilfe rufen mussten. Sie mussten 911 anrufen und Hilfe für Ihren Bruder und Ihre Mutter organisieren, Sie konnten nicht aus Angst und Schmerz, weil Ihr Bruder tot war, zusammenbrechen und schreien. Sie hatten in diesem Moment niemanden, an den Sie sich hätten wenden können.

LAYLA *(sucht Blickkontakt zu ihrer Mutter)*: Ja, und das war das letzte Mal, dass wir über jenen Tag oder über den Suizid meines Bruders gesprochen haben. 20 Jahre sind vergangen, seit er starb, und heute erzähle ich zum ersten Mal überhaupt, dass ich diejenige war, die seinen Kopf mit dem Betttuch bedeckt hat. Ich habe es ihnen nie erzählt, sie dachten alle, dass er selbst es getan hätte, um sie zu schützen, aber ich bin es gewesen. Ich habe dich, Mutter, vor dem entsetzlichen Anblick bewahrt, aber das bedeutete nicht, dass ich 20 Jahre lang über mich und dieses Trauma nicht hätte sprechen wollen. *(Layla hebt die Stimme, wird aufgeregt, als sie sich an dieses Detail erinnert.)*

THERAPEUTIN: Layla, Sie hatten nicht vor, 20 Jahre lang alles, was Sie empfunden und gesehen hatten, zu verdrängen. Sie mussten es für sich behalten, und es war sehr quälend, mit dieser Erinnerung an die Leiche Ihres Bruders allein zu sein. Dass Sie jetzt darüber sprechen, ist unglaublich tapfer. Ich frage mich, ob Sie Ihrer Mutter hier und jetzt sagen könnten, was an jenem Tag mit Ihnen selbst tatsächlich passiert ist? Sie waren ein 14-jähriges Mädchen, dessen Welt eingestürzt war und um das sich jemand hätte kümmern müssen. Stattdessen mussten Sie Ihre Gefühle unter Kontrolle halten und vor Ihrer Mutter verbergen. Sie war bereits am Boden zerstört, und Sie konnten ihr nicht erzählen, was Sie gesehen hatten. Man hatte sie ins Krankenhaus gebracht, und Sie glaubten, Ihre Fassung nicht verlieren zu dürfen. Niemand war emotional für Sie da. *(Choregrafieren einer Begegnung, dritter Move des EFT-Tangos.)*

LAYLA *(blickt Alice an)*: Ich habe mich deinetwegen so schlecht gefühlt. Ich wusste, dass dein Schmerz größer war als mein eigener. Du hattest dich mit ihm gestritten, bevor wir zum Einkaufen gefahren sind, und du hast ihm gesagt, dass er „nervt". Ich wusste, dass es dich für immer verändern würde, und wenn du dich an dem Glauben festhalten musstest, dass er dich mit dem Betttuch schützen wollte, dann wollte ich dir diesen Glauben nicht nehmen.

THERAPEUTIN *(rückt nahe an Layla heran, berührt sie am Knie, spricht sanft)*: Und was war mit Ihrem Schmerz, Layla, können Sie etwas über Ihren Schmerz an jenem Tag sagen? Es ist wichtig, heute darüber zu sprechen.

LAYLA *(schluchzend)*: Ich habe mich ebenfalls schuldig gefühlt, Mutter, er hatte mir gesagt, dass er in Schwierigkeiten stecke, aber ich bin nicht auf den Gedanken gekommen, dass er sich umbringen würde. Ich fühle mich so schrecklich, ich wünschte, ich wäre mehr für ihn da gewesen, so wie heute für meine Söhne. Ich habe panische Angst, sie allein zu lassen, der Gedanke, irgendetwas falsch zu machen, verfolgt mich jeden Tag, und wenn ich nach Hause komme, fängt mein Herz an zu klopfen. Es ist, als ob mein Körper wüsste, dass etwas passieren wird. Ich bin in ständiger Unruhe, vor allem, wenn es morgens, bevor sie zur Schule gingen, einen Konflikt gab.

Nun gingen beide Eltern auf Layla zu, um sie zu trösten. Alice fasste ihr Bedauern, Laylas Schmerz nicht wahrgenommen zu haben, und ihre Schuldgefühle in Worte. Beide Eltern erkannten Laylas Stärke und ihren Mut an, über diesen Schmerz zu sprechen. Sie wiederholten ihre Intention, sie mit all dem nicht allein zu lassen. Layla beschrieb, wie anders es nun für sie sei, mit der Familie über die Erfahrungen sprechen zu können und zu wissen, dass sie die ganze Geschichte nicht länger für sich behalten müsse. Die Therapeutin prozessierte Laylas Enactment ihres Bedürfnisses nach Trost und Vergewisserung und den Einfluss der eingestimmten Reaktion ihrer Eltern auf ihre Ängste und ihren Schmerz. Auch Jacob spendete seiner Schwester

Trost und brachte seinen Stolz auf sie zum Ausdruck. Dabei ergriff er ihre Hand. Durch den gemeinsamen Kontakt und das direkte Gespräch der Angehörigen über ihre Erfahrungen, ihre Trauer und ihre Kämpfe, mit dem schrecklichen Verlust fertigzuwerden, begann sich der Schleier aus Scham- und Schuldgefühlen zu heben, der über der Familie gelegen hatte. Layla sagte, es sei für sie entscheidend zu wissen, dass jedes Familienmitglied die gleichen Gefühle wie sie selbst empfinde und dass sie die ganze Geschichte nicht für sich behalten müsse. Die Therapeutin folgt dem EFT-Tango, indem sie die Enactment-Erfahrung prozessiert und ihren Einfluss erweitert.

Am Ende der Sitzung lenkte die Therapeutin die Aufmerksamkeit darauf, der gemeinsamen Arbeit, die die Familie geleistet hatte, Bedeutung zuzuschreiben. Sie spiegelte die Veränderungen, die sich in der Beziehung jedes Einzelnen zu den schwierigen Emotionen vollzogen hatten, an denen der Familienzusammenhalt zerbrochen war, u.a. an den von Schamgefühlen geprägten Reaktionen nach Davids Tod und dem „Schweigekodex". Ihre Isolation hatte sie in Distanz- und Unverbundenheitsmustern gefangen gehalten, obwohl jeder von ihnen den Kontakt und die Anteilnahme des anderen gebraucht hätte. Diese Fokussierung auf Integration und Validierung der positiven Auswirkungen ihres Engagements ist der fünfte und letzte Move des EFT-Tangos. Als die Angehörigen einander abwechselnd alle umarmten, sagte Layla: „Ich glaube, der Damm ist gebrochen." Sie sei unsicher gewesen, ob sie die Kraft habe, sich mitzuteilen: „Ich habe das Gefühl, dass wir einen Schritt weitergekommen sind und nun über einiges sprechen können." Die quälende Erinnerung an den Tod ihres Bruders könne nun von allen gemeinsam getragen werden, statt sie allein zu belasten. Layla lächelte sanft, als ihr Vater sich zu ihr beugte und sie nach diesen Worten noch einmal in den Arm nahm. Der Schleier über Laylas Gefühlen und dem, was sie erlebt hatte, war gelüftet wurden. Die Blockade ihrer Eltern hatte sich gelöst, und sie konnten ihr zur Seite stehen.

Diese Familie führte schon bald weitere heilende Gespräche in Familiensitzungen, in denen Layla ihre Eltern direkt um Trost und Unterstützung bitten konnte. In den Sitzungen ging es auch um Jacob, der bezüglich seiner eigenen Bedürfnisse ähnlich initiativ wurde. Er beschrieb sein Copingmuster, u.a. den Alkoholkonsum, als Versuch, seinen Kummer zu ertränken, und seine Angst, mit den Eltern, die ohnehin am Boden zerstört waren, über seinen Schmerz zu sprechen. Sein Vermeidungsmuster führte zu Alkoholmissbrauch und Abhängigkeit. Er war überzeugt, für seine Eltern eine Enttäuschung zu sein. In diesen Sitzungen sprach Jacob darüber, wie es sich für ihn anfühlte, von allen – einschließlich seiner selbst – als „Loser" betrachtet zu werden. Seine Verletzlichkeit gab seinen Eltern und Layla Gelegenheit, ihm zu versichern, dass sie ihn liebten. Jacob konnte seine Ängste und sein negatives Selbstbild innerhalb der Familie, die für ihn nun zugänglich und sicher war, bearbeiten.

13.3.3 Phase 3 – Konsolidierung

Typisch für die dritte Phase der Therapie, Konsolidierung, ist im Allgemeinen eine Veränderung des Familienklimas, da die Angehörigen nun in der Lage sind, ein neues Narrativ ihrer selbst und ihrer Familieneinheit zu integrieren. Sie können neue Lösungen für alte Probleme finden und sich insbesondere gemeinsam den Schrecken des Traumas stellen. Das Ziel der EFFT besteht darin, negative Interaktionsmuster, die Beziehungen zerstören, durch vulnerable Erfahrungen der Verbundenheit zu ersetzen, um die emotionalen Bindungen der Familie zu stärken und die Affektregulation und Resilienz zu verbessern. Zu Beginn der Therapie beurteilt die EFFT-Therapeutin den Widerhall des Traumas und seinen Einfluss auf die Beziehungsschwierigkeiten der Angehörigen sowie auf deren Fähigkeit, Information klar zu prozessieren und ihr eigenes emotionales Erleben zu regulieren. In Phase 2 setzt sich die Familie gemeinsam mit dem Trauma auseinander und entdeckt im Laufe dieses Prozesses, dass seine Auswirkungen sie nicht zwangsläufig auseinandertreiben müssen, sondern sie sogar zusammenführen können. In Phase 3 möchte die Familie diese neuen Reaktionen und die Veränderungen ins Alltagsleben integrieren.

In einer letzten Sitzung, an der einen Monat später alle Angehörigen teilnahmen, schilderten sie ihre Zusammenkunft anlässlich des 20. Jahrestages von Davids Tod. Layla berichtete, dass die Intensität des Schmerzes zwar nachgelassen habe, die Erinnerungen an David und sein Rolle in der Familie aber immer da seien: „Doch wenigstens verstecke ich mich selbst oder meine Gefühle nicht mehr", sagte sie. Sie hatte auch in Anwesenheit ihrer Eltern mit ihren Söhnen über David gesprochen und war stolz darauf, dass die Kinder ihre Befürchtungen äußern und Trost suchen konnten. Das emotionale Familienklima hatte sich verändert. Alle Angehörigen gingen unbefangen und offen miteinander um, und Alice und Kurt hatten zu einer Flexibilität gefunden, die es ihnen ermöglichte, sich gemeinsam an ihren Kindern zu erfreuen.

Die Therapeutin half der Familie, ihre Veränderung und die Entwicklung offener und positiver Interaktionen zwischen ihnen zu integrieren. Die Angehörigen berichteten auch, dass sie sich nun, sobald Konflikte auftauchten, eher gemeinsam damit auseinandersetzten, statt sich anzuschreien und dann monatelang nicht miteinander zu sprechen. Gemeinsam spürten sie ihren emotionalen Erinnerungen an Davids Tod nach und arbeiteten den Teil der Geschichte durch, über den sie nie miteinander gesprochen hatten. Sie waren zu einem ausgewogeneren Verständnis der Entwicklungen gelangt, die sich nach Davids Tod in der Familie abgespielt hatten. Diese neuen Interaktionen ließen sie aufleben und ermöglichten die Konstruktion eines neuen Familiennarrativs. Diese Familie stellte sich nun gemeinsam ihren Ängsten und ehrte Davids Vermächtnis. Sie widmeten sich der Prävention von Suiziden im Teenageralter, indem sie ihre Geschichten erzählten und über die Gefahren emotionaler Isolation aufklärten. Layla war besser in der Lage, die vertrauten Emotionsausbrüche zu regulieren, wenn sie davon berichtet, wie sie unmittelbar nach dem Tod des Bruders alleingelassen wurde. Die Familie konnte wieder kooperieren und den Schmerz über den Tod des Sohnes und Bruders als Team ertragen. Dies vermittelte allen Mitgliedern ein Gefühl stärkerer Verbundenheit in der Welt und Vertrauen in ihre Fähigkeit, auch ihre Beziehungen zueinander vertiefen zu können.

12.4 Abschluss

Dieser Fall sowie die wachsende Zahl von Veröffentlichungen zur Bindungstheorie zeigen, dass die EFFT eine vielversprechende Option in der Traumatherapie darstellt. Traumasymptomen wie Hyperarousal, Reizbarkeit, Flashbacks, Konzentrationsschwierigkeiten, Vermeidungsverhalten, Dissoziation und Isolation sind Schwierigkeiten mit der Affektregulation gemeinsam. Traumaüberlebende schwanken zwischen Zuständen der Überaktivierung des sympathischen Nervensystems und der Betäubung des parasympathischen Nervensystems. Zu lernen, ihr physiologisches Arousal zu dämpfen und ihre emotionalen Zustände zu regulieren, ist eine Voraussetzung für Genesung und Weiterentwicklung.

Familienbindungen und die soziale Unterstützung, die sie gewähren, bilden eine natürliche Umwelt für eine gesunde Affektregulation. Enge Beziehungen zu wichtigen anderen Menschen stärken die Traumaresilienz, indem sie vor den Auswirkungen einer Traumatisierung schützen und die Heilung nach einer traumatischen Erfahrung erleichtern. Familienmitglieder mit emotional responsiven Bindungspersonen haben gute Voraussetzungen, um die mit Traumata einhergehenden Ängste, das Leid und die Hilflosigkeit zu bewältigen und im Prozess des Durcharbeitens zu tieferer Authentizität, Bedeutung und Verbundenheit zu finden.

12.5 Literatur

2011/12 National Survey of Children's Health. Child and Adolescent Health Measurement Initiative (CAHMI), „2011–2012 NSCH: Child Health Indicator and Subgroups SAS Codebook, Version 1.0" 2013, Data Resource Center for Child and Adolescent Health, sponsored by the Maternal and Child Health Bureau. ↗ http://www.childhealthdata.org.

Ainsworth, M. D. (1964). Patterns of Attachment behaviour shown by infant in interaction with his mother. *Merrill-Palmer Quarterly* 10: 51–58.

Allen, J. (2001). *Traumatic Relationships and Serious Mental Disorders.* Chichester: John Wiley.

Charuvastra, A. & Cloitre, M. (2008). Social bonds and posttraumatic Stress Disorder. *Annual Review of Psychology* 59: 301–328.

Clothier, P., Manion, I., Gordon-Walker, J. & Johnson, S. M. (2002). Emotionally focused interventions for couples with chronically ill children: A two year follow-up. *Journal of Marital and Family Therapy* 28: 391–398.

Couture-Lalande, M. E., Greenman, P. S., Naaman, S. & Johnson, S. M. (2007). Emotionally focused therapy (EFT) for couples with a female partner who suffers from breast cancer: an exploratory study. *Psycho-Oncology* 1: 257–264.

Crittenden, P. M. K. & Heller, M. B. (2017). The roots of chronic posttraumatic stress disorder: Childhood trauma, information processing, and self-protective strategies. DOI: 10.1177/2470547016682965.

Denton, W. H., Wittenborn, A. K. & Golden, R. N. (2012). Augmenting anti-depressant medication treatment of depressed women with emotionally focused therapy for couples: A randomized pilot study. *Journal of Marital and Family Therapy* 38: 23–38.

Dessaules, A., Johnson, S. M. & Denton, W. H. (2003). Emotion-focused therapy for couples in the treatment of depression: A pilot study. *The American Journal of Family Therapy* 31: 345–353.

Dube, S. R., Anda, R. F., Felitti, V. J., Chapman, D. P., Williamson, D. F. & Giles, W. H. (2001). Childhood abuse, household dysfunction, and the risk of attempted suicide throughout the life span: Findings from the Adverse Childhood Experiences Study. *Journal of the American Medical Association* 286 (24): 3089–3096.

Dworkin, E. R., Ojalehto, H., Bedard-Gilligan, M. A., Cadigan, J. M. & Kaysen, D. (2018). Social support predicts reductions in PTSD symptoms when substances are not used to cope: A longitudinal study of sexual assault survivors. *Journal of Affective Disorders* 229: 135–140.

Figley, C. R. & Figley, K. R. (2009). Stemming the tide of trauma systemically: The role of family therapy. *Australian & New Zealand Journal of Family Therapy* 30: 173–183.

Goff, B. N. & Schwerdtfeger, K. L. (2013). The systemic impact of traumatized children. In: D. R. Catherall (Hg.). *Handbook of Stress, Trauma, and the Family*. New York: Routledge, S. 179–202.

Gordon-Walker, J., Manion, I. & Clothier, P. (1998). Emotionally focused intervention for couples with chronically ill children. A two-year follow-up. *Journal of Marital and Family Therapy* 28: 391–399.

Greenman, P. S. & Johnson, S. M. (2012). United we stand: Emotionally focused therapy for couples in the treatment of posttraumatic stress disorder. *Journal of Clinical Psychology* 68: 561–569.

Hanson, R. F., Moreland, A. D. & Orengo-Aguayo, R. E. (2018). Treatment of trauma in children and adolescents. In: *APA Handbook of Psychopathology*. Vol. 2. Washington, DC: American Psychological Association, S. 511–534.

James, K. & MacKinnon, L. (012). Integrating a trauma lens into a family therapy framework: Ten principles for family therapists. *Australian & New Zealand Journal of Family Therapy* 33: 189–209.

Johnson, S. M. (2021 [2004]). *Praxis der Emotionsfokussierten Paartherapie*. Paderborn: Junfermann.

Johnson, S. M. (2020 [2019]). *Bindungstheorie in der Praxis. Emotionsfokussierte Therapie mit Einzelnen, Paaren und Familien*. Paderborn: Junfermann.

Johnson, S. M. & Faller, G. (2011). Dancing with the dragon of trauma: EFT with couples who stand in harm's way. In: *The Emotionally focused Casebook: New Directions in Treating Couples*. New York: Routledge, S. 165–192.

Johnson, S. M. & Rheem, K. (2012). Surviving trauma: Strengthening couples through EFT. In: P. Noller & G. Karantzas (Hg.). *The Wiley-Blackwell Handbook of Couple and Family Relationships: A Guide in Contemporary Research, Theory, Practice, and Policy*. Chichester: Blackwell, S. 333–343.

Kilpatrick, D. G., Resnick, H. S., Milanak, M. E., Miller, M. W., Keyes, K. M. & Friedman, M. J. (2013). National estimates of exposure to traumatic events and PTSD prevalence using DSM-IV and DSM-5 criteria. *Journal of Traumatic Stress* 26: 537–547.

MacIntosh, H. B. & Johnson, S. (2008). Emotionally focused therapy for couples and childhood sexual abuse survivors. *Journal of Marital and Family Therapy* 34: 298–315.

Mikulincer, M., Shaver, P. R. & Solomon, Z. (2015). An attachment perspective on traumatic and posttraumatic reactions. In: M. P. Safir et al. (Hg.). *Future Directions in Post-Traumatic Stress Disorder: Prevention, Diagnosis and Treatment*. New York: Springer, S. 79–96.

Olff, M. (2012). Bonding after trauma: On the role of social support and the osytocin system in traumatic stress. *European Journal of Psychotraumatology* 3, DOI: 10.3402/ejpt.v3i0.18597.

Ozer, E. J., Best, S. R., Lipsey, T. L. & Weiss, D. S. (2003). Predictors of posttraumatic stress disorder and symptoms in adults. *Psychological Bulletin* 129: 52–73.

Platt, J., Keyes, K. & Koenen, K. (2014). Size of the social network versus quality of social support: Which is more protective against PTSD? *Social Psychiatry & Psychiatric Epidemiology* 49: 1279–1286.

Saltzman, W. R., Babayan, T., Lester, P., Beardslee, W. R. & Pynoos, R. S. (2008). Family-based treatment for child traumatic stress. In: D. Brom et al. (Hg.). *Treating Traumatized Children*. New York: Routledge, S. 240–254.

Siegel, D. (1999). *The Developing Mind*. New York: Guilford.

Weissman, N., Batten, S. V., Rheem, K. D., Wiebe, S. A., Pasillas, R. M. & Potts, W. (2018). The effectiveness of emotionally focused couples therapy with veterans with PTSD: A pilot study. *Journal of Couple and Relationship Therapy* 17: 25–41.

Epilog

In den vergangenen mehr als zwei Jahrzehnten haben sich unsere gemeinsamen Bemühungen auf die Beantwortung einer einfachen Frage konzentriert: Wie sieht die EFT in der Familientherapie aus? Eine wichtige Frage, wenn man annimmt, dass die Praktiken und der Prozess der emotionsfokussierten Therapie als empirisch bewährte Intervention, die zur erfolgreichen Bewältigung von Krisen und Schwierigkeiten in Paarbeziehungen beiträgt, für die Arbeit mit Familien ähnlich hilfreich sein könnten. Dies ist umso wichtiger, wenn man den grundlegenden Einfluss der Bindung auf Eltern-Kind-Beziehungen anerkennt.

In all diesen Jahren haben zahlreiche Autoren die Anwendung der EFT auf die Familientherapie erforscht, angefangen mit Susan Johnsons Formulierungen (z. B. Johnson 2009 [2004]; Johnson, Maddeaux & Blouin 1998; Johnson & Lee 2000). Wir hatten nicht die Absicht, in diesem Buch ein weiteres familientherapeutisches Modell oder eine abgewandelte Version der emotionsfokussierten Therapie zu formulieren, sondern wollten systematisch beschreiben, was wir aus der jahrelangen Anwendung der EFT auf die Arbeit mit Familien gelernt haben. Insofern beruhen die Beobachtungen, die wir hier erläutern, weitgehend auf der klinischen Praxis sowie auf der theoretischen und empirischen Basis, die als Antriebskraft für die Innovation in der EFT diente. Diese Arbeit ist somit der nächste Schritt in der Entwicklung der Anwendung der EFT auf die Familientherapie und soll deren laufende Weiterentwicklung anregen.

Was wir gelernt haben

1. *EFFT-Interventionen finden auf drei Ebenen statt, die jeweils unterschiedliche Skills für die Arbeit mit Emotionen erfordern*

Familienebene. Die EFT-Therapeutin begleitet die Familie bei der Identifizierung negativer Interaktionsmuster und ihres disruptiven Einflusses auf Bindungs- und Fürsorgeprozesse. Der EFFT-Prozess fokussiert auf das emotionale Familienklima und erschließt und prozessiert die emotionalen Realitäten, die der Unsicherheit des Familiensystems zugrunde liegen. Diese emotionalen Erfahrungen werden in Worte gefasst und in den jeweiligen Beziehungen bearbeitet. Die Prägung des Familienlebens durch negative Emotion kann das emotionale Gleichgewicht der Familieneinheit untergraben, sodass sich starre, mit einer negativen Familienidentität einhergehende Muster entwickeln. Die Therapeutin muss in der Lage sein, Interaktionen nachzuverfolgen und das emotionale Erleben im gesamten Familiensystem in die Arbeit einzubeziehen. EFFT setzt die Herstellung eines Bündnisses mit jedem Familienmitglied und mit der Familie insgesamt voraus.

Interpersonale Ebene. Ebenso wie in der EFT für Paare fokussiert die EFT-Therapeutin in der Familientherapie in erster Linie auf dyadische Interaktionen, in denen Bindungsrelevanz und Angst vor Trennung Einblick in die starren Positionen gewähren, auf die sich die einzelnen Familienmitglieder in Reaktion auf kritische Momente der Bedürftigkeit zurückziehen. In der EFFT untersucht die Therapeutin die Beziehungsblockaden, die die Fähigkeit untergraben, Fürsorge und Verbundenheit bei Bindungspersonen zu suchen bzw. responsiv und fürsorglich auf diese Bedürfnisse einzugehen. Ebenso wie in der Paartherapie lenkt die Therapeutin die Aufmerksamkeit konsequent auf diese Beziehungsblockaden, die das Erleben von Unsicherheit in der Paarbeziehung und in der Familie insgesamt organisieren. Damit solche Blockaden durchgearbeitet werden können, müssen bindungsrelevante Emotionen zugänglich gemacht und Möglichkeiten neuer relationaler Muster erschlossen werden. Die EFT-Therapeutin benutzt evokative und prozessierende Interventionen, um diese Beziehungsblockaden in der Sitzung zu bearbeiten. Wenn die Blockaden in der Sitzung gewissermaßen in Aktion treten, muss die Therapeutin in der Lage sein, solche Momente als Gelegenheit für neue Erfahrungen zu nutzen, statt sie als Hindernisse zu betrachten. Sie choreografiert engagierte Begegnungen durch affektintensive Enactments und schärft auf diese Weise das Bewusstsein solcher Gelegenheiten, Beziehungen zu heilen.

Intrapersonale Ebene. Die EFT-Therapeutin erforscht die Erwartungen, die Eltern und Kinder einander in Bezug auf Verfügbarkeit und Unterstützung im Familiensystem entgegenbringen. Das Bild, das die Einzelnen von sich selbst und von ihren Angehörigen haben, prägt ihre Reaktionen auf wahrgenommene Bedrohungen, Schwierigkeiten oder Herausforderungen in der Familie. In Familien mit Beziehungsproblemen oder Beziehungsabbrüchen sind die individuellen Reaktionen durch spezifische bindungsrelevante Strategien charakterisiert (z. B. ängstlich, vermeidend), die ihre Interaktionen bestimmen und die wahrgenommene Unsicherheit im Paar- oder Familiensystem zusätzlich verstärken. Diese Beziehungsblockaden werden durch korrigierende emotionale Erfahrungen transformiert, indem die individuellen Bilder vom Selbst und von wichtigen anderen durch das Erleben höherer Sicherheit verändert werden. Wenn sich das Sicherheitsgefühl in Familien verbessert, sind die Interaktionen durch festeren Zusammenhalt und deutlichere Kommunikation der Bindungsbedürfnisse und Fürsorgereaktionen charakterisiert. Die Fähigkeit der EFT-Therapeutin, mit tiefen Emotionen zu arbeiten, ermöglicht es den Familienmitgliedern, sich selbst und ihre Angehörigen sowie die Sicherheit und Verfügbarkeit in der Familie auf neue Weise zu erleben. Durch Zusammenfügen der Affekte und Vertiefen bindungsrelevanter Emotionen fördert die Therapeutin die Motivation, das Engagement und die Integration sicherer Bindungsbeziehungen in der Familie.

2. *Die unterschiedlichen Ebenen des Familiensystems werden in der EFFT flexibel erschlossen und bearbeitet*

Eine der Schwierigkeiten einer systematischen Beschreibung der EFFT-Praxis besteht darin, die Flexibilität zu erklären, die in der Familientherapie notwendig ist, weil die Zusammensetzung von Familien ebenso stark variiert wie die Probleme, derentwegen sie sich in Therapie begeben. In der EFFT untersucht die Therapeutin den Familienprozess auf einer System- und Subsystemebene und fokussiert dabei vor allem auf Interaktionsblockaden der Fürsorge, die als Hauptursache der Schwierigkeiten in der Familieneinheit angesehen werden. Um die Behandlung zu organisieren, widmet sich die EFFT-Therapeutin zunächst der dyadischen Beziehung mit den gravierendsten Schwierigkeiten.

Die Therapeutin wird u. U. mehrere Beziehungsblockaden in verschiedenen Subsystemen der Familie (z. B. Mutter- / Vater-Kind-Beziehung, Paarbeziehung) identifizieren. Gleichwohl konzentriert sich ihre Aufmerksamkeit auf die Dyade mit den gravierendsten Schwierigkeiten. Das bedeutet nicht, dass die Familie in eine Reihe von Dyaden aufgespalten wird; vielmehr gibt dieser Fokus den Arbeitsschwerpunkt in einer Familiensitzung vor. Bei Familien mit zwei Elternteilen kann die Therapeutin beispielsweise die Verfügbarkeit der Bindungspersonen verbessern, indem sie einen Partner unterstützt und gleichzeitig auf die spezifische Eltern-Kind-Beziehung fokussiert, in der diese Verfügbarkeit blockiert ist. Der Entscheidungsrahmen der EFFT gibt Richtungen vor, indem er die Entscheidungen antizipiert, die Therapeuten treffen müssen, um die Therapie zu organisieren. Dabei ist Flexibilität erforderlich, damit die Behandlung auf die Dynamik und Zusammensetzung einer Familie und auf ihr Problem abgestimmt werden kann.

3. *EFFT erfordert Offenheit der Eltern für Veränderung durch Deeskalation*

Die Deeskalation ist das grundlegende verändernde Ereignis im EFT-Prozess und definiert den Abschluss der Phase 1. In der EFFT erfolgt sie durch Reduzierung der Reaktivität negativer Interaktionsmuster, die in der Regel mit dem anliegenden Problem assoziiert sind. Indem die Therapeutin dieses Muster für die Familie herausarbeitet und in Worte fasst, erkennt sie zugleich dessen negativen Einfluss auf die Familienbeziehungen an und verschiebt den Fokus vom Problem an sich auf das negative Muster, das die Schwierigkeiten der Familie zusätzlich verstärkt. In der EFFT erkennen wir an, dass solche Muster von den Familienmitgliedern unterschiedlich erlebt werden. Ausdruck finden sie vor allem in den Beziehungsblockaden, die zum negativen Affekt und zum Trennungsdistress beitragen. Die EFT-Therapeutin identifiziert diese Blockaden und die starren Positionen, mit denen die Familienmitglieder darauf reagieren, indem sie zugrunde liegende und nicht anerkannte Bindungs- und Fürsorgereaktionen erschließt. Durch diese Arbeit wirft sie Licht auf den Trennungsdistress in der Familie und auf die Schwierigkeit des Kindes, sich mit seinen brennenden Bedürfnissen an die Bindungsperson zu wenden.

Die Offenheit der Eltern ist eine Voraussetzung für den Übergang zur Phase 2 der EFFT, in der das Erschließen, Erweitern und Durcharbeiten der Verletzlichkeit eines Kindes für die Unterstützung von Enactments neuer Positionen notwendig sind. Die Fokussierung der Therapeutin auf die Offenheit der Bindungspersonen beginnt mit der gemeinsamen Vereinbarung von Therapiezielen. Wir bezeichnen diesen Aspekt des Bündnisaufbaus euphemistisch als „Einverständniserklärung der Eltern". Häufig empfinden Mütter und Väter die Empfehlung einer Familientherapie als Kritik oder Vorwurf. Sie schämen sich wegen der Verhaltens- oder emotionalen Schwierigkeiten ihrer Kinder, und eine Therapieempfehlung kann diese Schamgefühle noch intensivieren.

Die EFT-Therapeutin schafft in den Familien- und Elternsitzungen Raum für die unterschiedlichen Erfahrungen und „Realitäten" der Familie. Paradoxerweise kann die Validierung des Schmerzes oder der Verletzlichkeit eines Kindes auch Schuldvorwürfe seitens der Eltern auslösen, vor allem wenn diese auf das Leid ihres Kindes mit Schamgefühlen reagieren. Deshalb schließt sich die Therapeutin der Absicht der Eltern an, das Problem des Kindes und den Beziehungsdistress zu bearbeiten, der mit der spezifischen Schwierigkeit zusammenhängt. In den Schritten der Phase 1 werden die Fürsorgeintentionen der Eltern durch Identifizierung und Validierung der Art und Weise, wie die Eltern selbst die Beziehungsblockade erleben, erschlossen und vertieft. Die Erforschung dieser Blockaden und der Fürsorgeintentionen lenkt die Aufmerksamkeit häufig auf die Bindungsgeschichte der Eltern und die Erfahrungen, die sie in ihrer Herkunftsfamilie gemacht haben. Ihre empathische Fürsorge für das Kind kann durch die Bearbeitung dieser intergenerationellen Erfahrungen und ihres Zusammenhangs mit den Kindheitserfahrungen der Eltern verbessert werden.

4. Beziehungsblockaden sind Anzeichen für den Zusammenbruch einer grundlegenden Familienressource

Der Zusammenbruch effektiver Bindungs- und Fürsorgereaktionen intensiviert die Negativität in der Familie, weil wichtige Bedürfnisse ungestillt bleiben und Bemühungen, das scheiternde System zu korrigieren, weitere Verzerrungen der

Fürsorgereaktionen und Bindungskommunikation nach sich ziehen. Fürsorge in Eltern-Kind- und Partnerbeziehungen ist für Exploration und Weiterentwicklung unerlässlich. Allerdings sind die Ziele der Eltern-Kind-Beziehungen andere als die Ziele in Liebesbeziehungen erwachsener Partner. Die EFFT-Therapeutin erkennt an, dass Eltern dafür verantwortlich sind, auf die Sicherheitsbedürfnisse ihres Kindes angemessen zu reagieren.

Der EFFT-Prozess misst dieser Verantwortung der Eltern vorrangige Bedeutung bei. Deshalb vergewissert die Therapeutin sich ihrer Offenheit für die Erforschung der Beziehungsblockaden, bevor sie die Aufmerksamkeit auf die Vertiefung der bindungsrelevanten Emotionen und Bedürfnisse des Kindes lenkt. Wie auch in anderen bindungsgestützten familientherapeutischen Begleitungen werden Blockaden der elterlichen Fürsorge bearbeitet, bevor die Therapeutin Enactments der kindlichen Bindungsbedürfnisse choreografiert. Diese Verantwortung der Eltern hat Vorrang vor der Bearbeitung einer Bindungsbeziehung, die in der EFT für Paare an oberster Stelle steht. Auch wenn das Erschließen und Wiederherstellen der Bindung und der Fürsorgereaktionen erwachsener Paare für eine effektive EFT-Therapie unerlässlich ist, liegt der Fokus in der EFFT in erster Linie auf der Fürsorgefunktion der Eltern. Deren Schwierigkeiten als Paar finden Berücksichtigung, wenn die Therapeutin auf ihr Fürsorgebündnis fokussiert.

Fürsorgeblockaden der Eltern spiegeln häufig relationale und intergenerationelle Erfahrungen wider. Wie schon erwähnt, prägt die individuelle Bindungsgeschichte die Verfügbarkeit der Bezugspersonen. Deren Erwartungen, Werte und Wahrnehmung ihres Kindes werden durch ihre eigenen frühen Erfahrungen beeinflusst. Auch das negative Verhalten eines Kindes und die damit zusammenhängenden Konsequenzen können dazu beitragen, dass die Empathie einer Bindungsperson für das Kind verloren geht, zumal wenn die Verhaltensweisen dieses Kindes andere Menschen in Gefahr bringen oder tyrannisieren oder wenn sie gegen moralische Werte verstoßen (Norris & Cacioppo 2007). In der EFT werden die Beziehungsmuster von beiden Partnern vorgegeben, die häufig unterschiedliche Strategien einsetzen, um mit einem häufigen Problem, nämlich der Unsicherheit, fertigzuwerden. In der EFFT erkennen wir die wechselseitige Beeinflussung in Eltern-Kind-Interaktionen an, die Unsicherheit und negative Emotionen verstärken kann, richten das Augenmerk aber auch auf andere Unsicherheitsquellen, die für Beziehungsblockaden verantwortlich sind. Beim Durcharbeiten dieser Blockaden erkennt die Therapeutin die entscheidende Rolle der Unterstützung der Bindungsperson als Ressource der Fürsorge an. So schreiben Kobak und Mandelbaum (2003): „Bindungspersonen können Veränderungen in Familien mit höherer Wahrscheinlichkeit erzielen, wenn sie sich auf die Verfügbarkeit eines anderen Erwachsenen verlassen können“ (S. 158). Das EFT-Modell gibt Therapeuten zahlreiche Ressourcen an die Hand, um die Ansprechbarkeit, die Responsivität und das emotionale Engagement des Partners / der Partnerin von Bindungspersonen zu verbessern (Johnson 2020 [2019]). Verlässliche Unterstützung durch Fürsorgebündnisse kommt der Offenheit und Exploration zugute, weil sie der Sicherheit in Paarbeziehungen zuträglich ist. Die Therapeutin wird auch für Eltern und insbesondere für Alleinerziehende zu einer wichtigen Ressource. In der EFFT erkennen wir an, dass ein Fürsorgebündnis eine Verwandtschaftsbeziehung darstellt, die nicht ausschließlich Familien mit zwei Elternteilen vorbehalten ist.

5. *Das Enactment ist die Heilung*

Dies ist die vielleicht am ehesten einleuchtende, aber auch profundeste Lehre, die wir aus der EFFT ziehen können: Das Enactment der bindungsrelevanten, vulnerablen Emotionen und Bedürfnisse eines Kindes und die Verfügbarkeit einer eingestimmt und angemessen reagierenden Bezugsperson lösen die Beziehungsblockade auf. Die Veränderung, die sich in Familien vollzieht, in denen Fürsorge- und Bindungskommunikation aufeinander eingestimmt sind, erzeugt die gefühlte Sicherheit und Zuversicht, die Eltern und Kinder brauchen, um einen Zyklus der Sicherheit in Gang halten zu können (Kobak et al. 2015). Die EFFT fokussiert durchgängig auf die Familienbeziehungen und fördert heilende Enactments der Angehörigen, um die Bindungen zu stärken. Der Einfluss solcher korrigierenden Erfahrungen erfasst sämtliche Beziehungen, sodass die Familie ihre Zuversicht und ihr emotionales Gleichgewicht wiederfindet. Wenn sie sich aus der Unsicherheit lösen und positive Erfahrungen machen, die die gefühlte Sicherheit stärken und die Exploration unterstützen, sind Familien besser in der Lage, Kinder aufzuziehen und Bindungsbeziehungen auch angesichts der Widrigkeiten des Lebens mit Flexibilität und Resilienz aufrechtzuerhalten. In Familien mit einer dynamischen Balance zwischen Verbundenheit und Weiterentwicklung steht die Entwicklung der Kinder unter einem guten Stern (Johnson, Maddeaux & Blouin 1998).

Abschluss

Damit die EFT-Therapeutin Bindungs- und Fürsorgereaktionen umstrukturieren kann, ist mehr erforderlich als eine Kommunikationsübung – und mehr als die emotionale Wahrnehmung und Anerkennung der Bedürfnisse eines Kindes durch seine Eltern. Diesen gleichwohl wichtigen Ressourcen fehlt der Klebstoff, den eine liebevolle Bindung zur Heilung von Beziehungen beiträgt. Die EFFT-Therapeutin führt die Familie hin zu den tieferen emotionalen Ressourcen, die in Bindungs- und Fürsorgeinteraktionen enthalten sind. Als bindungsbasiertes Verfahren fokussiert die EFT auf die wechselseitige Beeinflussung durch intrapersonale Erfahrung und soziale Interaktion (Bowlby 1977). Die EFT-Therapeutin verbessert nicht nur die Kommunikation zwischen der Bindungsperson und dem Kind, sondern ermöglicht es Familien, die adaptiven Ressourcen bindungsrelevanter Emotionen intensiver zu nutzen. Durch das Erschließen dieser vulnerableren Erfahrungen können Familien einen Kommunikationskanal entdecken, der durch tiefere emotionale Verbundenheit, durch Vertrauen und Zuversicht geprägt ist. Von entscheidender Bedeutung für unser Zusammenleben ist letztlich die Frage, wie wir uns in unserer Verletzlichkeit miteinander verbinden. Jack Kornfield fasst dies wie folgt zusammen:

> „Von Rilke stammt der Ausspruch: ‚Leben hat Verletzlichkeit zur Voraussetzung.' Wir sind als Säugling von anderen abhängig. Wir verlassen uns darauf, dass andere vor der roten Ampel anhalten, damit wir bei Grün freie Fahrt haben. Wir sind auf mannigfaltige Weise mit anderen verbunden, und wir sind verwundbar. Die Frage lautet, wie wir mit unserer Verletzlichkeit umgehen. Wie durchqueren wir den Ozean der Tränen und der unerträglichen Schönheit, der unser Leben ist? Wie stehen wir zu Lob und Tadel, Gewinn und Verlust, Geburt und Tod, Freude und Leid?"

Die liebevollen Bande, die das Familienleben definieren, sind eine Ressource der Sicherheit in Zeiten der Ungewissheit. Sie dienen unserem Wachstum und unserer Weiterentwicklung als solide Basis. Paradoxerweise gewährleistet unsere Fähigkeit, uns effektiv auf andere zu verlassen, nicht nur unser Wohlergeben, sondern fördert auch unser selbstständiges optimales Funktionieren (Feeney 2007). In der EFFT geleitet die Therapeutin Familien durch korrigierende Erfahrungen hindurch, die Verletzlichkeit in Stärke verwandeln, Angst in Beruhigung und Isolation in Verbundenheit. Sie hilft ihnen, ihre Blockaden zu überwinden, um neue Ressourcen zu entdecken und Beziehungen zu heilen – Familienbeziehungen, die Zugehörigkeit bedeuten und unsere Entwicklung tragen.

Literatur

Feeney, B. C. (2007). The dependency paradox in close relationships: Accepting dependence promotes independence. *Journal of Personality and Social Psychology* 92: 268–285.

Johnson, S. M. (2021 [2004]). *Praxis der Emotionsfokussierten Paartherapie.* Paderborn: Junfermann.

Johnson, S. M. (2009). Attachment theory and emotionally focused therapy for individuals and couples. In: J. H. Obegi & E. Berant (Hg.). *Attachment Theory and Research in Clinical Work with Adults.* New York: Guilford, S. 410–433.

Johnson, S. M. (2020 [2019]). *Bindungstheorie in der Praxis. Emotionsfokussierte Therapie mit Einzelnen, Paaren und Familien.* Paderborn: Junfermann.

Johnson, S. M. & Lee, A. (2000). Emotionally focused family therapy: Restructuring attachment. In: C. E. Bailey (Hg.). *Children in Therapy: Using the Family as a Resource*. New York: Norton, S. 112–136.

Johnson, S. M., Maddeaux, C. & Blouin, J. (1998). Emotionally focused family therapy for bulimia: Changing attachment patterns. *Psychotherapy* 35: 238–247.

Kobak, R. & Mandelbaum, T. (2003). Caring for the caregiver. An attachment approach to assessment and treatment of child problems. In: S. M. Johnson & V. Whiffen (Hg.). *Attachment Processes in Couple and Family Therapy*. New York: Guilford Press, S. 144–164.

Kobak, R., Zajac, K., Herres, J. & Krauthamer Ewing, E. S. (2015). Attachment based treatments for adolescents. *Attachment & Human Development* 17: 220–239.

Kornfield, J. (2018). What really heals and awakens. *Psychotherapy Networker*, Mai / Juni.

Norris, C. J. & Cacioppo, J. T. (2007). I know how you feel: Social and emotional information processing in the brain. *Social Neuroscience: Integrating Biological and Psychological Explanations of Social Behavior*: 84–105.

Anhang | Anwendung der EFT-Phasen und -Schritte auf die Familientherapie

Phase 1. Deeskalation und elterliches Engagement

Phase 1 der EFFT fokussiert auf die Schaffung eines sicheren Kontexts, in dem die Familien das anstehende Problem und seine Beziehung zu negativen Interaktionsmustern erforschen können, die die Ressourcen der Familie untergraben. Familienschwierigkeiten und reaktive Verhaltensweisen werden durch das Erschließen und Prozessieren zugrunde liegender Emotionen, die mit dem negativen Muster und den Interaktionspositionen assoziiert sind, deeskaliert. Die Deeskalation zeigt sich auch in der Offenheit und Flexibilität der Fürsorgereaktionen der Bezugspersonen.

Schritt 1. Bildung eines Bündnisses und Familienassessment

In diesem ersten Schritt stellt die Therapeutin ein Bündnis mit der Familie her, indem sie die Familienerfahrung der einzelnen Angehörigen anerkennt und validiert und ihnen eine Stimme in der Therapie gibt. Der Bündnisfokus erfasst auch die Identifizierung und Priorisierung der Initiative und der Therapieziele der Eltern. Ein Assessment des Familienfunktionierens wird durchgeführt, in das auch die relevanten Familiensubsysteme (z. B. Elternpaar, Geschwister, identifizierter Patient) einbezogen werden. Bestimmend für den Behandlungsprozess sind die Sicherheit der Familie und die Priorität der Beziehung der einzelnen Familienmitglieder zum Problem.

Schritt 2. Identifizierung der negativen Interaktionsmuster, die unsichere Bindungsbeziehungen aufrechterhalten

Die Therapeutin untersucht das anstehende Problem und die damit zusammenhängenden Schwierigkeiten der Familie, indem sie die Interaktionsmuster verfolgt, die mit dem Problem einhergehen. Das Nachverfolgen fokussiert auf die Identifizierung der Verhaltensweisen, Wahrnehmung und Erlebensweisen der einzelnen Angehörigen in Reaktion auf den direkten Einfluss des problemorientierten Musters. Spezifische Beziehungsblockaden werden identifiziert sowie die Ebene der mit dem Problem zusammenhängenden Schwierigkeiten spezifischer Dyaden.

Schritt 3. Erschließen zugrunde liegender, für die Interaktionspositionen / Beziehungsblockaden der Familie maßgeblichen Emotionen

Beziehungsblockaden der elterlichen Verfügbarkeit und der Verletzlichkeit eines Kindes werden identifiziert. Das emotionale Erleben, das mit diesen Blockaden einhergeht, wird erschlossen und erweitert. Die Therapeutin fokussiert auf das Prozessieren elterlicher Blockaden der Ansprechbarkeit, der Responsivität und des emotionalen Engagements und auf das Herausarbeiten zugrunde liegender, mit der Fürsorgefunktion der Eltern zusammenhängender Emotionen. Gleichzeitig erschließt sie, wie das Kind die Beziehungsblockade erlebt, indem sie die zugrunde liegenden, mit der Beziehungsblockade assoziierten Emotionen herausarbeitet. Die Aufmerksamkeit richtet sich auf die Auswirkungen gescheiterter Bindungsappelle und auf das Widerstreben des Kindes, bei seinen Bindungspersonen Trost oder Unterstützung zu suchen. Die Elternsitzungen fokussieren auf das Erschließen von Blockaden des Fürsorgebündnisses und auf die Beeinträchtigung der elterlichen Verfügbarkeit durch Schwierigkeiten in der Paarbeziehung.

Schritt 4. Neudefinition des Problems im Licht von Beziehungsblockaden und negativen Mustern

Im Anschluss an das Erschließen und Prozessieren zugrunde liegender Emotionen wird das Problem der Familie als negatives Interaktionsmuster neu definiert. Die mit ihm verbundenen starren Positionen werden im Licht der zugrunde liegenden Emotionen verstanden, Beziehungsblockaden als Hindernisse einer effektiven Kommunikation von Bindungsbedürfnissen und Fürsorgefunktionen beschrieben.

Phase 2. Umstrukturierung der Familienmuster und -positionen

Phase 2 der EFFT fokussiert auf die aktive Herstellung sicherer Muster der Äußerung von Bindungsbedürfnissen und effektiven Fürsorgereaktionen. Die Therapeutin schärft das Bewusstsein für verleugnete Aspekte des Selbst und wichtiger anderer, die Einfluss auf Bindungsbedürfnisse und Fürsorgereaktionen ausüben. Sie fördert die Akzeptanz dieser Erfahrungen und unterstreicht ihre Bedeutsamkeit für die Entwicklung sichererer Reaktionen in der Familie. Die Therapeutin unterstützt neue Positionen der sicheren Responsivität durch die Kommunikation von Bindungsbedürfnissen und eingestimmten Fürsorgereaktionen.

Schritt 5. Erschließen und Vertiefen verleugneter Selbstaspekte des Kindes und seiner Bindungsbedürfnisse

Der Fokus verlagert sich auf das Erschließen und Erweitern der verleugneten Bindungsbedürfnisse und der negativen Bilder wichtiger anderer, die das Kind daran hindern, sich an seine Bezugsperson zu wenden. Die Vertiefung der kindlichen Verletzlichkeit erleichtert den Zugang zu und die Identifizierung mit den bindungsrelevanten Emotionen, die gewöhnlich aus gescheiterten Fürsorgereaktionen oder aus Verletzungen in einer Bindungsbeziehung resultieren. Die Therapeutin fokussiert auf die Erweiterung dieser Emotionen und schafft Gelegenheiten zur Identifizierung und Äußerung von Bindungsbedürfnissen.

Schritt 6. Förderung der Akzeptanz und Anerkennung der neuen Erfahrungen des Kindes und seiner bindungsrelevanten Bedürfnisse

In diesem Schritt unterstützt die Therapeutin die Zugänglichkeit und Responsivität der Eltern und ihr emotionales Sich-Einlassen auf die Verletzlichkeit ihres Kindes. Die Therapeutin hilft den Eltern beim Durcharbeiten der Blockaden ihrer Verfügbarkeit und stärkt ihr Vertrauen in ihre Fürsorgefähigkeit, indem sie die Fürsorgeintentionen hervorhebt und ggf. auch das Fürsorgebündnis zur Unterstützung heranzieht. Durch das Prozessieren der Reaktionen der Bezugsperson trägt sie zur Organisation ihrer Reaktion auf die Bindungsemotionen und -bedürfnisse ihres Kindes bei.

Schritt 7. Umstrukturierung der Familieninteraktionen durch das Fokussieren auf Bindungsbedürfnisse und Fürsorgereaktionen

Im Anschluss an die Identifizierung der grundlegenden Bindungsbedürfnisse des Kindes und deren Anerkennung durch die Eltern regt die Therapeutin Eltern und Kind zum Enactment dieser Bedürfnisse und Fürsorgereaktionen an. Die Therapeutin lenkt die neue Interaktion, indem sie den Fokus konsequent auf das affektive Erleben der in diesem Enactment zutage tretenden Verletzlichkeit richtet. Seine Auswirkungen werden zusammen mit dem Kind und den Eltern prozessiert, wobei die Betonung auf der neuen Erfahrung und ihrer Bedeutung liegt. Die Therapeutin erforscht, wie sich diese Veränderungen auf die Familie auswirken, und wiederholt die Schritte der Phase 2, um weitere Beziehungsblockaden zu bearbeiten.

Phase 3. Konsolidierung

In Phase 3 der EFFT verlagert sich der Fokus der Therapeutin auf die Stabilisierung der neuen Sicherheitsmuster der Familie. Die Therapeutin unterstützt sie dabei, für alte Probleme neue Lösungen zu finden, indem sie diese Schwierigkeiten in dem neuen Kontext der Sicherheit untersuchen. Familien können neue Narrative der Weiterentwicklung und Verbundenheit formulieren, die auch die erzielten Veränderungen und die Schritte integrieren, die sie planen, um diese neuen Muster der Verbundenheit und Fürsorge aufrechtzuerhalten.

Schritt 8. Erforschen neuer Lösungen für alte Probleme von einer Position höherer Sicherheit aus

Die Therapeutin nutzt das positive Erleben der umstrukturierten Beziehungsmuster, um das Vertrauen der Familie in die gefühlte Sicherheit zu stärken. Ausgehend von dieser Grundlage regt sie die Familie an, verbliebene Probleme von ihrer neu gefundenen sicheren Position aus zu erforschen. Die Therapeutin nutzt die neue Flexibilität und emotionale Balance der Familie, um praktische Probleme zu bearbeiten, die mit der Betreuung und Erziehung der Kinder und dem Familienleben zusammenhängen.

Schritt 9. Konsolidierung neuer Positionen und Stärkung positiver Muster

Der letzte Schritt der EFFT fokussiert auf Bedeutungsstiftung und Stabilisierung der neuen, gemeinsam gefundenen Sicherheitsmuster. Die Therapeutin unterstreicht die Fähigkeit der Familie, von den neuen, sicheren Mustern zu profitieren, und zwar vor allem dann, wenn alte Probleme und negative Erfahrungen erneut zutage treten. Die Sitzungen fokussieren darauf, der Familie zu helfen, ihren alten Mustern die neuen Interaktionen und Erfahrungen gegenüberzustellen. Auf diese Weise können neue Familiennarrative als sichere Basis der Weiterentwicklungen und der Bewältigung künftiger Schwierigkeiten formuliert werden.

Index

E

F

G

H

I

J

Über die Autoren

James L. Furrow ist Professor für Ehe- und Familientherapie und Vorsitzender der Abteilung für Ehe und Familie an der Fuller Graduate School of Psychology, Pasadena, Kalifornien. Er ist Mitbegründer des Los Angeles Center for Emotionally Focused Therapy und unterhält ein aktives Forschungsprogramm, das den Prozess von EFT und seine Ergebnisse untersucht.

Gail Palmer, Ehe- und Familientherapeutin, Trainerin und Supervisorin, praktiziert in eigener Praxis in Ottawa und Victoria (Kanada). Seit über zwanzig Jahren bildet sie Therapeut*innen und Student*innen in Emotionsfokussierter Therapie aus und führt EFT-Basistrainings, EFT-Aufbautrainings und Familientherapie-Trainings (auch in Europa) durch.

↗ http://www.gailpalmerefft.com

Sue M. Johnson, Begründerin der Emotionsfokussierten Therapie (EFT). Sie ist emeritierte Professorin für Psychologie an der Ottawa University und Leiterin des Ottawa Couple and Family Institute. Sue Johnson ist international anerkannte Expertin für Paartherapie sowie für Bindung bei Erwachsenen.

↗ http://www.drsuejohnson.com

George Faller ist Präsident des New York Center for Emotionally Focused Therapy. Als EFT-Trainer unterrichtet er am Ackerman Institute for the Family.

↗ http://www.georgefaller.com

Lisa Palmer-Olsen ist zertifizierte EFT-Trainerin sowie Mitbegründerin und Mitleiterin des Emotionally Focused Couples Training and Research Institute an der Alliant International University, San Diego.

↗ https://drlisapalmerolsen.com

